张勤修　傅勤为
张蓝之　李昕蓉

雷　晴

主编

医古文

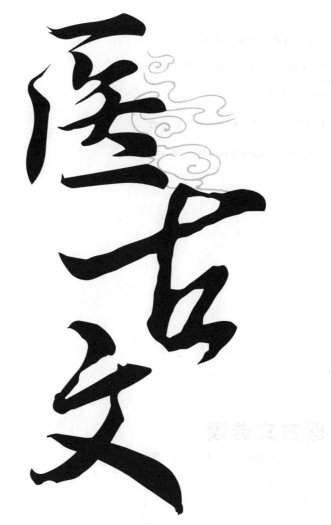

选读

YIGUWEN
XUANDU

四川科学技术出版社

图书在版编目（CIP）数据

医古文选读 / 张勤修等主编. —— 成都：四川科学
技术出版社, 2022.6
ISBN 978-7-5727-0571-7

Ⅰ.①医… Ⅱ.①张… Ⅲ.①医古文 Ⅳ.①R2

中国版本图书馆CIP数据核字(2022)第093756号

医古文选读

主　编　张勤修　傅勤为　雷晴　张蓝之　李昕蓉

出 品 人	程佳月
责任编辑	戴　玲
封面设计	墨创文化
责任出版	欧晓春
出版发行	四川科学技术出版社
地　　址	四川省成都市锦江区三色路238号新华之星A座
	邮政编码：610023　传真：028-86361756
成品尺寸	185 mm × 260 mm
印　　张	35.25　字　数 700 千
印　　刷	成都蜀通印务有限责任公司
版　　次	2022年7月第 1 版
印　　次	2022年7月第 1 次印刷
定　　价	98.00元

ISBN 978-7-5727-0571-7

邮　　购：成都市锦江区三色路238号新华之星A座25层　邮政编码：610023
电　　话：028-86361758

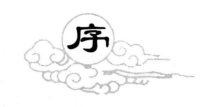

序

　　中华民族有着上下 5000 年的文明史，中华文化源远流长，博大精深，体现着中华民族生生不息的生命力、非凡的创造力和强大的凝聚力，深深地影响着华夏民族的思维方式、行为方式和价值观念。

　　中医药学伴随着中华民族的繁衍生息，集数千年的积淀，不仅形成了独立完整的中医药学体系，其思维模式、思想方法也与中华民族优秀传统文化一脉相承。中医药文化发祥于中华大地，在数千年的医学实践中不断吸收和融合各个时期的先进科学技术和人文思想，不断创新发展，其理论体系日趋完善，技术方法更加丰富，形成了独特的生命观、健康观、疾病观、防治观，从宏观、系统、整体的角度揭示了人类健康与疾病的发生发展规律。

　　俗曰：工欲善其事，必先利其器。中医药学是形成于古代、发展于历代的综合性学科，具有鲜明的中国文化特征。学好中医药学不是一件简单的事情，首先要过古汉语关，因为学习中医药学，就必须学习古典医籍。被尊称为"四大经典"的中医古医籍《黄帝内经》约成书于战国时期，张仲景的《伤寒论》《金匮要略》成书于东汉时期，《温病条辨》成书于清代，这些代表性中医典籍，都要求学习原著。这些著作，一是用古汉语写成，二是繁体字，有些原著若未经后世整理，还没有标点符号。所以学习中医药学是有一定的难度的，要找到好的学习工具和方法。

　　为了帮助中医药学初学者、中医学爱好者和基层中医药工作者渡过古汉语关，能够读懂、读通中医典籍，不断提高学习能力，今天，成都中医药大学附属医院教授张勤修等编著了《医古文选读》一书，试图通过古代医药文选与古汉语基础知识的学习以及阅读实践的训练，帮助读者能够掌握古医籍的汉语基础知识，古、今字义的区别，常用古医籍词语等，为学习、研究中医药典籍扫清文理上的障碍。

　　全书采用繁简译注、同步编排的方法，使读者可以繁、简字对照，通过原著和译文同时体验的阅读方式，达到一目了然、轻松阅读的目的，可以提高阅读速度，同时克服医古文语言艰涩、枯燥乏味的弊端，增加读者的阅读兴趣。另外，全书注意选材，内容丰富，分为人物传记、书赋铭序、医理论述和医道同源篇四部分，在篇末还附有《道德经》全文的译注，对于读者来说，既是医古文汉语知识的学习，也是对中国优秀传统文化的体验，一举多得。

　　欣闻是书即将付梓，这对广大中医药学爱好者、中医药学专业在校学生、中医药工作者，都是福音！是书的出版发行，必将会嘉惠于医道同仁，乐于推荐，并以上琐言，爰之为序。

中华中医药学会副会长

四川省中医药学会会长

成都中医药大学教授、博导

2019 年 6 月

编 写 说 明

　　《医古文》是研究我国古代医药文献语言文化现象的一门学科，是高等中医药院校中医药类专业的基础课程，也是对中医药从业人员进行中医经典训练的终身教育课程及医疗卫生工作者职称考试的重要部分。

　　本书的编写目的，是通过古代医药文选与古汉语基础知识的学习以及阅读实践的训练，使读者在其自身文言文知识的基础上，掌握古医籍常用词语及其主要义项、古汉语基础知识、今义以及文意理解的基本技能，能比较顺利地阅读古医籍，为学习后续的古典医著课程与研读古医籍清除文理上的障碍。

　　本书主要编写特点如下：

　　1. 繁简译注，同步编排

　　本书在编排方面，以每章原文的每句话为一相对独立系统，按照原文繁体与原文简体以及相应译文逐字逐句对应的顺序编写，同时将注释列于右侧栏相应处，使读者能将繁简字和译文逐一对照学习并快速阅读相应注释。

　　2. 纵向分类，横向对比

　　本书共五十章，根据全书各章的主题、主要内容及体裁，分为人物传记篇、书赋铭序篇、医理论述篇和医道同源篇四部分。这样的分类方法使读者能够更好地在同一类别的医古文中横向阅读、学习和理解，既有利于读者横向比较、寻找共性、总结学习，同时达到"以史为鉴"的目的，也方便读者分部品味不同主题、不同体裁医古文的语句风格与结构特色等。

3. 传统文化，医道同源

中医药自古"医道同源"。《黄帝内经》与《道德经》是黄老学说主要经典，二者相互影响至深。《黄帝内经》立足于"道生观"，蕴含着大量的道家思想。《道德经》中主张"清静无为""少私寡欲"，以求达到"致虚极、守静笃"的境地。庄子秉承老子之说，强调"虚静恬淡，抱神以静"。《内经》受其影响提出"恬淡虚无，真气从之，精神内守"，主张"嗜欲不能劳其目，淫邪不能惑其心""外不劳形于事，内无思想之患，以恬愉为务，以自得为功"，自然能"形体不敝，精神不散""形与神俱"。又如《道德经》第七十一章："知不知，尚矣；不知知，病也。圣人不病，以其病病，夫唯病病，是以不病。"《素问·四气调神大论》"是故圣人不治已病治未病，不治已乱治未乱"；《道德经》第八十章："甘其食，美其服，安其居，乐其俗，邻国相望，鸡犬之声相闻，民至老死，不相往来。"《道德经》凝聚着中华优秀的传统文化，对包括中医药、养生、社会等产生了深远影响。读懂《道德经》对习读中医药典籍至关重要。因此本书按照前述编排方法另附《道德经》全文译注。

本书适合阅读的对象包括中医药职称考试人员、中医药学专业在校学生、中医药临床医务人员和广大医古文爱好者。

尽管编者竭尽心智、精益求精以求正确解读，但鉴于编者水平所限，书中错误在所难免。望读者提出宝贵意见和建议，以便今后修改完善。

编者 张勤修 傅勤为 雷晴 张蓝之 李昕蓉

2019 年 6 月

目录

医理论述篇

医道同源篇

人物传记篇

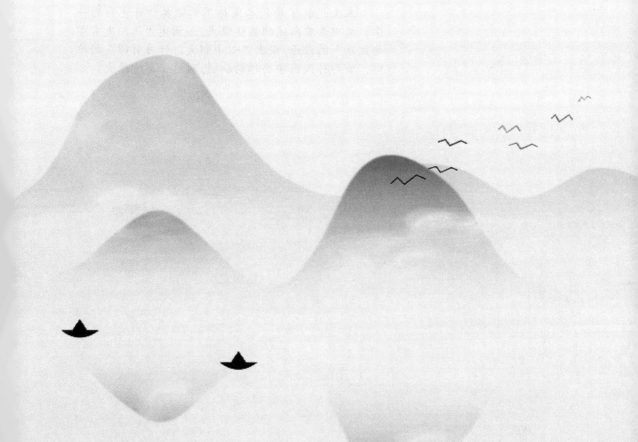

孙思邈传

【提要】

孙思邈（581-682），京兆华原（现陕西铜川市耀州区）人，唐代医药学家，被后人称为"药王"。孙思邈在太白山研究道家经典，同时也博览众家医书，研究古人医疗方剂。他选择了"济世活人"作为他的终生事业，为了解中草药的特性，他走遍了深山老林。孙思邈还十分重视民间的医疗经验，不断积累走访，及时记录下来，终于完成了他的不朽著作《千金要方》。公元659年作为参编者完成了世界上第一部国家药典《唐新本草》。公元 682 年孙思邈无疾而终。

本文选自《旧唐书·孙思邈传》卷一百九十一。据1975年中华书局点校本排印。《旧唐书》是一部纪传体唐代史。原名《唐书》，因与《新唐书》区别，故称。由刘昫监修，作者为张昭远、贾纬等。全书共二百卷。

本文记叙了唐代名医孙思邈颇具神奇色彩的一生。文中着重所述的某些观点，如阐述"阴阳失常即易致疾"的理论，提出"心小胆大、行方智圆"的原则，皆为孙氏医学思想的精髓，对后世影响很大。

孙思邈传

孫思邈，京兆華原人⁽¹⁾。通百家說，　善言

孙思邈，京兆华原人⁽¹⁾。通百家说，　善言

孙思邈 是京兆郡华原人。 通晓百家之说，善于谈论

老子、　莊周⁽²⁾。　周　洛州總管獨孤信

老子、　庄周⁽²⁾。　周　洛州总管独孤信

老子、　　庄子的学说。 北周时， 洛州总管独孤信

見其少⁽³⁾，異之，　曰："聖童也⁽⁴⁾，顧　器大

见其少⁽³⁾，异之，　曰："圣童也⁽⁴⁾，顾　器大

见他年轻，认为他不凡，说："这是圣童，不过才器宏大

難為用爾⁽⁵⁾！" 及長，　居 太白山⁽⁶⁾。 隋文帝

难为用尔⁽⁵⁾！" 及长，　居 太白山⁽⁶⁾。 隋文帝

难以被任用啊！"到了成年，隐居在太白山。隋文帝杨坚

輔政⁽⁷⁾，　　以 園子博士　召⁽⁸⁾，不拜⁽⁹⁾。

辅政⁽⁷⁾，　　以 园子博士　召⁽⁸⁾，不拜⁽⁹⁾。

辅佐北周主持朝政，以园子博士的职务召请他，未从命。

密語人　　曰："後五十年 有聖人出⁽¹⁰⁾，吾 且

密语人　　曰："后五十年 有圣人出⁽¹⁰⁾，吾 且

他私下告诉别人说："五十年以后有圣人出世， 我 将会

助 之。"太宗　初，　召　詣京師，　年 已老，

助 之。"太宗　初，　召　诣京师，　年 已老，

助他。"唐太宗即位初，奉召到京都长安，当时他已年老，

而 聽視聰瞭⁽¹¹⁾。帝 嘆曰： "有道者！"

而 听视聪瞭⁽¹¹⁾。帝 叹曰： "有道者！"

可是耳聪目明。唐太宗赞叹说："真是一个得道之人啊！"

欲官之，　　不受。 顯慶中⁽¹²⁾，　復 召見，

---

(1)京兆：原为西汉京城长安行政区域名。华原：县名，属京兆，今陕西铜川市耀州区。

(2)庄周：即庄子，周为其名。

(3)周：指557年宇文觉建立的北周。洛州：今河南洛阳。总管：都督诸州军事之长官。独孤信，即独孤如愿，原为北魏将领。

(4)圣童：犹神童。

(5)"顾器大"句：谓不过才器过于宏大，难以被任用。器，才能。

(6)太白山：即终南山。

(7)隋文帝：即杨坚。

(8)园子博士：学官名，为当时最高教育机构国子学中的教授之官。

(9)不拜：不接受任命。拜，指授予官职。

(10)圣人：指唐太宗李世民。

(11)瞭：目明。

欲官之， 　　　不受。 　显庆中⁽¹²⁾， 　复 召见，

要使他出任官职，不受命。到高宗显庆年间，又召见他，

拜 谏议大夫⁽¹³⁾， 固 辭。 上元元年⁽¹⁴⁾， 稱 疾

拜 谏议大夫⁽¹³⁾， 固 辞。 上元元年⁽¹⁴⁾， 称 疾

任命为谏议大夫，他坚决辞谢。到了上元元年，自称有疾

還 山，高宗 賜良馬，假 鄱陽公主邑司以居之⁽¹⁵⁾。

还 山，高宗 赐良马，假 鄱阳公主邑司以居之⁽¹⁵⁾。

回到太白山去，高宗赐给良马，并把鄱阳公主的旧宅给他
居住。

思邈於陰陽、 推步、醫藥 　　無不善⁽¹⁶⁾，

思邈于阴阳、 推步、医药 　　无不善⁽¹⁶⁾，

孙思邈对于阴阳、推步和医药等方面没有不擅长的，

孟詵、盧照鄰等 師事 之⁽¹⁷⁾。照鄰 有 惡疾，不可

孟诜、卢照邻等 师事 之⁽¹⁷⁾。照邻 有 恶疾，不可

孟诜、卢照邻等都以师礼侍奉他。卢照邻身有恶疾，未能

為， 感 而問曰：“高醫 　愈疾奈何？”

为， 感 而问曰：“高医 　愈疾奈何？”

治愈，有感而问道：“高明的医生是怎样治愈疾病的？”

答曰： 　　“天有四時五行，寒暑 迭居⁽¹⁸⁾。

答曰： 　　“天有四时五行，寒暑 迭居⁽¹⁸⁾。

孙思邈回答说：“天有四时五行，寒来暑往交替不断。

　　　　和 為雨， 怒 為風， 凝

　　　　和 为雨， 怒 为风， 凝

天地阴阳之气和洽就降为雨，激荡似怒便成为风，凝聚

為 霜雪， 張 為 虹蜺⁽¹⁹⁾， 天常數也⁽²⁰⁾。 人之

为 霜雪， 张 为 虹霓⁽¹⁹⁾， 天常数也⁽²⁰⁾。 人之

右栏注释：

(12)显庆：唐高宗李治年号（656—660）。

(13)谏议大夫：官名。
(14)上元：亦为高宗年号。

(15)鄱阳公主邑司：指已故的鄱阳公主之府第。

(16)推步：谓推算天文历法之学。

(17)孟诜：初唐医药学家，曾举进士，官至同州刺史。

(18)迭居：交替。

(19)“和为雨”四句：《史记·天官书》正义：“阴阳交感，激为雷电，和为雨，怒为风，乱为雾，凝为霜，散为露，聚为云气，立为虹蜺……”

(20)常数：犹常规。

则结为霜雪，张盈而成为虹霓，这是它的常规。人们的

四支五藏，一觉一寐，吐　纳　　往來⁽²¹⁾，流　為

四支五藏，一觉一寐，吐　纳　　往来⁽²¹⁾，流　为

四肢五脏，　或醒痛卧寐，吐故纳新往来呼吸，流注为

榮衛，　　章　為　氣色⁽²²⁾，發　　　為　音聲，

荣卫，　　章　为　气色⁽²²⁾，发　　　为　音声，

营卫之气，彰显为神采气色，散发于外则为五音声响，

人常數也。　陽　用其形，　　陰　用其精⁽²³⁾，

人常数也。　阳　用其形，　　阴　用其精⁽²³⁾，

这是人的常度。阳表现为具体形貌，阴表现为性质功能，

天人所同也。　　　　失　　則　蒸　生熱⁽²⁴⁾，

天人所同也。　　　　失　　则　蒸　生热⁽²⁴⁾，

这是自然界和人类所共同的。阴阳失常则郁蒸而生热疾，

否　　生寒⁽²⁵⁾，結　　　為　瘤贅，陷　　為

否　　生寒⁽²⁵⁾，结　　　为　瘤赘，陷　　为

阻塞而生寒疾，气血蓄结而为瘤肿赘疣，气血陷下而为

癰疽，　　奔　則　喘乏，竭　則　燋槁⁽²⁶⁾；　發　乎

痈疽，　　奔　则　喘乏，竭　则　燋槁⁽²⁶⁾；　发　乎

痈毒疽疮；奔跑则喘乏，衰竭则焦干枯槁；　表现在

面，　　動乎形。　天地　　亦　然：　五緯

面，　　动乎形。　天地　　亦　然：　五纬

面容上，变化在形体上。天地自然界也是如此：五星

縮贏⁽²⁷⁾，　　孛彗　飛流⁽²⁸⁾，　其　危

缩赢⁽²⁷⁾，　　孛彗　飞流⁽²⁸⁾，　其　危

运行迟速失常，孛彗在天际飞扫流逝，是发生灾变

診也；　寒暑　不時，　其　　蒸否也；　　石

诊也；　寒暑　不时，　其　　蒸否也；　　石

---

(21)吐纳往来：指古代养生导引之术。

(22)章：显示。

(23)"阳用其形"二句；意为阳之气表现为事物的体态形貌，阴之气表现为事物的作用功能。

(24)蒸：《说文·火部》："火气上行曰蒸。"

(25)否(pǐ)：闭塞。此指阳气不通则阴邪弥漫而生寒证。

(26)燋：通"焦"。

(27)五纬：古人以水、火、木、金、土五星为"五纬"。缩赢：或作"赢缩""盈缩"。

(28)孛：彗星的一种。

的征兆；寒暑不按时交替，是天地之气的郁蒸阻塞：岩石

立 土 踊， 是 其 瘤赘， 山崩土陷， 是 其

立 土 踊， 是 其 瘤赘， 山崩土陷， 是 其

耸立土堆踊起，是天地之瘤赘； 山崩土陷， 是天地之

癞疽； 奔風暴雨 其 喘乏； 川瀆竭涸 其燋槁。

痈疽； 奔风暴雨 其 喘乏； 川渎竭涸 其燋槁。

痈疽； 骤风暴雨，是天地的喘喝困乏；川流涸绝，是天地的焦干枯槁。

高醫 導以藥石， 救以針劑； 圣人 和以至德，

高医 导以药石， 救以针剂； 聖人 和以至德，

高明的医生用药石针砭来疏导救疗； 圣人 以至德仁政

輔以人事， 故 體 有 可愈之疾，

辅以人事， 故 体 有 可愈之疾，

来和解辅助， 故 人体有 能够治愈的疾病，

天 有 可振之災(29)。”

天 有 可振之灾(29)。”

天地有 可以挽救的灾变。

(29)振：通“赈”。救济。

　　照鄰曰：“人事　　　　奈何？”　　　曰：

　　照邻曰：“人事　　　　奈何？”　　　曰：

卢照邻又问道：“人世间的事情应怎样处理？”孙思邈说：

“心 為之君， 君 尚恭， 故 欲小。 《詩》

“心 为之君， 君 尚恭， 故 欲小。 《诗》

“心为君主之官，君王贵在恭谦，所以要求心小。《诗经》

曰： ‘如 臨深淵， 如 履薄冰(30)。’ 小 之謂也。

曰： ‘如 临深渊， 如 履薄冰(30)。’ 小 之谓也。

中说：‘如同面对深渊，如同脚踏薄冰。’讲的就是小心。

(30)“如临”二句：喻“小心”。

膽 為 之 將， 以 果決 為務， 故 欲大。 《詩》

胆 为 之 将， 以 果决 为务， 故 欲大。 《诗》

胆为将军之官，以果敢决断为要，所以要求胆大。《诗经》

曰：'赳赳 武夫，公侯 乾 城(31)。'

曰：'赳赳 武夫，公侯 干 城(31)。'

中说：'雄赳赳的武士，是公侯的盾牌和城墙。'

大 之 謂 也。仁者 靜(32)， 地之象， 故 欲

大 之 谓 也。仁者 静(32)， 地之象， 故 欲

讲的就是大胆。仁者心胸宁静，这是地之象征，所以要求

方(33)。《傳》曰(34)： '不 為 利 回， 不 為

方(33)。《传》曰(34)： '不 为 利 回， 不 为

方正。《左传》中说：'不因追求私利而走邪路，不因

義 疚。' 方 之 謂 也。智者 動， 天

义 疚。' 方 之 谓 也。智者 动， 天

背离道义而内疚。'讲的就是行方。智者爱变动，这是天

之 象， 故 欲圆。《易》曰(35)：'見 機

之 象， 故 欲圆。《易》曰(35)：'见 机

之象征，所以要圆通。《易经》中说：'看到征兆

而 作， 不 俟 終日。'圆 之 謂 也。"

而 作， 不 俟 终日。'圆 之 谓 也。"

就采取行动，不要等到整日。'讲的就是智圆。"

復 問 養性之要。答曰： "天 有 盈虚，

复 问 养性之要。答曰： "天 有 盈虚，

卢照邻又问养生的要领。孙思邈回答说："天有盈虚之变，

人 有 屯危(36)，不 自 慎， 不能濟也。

---

(31)"赳赳"二句：干，盾牌。城，城郭。干城可以御敌。此言勇敢之武士，为公侯之捍卫者，临事不惧，勇往直前。以喻"胆大"。

(32)仁者静：仁德之人性多安静。

(33)"地之象"二句：意为仁静之人象地之方而不妄动。

(34)传：《左传》。意为仁者不会因图谋私利而违礼，也不会因违反正义而内疚。以喻仁者"行方"。回，乖违。

(35)易：《周易》。

(36)屯(zhūn)危：犹安危。与上文"盈虚"相对。

人 有 屯危⁽³⁶⁾，不 自 慎，　　不 能 济 也。

人有安危之时，自己不能谨慎自养，那就不能达到目的。

故 養性 必 先 知 自慎 也。慎 以 畏 为 本，

故 养性 必 先 知 自慎 也。慎 以 畏 为 本，

所以养生一定先要知道自慎。谨慎是以有所敬畏为根本，

故 士 無畏 　则 簡 仁義⁽³⁷⁾，農 無畏 则 堕

故 士 无畏 　则 简 仁义⁽³⁷⁾，农 无畏 则 堕

所以士人无所敬畏就荒废仁义，农夫无所敬畏就会懒得

(37)简：简慢；轻忽。

稼穡⁽³⁸⁾，　工 無畏 　则 慢 規矩⁽³⁹⁾，

稼穑⁽³⁸⁾，　工 无畏 　则 慢 规矩⁽³⁹⁾，

播种收割，工匠无所敬畏就会轻视公认的圆规和矩尺，

(38)堕(huī)：同"隳"。毁坏。
(39)慢：轻慢。

商 無畏 　则 貨 不 殖⁽⁴⁰⁾，子　　無畏 则

商 无畏 　则 货 不 殖⁽⁴⁰⁾，子　　无畏 则

商贾无所敬畏财货就不能增殖，做子女的无所敬畏就会

(40)殖：增殖。

忘 孝，父　　無畏 则 廢 慈，臣 無

忘 孝，父　　无畏 则 废 慈，臣 无

忘掉孝道，做父母的无所敬畏就会废弃慈爱，臣下无所

畏 　则 勳 不 立，君 無畏 则 亂 不 治。

畏 　则 勋 不 立，君 无畏 则 乱 不 治。

敬畏就不建立功业，君上无所敬畏国家就混乱不得太平。

是以 太上 畏道⁽⁴¹⁾，其次 畏天，其次 畏物，其次

是以 太上 畏道⁽⁴¹⁾，其次 畏天，其次 畏物，其次

因此首要的是敬畏道，其次敬畏天，再次敬畏外物，又次

(41)太上：犹最上。亦作"大上"。此指上智之人。

畏人，　其次 畏身。憂于 身 者　　不

畏人，　其次 畏身。忧于 身 者　　不

敬畏人事，复次敬畏自身。珍惜身体的人，就不会

拘 於 人，　畏 於 己 者　不 制 於 彼，

拘 于 人， 　畏 于 己 者　不 制 于 彼，

受他人的摆布，关爱自己的人，不被别人辖制，

慎 於 小 者　不 懼 於 大，　　戒 於 近 者

慎 于 小 者　不 惧 于 大，　　戒 于 近 者

对小事能谨慎，对大事就不必畏惧，对近事能警惕，

不 侮 於 远。 如 此　　则 人 事 毕 矣。"

不 侮 于 远。 如 此　　则 人 事 毕 矣。"

将来不受侮辱。懂得这些道理，人事就尽到了。"

初， 魏 徵 等 修 齐、 梁、 陈、 周、 隋 等 五

家 史(42)，

初， 魏 征 等 修 齐、 梁、 陈、 周、 隋 等 五

家 史(42)，

当初，魏征等 编修齐、梁、陈、周、隋等五朝史书，

屡 諮 所 遗(43)，　　其 传　最 详。 永淳初

屡 咨 所 遗(43)，　　其 传　最 详。 永淳初

多次询问前朝的遗闻旧事，孙思邈的传述最详尽。他在高宗永淳初年

卒(44)， 年 百余岁。 遗　令　薄 葬，

卒(44)， 年 百余岁。 遗　令　薄 葬，

亡故，享年一百多岁。留下遗嘱令家人从简举办丧葬，

不 藏　明 器(45)， 祭 去　牲牢。

不 藏　明 器(45)， 祭 去　牲牢。

墓穴中不要藏放冥器，祭祀则去掉猪牛羊等牲牢祭品。

(42)"魏征"句：唐太宗贞观三年(629)，下令修撰齐、梁、陈、周、隋五朝史书。魏征当时任秘书监，参与朝政，校定秘府图籍，受命对诸史总加修订，撰《齐书》《梁书》《陈书》《隋书》的总论。

(43)咨：征询。所遗：指齐、梁、陈、周、隋等前代的遗闻旧事。

(44)永淳：唐高宗李治的年号。

(45)明器：古代以竹、木、陶土等材料制作的随葬器物。

钱乙传

【提要】

钱乙，字仲阳，宋代东平人，约生于北宋仁宗至徽宗年间(1032—1113)，享年82岁，是我国宋代著名的儿科医家。钱氏治学，当初先以《颅囟方》而成名，行医儿科，曾治愈皇亲国戚的小儿疾病，声誉卓著，被授予翰林医学士。曾任太医院丞，在多年的行医过程中，钱乙积累了丰富的临床经验，成为当时著名医家。《四库全书总目提要》称"钱乙幼科冠绝一代"，言不为过。其一生著作颇多，有《伤寒论发微》五卷，《婴孺论》百篇，《钱氏小儿方》八卷，《小儿药证直诀》三卷。现仅存《小儿药证直诀》，其他书均已遗佚。

本文选自清康熙起秀堂影宋刻本《钱氏小儿药证直诀》，并参校清光绪十七年(1891)内阁中书周学海刻本。作者刘跂，字斯立，号学易老人，河北东光人。宋神宗元丰二年(1079)进士，宋徽宗政和末年卒。著有《学易集》八卷。钱乙《小儿药证直诀》一书，为其弟子阎季忠(又作孝忠)整理编纂而成，属幼科专书。本文记述钱乙的身世，以诸多病案说明他不仅有丰富的临床经验，而且在辨证施治理论上多有创见。

钱乙传

錢乙，字 仲陽，上世 錢塘人[1]，與吳越王 有

钱乙，字 仲阳，上世 钱塘人[1]，与吴越王 有

钱乙， 字仲阳， 祖辈 是钱塘人， 与吴越王钱镠有

屬[2]。 俶 納土[3]， 曾祖 贇

属[2]。 俶 纳土[3]， 曾祖 贇

宗属关系。吴越五世王钱俶献土归宋后，钱乙曾祖父钱贇

隨 以北[4]，因 家 於 鄆[5]。父 顥[6]，

随 以北[4]，因 家 于 郓[5]。父 颢[6]，

跟随吴越王北上，于是迁居到山东郓州。父亲钱颢，

善 針醫， 然 嗜酒 喜遊。

善 针医， 然 嗜酒 喜游。

是擅长针灸技术的医生，然而嗜好饮酒，喜爱游访。

一旦 匿 姓名，東遊海上，不復返。乙 時三歲，

一旦 匿 姓名，东游海上，不复返。乙 时三岁，

有一天他隐匿姓名，向东游访，不再返回。钱乙 三岁时，

母 前 亡，父 同產 嫁醫呂氏[7]，

母 前 亡，父 同产 嫁 医 吕氏[7]，

母亲过早地去世，钱乙的姑母嫁给姓吕的医生，

哀 其孤，收養 為子。稍長 讀書，從

哀 其孤，收养 为子。稍长 读书，从

姑父怜悯他孤幼，收他为养子。 渐渐长大读书，跟从

呂君 問醫。呂 將殁[8]，乃 告 以 家世。

吕君 问医。吕 将殁[8]，乃 告 以 家世。

养父吕先生学习医学。姑母临死前，才将其家世告诉他。

乙 號泣，請往 跡 父[9]，凡 五六 返，乃 得

---

(1)上世：祖辈。钱塘：古县名。

(2)吴越王：指钱镠（852—932）。有属(shǔ)：有宗属关系。

(3)俶(chù)：钱俶，钱镠之孙，是吴越第五个国王。纳土：宋平江南时，钱俶于宋太宗太平兴国三年(978)降于北宋，献出所据十三州归宋。

(4)贇(yūn)：钱贇。北：北上。

(5)家：定居。郓：郓州，宋时为东平府。

(6)颢：钱乙父名。

(7)父同产：与父亲同父母所生。同产，指同母所生的兄弟或姊妹。

(8)吕将殁：姑母将死时。吕，当指姑母，非指吕君。

乙 号 泣，请 往 跡 父⁽⁹⁾，凡 五 六 返，乃 得

钱乙痛哭，请求去寻找父亲，共五六次往返，才找到

所在。　　又 积 数 岁，乃 迎 以 归。 是 时　乙

所在。　　又 积 数 岁，乃 迎 以 归。 是 时　乙

父亲所在地。又 过了几年，才接回父亲还乡。这时候钱乙

年 三 十 余。 乡 人　　惊 叹⁽¹⁰⁾，感 慨 为 泣 下，

年 三 十 余。 乡 人　　惊 叹⁽¹⁰⁾，感 慨 为 泣 下，

已三十多岁。乡里人都很惊讶赞叹，感慨地为此事落泪，

多　　赋 诗 咏 其 事⁽¹¹⁾。 后 七 年，父 以 寿 终⁽¹²⁾，

多　　赋 诗 咏 其 事⁽¹¹⁾。 后 七 年，父 以 寿 终⁽¹²⁾，

很多人赋诗来赞颂这件事。 七年之后，父亲去世，

丧 葬 如 礼。　　 其 事 吕 君，　犹

丧 葬 如 礼。　　 其 事 吕 君，　犹

钱乙按照礼法办理丧事下葬。钱乙侍奉吕先生，就像

事 父。　　 吕 君　殁，无 嗣，　为 之

事 父。　　 吕 君　殁，无 嗣，　为 之

侍奉亲父一样。吕先生去世，没有儿子，钱乙为他

收 葬 行 服⁽¹³⁾，嫁 其 孤 女，　岁 时 祭 享⁽¹⁴⁾，

收 葬 行 服⁽¹³⁾，嫁 其 孤 女，　岁 时 祭 享⁽¹⁴⁾，

装殓下葬服丧，为其孤女举办婚嫁，每年按时供奉祭奠，

皆 与 亲　等。

皆 与 亲　等。

都跟祭奠亲父相同。

乙 始 以《颅囟方》著 山 东⁽¹⁵⁾。元 丰 中⁽¹⁶⁾，

乙 始 以《颅囟方》著 山 东⁽¹⁵⁾。元 丰 中⁽¹⁶⁾，

(9)跡："迹"的异体字。引申为"追踪""追寻"。

(10)惊叹：惊讶赞叹。

(11)咏：歌颂，赞颂。
(12)寿终：自然死亡。

(13)收葬：装殓埋葬。行服：谓穿孝服守丧。
(14)祭享：陈列祭品祀神供祖。享，供祭品奉祀先人。

(15)颅囟方：此指代小儿科。
(16)元丰：宋神宗赵顼年号。

钱乙起初以小儿科在山东著名。　　　　元丰年间，

長公主　　　　女　有疾，召　使　視之，有功，

长公主　　　　女　有疾，召　使　视之，有功，

皇帝姊妹长公主的女儿患病，召他诊治疾病，愈病有功，

　　　奏授　翰林醫學(17)，賜　緋(18)。

　　　奏授　翰林医学(17)，赐　绯(18)。

长公主奏请，拜授翰林医学官职，特赐他赤色丝帛官服。

明年，　皇子　儀國公病　瘈瘲(19)，　國醫　未能

明年，　皇子　仪国公病　瘈瘲(19)，　国医　未能

第二年，神宗的儿子仪国公患手足痉挛之疾，御医　不能

治。長公主　朝(20)，　　　因言　錢乙起　草野，

治。长公主　朝(20)，　　　因言　钱乙起　草野，

治愈。长公主朝见神宗皇帝时，谈起钱乙　出身民间，

有　異能，　　立　召入，　進　黃土湯而愈(21)。

有　异能，　　立　召入，　进　黄土汤而愈(21)。

有不寻常医技，皇帝立即召他入宫，钱乙用黄土汤方而治

愈皇子。

神宗皇帝　召見　褒諭(22)，且　問　黃土所以愈　疾

神宗皇帝　召见　褒谕(22)，且　问　黄土所以愈　疾

神宗皇帝　亲自召见褒奖，并询问黄土汤方能治愈疾病

狀(23)。乙　對曰："以　土勝水，木　得其平，

状(23)。乙　对曰："以　土胜水，木　得其平，

的情由。钱乙答道："因土能制水，水受制则肝木得以平，

則　風　　　　　自　止(24)。且　諸　醫

则　风　　　　　自　止(24)。且　诸　医

那么引起痉挛的风邪就自然平息了。况且以前各位御医

所治　垂愈(25)，小臣　適當其愈(26)。"天子

(17)翰林医学：医官名。
(18)赐绯：赐给赤色丝帛官服。
(19)瘈瘲：病证名。即抽搐、抽风。
(20)朝：朝见。
(21)黄土汤：方剂名。方出《金匮要略》。
(22)褒谕：夸奖。
(23)状：情状，情由。
(24)"以土胜水"三句：瘈瘲病多属于风，须平肝木。黄土汤补脾阳，脾属土，土旺则制水，水受制，则肝木自平而风止。
(25)垂：接近；将近。
(26)适当：恰逢。

所治 垂愈⁽²⁵⁾，小臣 适 当其愈⁽²⁶⁾。" 天子

治疗已接近病愈，我治疗时恰逢疾病痊愈。" 皇帝

悦 其 對， 擢 太醫丞⁽²⁷⁾，赐 紫衣

悦 其 对， 擢 太医丞⁽²⁷⁾，赐 紫衣

对他的回答感到很满意，提升他为太医丞，赐他紫衣官服

(27)擢：提升。

金魚⁽²⁸⁾。自是 戚裏貴室⁽²⁹⁾，逮 士庶之家， 願

金鱼⁽²⁸⁾。自是 戚里贵室⁽²⁹⁾，逮 士庶之家， 愿

和金鱼袋。从此 皇亲外戚， 到 士人百姓之家，都希望

(28)紫衣：宋制，官至四品始服紫衣。金鱼：即金鱼袋。佩带以示品级身份。
(29)戚里：本指帝王外戚所居的地方。此借指外戚。贵室：此指下宫下室。

致 之⁽³⁰⁾， 無 虚日。 其 論醫， 諸

致 之⁽³⁰⁾， 无 虚日。 其 论医， 诸

请他去诊病，没有闲暇之日。他 论述医理，各位

(30)愿：希望。致：招致。

老宿 莫能 持 難⁽³¹⁾。俄 以 病 免。

老宿 莫能 持 难⁽³¹⁾。俄 以 病 免。

年老资深的名医都不能自持己见提出质疑。不久他因病辞官。

(31)老宿(sù)：年老而资深的人。持难(nàn)：提出质疑。难，问难。

哲宗皇帝 復召 宿直 禁中⁽³²⁾。久之，

哲宗皇帝 复召 宿直 禁中⁽³²⁾。久之，

哲宗皇帝时又召他侍奉于禁宫之内。过了一段时间，

(32)哲宗皇帝：宋哲宗赵煦。宿直禁中：侍奉禁宫之中。宿直，轮流值宿，引申为侍奉。

復辭疾 賜 告⁽³³⁾， 遂 不復起。

复辞疾 赐 告⁽³³⁾， 遂 不复起。

他又称说有病辞官，皇帝批准告归，于是 不再任官。

(33)赐告：本谓皇帝批准告假还乡治病。此谓批准辞官还乡。告，告假。

乙 本有羸疾，性 簡易⁽³⁴⁾，嗜酒，疾 屢攻，

乙 本有羸疾，性 简易⁽³⁴⁾，嗜酒，疾 屡攻，

钱乙原本有旧疾，再加上性情豁达嗜酒，疾病屡屡发作，

(34)简易：豁达平易。

自 以意 治之，輒 愈。 最後 得疾，

自 以意 治之，辄 愈。 最后 得疾，

自己根据自己的意见治疗，总能治愈。最后一次发病时，

憊　　甚，乃　嘆　曰：“此　所謂　周痹也，

惫　　甚，乃　叹　曰：“此　所谓　周痹也，

疲惫无力得很，于是叹气地说：“这就是所谓的周痹证，

周痹　入藏　者死，吾　其　已　夫(35)！” 已而　曰：

周痹　入藏　者死，吾　其　已　夫(35)！” 已而　曰：

周痹入脏的就要死亡，我大概是活到头了吧！”不久又说：

(35)其：大概。已：死。夫：句末语气词。

“吾　能　移　之，使　病　在　末。” 因　自　製

“吾　能　移　之，使　病　在　末。” 因　自　制

“我能把病转移，使病局限在四肢。”于是亲自配制

藥，日夜飲之，人　莫見　其方。　居亡何(36)，左

药，日夜饮之，人　莫见　其方。　居亡何(36)，左

药物，日夜饮服，人们没见过他的药方。过了不久，左侧

(36)居亡(wú)何：过了不久。亡，通“无”。

手足　攣　不能用，乃　喜　曰：“可矣！”又　使　所親

手足　挛　不能用，乃　喜　曰：“可矣！”又　使　所亲

手足拘挛　痿废，于是欣喜地说：“可以了！”又让他的亲人

登　東山(37)，視　菟絲　所生(38)，秉火　　燭　其下，

登　东山(37)，視　菟丝　所生(38)，秉火　　烛　其下，

登上东山，　寻视菟丝生长之地，手持火炬在菟丝下巡照，

(37)东山：指东平城东之山。
(38)菟丝：草名。俗称菟丝子。子可入药。

火滅　處　斸　之(39)，果　得　茯苓，其　大　如　鬥，

火灭　处　斸　之(39)，果　得　茯苓，其　大　如　斗，

在火灭的地点掘取，果然得到茯苓，茯苓像斗一般大，

(39)斸：掘取。

因　以　法　噉　之(40)，閱月　而　盡(41)。繇此

因　以　法　噉　之(40)，阅月　而　尽(41)。繇此

于是按照方法服用，经过一个月服完。　从此，

(40)噉：“啖”的异体字。吃。此谓服用。
(41)阅月：经过一个月。阅，经历。

雖　偏廢(42)，　　而　氣骨堅悍，如　無疾　者。

虽　偏废(42)，　　而　气骨坚悍，如　无疾　者。

(42)繇：通“由”，从。

虽然左手足偏废，但气壮骨坚，犹如没病的人一样。

退居　　里舍⁽⁴³⁾，杜门　　不冠屦⁽⁴⁴⁾，坐卧

退居　　里舍⁽⁴³⁾，杜门　　不冠屦⁽⁴⁴⁾，坐卧

辞官后隐居在老家房中，关闭房门，不戴帽穿鞋，坐卧在

一榻上，时时阅史书杂说，客至，酌酒剧谈⁽⁴⁵⁾。意

一榻上，时时阅史书杂说，客至，酌酒剧谈⁽⁴⁵⁾。意

床上，常常读些史书杂文，好友来访，就饮酒畅谈。心里

欲之适⁽⁴⁶⁾，则使二仆夫舆之⁽⁴⁷⁾，出没

欲之适⁽⁴⁶⁾，则使二仆夫舆之⁽⁴⁷⁾，出没

想要到某处去，就让两个仆人用轿子抬着他，出入在

闾巷，人或邀致之⁽⁴⁸⁾，不肯往也。病者日

闾巷，人或邀致之⁽⁴⁸⁾，不肯往也。病者日

闾巷之间，如果有人邀请他去，却不肯前往。病人每天

造门⁽⁴⁹⁾，或扶携繦负⁽⁵⁰⁾，

造门⁽⁴⁹⁾，或扶携繦负⁽⁵⁰⁾，

登上门来，有的是扶携而来的老弱病人，有的是用襁褓包
着而背来的婴儿，

纍纍满前⁽⁵¹⁾。近自邻井，远或百数十里，

累累满前⁽⁵¹⁾。近自邻井，远或百数十里，

病人多得挤满前堂。近的来自邻乡，远的有一百几十里，

皆授之药，致谢而去。

皆授之药，致谢而去。

都给予他们药物，病人致谢后而离去。

初，长公主女病泄利⁽⁵²⁾，将殆。乙方醉，

初，长公主女病泄利⁽⁵²⁾，将殆。乙方醉，

当初，长公主女儿患泄痢，将有危险。钱乙正值酒醉，

---

(43)退居：辞官后隐居。里舍：家乡住宅。

(44)杜门：闭门。不冠屦：不戴帽，不穿鞋。冠、屦，用作动词。

(45)剧谈：畅谈。

(46)意欲之适：心里想要到（某处）去。之适，前往。

(47)舆(yú)之：抬着他。舆，肩舆，轿子，用作动词。

(48)或：假设连词。如果。邀致：招请。

(49)造门：上门。造，到。

(50)扶携：扶携而来的老弱病人。繦负：用襁褓背负而来的小儿。

(51)累累：众多貌。

(52)长公主：皇帝姊妹的称号。

曰： "当 发疹 而 愈。" 驸马都尉以为不然⁽⁵³⁾，

曰： "当 发疹 而 愈。" 驸马都尉以为不然⁽⁵³⁾，

诊病后说："应当出疹后才能病愈。"驸马都尉认为不对，

怒 责 之， 不对 而退。 明日，

怒 责 之， 不对 而退。 明日，

愤怒地责备钱乙，钱乙没答话而退出。第二天，

疹 果出， 尉 喜， 以诗 谢之。

疹 果出， 尉 喜， 以诗 谢之。

果然出了疹子，驸马都尉很惊喜，赠诗感谢他。

广亲宗室子 病⁽⁵⁴⁾，诊之曰："此可无药而愈。"

广亲宗室子 病⁽⁵⁴⁾，诊之曰："此可无药而愈。"

广亲宅的皇族之子病了，钱乙诊病后说："这种病可以不用药就能病愈。"

顾 其幼， 曰："此儿旦夕 暴病

顾 其幼， 曰："此儿旦夕 暴病

钱乙又看看孩子很年幼，说："这个孩子最近要突然发病，

惊人， 后三日 过午 无恙。" 其家 恚

惊人， 后三日 过午 无恙。" 其家 恚

很吓人，三天之后过了午时就没病了。"孩子家人愤怒地

曰："幼 何疾？医 贪利 动人 乃

曰："幼 何疾？医 贪利 动人 乃

说："孩子有什么大病？医生贪图钱财而恐吓人，才

如 此⁽⁵⁵⁾！" 明日果 发痫 甚急⁽⁵⁶⁾，复 召乙治之，

如 此⁽⁵⁵⁾！" 明日果 发痫 甚急⁽⁵⁶⁾，复 召乙治之，

如此说罢了！"第二天果然抽风很紧急， 再召钱乙治疗，

三日 愈。 问 何以 无疾 而 知，

(53)驸马都尉：官名。

(54)广亲：皇室宅名。宗室：皇族。

(55)动人：打动人心。此谓恐吓人。

(56)痫：癫痫。俗称羊角风。此指小儿痉挛之病。

三日愈。问何以无疾而知，

三天后病愈。问他根据什么在没发病之前就能预知，

曰："火急直视(57)，

曰："火急直视(57)，

他回答说："面部赤红是心火急，两眼直视是肝风动，

心与肝俱受邪；过午者，

心与肝俱受邪；过午者，

是心经和肝经都受邪的原因；过了午时病愈，

心与肝所用时当更也(58)。"

心与肝所用时当更也(58)。"

是因为心和肝所当令的时辰应当更移了。"

宗室王子病呕泄，医以药温之，

宗室王子病呕泄，医以药温之，

皇族亲王的儿子患呕吐泄痢病，御医用温热药治疗，

加喘。乙曰："病本中热，

加喘。乙曰："病本中热，

孩子又增加了气喘。钱乙说："此病本是胃中有邪热，

脾且伤，奈何以刚剂燥之(59)？将

脾且伤，奈何以刚剂燥之(59)？将

并且连及脾经受伤，怎么能用刚烈温燥药治疗呢？将要

不得前后溲。"与石膏汤(60)。王与医皆不信，

不得前后溲。"与石膏汤(60)。王与医皆不信，

大小便不通。"钱乙要给予石膏汤。亲王和御医都不相信，

谢罢。乙曰："毋庸，复召我(61)！"

谢罢。乙曰："毋庸，复召我(61)！"

(57)火急：指面部所现赤色甚重，心属火，此系心受邪。直视：眼睛直视，肝主目，此系肝受邪。

(58)所用时：所当令的时辰。用，当令。

(59)刚剂：刚燥之药剂。

(60)石膏汤：方剂名。方出《外台秘要》。

(61)"毋庸"二句：如果不用(石膏汤)，还得来召唤我。庸，用。庸、用，同源词。

谢绝。钱乙说："如果不用石膏汤，还得来召唤我！"

後二日，果來召，　適有故　　不時往[62]，

后二日，果来召，　适有故　　不时往[62]，

两天后，　果然又来召唤，恰巧钱乙有事，不能及时前往，

王　疑　且怒，使人十數輩趣之至[63]，曰：

王　疑　且怒，使人十数辈趣之至[63]，曰：

亲王生疑并且大怒，派十几个人强迫他来到，钱乙说：

"固　　石膏湯證也。"竟如言　　而效。

"固　　石膏汤证也。"竟如言　　而效。

"这本来就是石膏汤证。"果然像钱乙说的那样而取得效验。

　　有士人病咳，　面青而光，　其氣

　　有士人病咳，　面青而光，　其气

有个读书人患了咳嗽病，面现青色并且白亮，呼吸

哽哽[64]。乙曰："肝乘肺，此逆候。若　秋

哽哽[64]。乙曰："肝乘肺，此逆候。若　秋

哽塞不畅。钱乙说："肝反侮肺，这是逆证。假若在秋天

得之　　可治，　今春　不可治。"其　家

得之　　可治，　今春　不可治。"其　家

得这个病还能治愈，如今是春天，不能治了。"病人家属

祈哀，　强之与药。　明日，曰："吾

祈哀，　强之与药。　明日，曰："吾

祈请哀求，勉强钱乙给予药物。几天后，钱乙说："我

药　再　瀉肝而不少卻[65]，三補肺而

药　再　泻肝而不少却[65]，三补肺而

用药物两次泻肝而病情不能稍微减轻，三次补肺而

(62)适：恰巧。有故：有事。故，事。

(63)趣之至：强迫他来到。趣，通"促"，强迫，逼使。

(64)哽哽：呼吸哽塞不畅的样子。

(65)再：与下句"三"互文，指多次。卻："却"的异体字，减轻，减退。

益 虚，　又 加 唇白，法　　当 三日 死⁽⁶⁶⁾。

益 虚，　又 加 唇白，法　　当 三日 死⁽⁶⁶⁾。

肺气更虚，还增加了唇白，依照常规应当三日死亡。

然　安谷者　　过期，　　　不 安 谷 者

然　安谷者　　过期，　　　不 安 谷 者

然而，如果能收纳水谷的可以超过期限，不能收纳水谷的

不 及 期，　今　　尚能 粥，居五日 而 绝。"

不 及 期，　今　　尚能 粥，居五日 而 绝。"

就要缩短期限，如今病人尚能进粥，过五天就要绝命了。"

有 妊妇 得疾，医 言 胎且堕。乙 曰："娠者

有 妊妇 得疾，医 言 胎且堕。乙 曰："娠者

有个孕妇患病，医生说胎儿将要流产。钱乙说："胎儿

五藏　　　传养，率 六旬 乃 更⁽⁶⁷⁾，诚 能

五藏　　　传养，率 六旬 乃 更⁽⁶⁷⁾，诚 能

是由母亲五脏相递滋养，大致六十天更换一脏，　如果能

候　　其 月⁽⁶⁸⁾，偏补之⁽⁶⁹⁾，　　　何必 堕？"

候　　其 月⁽⁶⁸⁾，偏补之⁽⁶⁹⁾，　　　何必 堕？"

等到应补的月份，偏补母亲的某一脏，何必要流产？"

已而 子母 皆 得 全。

已而 子母 皆 得 全。

后来 母子都得保全。

又 乳妇 因 大怒 而 病，病虽 愈，　目 张

又 乳妇 因 大怒 而 病，病虽 愈，　目 张

又有哺乳期妇女因大怒而患病，疾病虽治愈，但两眼张着

（66）法：依照常规。名词活用作状语，表凭借。

（67）"娠者"二句：此谓胎儿在母腹中，由母亲的五脏相递滋养，大致六十天更换一脏。

（68）诚：如果。

（69）偏补之：按五脏传养次序和胎儿月数，偏补母体某一脏。

不得　瞑。人　不能曉，以　　問乙。乙曰："煮

不得　瞑。人　不能晓，以　　问乙。乙曰："煮

不能闭。人们不明白，以这种病请问钱乙。钱乙说："煎煮

鬱李酒　飲之，使　醉　　　則　愈。

郁李酒　饮之，使　醉　　　则　愈。

郁李仁酒给她饮服，使病人达到酒醉的程度就能治愈。

所以然者，　　　　目系内連肝膽，恐則氣

所以然者，　　　　目系内连肝胆，恐则气

这样治疗的原因，是因为目系向内连通肝胆，大怒则肝气

結，　膽　衡　不下(70)，惟鬱李　去　結，　隨酒

结，　胆　衡　不下(70)，惟郁李　去　结，　随酒

郁结，胆气横逆不下，只有郁李仁能除去气结，药力随酒

入膽，結去　膽　下，目則能瞑矣。"如

入胆，结去　胆　下，目则能瞑矣。"如

入胆，气结除去，胆气下畅，眼睛就能闭上了。"结果如同

言　　　而　效。

言　　　而　效。

钱乙说的那样取得效验。

> (70)胆衡不下：胆气偏盛，横逆不下。衡，通"横"。

一日　過　所善翁(71)，聞儿嚏(72)，愕

一日　过　所善翁(71)，闻儿啼(72)，愕

一天钱乙去探望要好的老友，听到小儿啼哭声，惊愕地

曰："何等　兒聲?"　翁曰："吾家孿生

曰："何等　儿声?"　翁曰："吾家孪生

问："这是什么样儿童的哭声?"老友说："是我家孪生的

二男子。"乙曰："謹視之，過百日

> (71)过：拜访。所善翁：要好的老友。善，要好，交好。
> (72)嚏："啼"的异体字。

二　男子。"乙曰："谨　视　之，过　百日

两个男孩儿。"钱乙说："要小心地照看他们，过了百日

乃可　保⁽⁷³⁾。"翁　不　怿⁽⁷⁴⁾。居　月　余，　皆　毙。

乃可　保⁽⁷³⁾。"翁　不　怿⁽⁷⁴⁾。居　月　余，　皆　毙。

才能保住。"　老友很不高兴。过了一个多月，都死去了。

(73)保："保"的异体字。
(74)怿：高兴；怿悦。

乙　为　方　博达⁽⁷⁵⁾，不　名　一师⁽⁷⁶⁾，所　治

乙　为　方　博达⁽⁷⁵⁾，不　名　一师⁽⁷⁶⁾，所　治

钱乙研究医学广博通达，不拘泥某一师门，所从事的研究

(75)博达：广博通达。
(76)不名一师：不拘泥某一师门。不名，不拘泥。

种种皆通，　非但　　小儿医也。　于　书　无

种种皆通，　非但　　小儿医也。　于　书　无

门门皆通，　他不只是一位小儿科医生。他对于医书没有什么

不窥⁽⁷⁷⁾，　他人　　靳靳守古⁽⁷⁸⁾，　独

不窥⁽⁷⁷⁾，　他人　　靳靳守古⁽⁷⁸⁾，　独

不阅读，　　别的医生固执地遵守古法，他却唯独能

(77)无不阅：没有什么不阅读的。阅，"窥"的异体字。
(78)靳靳：拘泥固执貌。

度越纵舍⁽⁷⁹⁾，　卒　与　法合。　尤　邃　本草⁽⁸⁰⁾，

度越纵舍⁽⁷⁹⁾，　卒　与　法合。　尤　邃　本草⁽⁸⁰⁾，

灵活地辨证施治，最终跟古法相合。他尤其精通药物，

(79)度越纵舍：古代军事用语。比喻临床治病，灵活辨证施治。
(80)邃：精通。艸，同"草"。

多识　物　理⁽⁸¹⁾，辨　正　阙误。　　　人

多识　物　理⁽⁸¹⁾，辨　正　阙误。　　　人

通晓各种事物道理，能辨别纠正书中的缺漏错误。人们

(81)多识(zhì)：博学广记。

或　得　异药，　或　持　异事　　问之，

或　得　异药，　或　持　异事　　问之，

或是得到奇异的药物，或是遇到奇异的事物来请教他，

必　为　言　出　生　本　末，　物色　　名貌⁽⁸²⁾，

必　为　言　出　生　本　末，　物色　　名貌⁽⁸²⁾，

(82)物色：形貌特点。名貌：名称和形状。

必能为其说出产地生长的本末、形貌特点和名称形态，

退而考之，皆 中。 末年 挛痹 浸剧⁽⁸³⁾，其 嗜酒

退而考之，皆 中。 末年 挛痹 浸剧⁽⁸³⁾，其 嗜酒

回去考证， 全都符合。晚年挛痹逐渐加剧， 而他 嗜酒

喜 寒食， 皆 不肯 禁。自 诊 知 不可为，

喜 寒食， 皆 不肯 禁。自 诊 知 不可为，

喜冷食的习惯，都不肯戒除。自我诊断知道不能治愈了，

召 亲戚 诀别，易 衣 待尽， 享年

召 亲戚 诀别，易 衣 待尽， 享年

就召来家人亲属诀别，更换上寿衣等待生命结束，享年

八十二，终于家。所著书有《伤寒论指微》五卷、

《婴孺论》百篇。

八十二，终于家。所著书有《伤寒论指微》五卷、

《婴孺论》百篇。

八十二岁，寿终在自家。他所撰著的书籍有《伤寒论指微》五卷、《婴孺论》百篇。

一子 早 世⁽⁸⁴⁾，二孙 今见 为 医⁽⁸⁵⁾。

一子 早 世⁽⁸⁴⁾，二孙 今见 为 医⁽⁸⁵⁾。

他有一个儿子过早地去世，两个孙子如今从事医业。

刘跂 曰：乙 非独 其 医 可称 也， 其

刘跂 曰：乙 非独 其 医 可称 也， 其

刘跂评论说：钱乙不只是他的医术值得称赞，他

笃行 似 儒⁽⁸⁶⁾，其 奇节 似 侠⁽⁸⁷⁾，

笃行 似 儒⁽⁸⁶⁾，其 奇节 似 侠⁽⁸⁷⁾，

淳厚诚实的品行近似儒者，他不同常人的气节近似侠客，

(83)浸剧：逐渐加重。浸，逐渐。

(84)早世：过早地去世。

(85)今见(xiàn)：如今；现在。见，同"现"，现在。

(86)笃行：淳厚诚实的品行。笃，厚。

(87)奇节：不同常人的气节。

術　盛行　而　身　隱約⁽⁸⁸⁾，又類　夫　有道者。

术　盛行　而　身　隐约⁽⁸⁸⁾，又类　夫　有道者。

医术盛行于世却隐居不为官显名，又类似那种有道之人。

(88)隐约:隐藏不为官显名。

數　謂余言："曩　学六元五运⁽⁸⁹⁾，夜宿　東平王

数　谓余言："曩　学六元五运⁽⁸⁹⁾，夜宿　东平王

他屡次对我说："从前我学习五运六气，夜宿在东平王

(89)曩:从前,过去。六元五运:五运六气学说。

冢　巅　觀氣象⁽⁹⁰⁾，至　逾月　不寐。　今

冢　巅　观气象⁽⁹⁰⁾，至　逾月　不寐。　今

高大坟墓巅顶观察气象，达到一个多月不睡觉。我如今

(90)东平王:汉宣帝第四子刘宇兴光武帝第八子刘苍先后封为东平王。冢巅:高大坟墓巅顶。

老　且　死，事　　誠　有不在書者，　　肯　以

老　且　死，事　　诚　有不在书者，　　肯　以

年老将死，有很多事理的确不在书本上，　如果你肯用

三十日　暇　從我，當　相授。"余　笑　謝　弗能，

三十日　暇　从我，当　相授。"余　笑　谢　弗能，

三十天时间跟从我，必传授给你。"我笑着谢绝不能跟从，

是後遂不復言。嗚呼！斯人也，如　欲　復　得之，

是后遂不复言。呜呼！斯人也，如　欲　复　得之，

此后于是不再说。唉！　这样的人，如果想要再遇到，

難哉！　　沒後⁽⁹¹⁾，余　聞　其所治驗　尤　眾，東州

难哉！　　没后⁽⁹¹⁾，余　闻　其所治验　尤　众，东州

太难了！钱乙去世后，我听说他的治验非常多，东州一带

(91)没:同"殁"。死;去世。

人人　能　言之，　　剟　其　章章　者　著之

人人　能　言之，　　剟　其　章章　者　著之

人人都能说出一些，就选取了那些明显昭著的治验写入

篇⁽⁹²⁾，　異時　史家　序　方術之士⁽⁹³⁾，其將有考焉。

篇⁽⁹²⁾，　异时　史家　序　方术之士⁽⁹³⁾，其将有考焉。

(92)剟其章章者:摘取那些明显的事迹。剟,通"掇",摘取,选取。章章,明显昭著貌。
(93)序:为……作传。

传记中，有朝一日历史学家为方术之士作传时，当会有参
考价值吧。

皇甫谧传

【提要】

本文记述了魏晋时期医学家和文史学家皇甫谧的生平事迹。皇甫谧(215—282)为汉太尉皇甫嵩之曾孙,幼年过继给叔父,迁居新安。家贫,躬耕稼穑,带经而农,遂博综典籍,通百家之言,淡于仕途,不慕名利,而以著述为务。中年患风痹,故而潜心医学,博览经方,尤长针灸,虽婴沉疾三十年,仍手不释卷,笃守著述。他汇集《素问》《针经》《明堂孔穴针灸治要》诸书,辑成《针灸甲乙经》十二卷,刊行于世,为历代医家推重,对我国针灸学的发展做出了杰出贡献。

本文节选自《晋书·皇甫谧传》,据1974年中华书局点校本排印,文字有删节。《晋书》为唐代房玄龄等二十一人编撰。房玄龄(578—648),临淄(今山东淄博)人。唐初名相,居相位十五年,举贤兴教,佐理朝政,后封梁国公。《晋书》一百三十卷,记载两晋王朝的兴衰史。

皇甫谧传

皇甫谧，字 士安，幼名 静，安定 朝那人[1]，

皇甫谧，字 士安，幼名 静，安定 朝那人[1]，

皇甫谧， 字 士安，幼名 静，晋代安定郡朝那县人，

漢太尉嵩 之 曾孫 也[2]。出後叔父[3]，徙居新安[4]。

汉太尉嵩 之 曾孙 也[2]。出后叔父[3]，徙居新安[4]。

汉太尉皇甫嵩的曾孙。过继给叔父做儿子，迁居新安郡。

年二十， 不好學，遊蕩 無度[5]， 或

年二十， 不好学，游荡 无度[5]， 或

年纪已经二十岁，仍不爱学习，闲游放荡没有节制，有人

以 為 癡。嘗 得 瓜果，輒 進 所後叔母 任氏[6]。

以 为 痴。尝 得 瓜果，辄 进 所后叔母 任氏[6]。

认为他痴呆。有一次得来瓜果，就献给过继的叔母任氏。

任氏曰："《孝經》雲：'三牲之養[7]，猶為 不孝。'

任氏曰："《孝经》云：'三牲之养[7]，犹为 不孝。'

任氏说："《孝经》中说：'虽用三牲来奉养，仍是不孝。'

汝 今 年余二十，目不存教，心不入道，

汝 今 年余二十，目不存教，心不入道，

你今年二十多岁了，眼中无教养，心中无道德，

無以 慰 我。" 因嘆曰："昔

无以 慰 我。" 因叹曰："昔

没有什么东西可以使我安慰的。"于是叹息地说："从前

孟母 三徙 以 成仁[8]，

孟母 三徙 以 成仁[8]，

孟子的母亲三次迁居以便使孟子得到好的学习环境，

曾父 烹豕 以 存教[9]， 豈我 居

---

(1)安定：郡名。朝(zhū)那：安定郡县名，在今宁夏固原市。

(2)汉太尉嵩：即皇甫嵩。

(3)出后：犹出继。过继给别人做儿子。

(4)徙居：迁居。徙，迁移。新安：郡名。

(5)游荡：闲游放荡。无度：没有节制。

(6)进：奉献。

(7)三牲：牛、羊、豕。俗谓大三牲。

(8)孟母三徙：相传孟轲幼年时，邻里环境不好，孟母为教育孟轲，三次迁居，使孟轲得到比较好的学习环境。

(9)曾父烹豕：曾参妻携子到市场，其子啼哭，母亲说回家后为子杀猪。回家后，曾参将杀猪，其妻说与儿戏言，曾参认为不能失信于子，终杀猪以取信。

曾父　　烹豕　　以　存教⁽⁹⁾，　　　岂　我　居

曾子的父亲特意杀猪取信以便教育儿子守信，难道我居住

不　蔔鄰⁽¹⁰⁾，　　教　有　所　闕⁽¹¹⁾？何爾　魯鈍

不　卜邻⁽¹⁰⁾，　　教　有　所　阙⁽¹¹⁾？何尔　鲁钝

没有选择好邻居，教育有什么失误吗？为什么你鲁莽愚钝

之　甚　也!　　修身　　篤學⁽¹²⁾，自　汝　得　之，

之　甚　也!　　修身　　笃学⁽¹²⁾，自　汝　得　之，

得如此严重呢?修养德性专心好学，自是你自己有收获，

於　我　何　有?"　　　因　對　之　流涕。謐　　乃

于　我　何　有?"　　　因　对　之　流涕。谧　　乃

对我来说有什么呢?"于是面对着他而流泪。皇甫谧于是

感　　激⁽¹³⁾，就　鄉人　席坦　受書，勤力　不　怠。

感　　激⁽¹³⁾，就　乡人　席坦　受书，勤力　不　怠。

感奋激发，拜乡人席坦学习经书，勤奋努力从不倦怠。

居　　貧，躬自　稼穡⁽¹⁴⁾，帶經而農，　　遂　博綜

居　　贫，躬自　稼穑⁽¹⁴⁾，带经而农，　　遂　博综

他生活清贫，亲身耕种，常带着经书做农活，于是广博通读

典籍　百家之言⁽¹⁵⁾。　　沈靜　　寡欲，　　始

典籍　百家之言⁽¹⁵⁾。　　沈静　　寡欲，　　始

经典古籍及百家著作。他性情沉静，少私寡欲，开始

有　　高尚　　　　之志⁽¹⁶⁾，以　著述　為　務，

有　　高尚　　　　之志⁽¹⁶⁾，以　著述　为　务，

立下了廉洁自守不卑屈求仕的志向，以著书立说为己任，

自　號　　玄晏先生。著　《禮樂》《聖真》之論⁽¹⁷⁾。

自　号　　玄晏先生。著　《礼乐》《圣真》之论⁽¹⁷⁾。

自己取号为玄晏先生。曾撰著《礼乐》《圣真》等文。

（10）卜邻：选择邻居。卜，选择。

（11）阙：缺误；失误。

（12）修身：陶冶身心，涵养德行。笃学：专心学习。

（13）感激：感奋激发。

（14）躬自：亲身，亲自。

（15）博综：犹"博通"。

（16）高尚之志：高洁自守，不愿卑屈求仕的志向。

（17）礼乐、圣真：皇甫谧早年著作，已佚。

後 得 風痹疾， 猶 手不輟卷。

后 得 风痹疾， 犹 手不辍卷。

后来患了风痹证，仍然手不释卷。

或 勸 謐 修名廣交⁽¹⁸⁾。 謐 以為 非聖人

或 劝 谧 修名广交⁽¹⁸⁾。 谧 以为 非圣人

(18)修名：端正名分。此谓出仕任职。

有人劝皇甫谧正定名分广交名士。皇甫谧却认为如果不是圣人

孰 能兼存 出 處⁽¹⁹⁾，

孰 能兼存 出 处⁽¹⁹⁾，

(19)出处(chǔ)：出世为官和处家为民。

还有谁能同时做到既可出世为官，又能处家为民呢？

居 田裏之中亦可以樂堯舜之道，何必 崇接

居 田里之中亦可以乐尧舜之道，何必 崇接

居住在田里之中亦可乐享尧舜之道， 为何一定要崇尚追求

世 利⁽²⁰⁾，事官鞅掌⁽²¹⁾， 然後為名乎？

世 利⁽²⁰⁾，事官鞅掌⁽²¹⁾， 然后为名乎？

(20)崇接：崇尚追求。
(21)鞅掌：烦劳。

世俗名利， 从事官务烦劳不堪，然后正定名分呢？

作 《玄守論》以 答 之， 曰："或

作 《玄守论》以 答 之， 曰："或

皇甫谧写了《玄守论》来回答他们，文章说："有人

謂謐曰：'富貴，人之所欲； 貧賤，人之所惡，

谓谧曰：'富贵，人之所欲； 贫贱，人之所恶，

对我说：'富贵是人们所向往的，贫贱是人们所厌恶的，

何故 委形 待於窮而 不變 乎⁽²²⁾？且 道

何故 委形 待于穷而 不变 乎⁽²²⁾？且 道

(22)委形：委屈自身。

为什么要委屈自身而安于贫困却不改变一下呢？况且道

之所貴者，理世也； 人之所美者，及時也。先生

之所贵者，理世也； 人之所美者，及时也。先生
所崇尚的是治理国家； 人所赞美的是及时作为。等到您

年迈齿变，饿寒不赡[23]， 转死沟壑， 其 谁
年迈齿脱， 仍然饥寒不富，辗转死于沟壑之时，将有谁

 (23)赡：富足。

知乎？' 谧曰：'人 之所至惜者， 命 也； 道
了解您呢？'我说： '人 最珍惜的 是生命， 道

之所必全者，形也；性形所不可犯者，疾病也。若
要保全的 是形体，生命和形体不能冒犯的是疾病。假若

扰 全道 以 损性命[24]，安得 去 贫贱 存
扰乱保全身体之道来损伤生命，怎么能摆脱贫贱而实现

 (24)扰全道：扰乱保全身体之道。

所欲 哉？吾闻 食人之禄者 怀
所追求的名分呢？我听说过，拿人家俸禄的人就要怀着

人 之忧， 形强 犹 不堪， 况 吾
人家的忧虑，身体强健的人尚且承受不住，更何况我

之弱疾乎！ 且 贫者，士之常， 贱者，
体弱多病呢？况且清贫是读书人的常事， 低贱

道之实[25]， 处常 得实，
能体现道的本质，我处在清贫的地位却得到了道的本质，

 (25)实：本质，实质。

没齒 不憂⁽²⁶⁾，孰 與 富貴 擾神 耗精 者 乎⁽²⁷⁾？

没齿 不忧⁽²⁶⁾，孰 与 富贵 扰神 耗精 者 乎⁽²⁷⁾？

终生无忧，这与富贵而耗伤精神相比，哪一种更好呢？

又 生 为人所不知，死 为人所不惜，

又 生 为人所不知，死 为人所不惜，

另外，活着不被人知晓，死去不被人惋惜，

至矣！ 喑聾之徒⁽²⁸⁾，天下 之 有道者 也。

至矣！ 喑聋之徒⁽²⁸⁾，天下 之 有道者 也。

这是最高的境界了！口哑和耳聋的人，是天下有道之人。

夫 一人死 而 天下號者， 以 為 損 也；

夫 一人死 而 天下号者， 以 为 损 也；

当一个人死去而天下人号哭的，认为其死是天下的损失；

一人 生 而 四海 笑者， 以 為 益 也。

一人 生 而 四海 笑者， 以 为 益 也。

一个人出生而四海之人欢笑的，认为其生对天下有益。

然則，號 笑 非 益死 損生 也。 是以

然则，号 笑 非 益死 损生 也。 是以

然而， 号哭和欢笑并不能使死者受益使生者受损。因此，

至道 不損， 至德 不益。

至道 不损， 至德 不益。

最高的道是不会受损的，最高的德也是不会增益的。

何哉？ 體足 也⁽²⁹⁾。如 迴 天下

何哉？ 体足 也⁽²⁹⁾。如 迴 天下

为什么呢？因为道德已达到完备无缺了。如果引导天下人

之念⁽³⁰⁾， 以 追 損生 之禍， 運

之念⁽³⁰⁾， 以 追 损生 之祸， 运

(26)没齿：终身。

(27)孰与：与……相比，哪一种更好？

(28)喑聋之徒：哑口不言和耳聋不问之人。喻对事物不闻不问，闭目塞听。

(29)体足：指道德已达到完备无缺。

(30)迴：与下文"运"同义对举，运转。

产生正定名分的念头，从而招致损害生命的灾祸，鼓动

四海之心，　　　　　　　以　廣　非益之病，

四海之心，　　　　　　　以　广　非益之病，

四海人产生追逐名利的思想，从而增加没有益处的疾病，

豈　道德　之至　　乎! 夫唯　無損，

岂　道德　之至　　乎! 夫唯　无损，

难道还是道德的最高境界吗?正因为最高道德不会损伤，

則　至堅矣；夫唯　無益，　　　　　　則　至

则　至坚矣；夫唯　无益，　　　　　　则　至

因此是最坚实的；　正因为最高道德不会增益，因此是最

厚矣。堅，　　　故終　不損；　　厚，

厚矣。坚，　　　故终　不损；　　厚，

深厚的。正因为坚实，所以始终不会损伤；正因为深厚，

故　終　不薄。　苟能體　堅　厚之實(31)，

故　终　不薄。　苟能体　坚　厚之实(31)，

所以始终不会变薄。如果能体验到坚实深厚的本质，

居　不薄　之真(32)，立乎損　益之外，遊乎

居　不薄　之真(32)，立乎损　益之外，游乎

安处于不会变薄的真谛，立身于损伤和增益之外，遨游于

形骸　之表(33)，則　我道　全矣，'"　遂　不仕。

形骸　之表(33)，则　我道　全矣，'"　遂　不仕。

形体之外，　　那么我的道就完备了!'"于是不出仕为官。

耽翫　典籍(34)，忘寢與食，時人　謂之"書淫"。

耽玩　典籍(34)，忘寝与食，时人　谓之"书淫"。

他专心研习经典古籍，废寝忘食，当时的人们称他为"书淫"。

或有　箴其　過篤(35)，　　　將　損耗精神。

(31)体：体察，容纳。

(32)居：安处。

(33)表：外。

(34)耽翫：亦作"耽玩"。专心研习。

(35)箴：规劝，劝告。过笃：过于深爱。

或有 箴其 过笃⁽³⁵⁾， 将 损耗精神。

又有人规劝他，过于深爱读书著述，将会耗伤精神。

謐曰： "朝 聞道， 夕死 可矣⁽³⁶⁾，

謐曰： "朝 闻道， 夕死 可矣⁽³⁶⁾，

皇甫谧说："早晨听到真理，就是夜间死去也满足了，

况 命 之 修短 分定 懸天 乎⁽³⁷⁾!"

况 命 之 修短 分定 悬天 乎⁽³⁷⁾!"

更何况寿命的长短定数是由老天决定的呢!"

叔父 有子 既冠⁽³⁸⁾，謐 年四十

叔父 有子 既冠⁽³⁸⁾，謐 年四十

叔父有儿子已经成人，皇甫谧四十岁时

丧 所生 後母， 遂 還 本宗。

丧 所生 后母， 遂 还 本宗。

生他的后母又去世，于是回到本家承继后嗣。

城陽太守梁柳⁽³⁹⁾，謐 從姑 子也⁽⁴⁰⁾，當之官⁽⁴¹⁾，

城阳太守梁柳⁽³⁹⁾，謐 从姑 子也⁽⁴⁰⁾，当之官⁽⁴¹⁾，

城阳太守梁柳， 是皇甫谧堂姑的儿子，要前往赴任就职，

人 勸 謐 餞之⁽⁴²⁾。 謐曰： "柳 為 布衣 時

人 劝 謐 饯之⁽⁴²⁾。 謐曰： "柳 为 布衣 时

人们劝皇甫谧为他饯行。皇甫谧说："梁柳做百姓时

過吾⁽⁴³⁾， 吾 送迎 不出門，食 不過 鹽菜， 貧者

过吾⁽⁴³⁾， 吾 送迎 不出门，食 不过 盐菜， 贫者

来拜访我， 我迎送他不出门，饭食不外是盐菜，清贫人

不 以 酒肉 為禮。 今作郡 而送之⁽⁴⁴⁾，

(36)"朝闻"二句：早晨得知真理，就是夜间死去也满足了。

(37)分(fèn)定：寿分确定。

(38)既冠：已经成人。

(39)城阳：郡名。
(40)从姑：父亲的堂姊妹。
(41)之：去；往。

(42)饯之：为他饯行。饯，以酒食送行。

(43)过：拜访。

(44)作：担任某种职务。

不以 酒肉 为礼。今 作郡 　而送 之(44)，

不把酒肉当作礼节。如今他担任了郡守就为他饯行，

是 贵 城陽太守 而 賤 梁柳， 豈中 古人之

是 贵 城阳太守 而 贱 梁柳， 岂中 古人之

这是认为城阳太守尊贵而认为梁柳卑贱，难道符合古人的

道(45)， 是 非吾心所安 也(46)。"

道(45)， 是 非吾心所安 也(46)。"

礼仪之道吗?这不是我心安之事。"

(45)中(zhòng)：符合。
(46)以下删节 1660 字。

其後 武帝 頻 下詔 　敦 逼 不已(47)。谧

其后 武帝 频 下诏 　敦 逼 不已(47)。谧

此后 晋武帝频繁地下诏书敦促逼迫不止。皇甫谧

(47)武帝：晋武帝司马炎。

上疏 　　　自稱 草莽臣(48)，曰："臣 以

上疏 　　　自称 草莽臣(48)，曰："臣 以

给皇帝上奏疏文，称自己是草莽百姓，说："臣下我因为患

(48)草莽臣：民间百姓。

尪弊(49)，迷 於 道趣(50)， 　　因疾 抽簪(51)，

尪弊(49)，迷 于 道趣(50)， 　　因疾 抽簪(51)，

风痹， 　沉迷于养生之道的情趣，由于疾病而屡荐不仕，

散髮 林皋(52)， 　　人綱 不 閑(53)，鳥獸为群。

散发 林皋(52)， 　　人纲 不 闲(53)，鸟兽为群。

散发于山林之中，对人伦纲纪不熟悉，与飞鸟走兽相伴。

(49)尪弊：指风痹。
(50)道趣：此指养生情趣与耽玩典籍之趣。
(51)抽簪：簪，联结冠与发的簪子，仕宦所用。故称弃官引退为抽簪。此谓屡荐不仕。
(52)林皋：山林。此指隐居之地。
(53)闲：通"娴"。熟悉。

陛下 披榛採蘭(54)，並收 　蒿艾(55)， 　　是以

陛下 披榛采兰(54)，并收 　蒿艾(55)， 　　是以

陛下您选拔人才， 　一并收取了我这样的不才之人。从前

皋陶 振褐(56)， 　　　　　　不仁者

(54)披榛采兰：拨开榛棘以便寻采芳兰。喻选拔人才。
(55)蒿艾：野草。与上句"兰"相对，兰香艾臭。自喻不才。
(56)皋陶振褐：皋陶被选拔为官，抖掉布衣上的尘土。

皋陶 振褐⁽⁵⁶⁾， 不仁者

虞舜选用了百姓出身的皋陶到朝廷做刑狱之官，不仁之人

远。 臣 惟 顽蒙⁽⁵⁷⁾，备食

远。 臣 惟 顽蒙⁽⁵⁷⁾，备食

就因此而远远离开了。臣下我虽然顽劣愚蒙，但尽食着

晋粟， 犹 识 唐人 击壤 之

晋粟， 犹 识 唐人 击壤 之

晋朝的皇粮，还能记得唐尧盛世老人们击壤游戏时所唱的

乐⁽⁵⁸⁾， 宜 赴京城， 称 寿 阙外⁽⁵⁹⁾。 而

乐⁽⁵⁸⁾， 宜 赴京城， 称 寿 阙外⁽⁵⁹⁾。 而

升平乐曲，应当奔赴京城，在宫门之外呼颂万岁。但是

小人 无良， 致灾 速祸⁽⁶⁰⁾， 久婴笃疾， 躯半不仁，

小人 无良， 致灾 速祸⁽⁶⁰⁾， 久婴笃疾， 躯半不仁，

小人我无善德，招致灾祸， 长期被重病缠身，半身不遂，

右脚偏小， 十有九载。 又 服寒食药， 违错

右脚偏小， 十有九载。 又 服寒食药， 违错

右脚偏小， 已经十九年了。另外，我服用寒食散，违反了

节度， 辛苦荼毒⁽⁶¹⁾， 于 今

节度， 辛苦荼毒⁽⁶¹⁾， 于 今

服药方法和注意事项，痛苦于寒食散的热邪毒害，到现在

七年。 隆冬 裸袒 食冰， 当 暑

七年。 隆冬 裸袒 食冰， 当 暑

又七年了。隆冬时节还要裸露身躯，大吃冰块，到了暑天

烦闷， 加 以 咳逆， 或 若 温疟， 或 类

烦闷， 加 以 咳逆， 或 若 温疟， 或 类

更加烦闷，又增添了咳嗽气逆，有时像是温疟，有时像是

伤寒， 浮气 流肿⁽⁶²⁾， 四肢 酸重。 于今 困劣，

(57)惟：虽然。顽蒙：顽劣愚蒙。

(58)"犹识"句：还记得唐尧时老人击壤时所唱的歌曲。击壤，本是古代的一种游戏。

(59)称寿阙外：臣子在宫廷门楼下呼颂万岁。意谓出仕为官。

(60)速祸：招致病祸。速，招致。

(61)辛苦荼毒：痛苦于寒食散的火邪毒害。辛苦，指身体痛苦。

(62)浮气：指身体上游动的水气。

035

伤寒，浮气　流肿(62)，四肢　酸重。于今　困劣，

伤寒，　游行湿气流注肿胀，四肢酸痛沉重。如今更虚弱，

救命　呼噏(63)，父兄　见出(64)，妻息　长诀(65)。仰

救命　呼吸(63)，父兄　见出(64)，妻息　长诀(65)。仰

救命急迫，　　父兄嫌弃我，妻子儿女长久诀别。我敬仰地

迫　天威(66)，扶舆　就道，所苦加焉，不任

迫　天威(66)，扶舆　就道，所苦加焉，不任

迫于皇帝的威严，勉强扶持上路，患病又加重，不能胜任

进路(67)，　委身　待罪，伏枕　叹息。臣闻

进路(67)，　委身　待罪，伏枕　叹息。臣闻

进身之路，屈身等待治罪，伏在枕上叹息。我听说过

韶　衔　　不并奏，雅　郑

韶　卫　　不并奏，雅　郑

高雅的韶乐和低俗的卫乐不能同时演奏，雅乐和郑声

不　兼　御(68)，故　邰子　入周，

不　兼　御(68)，故　邰子　入周，

也不能一起合奏。所以晋臣郤至到周朝行贿贪功，

祸　延　王叔(69)，虞丘

祸　延　王叔(69)，虞丘

杀身之祸殃及周臣王叔；　楚相虞丘子不忠不智

称贤，　　樊姬　掩口(70)。君子

称贤，　　樊姬　掩口(70)。君子

却被楚庄王称为贤者，楚庄王夫人樊姬就掩口嘲笑。君子

小人，礼　　不同器(71)。况　臣

小人，礼　　不同器(71)。况　臣

和小人，按照礼制是不能同才使用的，何况我是

穅麸(72)，　　糅之彫胡(73)!

(63)呼噏：即呼吸。此喻急迫。噏，"吸"的异体字。

(64)见出：犹"见弃"。此谓嫌弃我。

(65)妻息：妻子儿女。息，儿子。

(66)仰迫天威：上迫于皇帝的威严。

(67)不任进路：不能胜任进身之路。不任，不能胜任。

(68)"臣闻"二句：韶乐，相传舜所作乐曲名，喻高雅之乐。卫乐，喻低俗之乐。雅郑，雅乐和郑声，意同"韶卫"。

(69)"邰子"二句：鲁成公十六年(575)，晋军在鄢陵大败楚军。晋厉公委派郤至入周报功。郤至归功于己，并重赂周大夫王叔简公。王叔即唆使在朝公卿上言晋侯擢升郤至为上卿。郤至返晋，即于次年被晋厉公处死，王叔因此而受到牵连。

(70)"虞丘"二句：楚相虞丘子被楚庄王称为贤者，楚庄王夫人樊姬掩口而笑，说虞丘子"知贤不进是不忠，不知其贤是不智也"，故掩口而笑。

(71)"君子"二句：君子和小人，按照礼制是不能同才使用的。同器，比喻同处，放在一起。

(72)穅麸：谷糠麦麸。喻平民百姓。

(73)糅：混杂；掺合。彫胡："彫"为"雕"异体字。菰米，古代六米之一。

穭麩⁽⁷²⁾，　　　　　糅之雕胡⁽⁷³⁾！

穭麩一样的粗鄙之人，怎能混到如精米的高明人士中呢！

庸夫　锦衣，　　　不稱其服也。竊　聞

庸夫　锦衣，　　　不称其服也。窃　闻

平庸之辈穿上官服锦衣，与服装太不相称。我私下听说

同命之士⁽⁷⁴⁾，鹹以畢到，唯臣疾疢，抱釁牀蓐⁽⁷⁵⁾，

同命之士⁽⁷⁴⁾，咸以毕到，唯臣疾疢，抱衅床蓐⁽⁷⁵⁾，

同时拜官之人，都已到任，只有我患病，负罪在病床上，

雖　貪　明時⁽⁷⁶⁾，　　　懼　斃命

虽　贪　明时⁽⁷⁶⁾，　　　惧　毙命

虽然我贪恋政治清明的时代，但是我担心自己病死在

路隅。　　　設臣不疾，已遭堯舜之世，

路隅。　　　设臣不疾，已遭尧舜之世，

赴任的路边。如我不患病，已幸遇尧舜一样的清明朝代，

執志箕山⁽⁷⁷⁾，猶當容之。臣聞上有明聖之主，

执志箕山⁽⁷⁷⁾，犹当容之。臣闻上有明圣之主，

决心隐居，　还是应当宽容我。我听说过上有圣明的君主，

下有輸實之臣⁽⁷⁸⁾；　　　上有在寬之政，下有

下有输实之臣⁽⁷⁸⁾；　　　上有在宽之政，下有

下就有竭尽忠诚的臣子；上有宽容的政策，下就有

委情之人⁽⁷⁹⁾。唯陛下留神　垂恕⁽⁸⁰⁾，　　更旌

委情之人⁽⁷⁹⁾。唯陛下留神　垂恕⁽⁸⁰⁾，　　更旌

倾注全心的人士。希望陛下注意节怒而施予宽恕，再选拔

璝俊⁽⁸¹⁾，　索隱於傅巖⁽⁸²⁾，

瑰俊⁽⁸¹⁾，　索隐于傅岩⁽⁸²⁾，

瑰才俊杰之士，就像殷高宗到傅岩寻求隐居的版筑工人传说，

(74)同命之士：同时拜官之人。

(75)抱衅：犹"负罪"。衅，罪过。

(76)明时：政治清明的时代。

(77)箕山：古代传说许由避世，隐于箕山。后以箕山为隐居的典故。

(78)输实：竭尽忠诚。

(79)委情：倾注全心。

(80)唯：希望。留神：注意。此谓节制怒情。垂恕：施予宽恕。

(81)更旌璝俊：再选拔瑰才俊杰之士。旌，识别。璝，"瑰"的异体字。

(82)"索隐"句：到傅岩去求贤。傅岩，古地名，在今山西平陆县。

收鈎 於 渭濱⁽⁸³⁾， 無 令

收钩 于 渭滨⁽⁸³⁾， 无 令

周文王在渭水之滨访求到垂钓的隐士姜子牙，不要让

泥滓 久 浊 清流⁽⁸⁴⁾。" 謐 辭

泥滓 久 浊 清流⁽⁸⁴⁾。" 谧 辞

像我一样的泥滓长期地把清水搅弄混浊。"皇甫谧的言辞

切 言至，遂 見 聽 許⁽⁸⁵⁾。

切 言至，遂 见 听 许⁽⁸⁵⁾。

恳切， 于是被晋武帝听任而批准他的请求。

太康三年 卒⁽⁸⁶⁾，時年六十八。子童靈、方回等

太康三年 卒⁽⁸⁶⁾，时年六十八。子童灵、方回等

太康三年 去世， 享年六十八岁。儿子童灵、方回等

遵 其 遺命。 謐 所著 詩賦誄頌論難 甚多，

遵 其 遗命。 谧 所著 诗赋诔颂论难 甚多，

遵从他生前预留的嘱咐。皇甫谧撰写的诗赋诔颂论难等文
体著作很多，

又撰《帝王世紀》《年歷》《高士》《逸士》《列女》

等傳、《玄晏春秋》，

又撰《帝王世纪》《年历》《高士》《逸士》《列女》

等传、《玄晏春秋》，

又编撰了《帝王世纪》《年历》《高士》《逸士》《烈女》
等传记和《玄晏春秋》，

並 重 於 世。 門人摯虞、張軌、牛綜、席純，

并 重 于 世。 门人挚虞、张轨、牛综、席纯，

在世上皆被重视。他的学生挚虞、张轨、牛综、席纯，

皆 為 晋 名臣。

（83）"收钩"句：到渭水之滨访求隐士。

（84）"无令"句：不要让泥滓长期地把清水弄混浊。泥滓，喻自己。清流，喻贤才。

（85）遂见听许：于是被晋武帝听任而批准他的请求。

（86）太康：晋武帝司马炎年号（280—289）。

皆 为 晋 名臣。

都是晋朝名臣。

华佗传

【提要】

华佗是东汉末年杰出的医学家，因不愿长期侍奉曹操而遭杀害。他技术全面，精通各科：能断肠湔洗，缝腹膏摩，被称为"外科之祖"；发明麻沸散，用于腹部手术，比欧洲人使用麻醉剂早一千六百多年；擅长针灸，身怀绝技，取效常常出人意料；善于养生，创编体操"五禽戏"，自立服食方，年将百岁，貌有壮容。本文首先概要介绍华佗的行医特色，接着援引多则案例以证明华佗医技的精湛，读来形象生动，精彩感人，让人既为华佗的医学成就而赞叹，又为华佗的不幸遭遇而惋惜。

本文节选自《三国志·魏书·方技传》，据1959年中华书局点校本排印。作者陈寿（233—297），字承祚，巴西安汉（今四川南充）人，少年好学，师事当时著名史学家谯周，擅长文学和史学，曾任蜀国观阁令史，入晋后相继任著作郎、平阳侯相、御史官等职。撰魏蜀吴《三国志》，凡六十五篇，"时人称其善叙事，有良史之才"。《三国志》叙事简约，引文精练，史实准确，取材严谨。后世将其与《史记》《汉书》和《后汉书》合称为前四史。南朝刘宋时裴松之兼采众书，补注其阙，成《三国志注》，弥补了《三国志》史料简略的不足。

华佗传

華佗，字 元化，沛國 譙人 也⁽¹⁾，一名 旉⁽²⁾。

华佗，字 元化，沛国 谯人 也⁽¹⁾，一名 旉⁽²⁾。

华佗，字元化，是沛国谯县人，又名旉。

遊學 徐土⁽³⁾，兼通 數經⁽⁴⁾。沛相 陳珪 舉孝廉⁽⁵⁾，

游学 徐土⁽³⁾，兼通 数经⁽⁴⁾。沛相 陈珪 举孝廉⁽⁵⁾，

曾外出到徐州一带求学，能兼通好几部经书。沛相陈珪荐他为孝廉，

太尉 黃琬 辟⁽⁶⁾，皆 不就。曉 養性之術，

太尉 黄琬 辟⁽⁶⁾，皆 不就。晓 养性之术，

太尉黄琬征召他任官职，都不接受。华佗通晓养生之道，

時人 以為 年且百歲⁽⁷⁾，而 貌有壯容。

时人 以为 年且百岁⁽⁷⁾，而 貌有壮容。

当时人们认为他年近百岁，可是面容仍有如壮年之貌。

又 精方藥，其 療疾，合湯 不過 數種，

又 精方药，其 疗疾，合汤 不过 数种，

又精通方药，他治疗疾病，和合汤剂不过几种药物，

心解 分劑⁽⁸⁾，不復 稱量，煮熟

心解 分剂⁽⁸⁾，不复 称量，煮熟

心中了解药物的配伍比例分量，不必再称量，加水煮熟

便飲，語 其 節度⁽⁹⁾，舍去

便饮，语 其 节度⁽⁹⁾，舍去

便可饮用，把汤药的禁忌服法等告诉病人，华佗离去后

輒 愈。若當灸，不過一兩處，每處不過七八莊⁽¹⁰⁾，

辄 愈。若当灸，不过一两处，每处不过七八壮⁽¹⁰⁾，

病就痊愈。如应用灸法，不过灸一二处，每处不过灸七八壮，

(1)沛国：汉代分封王国名。譙：沛国县名，今安徽亳州。
(2)旉：同"敷"。
(3)游学：谓离家外出，从师求学。徐土：今徐州一带。
(4)经：指儒家经典如《诗》《书》《易》《礼记》《春秋》等。
(5)陈珪：汉献帝初平三年至建安二年(192—197)任沛国之相。举：荐举。孝廉：汉代推选人才之科名。
(6)黄琬：汉灵帝中平六年至献帝初平元年(180—190)任太尉(汉代最高军事长官名)。辟：征召。
(7)"时人"句：《后汉书·方术列传》"以为"下有"仙"字。周寿昌说：无"仙"字是。盖时人不知其确岁，约略计之当有百岁，而以有壮容为异也。
(8)分剂：谓合成汤剂药物之分量及其配伍比例。
(9)节度：指服药注意事项。
(10)壮：量词。艾灸一灼为一壮。

病 亦 應除。 若 當針， 亦 不過 一兩處，

病 亦 应除。 若 当针， 亦 不过 一两处，

病也随手而愈。如应用针刺，也不过针一二处，

下針 言 "當引某許⁽¹¹⁾， 若至，

下针 言 "当引某许⁽¹¹⁾， 若至，

他在进针时对病人说："针感会延引到某处，如感觉到了，

(11)许：处。陶渊明《五柳先生传》："先生不知何许人也。"

語 人"，病者 言 "已到"，應 便 拔針，病 亦

语 人"，病者 言 "已到"，应 便 拔针，病 亦

就告诉人。"当病人说"已到"，他便应手出针，病也

行 差⁽¹²⁾。 若 病 結積 在內， 針 藥

行 差⁽¹²⁾。 若 病 结积 在内， 针 药

很快就好。如果疾病蕴结郁积在体内，针刺和服药的效力

(12)行：将。曹丕《与吴质书》："别来行复四年。"
差：同"瘥"。

所 不能 及， 當 須 刳割 者⁽¹³⁾， 便 飲 其 麻沸散，

所 不能 及， 当 须 刳割 者⁽¹³⁾， 便 饮 其 麻沸散，

所不能达到， 应须手术切除的， 便使病人服用麻沸散，

(13)刳：剖开。

須臾 便 如 醉死， 無 所知，因

须臾 便 如 醉死， 无 所知，因

一会儿便像酒醉一样不省人事，没有什么知觉，于是

破 取。 病 若 在腸中，便 斷腸 湔洗，

破 取。 病 若 在肠中，便 断肠 湔洗，

剖开切除。疾病如果在肠部，便截断染病的肠子并清洗其余部分，

縫腹 膏摩， 四五日 差， 不痛，

缝腹 膏摩， 四五日 差， 不痛，

然后缝合腹部以药膏敷抹，四五天就好转，不痛，

人 亦 不自寤， 一月 之間， 即 平復 矣。

人 亦 不自寤， 一月 之间， 即 平复 矣。

病人自己也不觉得，一月之内就愈合复原了。

府吏　　　兒寻、李延　共止[14],　　　　俱

府吏　　　倪寻、李延　共止[14],　　　　俱

　郡守府中小吏倪寻和李延一起到华佗那里求治，都

頭痛身熱，所苦　正同。　佗曰："寻　當

头痛身热，所苦　正同。　佗曰："寻　当

头痛身热，　患的病正好相同。华佗说："倪寻当用

下之，　　延　當　發汗。"　或　難　其異。

下之，　　延　当　发汗。"　或　难　其异。

下法治病，李延当用汗法。"有人对他的不同治法提出疑
问，

佗曰："寻　外實，　　　延　內實[15],　　　故

佗曰："寻　外实，　　　延　内实[15],　　　故

华佗说："倪寻是外（内）实，李延是内（外）实，所以

治之　宜　殊。"　　即　各　與藥，　明旦　　並起。

治之　宜　殊。"　　即　各　与药，　明旦　　并起。

治疗他们应当不同。"随即分别给药，第二天一早病都痊
愈。

佗　行道，　　見　一人　病　咽塞，嗜食　而　不得

佗　行道，　　见　一人　病　咽塞，嗜食　而　不得

　华佗在路上行走，遇见一人咽部阻塞，想进食但不能

下，　家人　車載　欲　往　就醫。佗　聞　其

下，　家人　车载　欲　往　就医。佗　闻　其

咽下，他的家人用车装载要去就医。华佗听到病人的

呻吟，駐車，往視，　　語之　曰："向來

呻吟，驻车，往视，　　语之　曰："向来

(14)府吏：郡守府中之小吏。
兒，通"倪"，姓。止：至。

(15)"寻外实"二句：据北宋
庞安时《伤寒总病论》卷六
《解华佗内外实》中称："某
疑陈寿误用内、外字，非华
佗本意也。"意为当作"寻内
实，延外实"，内实当下，外
实当发汗。

呻吟， 把车子停住前往诊视，告诉病人说："刚才过来的

道邊 有 賣餅家⁽¹⁶⁾，蒜齏大酢⁽¹⁷⁾，從取三升 飲之，

道边 有 卖饼家⁽¹⁶⁾，蒜齑大酢⁽¹⁷⁾，从取三升 饮之，

路边有一卖饼的店家，有蒜泥和大醋，向他求取三升饮
服，

病 自當 去。"即 如 佗言，立 吐 虵 一枚⁽¹⁸⁾，

病 自当 去。"即 如 佗言，立 吐 蛇 一枚⁽¹⁸⁾，

病自会除去。" 当即像华佗所说，马上吐出一条蛇样寄
生虫，

縣 車邊⁽¹⁹⁾， 欲 造 佗。 佗 尚 未還，

悬 车边⁽¹⁹⁾， 欲 造 佗。 佗 尚 未还，

把它挂在车傍，要到华佗家中去。华佗还没有回来，

小兒 戲門前， 逆見⁽²⁰⁾， 自相 謂曰：

小儿 戏门前， 逆见⁽²⁰⁾， 自相 谓 曰：

他的小儿在门前戏玩，迎面见到来人，便自言自语地说：

"似 逢 我公⁽²¹⁾， 車邊 病 是也。"

"似 逢 我公⁽²¹⁾， 车边 病 是也。"

"好像遇上我们父亲，车边挂着那致病的东西就是明证
啊。"

疾者 前 入坐， 見 佗 北壁 縣此蛇輩約以十數。

疾者 前 入坐， 见 佗 北壁 悬此蛇辈约以十数。

病人往前进屋入座，看见华佗家中北墙上挂着这一些蛇类
大约已有十多条。

又 有一郡守 病， 佗以為 其人盛怒則差⁽²²⁾，乃

又 有一郡守 病， 佗以为 其人盛怒则差⁽²²⁾，乃

又有一位郡守患病，华佗认为他大怒一番就会病愈，于是

多 受其貨 而 不加治， 無何 弃 去⁽²³⁾，

(16)向：方才；适才。

(17)蒜齑：指蒜泥。齑，切碎
的菜末。酢：同"醋"。

(18)虵："蛇"的异体字。此
似指肠道寄生虫。

(19)县：同"悬"。

(20)逆见：迎面看到。逆，迎。

(21)公：指父亲。

(22)盛怒则差：《三国志集注》
引何焯说："郡守事似依托
《吕氏春秋》文挚、齐王语
为之。"卢弼则以为《吕氏春
秋·至忠》所载文挚为齐王
治病，"谓其事与此相类则
可，似无所谓依托也。"

(23)无何：不久。

多 受其货 而 不加治，　　　　无何 弃 去⁽²³⁾，

大量接受他的财物却不施行治疗，不久又丢开郡守离去，

留書 罵 之。　郡守 果 大怒，令人 追捉殺佗。

留书 骂 之。　郡守 果 大怒，令人 追捉杀佗。

并留下书信辱骂他。郡守果然大怒，派人追捕杀害华佗。

郡守 子 知 之，屬 使 勿逐⁽²⁴⁾。　　守 瞋恚⁽²⁵⁾

郡守 子 知 之，属 使 勿逐⁽²⁴⁾。　　守 瞋恚⁽²⁵⁾

郡守之子了解这事，嘱咐此人使他不要去追逐。郡守怒恨

既甚，　吐 黑血數升 而 愈。

既甚，　吐 黑血数升 而 愈。

已甚，　吐出数升黑血病就好了。

(24)属(zhǔ)：嘱咐。
(25)瞋恚：怒恨。

又 有一士大夫 不快，佗雲："君 病深⁽²⁶⁾，

又 有一士大夫 不快，佗云："君 病深⁽²⁶⁾，

又有一位士大夫感到不适，华佗说："先生的病很深，

當 破腹 取。然 君 壽亦不過十年，　　病 不能

当 破腹 取。然 君 寿亦不过十年，　　病 不能

应当剖腹切除。可是先生的寿数也不超过十年，疾病不会

殺君，　　忍病十歲，壽　　俱 當盡，

杀君，　　忍病十岁，寿　　俱 当尽，

减您的寿命，忍此病十年，寿数与病死之期皆走到尽头，

(26)病深：一本作"病甚"。

不足 故 自 剖裂⁽²⁷⁾。"　士大夫 不耐痛癢⁽²⁸⁾，必

不足 故 自 剖裂⁽²⁷⁾。"　士大夫 不耐痛痒⁽²⁸⁾，必

不值得特地使自己剖裂腹部。"士大夫不能耐受病痛，一定

欲 除之。佗 遂 下手，所患 尋差，十年 竟死。

欲 除之。佗 遂 下手，所患 寻差，十年 竟死。

要治疗它。华佗便施治，病旋即痊愈，十年后终于死去。

(27)故：特地。
(28)"士大夫"句：《太平御览》卷七二二引作"士大夫曰：余不耐痛，必欲除之。"

廣陵太守 陳登 得病⁽²⁹⁾，胸中煩懣⁽³⁰⁾，面赤

广陵太守 陈登 得病⁽²⁹⁾，胸中烦懑⁽³⁰⁾，面赤

广陵太守陈登得病，　　　胸中烦闷，　面红

不食。　佗 脈之 曰"府君 胃中 有 蟲 數升⁽³¹⁾，

不食。　佗 脉之 曰"府君 胃中 有 虫 数升⁽³¹⁾，

不欲进食。华佗为他诊脉，说："您胃中有几升寄生虫，

欲 成 內疽⁽³²⁾，　食腥物 所為也⁽³³⁾。"　　即

欲 成 内疽⁽³²⁾，　食腥物 所为也⁽³³⁾。"　　即

将要形成腹中肿疡，这是吃了生的鱼肉所造成的。"就

作 湯 二升，先 服 一升，斯須　盡服之⁽³⁴⁾。

作 汤 二升，先 服 一升，斯须　尽服之⁽³⁴⁾。

配制二升汤药，先饮一升，　稍隔一会儿全部服掉它。

食頃⁽³⁵⁾，　　　吐出 三升許 蟲，赤頭 皆 動，

食顷⁽³⁵⁾，　　　吐出 三升许 虫，赤头 皆 动，

约一餐饭的时间，吐出三升左右虫，其头色赤都能活动，

半身 是 生魚膾 也⁽³⁶⁾，　　所苦 便愈。佗曰："此

半身 是 生鱼脍 也⁽³⁶⁾，　　所苦 便愈。佗曰："此

看上去半身像是切碎的生鱼肉，病痛便好了。华佗说："这

病後三期當發⁽³⁷⁾，遇良醫乃可濟救。"依期果發動，

病后三期当发⁽³⁷⁾，遇良医乃可济救。"依期果发动，

病满三年后还会发作，遇上良医才有救。"到期果真发作，

時 佗 不在，　如言 而 死。

时 佗 不在，　如言 而 死。

当时华佗不在，便像华佗所说那样病死。

太祖　聞　而 召佗⁽³⁸⁾，佗 常在左右。太祖

(29)广陵：汉代郡名。陈登：陈珪之子，广陵太守。

(30)烦懣：烦闷。

(31)府君：太守的敬称。

(32)内疽：病名。腹内肿疡。

(33)腥物：指生鱼肉。腥，生肉。

(34)斯须：犹须史。

(35)食顷：一顿饭的工夫。表示时间短促。

(36)生鱼脍：切细的生鱼肉。

(37)期(jī)：也可写作"朞"。一周年。

太祖　闻　　而 召佗⁽³⁸⁾，佗 常在左右。太祖

曹操听到华佗的医名就把他召来，常在自己身边。曹操

苦 頭風， 每發， 心亂目眩，佗針鬲⁽³⁹⁾， 隨手而差。

苦 头风， 每发， 心乱目眩，佗针鬲⁽³⁹⁾， 随手而差。

患有头风病，每次发作，心乱眼花。华佗针刺膈腧，随手
便愈。

李將軍 妻病 甚⁽⁴⁰⁾， 呼 佗 視脈。曰：

李将军 妻 病 甚⁽⁴⁰⁾， 呼 佗 视脉。曰：

李将军的妻子病得严重，邀请华佗诊脉，华佗说：

"傷娠 而 胎 不去。"將軍言："聞　實

"伤娠 而 胎 不去。"将军言："闻　实

"身孕受伤但胎儿未堕。"将军说："听说确实是

傷娠， 胎 已去 矣。"佗曰："案脈，胎未去也。"

伤娠， 胎 已去 矣。"佗曰："案脉，胎未去也。"

身孕受伤，胎儿已堕。"华佗说："按察脉象，胎儿未去。"

將軍 以為不然。 佗 舍去， 婦 稍 小差。

将军 以为不然。 佗 舍去， 妇 稍 小差。

将军认为不是这样。华佗离开后，李妻逐渐稍有好转。

百餘日 復 動， 更 呼佗。佗曰："此脈 故 事

百余日 复 动， 更 呼佗。佗曰："此脉 故 事

一百多天后又发作，再邀佗诊治，华佗说："这种脉象本主

有胎， 前 當 生 兩兒，　　一兒 先 出， 血出

有胎， 前 当 生 两儿，　　一儿 先 出， 血出

有胎。前次伤身后本当堕下双胎，一个胎儿先出，血流得

甚 多， 後兒 不及生；　　母 不 自覺，　旁人 亦

甚 多， 后儿 不及生；　　母 不 自觉，　旁人 亦

(38)太祖：指曹操。

(39)鬲：同"膈"。指膈腧穴。

(40)李将军：沈钦韩曰："抱朴子说此事，云是李通。"李通，字文达，平春(今河南信阳附近)人，以功封都亭侯，拜汝南太守。

很多，后一个胎儿来不及降生；母亲自己不知觉，别人也

不寤，不 復 迎， 遂 不得 生。 胎死， 血脈 不復

不寤，不 复 迎， 遂 不得 生。 胎死， 血脉 不复

不晓悟，不再迎产，就没能生下。胎儿死后，血脉 不再

歸， 必 燥 著 母脊(41)， 故 使 多 脊痛，

归， 必 燥 著 母脊(41)， 故 使 多 脊痛，

回归，必干枯而附着母亲的后腹部，故使她常感腰脊痛。

(41)燥著母脊：指死胎干枯之胞附着母之后腹部。

今 當 與 湯， 並 針 一處， 此 死胎 必出。"

今 当 与 汤， 并 针 一处， 此 死胎 必出。"

现在应给汤药，并在一处针刺，这死胎定能产出。"

湯 針 既加， 婦 痛 急 如 欲生者。 佗

汤 针 既加， 妇 痛 急 如 欲生者。 佗

汤药和针刺既已兼施，李妻腹痛急迫像要生产似的。华佗

曰："此 死胎 久 枯， 不能 自 出， 宜 使人 探

曰："此 死胎 久 枯， 不能 自 出， 宜 使人 探

说："这具死胎枯干已久，不能自行产出，应使人探取

之。"果得一死男， 手足 完具， 色黑， 長可尺所(42)。

之。"果得一死男， 手足 完具， 色黑， 長可尺所(42)。

此胎。"果真取得一具死的男胎，手足全具，其色黯黑，长
有一尺左右。

(42)可尺所：大约一尺左右。
所，许，表示约数。

佗 之絕技， 凡 此類 也(43)。然 本 作 士人， 以

佗 之绝技， 凡 此类 也(43)。然 本 作 士人， 以

华佗的绝技，大都是这一类。但他本属读书的士人，凭借

(43)此类：一本作"类此"。

醫 見業(44)， 意 常 自悔。 後 太祖 親理，

医 见业(44)， 意 常 自悔。 后 太祖 亲理，

医疗立业，思想中常自悔恨。后来曹操专擅朝政亲理国事，

(44)见：立。

得 病 篤重， 　　　使 佗 專 視。 佗曰：

得 病 笃重， 　　　使 佗 专 视。 佗曰：

所得的头风病更为沉重，使华佗专门侍候诊视。华佗说：

"此 近 難濟， 　　　恒 事 攻治，可 延

"此 近 难济， 　　　恒 事 攻治，可 延

"此病已接近难以根治的地步，长期进行医治，可以延长

歲月。" 佗 久 遠家 思歸，因曰："當 得

岁月。" 佗 久 远家 思归，因曰："当 得

生存时间。"因华佗长久离家想要回去，于是说："刚得到

家書(45)，方 欲 暫 還 耳。"到家，辭 以 妻病，

家书(45)，方 欲 暂 还 耳。"到家，辞 以 妻病，

家信，　正想短期回家一次。"到了家，以妻子患病来推托，

(45)当：方才。

數 乞 期 不反。 太祖 累書 呼， 又 敕

数 乞 期 不反。 太祖 累书 呼， 又 敕

多次请求延长假期而不返回。曹操累次去信叫他来，又下令

郡縣 　　　發 遣。佗 特能 　　厭

郡县 　　　发 遣。佗 特能 　　厌

郡县地方官把他打发遣返。华佗依恃自己的才能而厌恶

食事(46)，　　　猶 不 上道。太祖 大怒，使人 往 檢：

食事(46)，　　　犹 不 上道。太祖 大怒，使人 往 检：

以食俸禄侍候他人，仍不上路。曹操大怒，派人前往侦察：

(46)厌食事：言厌以事取食。厌者，厌为人役也。

若 妻 信病(47)，賜 小豆 四十斛，寬假限日；若

若 妻 信病(47)，赐 小豆 四十斛，宽假限日；若

如果他的妻子确实患病，赏赐四十斛小豆，放宽假期； 如果

(47)信：确实。

其 虛詐，便 收送之(48)。於是 傳付 許獄(49)，

其 虚诈，便 收送之(48)。于是 传付 许狱(49)，

(48)收：逮捕。
(49)传：递解。许狱：许昌之监狱。

049

妻病虚诈，便将他拘捕押送。于是递解交付许昌的监狱，

考驗　　　首服⁽⁵⁰⁾。　荀彧　请　曰⁽⁵¹⁾："佗術　實

考验　　　首服⁽⁵⁰⁾。　荀彧　请　曰⁽⁵¹⁾："佗术　实

审问查核，华佗供认服罪。荀彧请求说："华佗的技术确实

工，　人命　所縣，　　　　宜　含宥　之。"

工，　人命　所悬，　　　　宜　含宥　之。"

高明，是跟人们健康和性命攸关的好医生，应当包涵宽恕他。"

太祖曰："不憂，　天下　當無此鼠輩　耶⁽⁵²⁾？"　遂

太祖曰："不忧，　天下　当无此鼠辈　耶⁽⁵²⁾？"　遂

曹操说：　"不要担心，天下难道会没有这种贱类吗？"就

考竟　佗⁽⁵³⁾。　佗　臨死，　出　一卷書　與　獄吏，曰：

考竟　佗⁽⁵³⁾。　佗　临死，　出　一卷书　与　狱吏，曰：

在狱中处死他。华佗临死时，拿出一卷书给狱吏，　说：

"此　　可以　活　人。"　吏　畏法　不　受，　佗　亦

"此　　可以　活　人。"　吏　畏法　不　受，　佗　亦

"这卷书可用来治病救人。"狱吏怕犯法不敢接受，华佗也

不　強，索火　　燒之。佗　死後，太祖　頭風　未　除。

不　强，索火　　烧之。佗　死后，太祖　头风　未　除。

不勉强，索取火种烧掉此书。华佗死后，曹操的头风病未愈。

太祖曰："佗　能　愈　此。小人　　養　　　吾　病，

太祖曰："佗　能　愈　此。小人　　养　　　吾　病，

曹操说："华佗能治愈此病。可是这小子故意拖延我的病，

欲　以　自重，然　吾　不殺此子，　亦　終　當　不

欲　以　自重，然　吾　不杀此子，　亦　终　当　不

要以此抬高自己，这样即使我不杀掉这小子，他也终究不会

为我斷此根原耳。"及後　　愛子　倉舒　　病困，

为我断此根原耳。"及后　　爱子　仓舒　　病困，

(50)考验：考问查核。首服：同"首伏"。犹言坦白。

(51)荀彧：字文若(163—212)，颍川颍阴(今河南许昌市魏都区)人，曹操谋士，曾任尚书令，封万岁亭侯。

(52)鼠辈：犹鼠类。蔑视他人之词。

(53)考竟：指处死于狱中。

替我截除此病根源的。"到后来，曹操的爱子仓舒病危，

太祖 嘆 曰："吾 悔 殺 華佗，令 此兒 彊死 也[54]。"

太祖 叹 曰："吾 悔 杀 华佗，令 此儿 强死 也[54]。"

这才叹息说："我后悔杀掉华佗，使这个孩子活活地死去啊。"

[54]彊死：亦作"强死"，死于非命。此指活活病死。

初，軍吏 李成 苦 咳嗽，晝夜 不寤[55]，時

初，军吏 李成 苦 咳嗽，昼夜 不寤[55]，时

当初，军吏李成患咳嗽，　　昼夜不能就寝，　常

[55]寤：《后汉书•方术列传》作"寐"。是。

吐膿血，以 問 佗。 佗言："君 病 腸癰，咳

吐脓血，以 问 佗。 佗言："君 病 肠痈，咳

吐脓血， 就来请教华佗。佗说： "您患肠痈病， 咳嗽

之 所 吐， 非 從肺來 也。與君 散 兩錢[56]，當

之 所 吐， 非 从肺来 也。与君 散 两钱[56]，当

吐出的东西，不是从肺中来的。给您两钱匕散剂，服后当

[56]钱：钱匕。古代量取药末的器具。

吐 二升余 膿血 訖，快， 自養，

吐 二升余 脓血 讫，快， 自养，

吐出二升多脓血， 吐完后会感到畅快，自己调养，

一月 可 小起， 好自將愛[57]，一年 便 健。

一月 可 小起， 好自将爱[57]，一年 便 健。

一月后能稍好转， 好生疗养珍重，一年后就能强健。

[57]将：将养。爱：保重。

十八歲 當 一 小發， 服 此 散， 亦 行 復差。

十八岁 当 一 小发， 服 此 散， 亦 行 复差。

十八年后当有一次小发作， 再服此散剂，也会很快痊愈。

若 不得此藥，故 當 死。"復與 兩錢 散， 成

若 不得此药，故 当 死。"复与 两钱 散， 成

如果得不到此药，定要病死。"又给了他两钱匕散剂，李成

得藥 去。 五六歲，親中人 有病 如 成者，

得 药 去。　 五六岁，亲中人 有 病 如 成者，

取得药物离去。五六年后，亲戚中有人患了如李成一样的病，

謂 成 曰：“卿 今 强健， 我 欲 死， 何　　忍

谓 成 曰：“卿 今 强健， 我 欲 死， 何　　忍

对李成说：“您现在身体强健，我将要病死，您怎么能忍心

無 急 去 藥(58)，以 待 不祥？　 先 持 貸 我，

无 急 去 药(58)，以 待 不祥？　 先 持 贷 我，

没有急需却藏着药物，而等待不祥的事？ 先把药借给我，

我 差，　 為 卿 從 華 佗 更 索。”成 與 之。已

我 差，　 为 卿 从 华 佗 更 索。”成 与 之。已

我病愈后，替您向华佗另外求取。”李成把药给他。 接着

故 到 譙(59)，適值 佗 見 收，　 忽忽　 不忍

故 到 谯(59)，适值 佗 见 收，　 忽忽　 不忍

特地前往谯县，正好遇上华佗被拘捕，仓促之际不忍

從 求。 後 十八歲，成 病 竟 發，無 藥

从 求。 后 十八岁，成 病 竟 发，无 药

向华佗求取。十八年后， 李成的旧病终于复发，没有药

可 服，以 至於 死。

可 服，以 至于 死。

可服用，以至于病死。

廣陵 吳普、彭城 樊阿 皆 從佗學(60)。普 依准

广陵 吴普、彭城 樊阿 皆 从佗学(60)。普 依准

广陵的吴普和彭城的樊阿都跟随华佗求学。吴普依照

佗　　治，多 所 全濟。　　佗 語 普

(58)去药：藏药。裴松之注：“古语以藏为去”。

(59)已：随即。时间副词。

(60)彭城：汉代郡国名。今江苏徐州。

佗　　治，多 所 全 济。　　　佗 语 普

华佗的方法治病，完全治愈的病人很多。华佗告诉吴普

曰："人體 欲 得 勞動，但 不 當 使 極　爾。

曰："人体 欲 得 劳动，但 不 当 使 极　尔。

说："人体要能运动，　　只是不应使它极度疲劳罢了。

動搖　則 谷氣 得 消，　　　血脈 流通，病 不 得

动摇　则 谷气 得 消，　　　血脉 流通，病 不 得

肢体运动那么水谷之气就能消化，血脉流动通畅，病不会

生，譬猶 戶樞不朽 是 也。 是 以 古之仙者　為

生，譬犹 户枢不朽 是 也。 是 以 古之仙者　为

产生，譬如户枢不朽就是这样的。因此古代长寿的仙人做

導引之事，　熊 頸　　　　鴟 顧⁽⁶¹⁾，

导引之事，　熊 颈　　　　鸱 顾⁽⁶¹⁾，

导引之类的事，四肢像熊一样攀吊，头像鸱鹰一样顾盼，

| (61)熊颈：《后汉书·方术列传》作"熊经"。经，悬吊。鸱顾：谓头如鸱鹰左右顾盼。 |

引輓 腰體⁽⁶²⁾，動 諸關節，以求 難老。吾有一術，

引挽 腰体⁽⁶²⁾，动 诸关节，以求 难老。吾有一术，

引申腰体，　活动各关节，以求不易衰老。我有一套方法，

| (62)引挽：伸展。挽，"挽"的异体字。 |

名 五禽之戲⁽⁶³⁾：一曰虎，二曰鹿，三曰熊，四曰

名 五禽之戏⁽⁶³⁾：一曰虎，二曰鹿，三曰熊，四曰

叫 五禽之戏，　一是虎，二是鹿，三是熊，四是

| (63)五禽之戏：华佗模仿五种动物姿态而创造的健身操。 |

猨⁽⁶⁴⁾，五曰鳥。亦 以 除疾，並 利 蹄足，以 當

猿⁽⁶⁴⁾，五曰鸟。亦 以 除疾，并 利 蹄足，以 当

猿，五是鸟；也是用以去病，并且使腿脚便利，用来当作

| (64)猨："猿"的异体字。 |

導引。體中 不快，　起 作 一禽之戲，沾濡汗出，

导引。体中 不快，　起 作 一禽之戏，沾濡汗出，

导引。 体内感到不舒畅时，起来做一禽之戏，濡湿汗出，

因　上　著粉⁽⁶⁵⁾，身體 輕便，腹中 欲食。" 普

| (65)著粉：犹扑粉、敷粉。可以吸汗爽身。 |

因 上 著粉(65)，身体 轻便，腹中 欲食。"普

接着在肢体上扑粉， 可使身体轻便，腹中欲食。"吴普

施行 之(66)，年 九十餘，耳目聰明，齒牙完堅。阿

施行 之(66)，年 九十余，耳目聪明，齿牙完坚。阿

施行此法， 九十多岁，还是耳聪目明，齿完牙坚。樊阿

善 針術。凡 醫 鹹 言 背及胸藏之間 不可妄針，

善 针术。凡 医 咸 言 背及胸藏之间 不可妄针，

擅长针术。大凡医生都说胸部和内脏之间不可乱扎针，

針 之 不過 四分； 而 阿 針背 入 一二寸，

针 之 不过 四分； 而 阿 针背 入 一二寸，

针刺它不能超过四分，可是樊阿针刺背部深入一二寸，

巨闕 胸藏 針下 五六寸(67)，而 病 輒 皆 瘳。

巨阙 胸藏 针下 五六寸(67)，而 病 辄 皆 瘳。

在巨阙和胸脏等处留针推入五六寸， 而病总是都能治愈。

阿 從 佗求 可 服食 益於人 者，佗

阿 从 佗求 可 服食 益于人 者，佗

樊阿向华佗求取能服食有益于人的药方，华佗

授以 漆葉青黏散(68)。漆葉屑一升，青黏屑十四兩，

授以 漆叶青黏散(68)。漆叶屑一升，青黏屑十四两，

将漆叶青黏散传授给他。计漆叶屑一升，青黏屑十四两，

以 是 為 率。言 久服 去三蟲(69)，利五藏，

以 是 为 率。言 久服 去三虫(69)，利五藏，

以这作为比率。说久服能驱除三虫， 有利五脏，

輕體， 使人 頭不白。 阿 從其言， 壽

轻体， 使人 头不白。 阿 从其言， 寿

使身体轻快，使人头发不变白。樊阿听从华佗的话，寿命

百餘歲。漆葉 處所而有(70)，青黏生於豐、沛、彭城

(66)普施行之：李贤引《华佗别传》云："吴普从佗学，微得其方。魏明帝呼之，使为禽戏。普以年老，手足不能相及，粗以其法语诸医。普今年将九十，耳不聋，目不冥，牙齿完坚，饮食无损。"

(67)巨阙：穴位名。在脐上六寸。下：指推进。

(68)漆叶青黏散：惠栋曰："《抱朴子》作蓁。云漆叶青蓁，凡弊之草，樊阿服之，得寿二百岁而耳目聪明。"

(69)三虫：据中医传统理论，指蛔虫、赤虫(姜片虫)及蛲虫三种人体寄生虫。

百余岁。漆叶 处所而有⁽⁷⁰⁾，青黏生于丰、沛、彭城

达一百多岁。漆叶处处都有， 青黏产在丰、沛、彭城

及 朝歌 云⁽⁷¹⁾。

及 朝歌 云⁽⁷¹⁾。

和朝歌等地。

(70)处所：到处。

(71)丰：今江苏丰县。
沛：今江苏沛县。朝歌：
今河南鹤壁市淇县一带。

郭玉传

【提要】

郭玉，东汉时期广汉雒（今四川广汉北）人，当世名医。少时从程高学医术，和帝时为太医丞，医道高明，兼重医德。病者虽贫贱，亦必尽其心力诊治。后卒于官。

本文选自 1965 年中华书局点校本《后汉书·方术列传》。作者范晔（398—445），字蔚宗，顺阳（今河南淅川）人，南朝宋时著名史学家。《后汉书》凡一百二十卷，分为纪、志和列传三部分，记载了上自汉光武帝刘秀、下迄汉献帝刘协 196 年的历史。《郭玉传》记述了东汉名医郭玉的医学渊源及其在针术和脉学方面的成就。

郭玉传

郭玉者⁽¹⁾，廣漢雒人 也⁽²⁾。 初， 有 老父

郭玉者⁽¹⁾，广汉雒人 也⁽²⁾。 初， 有 老父

郭玉　　　是广汉郡雒地人。 原先，有位老翁，

不知 何出⁽³⁾，　常 漁釣 於 涪水⁽⁴⁾，因

不知 何出⁽³⁾，　常 渔钓 于 涪水⁽⁴⁾，因

不知出生于何处，常在涪水边垂钓捕鱼，于是

號　 涪翁。 乞食 人間，　　　見

号　 涪翁。 乞食 人间，　　　见

人们称他为涪翁。他在乡间糊口谋生，若遇见

有 疾者， 時 下 針石⁽⁵⁾。　輒 應 時 而效⁽⁶⁾。

有 疾者， 时 下 针石⁽⁵⁾。　辄 应 时 而效⁽⁶⁾。

患病的人，常用针刺砭石给他治疗，往往就能随即奏效。

乃 著《針經》《診脈法》傳於世。弟子 程高 尋

乃 著《针经》《诊脉法》传于世。弟子 程高 寻

他著有《针经》《诊脉法》流传在世上。弟子程高 寻访

求 積年， 翁 乃 授之。　　　高 亦 隱跡

求 积年， 翁 乃 授之。　　　高 亦 隐迹

求他多年，涪翁才把医术传授给他。程高也隐藏行踪，

不仕。 玉 少　　師事 高，學 方

不仕。 玉 少　　师事 高，学 方

不谋求官职。郭玉在年轻时以师礼侍奉程高，学习医方、

診　 六微之技⁽⁷⁾，陰陽隱側　之 術⁽⁸⁾。和帝

诊　 六微之技⁽⁷⁾，阴阳隐侧　之 术⁽⁸⁾。和帝

诊法及六气变化与探究阴阳消长等精微的技能。东汉和帝

時⁽⁹⁾，為 太醫丞⁽¹⁰⁾， 多 有 效應。　帝

(1)郭玉：据《华阳国志·先贤士女总赞》："郭玉，字通直，新都人也。明方术，伎妙用针，作《经方颂说》。

(2)广汉：汉代郡名。雒：广汉郡治之所，在今四川广汉市。

(3)何出：出生何处。

(4)渔：捕鱼。涪水：即涪江。

(5)时：时常；常常。

(6)应时：随时；即时。

(7)"学方诊"句：学习医方、诊法及六气变化精微之技术。六微，指自然界六气之精微变化与人体的关系。

(8)"阴阳"句：谓学习探测阴阳变化之技术。

(9)和帝：东汉和帝刘肇，章帝刘炟之子。

(10)太医丞：太医令属官。

时⁽⁹⁾，　为　太医丞⁽¹⁰⁾，　多　有　效应。　　帝

时，　　郭玉出任太医丞，诊治疾病颇多效验。和帝

奇　之，　　　　　　仍　试　令　嬖臣　美手腕者⁽¹¹⁾，

奇　之，　　　　　　仍　试　令　嬖臣　美手腕者⁽¹¹⁾，

对他的医术感到惊奇，便试着令有白嫩手腕的宠爱近侍，

与　女子　杂　处　帷中⁽¹²⁾，　　使　玉　各诊　一手，

与　女子　杂　处　帷中⁽¹²⁾，　　使　玉　各诊　一手，

跟女人混处一起置身帷幕之中，让郭玉诊察各人一手，

问　所　疾苦。玉曰：　　"左　阳　右

问　所　疾苦。玉曰：　　"左　阳　右

询问所患的疾病。郭玉对答说："左边的属阳脉，右边的

阴，　脉　有　男女⁽¹³⁾，　状　若　异人⁽¹⁴⁾。　臣

阴，　脉　有　男女⁽¹³⁾，　状　若　异人⁽¹⁴⁾。　臣

属阴脉，脉象有男女之别，其情状像不同性别的人，我

疑　其　　故。"　帝　叹息　称　善⁽¹⁵⁾。

疑　其　　故。"　帝　叹息　称　善⁽¹⁵⁾。

怀疑其中别有缘故。"和帝赞叹他的对答。

玉　仁爱　不　矜⁽¹⁶⁾，虽　　贫贱　厮养⁽¹⁷⁾，

玉　仁爱　不　矜⁽¹⁶⁾，虽　　贫贱　厮养⁽¹⁷⁾，

郭玉为人仁爱不自傲。　　即使是贫穷低贱的仆役，

必　尽其　心力。　　　　而　医疗　贵人，

必　尽其　心力。　　　　而　医疗　贵人，

为他们治病也必定尽心竭力。但是治疗地位高贵之人时，

时　或　不愈。　帝　乃　令　贵人　羸　服

时　或　不愈。　帝　乃　令　贵人　羸　服

(11)仍：犹"乃"。嬖臣：受帝王宠幸之近侍。

(12)帷：帷帐。

(13)"左阳"两句：意为左侧之手其脉属阳为男，右侧之手其脉属阴为女。

(14)异人：奇异之人。此指不同性别的人。

(15)叹息：赞叹。

(16)矜：自负；骄傲。

(17)厮养：犹"厮徒""厮役"，泛指供人驱使的仆役。

却常有治不好的。和帝于是让这类贵人穿上破旧的服装，

變 處⁽¹⁸⁾， 一針 即 差。 召玉

変 处⁽¹⁸⁾， 一针 即 差。 召玉

改变居处，郭玉一针下去，病就痊愈。和帝召见郭玉

詰問 其 狀， 對 曰： "醫之為言 意 也⁽¹⁹⁾。

诘问 其 状， 对 曰： "医之为言 意 也⁽¹⁹⁾。

追问其中原委。郭玉回答说："所谓医是要用心诚意思考。

腠理 至微， 隨 氣

腠理 至微， 随 气

人的身体构造最为微妙，要随着气血运行的规律

用 巧⁽²⁰⁾； 針石 之 間，

用 巧⁽²⁰⁾； 针石 之 间，

而施用巧妙的针术。在施行针砭时，

毫芒 即 乖⁽²¹⁾。 神

毫芒 即 乖⁽²¹⁾。 神

稍有微如毫毛芒尖般的失误就会酿成差错。用针的神妙，

存 於 心手之際⁽²²⁾，

存 于 心手之际⁽²²⁾，

全在于医生的心手之间把握治病的规律。

可得解 而 不可得言也。夫 貴者 處尊高以臨臣，

可得解 而 不可得言也。夫 贵者 处尊高以临臣，

此中道理只可意会而不能言传。贵人身处高位驾临于我，

臣 懷 怖懾 以 承 之。其為療也，

臣 怀 怖慑 以 承 之。其为疗也，

我怀着惊恐畏惧的心情来承接他。 像那样来进行治疗，

有 四 難為：自用意 而 不任臣，一難也；

有 四 难为：自用意 而 不任臣，一难也；

(18)羸服：穿贫贱人的衣着。
变处：改变其居处。

(19)"医之为言"句：意为所谓医乃是指悉心思考的意思。后称"医者，意也"本此。

(20)随气用巧：谓随人体气血运行之规律而施用巧妙之针术。

(21)毫芒即乖：谓施行针刺时，稍有细微差失，即会导致错误。毫芒，犹"毫末"，喻极其细微。

(22)"神存"句：意为医生用针之神妙，在于心手之间洞察病者气血运行之微妙变化。

有四种难处：他自以为是而不信任我，这是一难；

将身 不 谨， 　　　二難也； 骨節 不 強，不能

将身 不 谨， 　　　二难也； 骨节 不 强，不能

平时保养身体不小心谨慎，这是二难；筋骨不健强，不能

使 藥， 　　　三難也； 好逸 惡勞，

使 药， 　　　三难也； 好逸 恶劳，

根据病要来使用药物，这是三难，贪图享乐，好逸恶劳，

四難也。 　　　針 有 分寸[23]， 時 有 破漏[24]；

四难也。 　　　针 有 分寸[23]， 时 有 破漏[24]；

这是四难。又，针刺深浅各有限度，用针之时日有禁忌；

重 以 恐懼之心，加以 裁慎之志[25]，臣

重 以 恐惧之心，加以 裁慎之志[25]，臣

再加上怀着恐怖的心理和谨小慎微的顾虑，我

意 　　　且 猶 不盡，何有 　於病哉[26]？

意 　　　且 犹 不尽，何有 　于病哉[26]？

在这些方面用的心思尚且不够，还有什么心思在治病上面呢？

此 其 所為不愈 也[27]。" 　　　帝 善其對[28]。

此 其 所为不愈 也[27]。" 　　　帝 善其对[28]。

这就是贵人的疾病不易治愈的原因。"和帝认为他回答得很好。

年老 　卒 官。

年老 　卒 官。

郭玉年老死在太医丞的任上。

(23)分寸：李贤注："浅深之度。"

(24)时有破漏：谓用针之时日有禁忌，不可冲犯凶时。破，凶险不吉利。

(25)"重以"两句：言为贵人疗病时再加以怖慑恐惧之心情，裁决病情时谨小慎微之意念。

(26)"臣意"两句：言我的重重思想顾虑尚无尽止，对于治病有何益处？何有于病，即于病有何。

(27)所为不愈：治病不愈的原因。所为，犹"所以"。

(28)善其对：认为他的对答好。

东垣老人传

【提要】

李杲，字明之，生于金世宗大定二十年（1180），卒于元宪宗元年（1251）。他家世代居住在真定（今河北省正定），因真定汉初称为东垣国，所以李杲晚年自号东垣老人。学医于张元素，尽得其传而又独有发挥，通过长期的临床实践积累了一定的经验，提出"内伤脾胃，百病由生"的观点，形成了独具一格的脾胃内伤学说；是我国医学史上著名的金元四大家之一；是中医"脾胃学说"的创始人。他十分强调脾胃在人身的重要作用，因为在五行当中，脾胃属于中央土，因此他的学说也被称作"补土派"。

本文选自《医史》卷五，据上海图书馆藏明刻本排印。作者砚坚，即砚弥坚，一名贤，字伯固，应城（今属湖北）人。元初名士，被招致北上，定居真定，授徒为业。本文着重记述了李杲为人严谨、尚仁乐施、重视医道、品学兼优的品质：出身富豪，而忠信笃敬；深研医道，而非为觅钱；重视传授，而不谋名利。行文简洁而生动，突出了李杲作为医家的优秀品质。

东垣老人传

東垣老人李君，諱杲⁽¹⁾，字 明之。其先世 居

东垣老人李君，讳杲⁽¹⁾，字 明之。其先世 居

东垣老人 李君，名杲， 字明之。他的先祖世代住在

真定⁽²⁾，富於 金財。大定 初⁽³⁾， 校籍 真定

真定⁽²⁾，富于 金财。大定 初⁽³⁾， 校籍 真定

真定， 富有家产。金世宗大定初年，户籍核定在真定府的

河間⁽⁴⁾，戶 冠 兩路⁽⁵⁾。 君之幼也，

河间⁽⁴⁾，户 冠 两路⁽⁵⁾。 君之幼也，

河间县，为真定、河间两路的首富。他幼年时，

異 於 群兒； 及 長， 忠 信 篤 敬，

异 于 群儿； 及 长， 忠 信 笃 敬，

跟其他儿童不同。到长大成人，忠厚诚信笃实严谨，

慎 交遊， 與 人 相接， 無 戲言。 衢間 眾人

慎 交游， 与 人 相接， 无 戏言。 衢间 众人

慎于交友，与人交际，没有戏耍轻浮的言辞。街坊间大众

以 為 歡洽處⁽⁶⁾，足躋 未嘗 到，蓋 天性 然 也。

以 为 欢洽处⁽⁶⁾，足跻 未尝 到，盖 天性 然 也。

认为是游玩欢乐之处，他从不涉足，大概是性格如此吧。

朋儕 頗 疾之⁽⁷⁾， 密 議 一席， 使 妓

朋侪 颇 疾之⁽⁷⁾， 密 议 一席， 使 妓

朋辈们颇为嫉恨不满，私下商议设一宴席，让歌妓

戲狎⁽⁸⁾， 或 引其衣， 即 怒罵，解衣

戏狎⁽⁸⁾， 或 引其衣， 即 怒骂，解衣

挑逗调戏他，有的牵弄其衣裳，李杲就怒骂并将衣服解脱

焚 之。 由鄉豪 接待 國使⁽⁹⁾，

(1)讳：旧时对帝王将相或尊长不敢直称其名，谓之避讳。又，特指亡故者之名。

(2)真定：今河北正定。

(3)大定：金世宗完颜雍年号。

(4)校籍：谓核定户籍。河间：地名，今属河北。

(5)"户冠"句：谓李家财富居真定、河间两路之首。路，宋元时代地方行政区域名。

(6)衢间：犹言闹市区。衢，四通八达的道路。欢洽处：寻欢作乐之处。

(7)疾：憎恨。

(8)戏狎：轻浮地逗开玩笑。狎，亲昵而不庄重。

焚 之。　　由乡豪　　接待 国使[9]，_____

烧掉。有一次地方姓由的富豪接待朝廷派来的使者，李也应邀前往。

府尹 闻 其 妙龄 有守 也[10]，讽　妓　强　之_____

府尹 闻 其 妙龄 有守 也[10]，讽　妓　强　之_____

当地首长府尹听说他年轻有操守，便暗示歌妓强迫给他

酒[11]，不得 辞，稍饮，遂 大吐 而 出。其　自爱

酒[11]，不得 辞，稍饮，遂 大吐 而 出。其　自爱

敬酒，无法推却，稍饮一点就大吐离席。　　他洁身自爱

如此。受《论语》《孟子》于 王内翰 从 之[12]，

如此。受《论语》《孟子》于 王内翰 从 之[12]，

如此。　他曾跟随王内翰受学《论语》《孟子》，

受《春秋》于 冯内翰 叔献。宅有隙地，建书院，

受《春秋》于 冯内翰 叔献。宅有隙地，建书院，

又从冯叔献内翰学习《春秋》。家宅中有空地，建造书院，

延　待 儒士。 或 不给者[13]，尽 周 之[14]。

延　待 儒士。 或 不给者[13]，尽 周 之[14]。

招请接待儒生学子。有的人生活困难，全都予以接济。

泰和 中[15]，岁 饥[16]，民 多 流亡，君 极力赈救，

泰和 中[15]，岁 饥[16]，民 多 流亡，君 极力赈救，

金章宗泰和年间遭遇灾荒，百姓很多流亡，他竭力救济，

全活者　　　甚众。

全活者　　　甚众。

得以保全活命的为数众多。

母 王氏 寝疾[17]，命 里中　数医　拯之，

母 王氏 寝疾[17]，命 里中　数医　拯之，

---

(9)国使：国家派出的使者。

(10)守：谓操守。平时的品行节操。

(11)"讽妓"句：用隐语暗示歌妓强使李杲饮酒。讽，以隐语婉言劝说。酒，饮酒。

(12)内翰：古时期翰林的别称。王内翰，名王绍传。

(13)不给(jǐ)：犹"不足"。指生活有困难。
(14)周：通"赒"。救济；接济。

(15)泰和：金章宗完颜璟的年号(1201—1208)。
(16)岁饥：年成不好。岁，谓一年的收成。饥，饥荒。

(17)寝疾：卧病，染病。

李母王氏患病，　招请地方上好几个医生来诊治，

温涼寒熱，　　　其說異同，

温涼寒热，　　　其说异同，

对于病证的寒热和用药的温凉，说法大不相同，

百藥 備嘗，　以水 濟水⁽¹⁸⁾，　　　　竟

百药 备尝，　以水 济水⁽¹⁸⁾，　　　　竟

服用了很多药物，犹如以水治水，终属误诊误治，最终

莫 知 為 何 證 而 斃。君 痛悼 不知醫 而

莫 知 為 何 证 而 毙。君 痛悼 不知医 而

不确知患了什么病而死亡。李君哀痛因自己不懂医而

失其親， 有願 曰⁽¹⁹⁾："若 遇 良醫，當 力學 以

失其亲， 有愿 曰⁽¹⁹⁾："若 遇 良医，当 力学 以

失去母亲，立下誓愿说："如果遇见良医，必当尽力学习以

志 吾 過⁽²⁰⁾。" 聞 易水 潔古老人 張君元素，

志 吾 过⁽²⁰⁾。" 闻 易水 洁古老人 张君元素，

永记我不知医的罪过。"他听说易水地方洁古老人张元素，

醫 名天下， 捐金帛　　詣 之⁽²¹⁾。學 數年，

医 名天下， 捐金帛　　诣 之⁽²¹⁾。学 数年，

医术天下闻名，便不惜多费财物前往学习。学了几年，

盡 得 其 方法。 進納　　　　得 官⁽²²⁾，

尽 得 其 方法。 进纳　　　　得 官⁽²²⁾，

全部掌握张氏诊治方法。继而向朝廷捐纳赀财得到官职，

監 濟源　稅⁽²³⁾。彼 中民 感 時行疫癘，俗

监 济源　税⁽²³⁾。彼 中民 感 时行疫疠，俗

监管济源一带的税务。那里的百姓感染流行瘟疫，民间

呼 為 大頭天行⁽²⁴⁾。醫工 遍閱 方書， 無

(18)以水济水：犹言以寒治寒。喻误诊误治。

(19)愿：心愿；誓愿。

(20)"当力学"句：应努力学习来牢记我不知医的过错。志，记住。

(21)"捐金帛"句：谓不惜破耗费用前往张元素处求学。

(22)进纳得官：古代富民向官府捐纳粮食金帛，可以换取官爵。

(23)监济源税：为济源地方的监收赋税之官。济源，今属河南，与山西交界。

(24)大头天行：病名。又称大头瘟、大头风、大头伤寒。

呼 为 大头天行⁽²⁴⁾。医工 遍 阅 方书， 无

称之为大头天行。　　医生们翻遍医药方书，也没能找到

與 對證 者；出 己 見， 妄 下 之， 不 效； 復

与 对证 者；出 己 见， 妄 下 之， 不 效； 复

对证的治法；　只得自出主张，胡乱用下法，不见效，又再

下 之， 比比 至 死⁽²⁵⁾。醫 不 以 為 過，

下 之， 比比 至 死⁽²⁵⁾。医 不 以 为 过，

用攻下法，病人接连死去。但医生不认为是误治的过错，

病家 不 以 為 非。　　 君 獨 惻然 於 心，

病家 不 以 为 非。　　 君 独 惻然 于 心，

病家也不以为是医生的失误。只有李君在内心深为悲痛，

廢 寢 食， 循流 討源， 察標 求本， 製 一方，

废 寝 食， 循流 讨源， 察标 求本， 制 一方，

废寝忘食，从现象探究本源，审证求因， 拟制方药，

與 服 之， 乃 效。 特 壽 之 於 木，

与 服 之， 乃 效。 特 寿 之 于 木，

给患者服用，方才见效。并特地镌刻在木版上，

刻揭 於 耳目聚集之地⁽²⁶⁾，用 之 者 無 不效；

刻揭 于 耳目聚集之地⁽²⁶⁾，用 之 者 无 不效；

在群众聚集之处刻印公布，　服用者没有不见效的。

時 以 為 仙人 所傳， 而 鑿 之 於 石碣⁽²⁷⁾。

时 以 为 仙人 所传， 而 鑿 之 于 石碣⁽²⁷⁾。

当时人们以为是仙人所传的药方，因而把它刻在石碑上。

君 初 不 以 醫 為 名， 人 亦 不 知 君 之 深 於 醫 也。

君 初 不 以 医 为 名， 人 亦 不 知 君 之 深 于 医 也。

(25)比比：犹屡屡，接连不断地。

(26)"特寿"两句：特地刊刻于木版上，在群众聚集之处广为刻写揭告。寿，镌刻，刊刻。

(27)鑿：凿石用的小凿子。此指镌刻。石碣：石碑。碣，圆顶的碑石。

李君原本不以医术知名，别人也不知道他是深通医道的。

君　避兵往梁[28]，遂以醫遊公卿間[29]，其

君　避兵往梁[28]，遂以医游公卿间[29]，其

后来他避战乱前往汴梁，才以医术与公卿官绅交往，他

明效　大驗，　具載　別書。

明效　大验，　具载　别书。

治病的种种显著的效验，已一一记载在别的书中。

壬辰　北渡[30]，寓東平[31]；至

壬辰　北渡[30]，寓东平[31]；至

金哀宗壬辰年回到北方，寄居在东平；　直到

甲辰　還鄉里[32]。一日，謂友人周都運德父

甲辰　还乡里[32]。一日，谓友人周都运德父

金亡后的甲辰年，才返回故里。有一天，他对友人周德父

曰："吾老，欲遺傳後世[33]，艱

曰："吾老，欲遗传后世[33]，艰

说："我年老了，要把医术留传给后代，可是难以找到

其人奈何[34]？"德父曰："廉臺羅天益謙甫[35]，

其人奈何[34]？"德父曰："廉台罗天益谦甫[35]，

恰当人选怎么办？"德父说："有个廉士名罗天益字谦甫的，

性行敦樸，嘗恨所業未精，　有誌於

性行敦朴，尝恨所业未精，　有志于

品性敦厚朴实，常因自己的学业不精而深感遗憾，立志

學，君欲傳道，斯人其可也。"他日，

学，君欲传道，斯人其可也。"他日，

学医，您想要传授医道，这个人很合适。"　几天后，

偕往　拜之。君一見曰："汝來

偕往　拜之。君一见曰："汝来

(28)梁：一本作"汴梁"。今河南开封。
(29)游：交游；交往。

(30)壬辰：金哀宗开兴元年。
(31)东平：今属山东。

(32)甲辰：南宋理宗淳祐四年(1244)。

(33)遗传：一本作"道传"。据下文，似当作"传道"。

(34)艰其人：谓难以物色恰当的人选。
(35)廉台：犹"廉士"。廉谨不苟之士。

周德父带同罗天益前来拜见。李君一见面就说："你是

學 覓錢 醫人 乎？學 傳道 醫人 乎？" 謙甫曰：

学 觅钱 医人 乎？学 传道 医人 乎？" 谦甫曰：

为赚钱学治病呢， 还是为传习医道学治病呢？"罗谦甫说：

"亦 傳道 耳。" 遂 就學，

"亦 传道 耳。" 遂 就学，

"只是为传习医道罢了。" 于是就到李家学医，

日用 飲食， 仰給 於君(36)。 學

日用 饮食， 仰给 于君(36)。 学

罗的日常生活所需和饮食等，全部仰赖李君供应。学了

(36)仰给：仰赖。

三年， 嘉其 久 而不倦 也，予 之

三年， 嘉其 久 而不倦 也，予 之

三年， 李君赞扬他学的时间虽久却仍不厌倦， 便给他

白金 二十兩(37)，曰："吾 知 汝 活計 甚難(38)，恐

白金 二十两(37)，曰："吾 知 汝 活计 甚难(38)，恐

二十两白银，并对他说："我了解你家的生计很艰难，深怕

(37)白金：白银。
(38)活计：生计；谋生的手段。

汝 動心， 半途 而 止，可 以 此 給

汝 动心， 半途 而 止，可 以 此 给

你思想动摇，半途而废，你可以把这些银钱拿回去 养育

妻 子(39)。" 謙甫 力 辭 不 受。君曰："吾

妻 子(39)。" 谦甫 力 辞 不 受。君曰："吾

你的妻子儿女。"罗竭力推辞不肯接受。李君说："我

(39)给：供养。

大 者 不惜， 何 吝乎 細？ 汝 勿

大 者 不惜， 何 吝乎 细？ 汝 勿

对大的都一点不吝惜，为什么还会在乎这点小的？你不要

復辭。" 君 所 期 者 可知 矣。臨終，

复辞。" 君 所 期 者 可知 矣。临终，

再推辞了。"由此，可见李君所期望的是什么了。临终时，

平日 所 著 書　　檢勘卷帙，以 類　相 從，

平日 所 著 书　　检勘卷帙，以 类　相 从，

他将平日所撰著的书本核对卷数，分门别类加以整理，

列 於 几 前，囑 謙 甫 曰："此 書 付 汝，　非

列 于 几 前，嘱 谦 甫 曰："此 书 付 汝，　非

陈列在桌几上，嘱咐罗天益说："这些书就交付给你了，不是

為 李明之、羅謙甫，蓋 為 天下 後世，

为 李明之、罗谦甫，盖 为 天下 后世，

为了我李明之和你罗天益，而是为了天下后世百姓大众，

慎　　　勿　湮沒，推 而 行 之。"

慎　　　勿　湮没，推 而 行 之。"

要多加小心，切勿失散湮没，要加以推广施用。"

行年 七十有二$^{(40)}$，時 辛亥二月二十五日 也$^{(41)}$。君

行年 七十有二$^{(40)}$，时 辛亥二月二十五日 也$^{(41)}$。君

李君享年七十二岁，　时为辛亥年二月十五日。　　李君

歿，迄今 十有七年，謙甫 言　　猶 在

歿，迄今 十有七年，谦甫 言　　犹 在

去世至今已有十七年了，他对罗天益说的这番话仿佛还在

耳，念 之　益　新。噫嘻! 君之學，知所托矣。

耳，念 之　益　新。噫嘻! 君之学，知所托矣。

耳际，追忆起来更加有深意。啊!李君的学术，真可谓是获得传人了。

(40)行年:犹言享年,经历过来的岁月。

(41)辛亥: 1251年。当南宋理宗淳祐十一年及元宪宗元年。

丹溪翁传

【提要】

朱震亨（1281—1358），字彦修，元代著名医学家，婺州义乌（今浙江金华义乌）人，因其故居有条美丽的小溪，名"丹溪"，学者遂尊之为"丹溪翁"或"丹溪先生"。朱震亨医术高明，临证治疗效如桴鼓，多有服药即愈不必复诊之例，故时人又誉之为"朱一贴""朱半仙"。他先习儒学，后改医道，在研习《素问》《难经》等经典著作的基础上，访求名医，受业于刘完素的再传弟子罗知悌，成为融诸家之长为一体的一代名医。朱震亨以为三家所论，于泻火、攻邪、补中益气诸法之外，尚嫌未备滋阴大法，力倡"阳常有余、阴常不足"之说，创阴虚相火病机学说，申明人体阴气、元精之重要，被后世称为"滋阴派"的创始人。与刘完素、张从正、李东垣并列为"金元四大家"，在中国医学史上占有重要地位。弟子众多，方书广传，是元代最著名的医学家之一。

本文节选自《九灵山房集》卷十，据《四部丛刊》本排印。作者戴良（1317—1383），字叔能，号九灵山人，浦江（今属浙江）人，与朱丹溪邻县，元代学者。著有《九灵山房集》三十卷、《春秋经传考》三十二卷、《和陶诗》一卷等。

此传较全面地反映了朱丹溪的一生。详细记叙他的学医经历，说明他不自满于已取得的成就，能深入研究刘、张、李三家之学，"去其短而用其长"，并进而提出"相火易动""阳常有余、阴常不足"等新的学术观点；强调治病"不拘于古方"，对弟子诲而不倦，为人耿直诚正，不慕荣利。

丹溪翁传

丹溪翁 者⑴，婺 之 義烏人 也，姓 朱氏，諱

丹溪翁 者⑴，婺 之 义乌人 也，姓 朱氏，讳

丹溪老人，　　是婺州的义乌县人。　姓朱，　　名

震亨，字彦修，學者尊之曰丹溪翁。翁自幼好學，

震亨，字彦修，学者尊之曰丹溪翁。翁自幼好学，

震亨，　字彦修，　学者尊称他为丹溪翁。　他自幼好学，

日 記 千言。稍長，從 鄉先生　治經，

日 记 千言。稍 长，从 乡先生　治经，

每天能记诵千言。稍年长，跟随家乡的先生学习经书，

為　　舉子 業⑵。後聞　許文懿公 得 朱子

为　　举子 业⑵。后闻　许文懿公 得 朱子

从事应试科举的课业。后来听说许谦先生获得朱熹之学

四傳之學⑶，　講道 八華山，復 往 拜 焉。益

四传之学⑶，　讲道 八华山，复 往 拜 焉。益

第四代的真传，在八华山讲学，又前往拜谒求教。进一步

聞　道德 性命 之 說⑷，宏深　粹密⑸，　　遂

闻　道德 性命 之 说⑷，宏深　粹密⑸，　　遂

博览道德性命之学说，　　研习精深广博而周密，于是

為　專門。　一日，文懿　謂 曰："吾 臥病

为　专门。　一日，文懿　谓 曰："吾 卧病

就作为专门学业。有一天，许谦先生告诉丹溪说："我患病

久，非 精 於 醫 者，不能 以 起 之。子 聰明

久，非 精 于 医 者，不能 以 起 之。子 聪明

已久，不是精通于医道的人，是不能把我治好的。你聪明

異　常人，其 肯 遊藝 於 醫 乎⑹？"　翁

(1)丹溪翁：明代宋濂《故丹溪先生朱公石表辞》："先生所居曰丹溪，学者尊之而不敢字，故因其地称之曰丹溪先生云。"

(2)为举子业：修习准备参加科举考试之学业。举子，封建时代被举应试的士子。

(3)许文懿公：即元代理学家许谦。朱子四传之学：朱子即南宋理学家朱熹。

(4)道德性命之说：指朱熹的"性理之学"。
(5)粹密：精湛而严密。

(6)游艺：原指从事于某项技艺。此处"游艺"相当于一个动词。

异　常人，其　肯　游艺于医乎⁽⁶⁾?"　翁

不同于常人，或许愿意到医学领域去学艺吧?"丹溪翁

　　以　母病脾，於醫亦粗習，及聞文懿之

　　以　母病脾，于医亦粗习，及闻文懿之

先前因母亲患脾病，对医学粗略研习过，等到听了先生的

言，即　慨然曰："士　苟精一藝，以推及物之仁⁽⁷⁾，

言，即　慨然曰："士　苟精一艺，以推及物之仁⁽⁷⁾，

话，　就激动地说："士人如精通一项技艺，就可用它把仁爱
之心推广于大众，

(7)"以推"句：谓可将推己
及物的仁爱之心，推广于人。

雖　不仕於時，猶仕也。"乃悉焚弃向

虽　不仕于时，犹仕也。"乃悉焚弃向

即使不出仕于当代，也犹如出仕。"于是全部焚弃先前

所習　舉子業，一於醫致力焉⁽⁸⁾。

(8)一：专一。

所习　举子业，一于医致力焉⁽⁸⁾。

所研习应试科举的课业，专心致力于医学。

　　時　方盛行陳師文、裴宗元所定大觀二百

九十七方⁽⁹⁾，

(9)大观二百九十七方：指《校
正太平惠民和剂局方》

　　时　方盛行陈师文、裴宗元所定大观二百

九十七方⁽⁹⁾，

当时正广泛流行陈师文、裴宗元所校定的太平惠民和剂局方，

翁窮晝夜是習。既而　悟　曰："操

翁穷昼夜是习。既而　悟　曰："操

他不分昼夜地研习此书。时隔不久猛然醒悟说："拿着

古方以治今病⁽¹⁰⁾，其勢不能以盡合。苟將

(10)"操古方"句：张元素
曾谓："运气不齐，古今异
轨，古方新病不相能也"。

古方以治今病⁽¹⁰⁾，其势不能以尽合。苟将

古方来治疗近代的疾病，那情势已不能完全符合。如果要

起 度量，立 规矩，称 權衡⁽¹¹⁾，必也 　　《素》

起 度量，立 规矩，称 权衡⁽¹¹⁾，必也 　　《素》

确立诊治疾病的法度规矩准则，　必定离不开《素问》

《難》 諸經 　　　乎! 然 吾鄉 諸 先生 鮮

《难》 诸经 　　　乎! 然 吾乡 诸 先生 鲜

《难经》等各种经典著作的啊!可我家乡的诸位先生很少

克 知 之 者。" 遂 治裝 出遊⁽¹²⁾，求 　 他師

克 知 之 者。" 遂 治装 出游⁽¹²⁾，求 　 他师

能熟知它们的。"就整理行装离家外出，去寻求别的老师

而 叩 之。乃 渡浙河⁽¹³⁾，走吴中⁽¹⁴⁾，出宛陵⁽¹⁵⁾，抵

而 叩 之。乃 渡浙河⁽¹³⁾，走吴中⁽¹⁴⁾，出宛陵⁽¹⁵⁾，抵

叩问请教。于是渡钱塘江，跑到吴中，从宛陵出来，抵达

南徐⁽¹⁶⁾，達建業，皆 無 所遇。 及 還 武林⁽¹⁷⁾，忽

南徐⁽¹⁶⁾，达建业，皆 无 所遇。 及 还 武林⁽¹⁷⁾，忽

南徐， 一直到了建业，都一无所遇。等到返回武林，忽遇

有 以 其郡 羅氏 告者。羅 名 知悌，字 子敬，

有 以 其郡 罗氏 告者。罗 名 知悌，字 子敬，

拿他的同郡罗氏来相告的人。罗氏名知悌，字 子敬，

世 稱 太無先生，宋理宗 朝 寺人⁽¹⁸⁾，學 精於醫，

世 称 太无先生，宋理宗 朝 寺人⁽¹⁸⁾，学 精于医，

时人称其太无先生，原是南宋理宗朝廷近侍，精通医学，

得 金 劉完素之再傳⁽¹⁹⁾，而旁通 張從正、李杲二家

得 金 刘完素之再传⁽¹⁹⁾，而旁通 张从正、李杲二家

得到金代刘完素的再传之学， 又博通张从正和李杲两家

之說。然 性 褊甚，特能 　　　厭 事，

之说。然 性 褊甚，特能 　　　厌 事，

之说。然 性 褊甚，特能 　　　厌 事，

(11)"起度量"三句：语本《史记·仓公传》。谓确立诊治疾病之规律、标准、法则。

(12)治装：整理行装。

(13)浙河：指钱塘江。
(14)吴中：今江苏吴中区。
(15)宛陵：地名。今安徽宣州市。

(16)南徐：东晋州名。今江苏镇江。
(17)武林：山名。即今杭州灵隐天竺诸山，因指称杭州。

(18)寺人：宫中近侍。

(19)再传：罗知悌向荆山浮屠学医，荆山浮屠为刘完素之弟子。故谓罗得金代刘完素之再传。

之说。可性格偏狭得很，依恃自己的医学才能厌恶事人，

難　得意。翁　往　謁　焉，凡　數　往返，不

难　得意。翁　往　谒　焉，凡　数　往返，不

难以符合心意。丹溪翁前往拜见他，经多次往返，也未能

與　接。　已而　求見　愈篤，羅乃進之，曰：

与　接。　已而　求见　愈笃，罗乃进之，曰：

受到接待，既而他求见之心更坚诚，罗氏才接纳他，说：

"子非　朱彦修乎?"　時　翁　已有　醫名，

"子非　朱彦修乎?"　时　翁　已有　医名，

"你不就是朱彦修吗?"当时丹溪翁已有　知医之名，

羅　故知之。　翁　既　得見，遂　北面再拜

罗　故知之。　翁　既　得见，遂　北面再拜

所以罗氏知道他。丹溪翁既然得以见罗，就　北面再拜

以　謁(20)，受其所教。羅遇翁亦甚歡，即

以　谒(20)，受其所教。罗遇翁亦甚欢，即

以师礼晋谒，接受他的教诲。罗接待丹溪翁也很欢惬，就

授以劉、李、張　諸書，　為之　敷揚　三家

授以刘、李、张　诸书，　为之　敷扬　三家

把刘、李、张诸家的著作传给他，　并为他阐发三家

之旨(21)，而　一斷於經，　　　　　且

之旨(21)，而　一断于经，　　　　　且

的学说要领，并一概以《内经》为判断是非的根据，并且

曰："盡　去而舊學，　　非是也(22)。"

曰："尽　去而旧学，　　非是也(22)。"

说："全部舍弃你原来所学的东西，是不正确的。"

翁　聞其言，　渙焉無少凝滯於胸臆(23)。

翁　闻其言，　涣焉无少凝滞于胸臆(23)。

(20)北面：面向北行拜师之礼。

(21)敷扬：陈述其义并引申发挥之。

(22)"尽去"二句：引用公乘阳庆告诫淳于意之语。而，汝，你。

(23)涣：解开消散貌。

丹溪翁听了罗氏的谈论，以前的疑惑涣然解除，胸襟之中毫无凝滞不通之处了。

居 無何，盡 得 其學 以 歸。

居 无何，尽 得 其学 以 归。

过了不久，全部掌握了罗氏之学而回归故里。

鄉 之 諸醫 泥 陳、裴之學 者，聞 翁言，即 大

乡 之 诸医 泥 陈、裴之学 者，闻 翁言，即 大

家乡拘泥于陈、裴之学的众医，听到丹溪翁的言谈，就大为

驚 而 笑且 排，獨 文懿 喜曰："吾疾

惊 而 笑且 排，独 文懿 喜曰："吾疾

惊异而又讥笑又排斥，只是许谦先生高兴地说："我的病

其 遂瘳 矣乎！" 文懿 得 末疾[24]，

其 遂瘳 矣乎！" 文懿 得 末疾[24]，

大概就此会治好了！"原来文懿公许谦先生患四肢不遂之证，

醫 不能療者 十餘年， 翁 以其法 治之，

医 不能疗者 十余年， 翁 以其法 治之，

医者不能治愈达十多年之久，丹溪翁用自己的方法治疗此病，

良驗。於是 諸醫 之 笑且排者，始 皆 心服口譽。

良验。于是 诸医 之 笑且排者，始 皆 心服口誉。

很有效验。于是那些又讥笑又排斥他的众医，才都心服口誉。

數年之間，聲聞 頓著。 翁 不自滿足，益 以

数年之间，声闻 顿著。 翁 不自满足，益 以

几年之间， 名声顿时显露。他不自满自足， 进一步把

三家之說 推廣之。 謂 劉、張之學，其 論 臟腑

三家之说 推广之。 谓 刘、张之学，其 论 脏腑

三家之说加以推广发挥。认为刘、张之学说，他们论述脏腑

氣化 有六， 而於 濕熱 相火 三氣

(24)文懿得末疾：据《续名医类案》卷十六载，许谦之末疾，因积痰兼冒寒湿而成，以致抑遏经络气血，津液阻滞不行，痰饮注入骨节，坐不能起，起不能行，缠绵十余年，后由朱氏调治而愈。

气化　　　　　　　　有六，　而于　湿　热　相火　三气

感受天地之气而致病有六种情况，由于湿、热和相火三气

致病　为　最多(25)，遂　以　推陳致新瀉火之法　療　之(26)，

致病　为　最多(25)，遂　以　推陈致新泻火之法　疗　之(26)，

引起的疾病是最多的，因而推陈出新用寒凉泻火之法治病，

此　固　高出前代　矣。然　有　陰虚火動，或　陰陽兩虚

此　固　高出前代　矣。然　有　阴虚火动，或　阴阳两虚

这确实是高出于前代了。可是还有阴虚火动，或者阴阳两虚

濕熱　　　自　盛者，又　當　　　消息　　　　而

湿热　　　自　盛者，又　当　　　消息　　　　而

而体内湿热自行炽盛的，又应当斟酌阴阳消长变化的情况而

用　之(27)。　　謂　李　之　論　飲食勞倦，內傷脾胃，則

用　之(27)。　　谓　李　之　论　饮食劳倦，内伤脾胃，则

灵活运用治法。并认为李杲论述饮食劳倦内伤脾胃，以至于

胃脘之陽不能以升舉(28)，並及心肺之氣，陷入中焦(29)，

胃脘之阳不能以升举(28)，并及心肺之气，陷入中焦(29)，

脾胃阳气就不能因此升发，并及心肺之气，都下陷中焦，

而　用　補中益氣之劑　治　之(30)，此亦　前人之所無　也。

而　用　补中益气之剂　治　之(30)，此亦　前人之所无　也。

因而用补中益气之药剂治疗它，这也是前人所没有的方法。

然　　　　　　　　天　不足於西北，地　不滿於東南(31)

然　　　　　　　　天　不足于西北，地　不满于东南(31)。

可是正如《内经》所说：天不足于西北，地不满于东南。

天，陽也；地，陰也。西北之人，陽氣易於降；東南

天，阳也；地，阴也。西北之人，阳气易于降；东南

天　是属阳，地　是属阴。西北之人，　阳气易降；　东南

之人，陰火易於升(32)。苟　不知此，而徒守其法，則

(25)"其论"二句：刘完素、张从正的学说论述脏腑感受致病之气，有风寒暑湿燥火等六种，其中尤以湿、热和相火三气致病为最多。

(26)推陈致新：谓在治疗上改革旧法，创导新法。即以寒凉之药清热泻火。

(27)消息而用之：谓当斟酌具体情况而灵活运用。消息，犹增减、斟酌。

(28)胃脘之阳：指胃气。

(29)"并及"二句：一本作"并入心肺之气陷于中焦。"李氏认为："饮食入胃，其营气上行，以输于心肺，以滋养上焦皮肤腠理之元气""元气不行，胃气下流，胸中三焦之火及心火乘于肺""脾胃气虚，则下流于肾，阴火得以乘其土位"。

(30)补中益气之剂：李氏重脾胃，强调升发胃气，故在治疗上以升阳益气法调治脾胃。

(31)"天不足"二句：语见《素问·阴阳应象大论》。古人以天为阳，地为阴；我国西北方气候寒冷属阴，阴盛则阳不足；东南方气候温热属阳，阳盛则阴不足。因气候环境如此，故人身之阴阳亦与之相应。

(32)阴火：指心火。

之人，阴火易于升[32]。苟 不知此，而徒守其法，则

之人，阴火易升。如不知此理，只是墨守李氏之治法，那么

氣之降者 固可愈，而 於其升者 亦 從而用之，吾

气之降者 固可愈，而 于其升者 亦 从而用之，吾

阳气下降者确能治愈，而对于阳气升发者也沿用此法， 我

恐 反增其病 矣。乃 以三家之論，去其短而用其長，

恐 反增其病 矣。乃 以三家之论，去其短而用其长，

担心反会加重其病的。于是他根据三家之论，去短用长，

又復参之以太極之理[33]，　　《易》《禮記》《通書》

又复参之以太极之理[33]，　　《易》《礼记》《通书》

又　　再将太极之理，　　以及《周易》《礼记》《通书》

《正蒙》 諸書之義[34]，　　　　貫穿《內經》之言，

《正蒙》 诸书之义[34]，　　　　贯穿《内经》之言，

《正蒙》等书中的有关含义加以参验，用《内经》的理论贯
穿起来，

以 尋其指歸[35]。而 謂《內經》之 言 火，蓋與太極

以 寻其指归[35]。而 谓《内经》之 言 火，盖与太极

以探究其真谛之所在。并认为《内经》之论火，原来跟太极

動而生陽，五性感動 之 說 有合[36]；　　　其 言

动而生阳，五性感动 之 说 有合[36]；　　　其 言

动而生阳、五性感动皆属火之说法有不谋而合之处；它论述

陰道虛，則 又與《禮心》之 養陰 意 同[37]。因作

阴道虚，则 又与《礼心》之 养阴 意 同[37]。因作

阴道虚， 则 又跟《礼心》中要求养阴的意义相同。于是撰著

相火 及 陽有餘而陰不足 二論，以 發揮 之。

相火 及 阳有余而阴不足 二论，以 发挥 之。

相火及阳有余而阴不足 两篇论文，以阐发其观点。

(33)太极之理：古人以"太极"为衍生天地万物之本原，始见《易·击辞上》。

(34)通书：指周敦颐之《周子通书》。正蒙：北宋张载著。以为宇宙万物皆原于气。

(35)指归：意旨之所向。

(36)五性感动：语出《太极图说》。原谓五行各有属性，动而化生万物。

(37)"其言"二句：朱氏"阳有余阴不足"的立论根据除上述诸方面外，还引用《素问·太阴阳明论》"故阳道实，阴道虚。……食饮不节，起居不时者，阴受之"等语。

於是，翁 之 醫 益 聞。 四方 以病來迎

于是，翁 之 医 益 闻。 四方 以病来迎

从此，丹溪翁的医道更为人所知。四面八方因病来迎请

者，遂 輻輳 於 道^(38)，翁 鹹 往赴之。其 所治

者，遂 辐辏 于 道^(38)，翁 咸 往赴之。其 所治

的，就络绎不绝聚集于道，他都前往出诊。丹溪翁所治的

病 凡幾， 病之狀 何如，施 何 良方，飲 何

病 凡几， 病之状 何如，施 何 良方，饮 何

病人共计有多少，病状如何，用哪些有效的方剂，服什么

藥 而 愈，自前 至今，驗者 何人， 何縣 里、

药 而 愈，自前 至今，验者 何人， 何县 里、

药治愈的，从先前到现今，有效的是哪些人，住在哪个县哪
一闾里

主名， 得 諸 見 聞，班班 可紀^(39)。

主名， 得 诸 见 闻，班班 可纪^(39)。

以及病人的姓名，等等，都从闻见中得知，明白可记。

(38)辐辏：喻聚集。辐，谓车轮之条辐。辏，指车辐聚于车毂上。

(39)班班：明显貌。

浦江 鄭義士 病滯下，一夕忽昏僕，目上視，

浦江 郑义士 病滞下，一夕忽昏仆，目上视，

浦江的郑义士患滞下病，有天晚上突然昏倒，两眼上翻，

溲註 而 汗泄。翁 診 之，脈大

溲注 而 汗泄。翁 诊 之，脉大

小便失禁且大汗淋漓。丹溪翁诊察他，其脉象大

無倫^(40)，即 告曰："此 陰虛而陽暴絕也，蓋 得之

无伦^(40)，即 告曰："此 阴虚而阳暴绝也，盖 得之

而无节律，就告诉说："这是阴虚阳气急速绝失，原因是因

病後 酒 且 內； 然 吾能愈之。"即 命治

(40)伦：次序。

077

病后 酒 且 内； 　　　然 吾能愈之。" 即 命 治

病后饮酒并且行房所致； 　不过我能治好。" 就 令 制作

人参膏，而且 促 灸 其 氣海。 頃之 手動，又頃

人参膏， 并急灸其气海穴。一会儿手能动弹，又隔不久，

而 唇動。 　 及 參膏 成， 三 飲之 蘇 矣。

而 唇动。 　 及 参膏 成， 三 饮之 苏 矣。

嘴唇也会翕动。等到参膏制成，服了三遍就苏醒了。

其後 服 參膏 盡 數斤， 病 已。

其后 服 参膏 尽 数斤， 病 已。

以后连续服用参膏达数斤之多，病遂痊愈。

天臺周進士 病惡寒[41]，雖暑亦必以綿蒙其首，

天台周进士 病恶寒[41]，虽暑亦必以绵蒙其首，

天台进士周某患恶寒病，即使盛夏也要用丝绵包蒙头部，

服 附子 數百， 增 劇。 翁 診 之，

服 附子 数百， 增 剧。 翁 诊 之，

为此服数百次附子汤剂，反而更加严重。丹溪翁诊察发现

脈滑而數，即 告 曰："此 熱甚 而 反寒 也。"

脉滑而数，即 告 曰："此 热甚 而 反寒 也。"

其脉滑数， 就告知说："这是热极而反现寒象的病证。"

乃 以 辛涼之劑， 吐痰 一升許， 而 蒙首 之

乃 以 辛凉之剂， 吐痰 一升许， 而 蒙首 之

于是使用辛凉的药剂。服后吐出一升多痰涎，包裹头部的

綿 減半； 仍 用 防風通聖 飲之[42]，愈。周 固

绵 减半； 仍 用 防风通圣 饮之[42]，愈。周 固

(41)天台：浙江县名。

(42)防风通圣：即防风通圣散。能清热解毒、通里解表。

丝绵减去一半；接着又服用防风通圣散，病愈。周某确实

<u>喜 甚，翁曰： "病 癒後 須 淡食 以 養胃，</u>

<u>喜 甚，翁曰： "病 愈后 须 淡食 以 养胃，</u>

很高兴。丹溪翁说："病好后，仍须用清淡的饮食来养胃，

<u>内觀 以 養神[43]，則 水可生，火可降；否則，</u>

<u>内观 以 养神[43]，则 水可生，火可降；否则，</u>

内心应排除杂念以养神，才能滋生阴液降伏热毒； 否则，

(43)内观：犹内视。谓排除杂念。

<u>附毒 必 發， 殆 不可救。" 彼</u>

<u>附毒 必 发， 殆 不可救。" 彼</u>

附子的热毒必定要发作，恐怕就不能救疗了。" 周某

<u>不能 然， 後告 疽發背 死。</u>

<u>不能 然， 后告 疽发背 死。</u>

没有听从丹溪翁的嘱咐，后来被告知其疽发于背部而死。

<u>一 男子 病 小便不通，醫 治以利藥，益甚。</u>

<u>一 男子 病 小便不通，医 治以利药，益甚。</u>

有个男子小便不通， 医生用了通利药，反而更严重。

<u>翁 診之， 右寸 頗 弦滑，曰： "此</u>

<u>翁 诊之， 右寸 颇 弦滑，曰： "此</u>

丹溪翁诊察，其右手寸口脉象颇为弦滑，便说："这是

<u>積痰病 也， 積痰在肺。肺為上焦，而 膀胱為</u>

<u>积痰病 也， 积痰在肺。肺为上焦，而 膀胱为</u>

痰涩郁积造成的病，积痰在肺脏。肺为上焦， 膀胱为

<u>下焦，上焦 閉則 下焦塞， 辟如 滴水 之</u>

<u>下焦，上焦 闭则 下焦塞， 辟如 滴水 之</u>

下焦，上焦闭塞则下焦也必不通畅； 譬如向砚台注水的

<u>器[44]， 必 上竅通 而後 下竅之水 出焉。" 乃以</u>

(44)辟：通"譬"。滴水之器：古代文具名，储水以供磨墨用。又名水滴。

079

器⁽⁴⁴⁾，必 上窍通 而后 下窍之水 出 焉。"乃 以

滴水器，开通其上孔后，水才能从下孔流出。"于是用

法 大吐 之， 吐 已，病 如 失。

法 大吐 之， 吐 已，病 如 失。

涌吐法使他大吐，吐毕其病顿时解脱。

一 婦人 産後 有 物 不上 如 衣裾⁽⁴⁵⁾，

(45)衣裾：衣服的大襟。

一 妇人 产后 有 物 不上 如 衣裾⁽⁴⁵⁾，

有个妇人产后有一如衣襟般的东西不能收入体内，

醫 不能 喻⁽⁴⁶⁾。翁 曰："此 子宫 也，氣血 虛

(46)喻：晓喻。

医 不能 喻⁽⁴⁶⁾。翁 曰："此 子宫 也，气血 虚

一般医生都不理解。丹溪翁说："这是子宫。由于气血两虚

故 隨 子 而 下。"即 與 黄芪 當歸 之劑，

故 随 子 而 下。"即 与 黄芪 当归 之剂，

故随同胎儿的产出而下垂。"就给以黄芪当归之类的药剂，

而 加 升麻 舉之， 仍用 皮工 之法⁽⁴⁷⁾，以

(47)皮工之法：皮工以五倍子浸水鞣制生皮，使其性柔如革。五倍子又有收敛作用，朱氏仿皮工以五倍子煎汤浸洗脱垂之子宫，使其收缩。

(48)少选：须臾、少顷。

而 加 升麻 举之， 仍用 皮工 之法⁽⁴⁷⁾，以

并加用升麻来使子宫上收。再仿用皮工硝皮的方法， 用

五倍子 作湯 洗濯，鄒其皮。少選，子宮 上⁽⁴⁸⁾。

五倍子 作汤 洗濯，邹其皮。少选，子宫 上⁽⁴⁸⁾。

五倍子煎汤来浣洗，使其收缩。不多久，子宫收纳入腹。

翁 慰之 曰："三年後 可 再 生兒，無憂 也。"

翁 慰之 曰："三年后 可 再 生儿，无忧 也。"

丹溪翁安慰她说："不必担忧，三年以后可以再生育儿女。"

如 之。

如 之。

后来真如他所说的那样。

一　贫妇　寡居　病癫，　翁　见之　恻然，

一　贫妇　寡居　病癫，　翁　见之　恻然，

又有一个寡居的贫妇患麻疯病，丹溪翁见了很怜悯同情，

乃曰："是疾世号难治者，　　　不守

乃曰："是疾世号难治者，　　　不守

就说："这种病世上号称难治的原因，是由于病人不遵守

禁忌耳。是妇贫而无厚味，　　　寡

禁忌耳。是妇贫而无厚味，　　　寡

禁忌啊。　这妇人家贫就不会有膏粱厚味的饮食，单身寡居

而无　　欲，　庶几可疗也。"即自具药

而无　　欲，　庶几可疗也。"即自具药

就不会有什么情欲，也许能治好。"　　　就自己配制药物

疗之，　病愈。　　后复投四物汤数百[49]，

疗之，　病愈。　　后复投四物汤数百[49]，

给她治疗，果然得到痊愈。后又连续服用数百剂四物汤，

遂不发动。

遂不发动。

于是不再复发。

(49)四物汤：方剂名。由熟地、白芍、当归、川芎四味中药组成，能补血和气调经。

翁　之为医，皆　　　　　　此类也。

翁　之为医，皆　　　　　　此类也。

丹溪翁行医治病，那种认真负责的态度，大致都像以上所说那样。

盖其　遇病施治，不胶于古方，而所疗则

盖其　遇病施治，不胶于古方，而所疗则

因为丹溪翁遇病施治时，不受古方拘泥，　因而治病就能

中；　　然　于诸家方论，则靡所不通。他人

中；　　然　于　诸家方论，则　靡所不通。他人
切中要害。　但他对于各家方论，　则是无所不通的。别人

靳靳　守古⁽⁵⁰⁾，翁则　　操縱　取捨，

靳靳　守古⁽⁵⁰⁾，翁则　　操纵　取舍，

固执守旧，而他却胸有成竹，或取或舍，掌握运用自如，

而　卒　與古合。一時學　者　　鹹

而　卒　与古合。一时学　者　　咸

最终都跟古法相合。一时之间来求学的人，都像

聲隨　　影附，　　翁　教之　亹亹　忘疲⁽⁵¹⁾。

声随　　影附，　　翁　教之　亹亹　忘疲⁽⁵¹⁾。

音声相随形影相依那样，丹溪翁教导他们废寝忘食不知疲倦。

翁　春秋　既　高⁽⁵²⁾，乃　徇　張翼　等　所　請，而　著

翁　春秋　既　高⁽⁵²⁾，乃　徇　张翼　等　所　请，而　著

他的年事已高，　于是允从弟子张翼等人的请求，著述

《格致餘論》《局方發揮》《傷寒辨疑》《本草衍義

補遺》《外科精要新論》諸書⁽⁵³⁾，

《格致余论》《局方发挥》《伤寒辨疑》《本草衍义

补遗》《外科精要新论》诸书⁽⁵³⁾，

《格致余论》《局方发挥》《伤寒辨疑》《本草衍义补遗》《外
科精要新论》等书，

學　者多　誦習　　而取則焉。

学　者多　诵习　　而取则焉。

学医的人大都诵读研习，并从中取得准则。

翁　　簡愨　　貞良⁽⁵⁴⁾，剛嚴　介特⁽⁵⁵⁾；

翁　　简愨　　贞良⁽⁵⁴⁾，刚严　介特⁽⁵⁵⁾；

(50)靳靳：固执吝惜貌。

(51)亹亹：不倦貌。

(52)春秋：谓年事、年龄。

(53)伤寒辨疑：宋濂《故丹溪
先生朱公石表辞》作"伤寒
论辨"。

(54)简愨贞良：简朴诚挚坚
贞善良。
(55)介特：介立特行，即特
立独行。谓行为不苟且随
俗。

丹溪翁为人简朴诚挚坚贞和善，刚强严正特立独行；

執心 以正，立身 以誠；而 孝 友之行⁽⁵⁶⁾，實 本乎

执心 以正，立身 以诚；而 孝 友之行⁽⁵⁶⁾，实 本乎

以正直居心，以诚信立身； 孝亲友悌的行为， 实在是本于

天質。奉 時祀 也⁽⁵⁷⁾， 訂 其 禮文 而

天质。奉 时祀 也⁽⁵⁷⁾， 订 其 礼文 而

天性。 他供奉四时常祭祀，考订那规定的礼仪并

敬 泣 之⁽⁵⁸⁾。 事 母夫人 也，時 其 節宣

敬 泣 之⁽⁵⁸⁾。 事 母夫人 也，时 其 节宣

对先人表达哀切之情。他平日侍候母亲，按时调摄其饮食起居劳逸等，

以 忠養 之⁽⁵⁹⁾。寧 歉 於 己，而 必 致豐於兄弟。

以 忠养 之⁽⁵⁹⁾。宁 歉 于 己，而 必 致丰于兄弟。

悉心奉养她。 宁可对自己欠缺一些，对兄弟必使之丰厚。

寧 薄於己子， 而 必 施厚 於 兄弟之子。

宁 薄于己子， 而 必 施厚 于 兄弟之子。

宁可对自己的子女菲薄，而兄弟的子女必给得多一些。

非 其 友 不友⁽⁶⁰⁾，非 其 道 不道。

非 其 友 不友⁽⁶⁰⁾，非 其 道 不道。

不是志同道合的不去结交，不是正当的道理绝口不谈。

好 論 古今得失， 慨然 有

好 论 古今得失， 慨然 有

他好议论古往今来历史上的成败得失，感慨地有

天下之憂。 世 之 名公卿 多

天下之忧。 世 之 名公卿 多

以天下之忧为己忧的气度，当代的名公巨卿大都屈己相从

折節 下 之⁽⁶¹⁾，翁為 直 陈 治道，无所

(56)孝友：孝顺父母，友爱兄弟。

(57)时祀：一年四季对祖先的常规祭祀。

(58)礼文：指举行祭祀的礼节规定。敬泣：谓祭祀时对祖先表示敬意和哀泣。

(59)时其节宣：谓按时调节生活起居，使劳逸有常，气血宣通。

(60)非其友不友：《孟子·公孙丑上》："伯夷非其君不事，非其友不友"，"不友"之"友"，用如动词。

折节下之⁽⁶¹⁾，翁为直 陈 治道，无所

丹溪翁爽直地为他们陈述治国抚民之道，毫无

顾忌。然但 语及 荣利事， 则 拂衣 而 起。

顾忌。然但 语及 荣利事， 则 拂衣 而 起。

顾忌。可是只要谈到个人荣华名利之事，那就拂衣而起。

与人交， 一以 三纲五纪 为 去 就⁽⁶²⁾。

与人交， 一以 三纲五纪 为 去 就⁽⁶²⁾。

他跟人交往，完全以三纲五常作为断交或是亲近的标准。

尝曰：天下有道，则 行 有 枝叶；

尝曰：天下有道，则 行 有 枝叶；

他曾说过：天下有道，人们的行为好像依树干而生的枝叶那样有美德；

天下 无 道，则 辞 有 枝叶⁽⁶³⁾。

天下 无 道，则 辞 有 枝叶⁽⁶³⁾。

天下无道， 人们的谈吐言辞犹如无本之枝叶虚有其表。

夫 行，本 也； 辞，从 而 生 者 也。苟 见

夫 行，本 也； 辞，从 而 生 者 也。苟 见

实际行动是根本，而言辞是随根本派生出来的。如果遇见

枝叶 之 辞，去 本 而 末 是 务， 辄 怒溢颜面，

枝叶 之 辞，去 本 而 末 是 务， 辄 怒溢颜面，

虚美不实之辞，致力于舍本而逐末的，就怒气溢满颜面，

若 将 浼 焉⁽⁶⁴⁾。翁 之 卓卓 如是⁽⁶⁵⁾，

若 将 浼 焉⁽⁶⁴⁾。翁 之 卓卓 如是⁽⁶⁵⁾，

好像自己也将受到玷污似的。他卓然独立自重有如上述，

则 医 特一事 而已。然 翁 讲学 行事

则 医 特一事 而已。然 翁 讲学 行事

(61)折节：犹屈己。节，谓志节。下：下问，指向朱氏请教。

(62)三纲五纪：即三纲五常，封建社会的道德准则。

(63)"天下有道"四句：语见《礼记·表记》：枝叶依干而生，言行即由体出。"行有枝叶"，指美好之德行。"辞有枝叶"，谓浮夸之言论。

(64)若将浼焉：语见《孟子·公孙丑上》。浼，玷污。

(65)卓卓：超群独立貌。

而于医道只是一个方面的事迹罢了。不过丹溪翁讲学行事

之 大方⁽⁶⁶⁾，已具 吾友 宋太史濂 所為 翁墓誌⁽⁶⁷⁾，

之 大方⁽⁶⁶⁾，已具 吾友 宋太史濂 所为 翁墓志⁽⁶⁷⁾，

的大道， 已载于我友人宋濂太史所作的丹溪先生墓志中，

茲 故 不錄， 而 竊錄 其醫 之 可傳

兹 故 不录， 而 窃录 其医 之 可传

所以这里不再记述，而我则记载他在医学方面可传于世

者 為 翁傳， 庶 使 後之君子 得以互考焉。

者 为 翁传， 庶 使 后之君子 得以互考焉。

的事迹写成丹溪翁传，希望后世君子能将它们互相参照。

論曰⁽⁶⁸⁾：昔 漢 嚴君平⁽⁶⁹⁾，博學 無不通，

论曰⁽⁶⁸⁾：昔 汉 严君平⁽⁶⁹⁾，博学 无不通，

论曰： 从前西汉严君平， 博学 无所不通，

賣蔔 成都。人 有 邪惡非正之問， 則 依著⁽⁷⁰⁾

卖卜 成都。人 有 邪恶非正之问， 则 依著⁽⁷⁰⁾

在成都卖卜。人们有了是非邪正之疑问，他就依据蓍草

龜 為 陈 其 利害。 与 人子 言， 依於

龟 为 陈 其 利害。 与 人子 言， 依于

龟甲占卜的结果陈述其利害关系。跟做子女的交谈，依据

孝； 與 人弟 言， 依於 順； 與

孝； 与 人弟 言， 依于 顺； 与

事亲的孝道；跟做兄弟的交谈，依据于长幼和顺；跟

人臣 言， 依於 忠。 史 稱 其 風聲氣節⁽⁷¹⁾，

人臣 言， 依于 忠。 史 称 其 风声气节⁽⁷¹⁾，

做臣下的交谈，依据于忠心。史书上称赞他的风声亮节，

---

(66)大方：犹大道。

(67)墓志：指宋濂所著《故丹溪先生朱公石表辞》。

(68)论曰：以下言严君平事迹，引自《汉书·王吉等传序》。

(69)严君平：名遵，西汉蜀郡(今成都)人。卖卜于成都街头，以忠信孝义教人，终身不仕，世称逸民。

(70)著：多年生草本植物，全草可入药，茎、叶可制香料，通称"蚰蜒草""锯齿草"。

(71)风声：风貌声望。

足以 激贪　　 而 厉俗。　　 翁 　在 婺

足以 激贪　　 而 厉俗。　　 翁 　在 婺

足以使贪婪者激励并使风俗得到劝勉。丹溪翁在婺州

得 道学之源委⁽⁷²⁾，而混迹於醫⁽⁷³⁾。或以醫来见者，

得 道学之源委⁽⁷²⁾，而混迹于医⁽⁷³⁾。或以医来见者，

掌握了道学的本末原委，而置身医门。有人因医事求见，

未尝 不 以 　葆精毓神 开其心⁽⁷⁴⁾。 至於 一語

未尝 不 以 　葆精毓神 开其心⁽⁷⁴⁾。 至于 一语

他未曾不以珍重养育精神来启发其心志的。至于在或交谈

一默， 一出 一处，　　 凡 有 關於倫理 者，

一默， 一出 一处，　　 凡 有 关于伦理 者，

或缄默，或进或退等言行方面，凡是对人伦大道有关的，

尤 　諄諄訓誨，　 使人 奮 　迅 感慨 激厲

尤 　谆谆训诲，　 使人 奋 　迅 感慨 激厉

尤其谆谆不倦地教导，使得人们感到兴奋迅疾振作激动

之不暇⁽⁷⁵⁾。左丘明有云："仁人之言，其利溥哉⁽⁷⁶⁾！"

之不暇⁽⁷⁵⁾。左丘明有云："仁人之言，其利溥哉⁽⁷⁶⁾！"

而应接不暇。左丘明曾说："仁人之言，它的益处多广泛呵！"

信矣。　　 若 翁 者，　 殆 　 古 所謂

信矣。　　 若 翁 者，　 殆 　 古 所谓

这真是确实的。像丹溪翁这样的人，大概就是古人所说的

直諒多闻 之 益友⁽⁷⁷⁾，又 可 以 醫師 少 之 哉⁽⁷⁸⁾?

直谅多闻 之 益友⁽⁷⁷⁾，又 可 以 医师 少 之 哉⁽⁷⁸⁾?

正直诚挚见识广博的益友，又怎么可仅仅以医师来小看他
呢？

(72)道学：即理学，宋代周敦颐、程颢、程颐、张载、朱熹等倡导的哲学思想。源委：同"原委"，指事物之本末。

(73)混迹：犹言置身、厕足。

(74)葆精毓神：保重养育精神。葆，通"保"。毓，养育。开：启发。

(75)激厉：同"激励"。受到激发而振作。

(76)"仁人"二句：语见《左传·昭公三年》。溥，广大。

(77)直谅多闻之益友：语出《论语·季氏》："友直，友谅，友多闻，益矣。"谅，诚信。

(78)少：轻视；忽视。

扁鹊仓公列传

【提要】

扁鹊，生卒年不详，姬姓，秦氏，名越人，春秋战国时期名医，渤海郡郑人。扁鹊曾居住在中丘（内丘）蓬鹊山（蓬山、鹊山的通称）九仙洞（又名秦越人洞，唐代于鹄诗《秦越人洞中咏》有记），从师于长桑君，尽传其医术禁方，饮以山巅"上池"（石盆）之水，修得高超医术。

本文节选自《史记·扁鹊仓公列传》，据1959年中华书局点校本排印。作者司马迁（前154—前90），字子长，西汉夏阳（今陕西韩城）人，杰出的历史学家和文学家。《史记》是我国第一部纪传体通史，记载了上自黄帝、下至汉武帝长达三千多年的历史。全书共一百三十篇，分十二本纪、十表、八书、三十世家、七十列传。书中以简练生动的语言塑造人物形象，刻画人物性格。鲁迅评价它为"史家之绝唱，无韵之离骚"。

本文综合历代传闻，选取典型事迹，塑造了在历史上享有盛誉、深受人民爱戴的古代名医扁鹊的形象。扁鹊有丰富的医疗经验，擅长各科，精于脉学和望诊，随俗为医。本文反映了两千多年前我国的医学成就。

扁鹊仓公列传

扁鹊者[(1)]，勃海郡郑人也[(2)]，姓秦氏[(3)]，名越人。

扁鹊者[(1)]，勃海郡郑人也[(2)]，姓秦氏[(3)]，名越人。

扁鹊是勃海郡郑地人，姓秦，名叫越人。

少時 为 人 舍长[(4)]。 舍客 长桑君 过[(5)]，扁鹊

少时 为 人 舍长[(4)]。 舍客 长桑君 过[(5)]，扁鹊

年轻时做过他人客馆的主管。舍客长桑君来到客馆，扁鹊

獨 奇 之， 常 谨 遇 之。 长桑君 亦 知

独 奇 之， 常 谨 遇 之。 长桑君 亦 知

独具慧眼认为他奇特不凡，经久地恭敬地接待他。长桑君也知道

扁鹊 非 常人 也。出入 十餘年，乃 呼 扁鹊 私坐，

扁鹊 非 常人 也。出入 十余年，乃 呼 扁鹊 私坐，

扁鹊不是一般的人。往来十多年，才招呼扁鹊避开众人坐下，

閑 与語 曰[(6)]："我有禁方[(7)]，年老，欲 傳与公，公 毋

闲 与语 曰[(6)]："我有禁方[(7)]，年老，欲 传与公，公 毋

私下跟他说："我有秘方，年纪老了，打算传授给您，您不要

泄。" 扁鹊曰："敬諾。"乃 出 其 懷中 藥

泄。" 扁鹊曰："敬诺。"乃 出 其 怀中 药

对外泄露。"扁鹊说："遵命。"于是长桑君从怀中拿出药物

予 扁鹊："飲 是 以 上池之水 三十日[(8)]，

予 扁鹊："饮 是 以 上池之水 三十日[(8)]，

给扁鹊，并说："用不曾沾及地面的水服用这药三十日，

當 知物 矣[(9)]。"乃 悉取其禁方書 盡与扁鹊。忽然

当 知物 矣[(9)]。"乃 悉取其禁方书 尽与扁鹊。忽然

当会出现效验。"说罢就全部取出禁方书给扁鹊后，一下子

不見， 殆 非人 也。 扁鹊 以 其言 飲藥

---

(1)扁鹊：据唐代杨玄操《黄帝八十一难经·序》云："秦越人与轩辕时扁鹊相类，乃号之为扁鹊。又家于卢国，因命之曰卢医也。世或以卢扁为二人者，斯实谬矣。"

(2)勃海郡：汉代郡名，今河北沧州一带。

(3)姓秦氏：上古姓氏有别，姓为族号，氏为姓之分支。

(4)舍长：谓客馆之主事者。舍，客馆，接待宾客之处。

(5)过：至。

(6)闲：私下。

(7)禁方：不公开之医方书。

(8)上池之水：索隐引旧说云："上池水谓水未至地。尽承取露及竹上水，取之以和药。"

(9)知物：索隐以为"知鬼物"。按，知物犹言显示效验。

不见，　　殆 非 人 也。扁 鹊 以 其 言 饮 药

就不知去向，恐怕不是凡人。扁鹊依照长桑君的话服药

三 十 日，视 见 垣 一 方 人。　　　以 此

三 十 日，视 见 垣 一 方 人。　　　以 此

三十天，眼睛能看得见墙垣另一边的人。凭借这种视力

视 病，尽 见 五 藏 癥 结，　特 以 诊 脉 为 名 耳。

视 病，尽 见 五 藏 癥 结，　特 以 诊 脉 为 名 耳。

诊察疾病，能全部看到五脏的癥结病灶。尤以诊脉闻名。

为 医 或 在 齐[10]，或 在 赵。在 赵 者 名 扁 鹊。

为 医 或 在 齐[10]，或 在 赵。在 赵 者 名 扁 鹊。

行医有时在齐国，　有时在赵国。在赵国的时候名叫扁鹊。

> (10)或在齐:齐,今山东大部,江苏、安徽北部小部分地区。

当 晋昭公 时，诸 大夫 强 而 公族 弱[11]，

当 晋昭公 时，诸 大夫 强 而 公族 弱[11]，

在晋昭公时，众大夫的势力强大而国君宗族的力量弱小。

> (11)公族:又称公姓,即诸侯之同族。

赵简子 为 大夫[12]，专 国事。简子 疾，五日不知人，

赵简子 为 大夫[12]，专 国事。简子 疾，五日不知人，

赵简子任大夫，专擅国家大事。赵简子患病，五天不省人事。

> (12)赵简子:即赵鞅,亦称赵孟,春秋末年为晋国之卿,专擅国政。

大夫 皆 惧，　于是 召 扁鹊。扁鹊 入，视 病，

大夫 皆 惧，　于是 召 扁鹊。扁鹊 入，视 病，

众大夫都很惊恐，于是召请扁鹊。扁鹊进去，看完病，

出，　董安于 问 扁鹊[13]，扁鹊曰:"血脉 治 也[14]，

出，　董安于 问 扁鹊[13]，扁鹊曰:"血脉 治 也[14]，

退出来，董安于询问扁鹊，扁鹊说:"血脉都很正常，

> (13)董安于:亦作"董安阏",赵简子家臣。
> (14)治:正常。

而 何怪!　昔 秦穆公 尝 如此，七日 而 寤。

而 何怪!　昔 秦穆公 尝 如此，七日 而 寤。

你们惊怪什么？ 从前秦穆公也曾经这样，过了七天苏醒了。

今 主君 之 病 与 之 同， 不出 三日 必 閑(15)。"

今 主君 之 病 与 之 同， 不出 三日 必 閑(15)。"

如今你们主君的病情跟他相同，不超出三天一定会好。"

居 二日半，简子 窹。

居 二日半，简子 窹。

过了两天半，赵简子苏醒了。

(15)閑：病愈。

其後 扁鵲 過 虢(16)。虢太子 死(17)，扁鵲至虢宫

其后 扁鹊 过 虢(16)。虢太子 死(17)，扁鹊至虢宫

那以后扁鹊来到虢国。听说虢太子病故，扁鹊到宫廷

門下，問 中庶子 喜方者 曰(18)："太子 何 病，

门下，问 中庶子 喜方者 曰(18)："太子 何 病，

门前，询问爱好方技的中庶子说："太子患什么病，为什么

國中 治 禳 過 於 眾事(19)？"中庶子 曰：

国中 治 禳 过 于 众事(19)？"中庶子 曰：

都城中举办消邪求福的祭祀超过其他诸事？" 中庶子说：

"太子 病 血氣 不時， 交錯 而 不得 泄，

"太子 病 血气 不时， 交错 而 不得 泄，

"太子患有血气不能按时运行之病，血气交互错乱不能疏泄，

暴發 於 外，則 為 中害(20)。 精神 不能 止邪氣，

暴发 于 外，则 为 中害(20)。 精神 不能 止邪气，

骤然发作在外，就造成内脏受损的病证。精神不能制止邪气，

邪氣 畜積 而 不得泄，是以 陽緩而 陰急(21)，故 暴蹷

而 死(22)。"

邪气 畜积 而 不得泄，是以 阳缓而 阴急(21)，故 暴蹷

(16)虢：古国名。此似指东虢（今河南三门峡一带）。

(17)虢太子：《说苑·辨物》载有扁鹊为赵太子治病事，与此略同。

(18)中庶子：古官名，负责教育管理诸侯卿大夫之庶子。

(19)禳：通"攘"。去邪求福的祭祀。

(20)中害：内脏受害。中，中藏，古人谓内脏为中脏。

(21)"精神"三句：《扁鹊仓公传汇考》云："精神不能止邪气，即(内)经所谓精气夺则虚也。邪气郁积而不得泄，即所谓邪气盛则实也。

(22)暴蹷：古病名，突然昏厥不省人事之病症。蹷，通"厥"。正虚故阳缓，邪实故阴急。缓、急，尽亦犹虚实之谓。"

而 死⁽²²⁾。"

邪气蓄积而不能外泄，因此正虚邪盛，　　所以突然昏倒不省人事而死。"

扁鵲曰：“其 死 何 如 時？” 曰： “雞鳴

扁鹊曰：“其 死 何 如 时？” 曰： “鸡鸣

扁鹊问：“他死亡在什么时间？”中庶子说：“鸡鸣时分

至今⁽²³⁾。" 曰： "收 乎⁽²⁴⁾？" 曰： "未也，	(23)鸡鸣：古代时段名，相当于凌晨1—3时，即丑时。
至今⁽²³⁾。" 曰： "收 乎⁽²⁴⁾？" 曰： "未也，	(24)收：集解："谓棺殓。"
直到现在。"扁鹊问："收殓了吗？"中庶子说："没有，	
其死 未 能 半日 也⁽²⁵⁾。"　　　　"言臣	(25)未能：未及。
其死 未 能 半日 也⁽²⁵⁾。"　　　　"言臣	
太子亡故还不到半天啊。"扁鹊让中庶子去报告虢君："说我	
齊 勃海 秦越人 也，家 在於鄭，未嘗得望 精光⁽²⁶⁾，	(26)精光：犹神采。谓仪容。
齐 勃海 秦越人 也，家 在于郑，未尝得望 精光⁽²⁶⁾，	
是齐勃海地方的秦越人，家住在郑，以前不曾来拜望国君的仪容，	
侍謁 於 前 也。聞 太子 不幸而死，臣 能 生 之。"	
侍谒 于 前 也。闻 太子 不幸而死，臣 能 生 之。"	
在您跟前谒见侍奉。听说太子不幸病故，我能使他活过来。"	
中庶子 曰：“先生得無誕之乎⁽²⁷⁾？何以言太子可生也！	(27)诞：欺骗。
中庶子 曰：“先生得无诞之乎⁽²⁷⁾？何以言太子可生也！	
中庶子说：“您该不是哄骗我吧？凭什么说太子能活过来呢？	(28)俞跗：相传为黄帝时名医。又作俞拊、踰跗、俞柎、榆柎、臾跗等。
臣聞 上古之時，醫 有 俞跗⁽²⁸⁾，治病 不 以	(29)醴灑：泛指酒剂。醴，谓甜酒。
臣闻 上古之时，医 有 俞跗⁽²⁸⁾，治病 不 以	(30)挢引：指动摇四肢引挽身体的一种健身疗法。
我知道上古之世，有个叫俞跗的医生，他治病不用	
湯液 醴灑⁽²⁹⁾，鑱石 撟引⁽³⁰⁾，案扤 毒熨⁽³¹⁾，	(31)案扤(wù)：指按摩推拿病者肢体的疗法。毒熨：药熨，以药物熨敷患处的疗法。
汤液 醴洒⁽²⁹⁾，镵石 挢引⁽³⁰⁾，案扤 毒熨⁽³¹⁾，	

汤液、酒剂、针石、导引、按摩和药物熨敷等方法，

一撥 見病之應⁽³²⁾，　因 五藏之輸⁽³³⁾，乃 割皮解肌，

一拨 见病之应⁽³²⁾，　因 五藏之输⁽³³⁾，乃 割皮解肌，

一经诊察就能发现病候，顺着五脏的腧穴，于是割开皮肤，

訣 脈　　結筋⁽³⁴⁾，搦 髓腦⁽³⁵⁾，揲 荒 爪 幕⁽³⁶⁾，

诀 脉　　结筋⁽³⁴⁾，搦 髓脑⁽³⁵⁾，揲 荒 爪 幕⁽³⁶⁾，

解剖肌肉，疏通脉道，联结经筋，按治髓脑，疏理膏肓膈膜，

湔浣 腸胃⁽³⁷⁾，漱滌 五藏⁽³⁸⁾，練精 易形。先生之方

湔浣 肠胃⁽³⁷⁾，漱涤 五藏⁽³⁸⁾，练精 易形。先生之方

清洗肠胃，浣洗五脏，修炼精气，变更形体。　您的方技

能若是，則 太子可生也；不能若是，而 欲生之，曾

能若是，则 太子可生也；不能若是，而 欲生之，曾

如能这样，太子就可回生；　不能如此，却要使他回生，简直

不可以 告 咳嬰之兒⁽³⁹⁾！”　　　終日⁽⁴⁰⁾，扁鵲 仰天

不可以 告 咳婴之儿⁽³⁹⁾！”　　　终日⁽⁴⁰⁾，扁鹊 仰天

不能把这种话去告诉刚会笑的婴儿！”许久，扁鹊抬头仰天

嘆 曰：　“夫子 之為方也，若 以管窺天⁽⁴¹⁾，以 郤

叹 曰：　“夫子 之为方也，若 以管窥天⁽⁴¹⁾，以 郤

叹息说：“您所谓的方技，好像从竹管中窥天，　从缝隙中

視 文⁽⁴²⁾。越人 之為方也，不 待 切脈、 望色、

视 文⁽⁴²⁾。越人 之为方也，不 待 切脉、 望色、

看图纹；　我所施行的方技，不必等到切脉象、望面色、

聽 聲、寫 形⁽⁴³⁾，言 病之所在。　　聞 病之陽，

听 声、写 形⁽⁴³⁾，言 病之所在。　　闻 病之阳，

听声音、察形态，就能说出疾病之所在。了解疾病的阳分，

論 得 其陰；　聞 病之陰，　論 得 其陽⁽⁴⁴⁾。

注释
(32)拨：谓解衣诊察。病之应：疾病于外表的反应，即病候。
(33)因：依循。输：通“腧”。
(34)诀：通“决”。疏导。
(35)搦：按摩。
(36)揲荒爪幕：持取膏肓，疏理膈膜。揲，持。荒，通“肓”。爪，用如动词，谓以指按治。幕，通“膜”。
(37)湔浣：洗涤。
(38)漱涤：浣洗。
(39)咳：《说文》：“小儿笑也。……古文咳从子。”
(40)终日：王念孙《读书杂志·史记第五》云：“终日，良久也。”
(41)以管窥天：喻所见者小。管，竹管。
(42)郤(xì)：同“郤”。空隙。文：线条交错的图纹、画饰。
(43)写形：审察病者之体能。写，犹审。

论 得 其 阴；　　闻 病 之 阴，　　论 得 其 阳(44)。

就能论断其阴分；了解疾病的阴分，就能论断其阳分。

病 應 見 於 大 表(45)，不 出 千 里，

病 应 见 于 大 表(45)，不 出 千 里，

疾病的证候呈现在外表，我与病者相距不出千里之外，

决 者 至 眾(46)，　　　　不 可 曲 止 也(47)。子

决 者 至 众(46)，　　　　不 可 曲 止 也(47)。子

就能以众多的诊断方法决诊，此中原委不能尽述。如果您

以 吾 言 為 不 誠，试 入 诊 太 子，當 聞 其

以 吾 言 为 不 诚，试 入 诊 太 子，当 闻 其

认为我的话不真实，可以进去试诊太子，会知道他的

耳 鳴 而 鼻 張，　　循 其 兩 股，以 至 於 陰，

耳 鸣 而 鼻 张，　　循 其 两 股，以 至 于 阴，

耳中有声响，鼻翼在扇动，循摸他的两腿，一直到阴部，

當 尚 溫 也。"中庶子 聞 扁 鹊 言，目 眩 然 而 不 瞚(48)，

当 尚 温 也。"中庶子 闻 扁 鹊 言，目 眩 然 而 不 瞚(48)，

应当还是温暖的。"中庶子听了扁鹊的话，惊奇得眼睛发花而目瞪，

舌 撟 然 而 不 下(49)。乃 以 扁 鹊 言 入 報 虢君。

舌 挢 然 而 不 下(49)。乃 以 扁 鹊 言 入 报 虢君。

舌头翘举不下而口呆，于是把扁鹊的话去入报虢君。

虢君 聞 之 大 驚，　出 見 扁 鹊 於 中 闕，曰：

虢君 闻 之 大 惊，　出 见 扁 鹊 于 中 阙，曰：

虢君听到这番话，非常惊奇，出来在中阙会见扁鹊，说：

(44)"闻病之阳"四句：《素问·阴阳别论》："知阳者知阴，知阴者知阳。"王冰注："深知则备识其变易。"

(45)大表：谓体表。

(46)"不出千里"二句：此言身不出千里之外，只要知其病候，即能以多种诊断方法，知其生死存亡。

(47)不可曲止：曲，详尽。止，语助词。

(48)瞚：同"瞬"。眨眼。

(49)挢：举。

"竊聞高義 之 日 久矣(50)，然 未嘗 得 拜謁於前也。

"窃闻高义 之 日 久矣(50)，然 未尝 得 拜谒于前也。

"我听说您的崇高义行已经很久了，可是不曾到您跟前来拜会。

(50)高义：谓崇高之义行。

先生 過 小國，幸而 舉 之，偏國 寡臣 幸 甚。

先生 过 小国，幸而 举 之，偏国 寡臣 幸 甚。

您到我的小国，有幸地救助我，使处在偏远之国的寡人荣幸之至。

有先生 則 活，　　　　　無先生 則

有先生 则 活，　　　　　无先生 则

有了您，我的儿子就能救活，没有您，我的儿子就将

弃捐填溝壑(51)，　　长終 而不得反。"言 未卒，

弃捐填沟壑(51)，　　长终 而 不得反。"言 未卒，

被抛弃去充填沟壑，长逝而不能回生。"　话未说完，

(51)"弃捐"五字：婉言"死"。

因噓唏服臆(52)，魂精泄横，流涕長潸(53)，忽忽承睞(54)，

因嘘唏服臆(52)，魂精泄横，流涕长潸(53)，忽忽承睞(54)，

就悲恸得抽泣哽咽，神魂失散，　　　　长时间地垂泪，

悲 不能自止，　　　　容貌 變更。　扁鵲曰：

悲 不能自止，　　　　容貌 变更。　扁鹊曰：

悲哀得不能自己抑止自己，容貌都变了样子。扁鹊说：

(52)嘘唏：同"欷歔"。悲咽抽泣貌。服(bì)臆：同"愊臆""愊憶""愊抑"。因悲伤而气满郁塞。
(53)涕：泪。长潸：索隐："谓长垂泪也。"
(54)忽忽：泪珠滚滚貌。承睞：索隐："睞即睫也。承睞，言泪恒垂以承于睫也。"

"若 太子病，　所謂 屍蹶 者 也(55)。太子 未 死

"若 太子病，　所谓 尸蹶 者 也(55)。太子 未 死

"如太子那样的病，就是所谓'尸蹶'。太子不曾死亡

(55)尸蹶：古病名，厥证之一。

也。"扁鵲 乃 使 弟子 子陽 屬針砥石(56)，以 取 外

也。"扁鹊 乃 使 弟子 子阳 厉针砥石(56)，以 取 外

啊。"扁鹊于是指派弟子子阳研磨针石，　用针刺取体表的

(56)厉：磨。

三陽五會[57]。有閑，太子 蘇。 乃 使 子豹

三阳五会[57]。有闲，太子 苏。 乃 使 子豹

百会穴。 过了不久，太子苏醒。于是又使弟子子豹

為 五分之熨[58]，以 八減之齊 和 煮之[59]，以 更 熨

为 五分之熨[58]，以 八减之齐 和 煮之[59]，以 更 熨

制作五分的药熨，以八减的药剂混和煎煮，用它交替熨贴

兩脅下。太子 起 坐。更 適 陰陽[60]，但 服湯 二旬

两胁下。太子 起 坐。更 适 阴阳[60]，但 服汤 二旬

左右胁下。太子能起身跪坐。再调整阴阳，只服汤药二十天

而 復故。故 天下 盡以扁鵲 為 能 生死人。扁鵲曰：

而 复故。故 天下 尽以扁鹊 为 能 生死人。扁鹊曰：

就复原。所以天下全认为扁鹊能使死者复生。扁鹊说：

"越人 非 能 生死人也，此 自當生者，越人 能使

之 起耳。"

"越人 非 能 生死人也，此 自当生者，越人 能使

之 起耳。"

"我不能使死者复生， 这是本自当存活的， 我能使

他病愈罢了。"

扁鵲 過 齊，齊桓侯 客 之[61]。入朝 見，

扁鹊 过 齐，齐桓侯 客 之[61]。入朝 见，

扁鹊到齐国，齐桓侯把他当作贵客。扁鹊入朝拜见齐桓侯，

曰："君有疾在腠理，不治將深。"桓侯曰："寡人無

曰："君有疾在腠理，不治将深。"桓侯曰："寡人无

说："君主有病在腠理，不治疗将会加重。"桓侯说："我没有

疾。"扁鵲 出，桓侯謂左右曰："醫之好利也，

(57)三阳五会：即百会穴。针百会可以通阳于上。

(58)五分之熨：索隐："谓熨之令温暖之气入五分也。"

(59)八减之齐：古方齐名。

(60)更适阴阳：再调适其阴阳乖乱、上下失常的方面。适，调适。

(61)齐桓侯：集解以为是战国时齐桓公田午。《韩非子·喻老》作"蔡桓侯"。

疾。"扁鹊　出，桓侯谓左右曰："医之好利也，

病。"扁鹊退出后，桓侯对左右侍臣说："医生爱好私利，

欲　以　不疾　者　為　功。"　　　後五日，扁鹊　復

欲　以　不疾　者　为　功。"　　　后五日，扁鹊　复

想把治疗没病的人作为自己的功劳。"过了五天，扁鹊　又

見，　　　曰："君　有疾　在血脈，不治　將深。"

见，　　　曰："君　有疾　在血脉，不治　将深。"

拜见桓侯，说："君主有病在血脉，不医治恐怕要加重。"

桓侯曰："寡人　無疾。"扁鹊　出，桓侯　不悦。

桓侯曰："寡人　无疾。"扁鹊　出，桓侯　不悦。

桓侯说："　我没病。"　　　扁鹊退走后，桓侯很不高兴。

後五日，扁鹊　復見，曰："君有疾　在　肠胃間，

后五日，扁鹊　复见，曰："君有疾　在　肠胃间，

五天以后，扁鹊再次拜见桓侯，说："君主的肠胃中有病，

不治　將深。"　　桓侯　不應。　　　扁鹊　出，桓侯

不治　将深。"　　桓侯　不应。　　　扁鹊　出，桓侯

不治疗将要加深。"桓侯听了不理睬。扁鹊退出后，桓侯

不悦。　　後五日，扁鹊　復見，　　　望見

不悦。　　后五日，扁鹊　复见，　　　望见

极不高兴。五天以后，扁鹊又一次去拜见桓侯，一望见

桓侯　而　退走。　　　桓侯　使人　問其故。

桓侯　而　退走。　　　桓侯　使　人　问其故。

齐桓侯就向后退而跑走了。桓侯派人去询问其中的缘故。

扁鹊曰："疾　之　居腠理　也，汤熨　之　所及　也；

扁鹊曰："疾　之　居腠理　也，汤熨　之　所及　也；

扁鹊说："疾病处在肌肤腠理时，是汤药和熨贴的效力所能
达到的部位；

在 血脈， 針石 之 所及 也； 其

在 血脉， 针石 之 所及 也； 其

疾病在血脉时，是针灸砭石的作用所能到达的部位；疾病

在 腸胃， 酒醪 之 所及 也； 其 在 骨髓，

在 肠胃， 酒醪 之 所及 也； 其 在 骨髓，

进入肠胃，是药酒的力量所能到达的部位；疾病进入骨髓，

雖 司命 無奈之何！ 今

虽 司命 无奈之何！ 今

即使掌管世人生命的神人也无可奈何了！如今君主的病

在 骨髓， 臣 是以 無請 也。" 後五日，

在 骨髓， 臣 是以 无请 也。" 后五日，

已在骨髓，我所以不再请求给他治病了。"五天以后，

桓侯 體病(62)， 使人 召 扁鵲， 扁鵲 已 逃 去。

桓侯 体病(62)， 使人 召 扁鹊， 扁鹊 已 逃 去。

齐桓侯体有重病，派人去召扁鹊，扁鹊已经逃走离去。

桓侯 遂 死。

桓侯 遂 死。

齐桓侯就此死亡了。

(62)体病：《读书杂志》以为"病当作痛"。《韩非子·喻老》及《新序·杂事》亦作"体痛。"嵇康《养生论》："桓侯以觉痛之日，为受病之始。"

使 聖人 預知 微， 能 使 良醫 得蚤

使 圣人 预知 微， 能 使 良医 得蚤

假如能像圣人那样预知疾病的隐微征兆，能使良医得以及早

從事， 則疾可已， 身可活也。 人之所病， 病疾多；

从事， 则疾可已， 身可活也。 人之所病， 病疾多；

防治，病就能治愈，身命能存活。人们的忧虑是疾病多，

而 醫之所病，病 道少⁽⁶³⁾。 故 病 有 六不治：

而 医之所病，病 道少⁽⁶³⁾。 故 病 有 六不治：

而医生所忧虑的是治法少。 所以病有六种不易治的情况：

驕恣 不論於理⁽⁶⁴⁾，一不治也； 輕身 重財，

骄恣 不论于理⁽⁶⁴⁾，一不治也； 轻身 重财，

骄横放纵不讲道理， 是一不治； 看轻身体而看重财物，

二不治也；衣食 不能 適， 三不治也；陰陽 並，

二不治也；衣食 不能 适， 三不治也；阴阳 并，

是二不治； 衣服饮食不能调适，是三不治； 阴阳偏聚，

藏氣 不定⁽⁶⁵⁾，四不治也； 形羸 不能服藥，

藏气 不定⁽⁶⁵⁾，四不治也； 形羸 不能服药，

脏气不安， 是四不治； 身形瘦弱不能用药，

五不治也；信巫 不信醫， 六不治也。有此一者，

五不治也；信巫 不信医， 六不治也。有此一者，

是五不治； 迷信巫祝不信医道，是六不治。 有此一种，

則 重 難治也⁽⁶⁶⁾。扁鵲 名聞天下。過 邯鄲， 聞

则 重 难治也⁽⁶⁶⁾。扁鹊 名闻天下。过 邯郸， 闻

那就甚为难治了。 扁鹊医名传闻天下。到赵都邯郸，听说

貴 婦人， 即 為 帶下醫； 過 雒陽⁽⁶⁷⁾，聞

贵 妇人， 即 为 带下医； 过 雒阳⁽⁶⁷⁾，闻

当地尊重妇女，便做妇科医生； 到周都洛阳，了解到

周人 愛 老人， 即 為 耳目痺 醫⁽⁶⁸⁾；

周人 爱 老人， 即 为 耳目痹 医⁽⁶⁸⁾；

周都之人敬爱老者，便做专治耳、目、痹等病的医生；

來入 咸陽，聞 秦人 愛 小兒，即 為 小兒醫：隨

来入 咸阳，闻 秦人 爱 小儿，即 为 小儿医：随

(63)"人之所病"四句：宋•郭雍《伤寒补亡论•自序》："扁鹊云：人之所患，患疾多；医之所患，患道少。道少疾多，此标本之所难相得也。"以患释病，其义甚明。

(64)"骄恣"句：《灵枢•师传》："王公大人，血食之君，骄恣从(纵)欲轻人，而无能禁之。"

(65)"阴阳并"二句：《素问•调经论》："血气未并，五藏安定。……阴与阳并，血气以并，病形以成。"张介宾注："并，谓偏聚也。"

(66)重(zhòng)：甚。

(67)雒(luò)阳：即今河南洛阳。

(68)耳目痹医：老人所患，以寒痹及目之疾居多，故为耳目痹医。

到咸阳闻知秦国之人珍爱儿童，便做小儿科医生：依随

俗　　为變⁽⁶⁹⁾。秦　太醫令　李醯　自　知

俗　　为变⁽⁶⁹⁾。秦　太医令　李醯　自　知

各地的习俗而变换。秦国太医令李醯，自己知道自己的

伎　不如　扁鵲　也⁽⁷⁰⁾，使人　刺殺　之。　至今

伎　不如　扁鹊　也⁽⁷⁰⁾，使人　刺杀　之。　至今

医技比不上扁鹊，　　　就派人刺杀他。　　　至今

天下　言脈者，　由扁鵲　也。

天下　言脉者，　由扁鹊　也。

天下探讨研究脉学的，是从扁鹊传授下来的。

太倉公者，齊　太倉長⁽⁷¹⁾，臨菑人也⁽⁷²⁾，姓

太仓公者，齐　太仓长⁽⁷¹⁾，临菑人也⁽⁷²⁾，姓

太仓公是齐国都城粮仓的主管者，临菑人。　　复姓

淳於氏，名意。少而喜　醫方術。高後八年⁽⁷³⁾，

淳于氏，名意。少而喜　医方术。高后八年⁽⁷³⁾，

淳于氏，名意。年轻时就喜爱医学方术。高后八年时，

更　受師　同郡　元里　公乘陽慶⁽⁷⁴⁾。　慶年七十餘，

更　受师　同郡　元里　公乘阳庆⁽⁷⁴⁾。　庆年七十余，

又另外师从于同郡元里地方的公乘阳庆。公乘阳庆七十多
岁了，

無子，　使意盡　去其故方，更　悉　以禁方予

无子，　使意尽　去其故方，更　悉　以禁方予

没有子女，让淳于意全部抛弃他的旧方，另外将禁方全给

之，傳　黄帝、扁鵲　之　脈書，五色診病，知人

之，传　黄帝、扁鹊　之　脉书，五色诊病，知人

他，又传授黄帝、扁鹊的脉书，五色诊病之法，能知人

(69)随俗为变：谓扁鹊医道能适应社会需要而变通，正与"医之所病，病道少"相反。

(70)太医令：据《汉书·百官公卿表》，秦制，奉常及少府属官有太医令丞。

(71)太仓长：国都粮仓之主管者。亦称太仓令。

(72)临菑：齐国都城。今山东临淄。

(73)高后八年：公元前180年。高后，汉高祖刘邦妻吕雉。

(74)元里：齐地名。公乘：秦汉时爵位名，为第八爵。

死生，　决 嫌疑⁽⁷⁵⁾，定 可治，　及 藥論，　甚

死生，　决 嫌疑⁽⁷⁵⁾，定 可治，　及 药论，　甚

生死，　决断疑难，确定可治与否，以及药论等等，很是

精。受 之 三年，　　　為 人 治病，决 死生

精。受 之 三年，　　　为 人 治病，决 死生

精要。淳于意受公乘阳庆之学三年，给人治病，决诊死生

多 驗。然 左右 行 遊 諸侯⁽⁷⁶⁾，　不 以 家

多 验。然 左右 行 游 诸侯⁽⁷⁶⁾，　不 以 家

多有效验。然而他四出游走于诸侯之国，不把自己的家庭

為 家，　　或 不為人治病，病家 多 怨之者。

为 家，　　或 不为人治病，病家 多 怨之者。

作为固定住所，有时不给人治病，病家有不少埋怨他的。

文帝四年 中⁽⁷⁷⁾，人 上書 言 意，以 刑罪

文帝四年 中⁽⁷⁷⁾，人 上书 言 意，以 刑罪

汉文帝四年年中，有人上书控告淳于意，因触犯刑律

當傳　　西之長安⁽⁷⁸⁾。　意 有 五 女，

当传　　西之长安⁽⁷⁸⁾。　意 有 五 女，

应乘驿传之车西行押往长安。　　淳于意有五个女儿，

隨 而 泣。　　意 怒，罵 曰："生子 不生男⁽⁷⁹⁾，

随 而 泣。　　意 怒，骂 曰："生子 不生男⁽⁷⁹⁾，

她们都跟着哭泣。淳于意发怒，骂道："生孩子不生男孩，

緩急 無可使者⁽⁸⁰⁾！"於是 少女 緹縈 傷 父之言⁽⁸¹⁾，

缓急 无可使者⁽⁸⁰⁾！"于是 少女 缇萦 伤 父之言⁽⁸¹⁾，

急事临头没有可派用处的！"在这时，小女儿缇萦感到父亲
的话说得很悲伤，

乃 隨父 西，上書 曰："妾父 為 吏⁽⁸²⁾，　齊中

右欄注釈：

(75)决嫌疑：决断医学上疑惑难明之事。

(76)左右：泛指四方。

(77)文帝四年：公元前 176 年。文帝，汉文帝刘恒。

(78)传：索隐："乘传送之。"传，驿车。谓由驿站备马车押送。

(79)子：《礼记·曲礼下》注："言子者，通男女。"

(80)缓急：谓急。

(81)少女：幼女。缇萦：缇萦上书替父赎罪一事，亦见《汉书·刑法志》。

乃 随 父 西, 上 书 曰: "妾 父 为 吏(82),　　齐 中

就随父西行。她向皇帝上书说："我的父亲做小官,齐国中

称 其 廉 平,　　今 坐 法 当 刑(83)。　　妾 切

称 其 廉 平,　　今 坐 法 当 刑(83)。　　妾 切

称赞他廉洁正直,如今因犯罪依法当处肉刑。我深切地

痛 死者 不可 复生,　而 刑者　　不可 复续,

痛 死者 不可 复生,　而 刑者　　不可 复续,

痛感死了的人不能复生,受肉刑的罪人肢体不能再接续,

虽 欲 改过自新,其 道 莫由,　　　　终

虽 欲 改过自新,其 道 莫由,　　　　终

虽想要改过自新,可是却无从知道这自新的途径,最终

不可 得。 妾 愿 入身 为 官婢,　　以 赎 父 之

不可 得。 妾 愿 入身 为 官婢,　　以 赎 父 之

也不能得到。我要求把自身抵入为官婢,以此赎免父亲的

刑罪,　　使 得 改行自新 也。" 书 闻,　　上

刑罪,　　使 得 改行自新 也。" 书 闻,　　上

肉刑之罪,使他能改过自新啊。"此书被皇上闻知,文帝

悲 其 意。　　　此 岁 中　亦 除 肉刑法(84)。

悲 其 意。　　　此 岁 中　亦 除 肉刑法(84)。

认为其情意可悲悯。就在这一年中废除了肉刑的法律。

意 家居,　诏　　召　问 所 为 治病 死生

意 家居,　诏　　召　问 所 为 治病 死生

淳于意在家安居,皇帝下令召他询问诊治疾病死生

验者 几何人 也,　主名 为 谁(85)? 臣 意 对曰:

验者 几何人 也,　主名 为 谁(85)? 臣 意 对曰:

(82)妾:古代妇女的卑称。

(83)坐法:因犯法而获罪。

(84)除肉刑法:据《汉书·刑法志》,孝文帝即位十三年,除肉刑三(废除黥、劓和刖三种肉刑)。

(85)主名:病主(病者)之名。

101

有效验的有多少人，病家姓名是谁。下臣淳于意回禀说：

齊中大夫 病齲齒⁽⁸⁶⁾，臣意灸其左大陽明脈⁽⁸⁷⁾，

齐中大夫 病龋齿⁽⁸⁶⁾，臣意灸其左大阳明脉⁽⁸⁷⁾，

齐国的中大夫患龋齿， 我灸治他的左手阳明脉，

即 為苦參湯，日嗽三升⁽⁸⁸⁾，出入五六日⁽⁸⁹⁾，病已。

即 为苦参汤，日嗽三升⁽⁸⁸⁾，出入五六日⁽⁸⁹⁾，病已。

随即用苦参汤，每天取三升漱口，前后五六天， 病愈。

得之 風 及臥 開口，食而 不嗽。

得之 风 及卧 开口，食而 不嗽。

得病的原因是受风，以及睡时张口和 食后 不漱口。

(86)中大夫：汉代官名。

(87)左大阳明脉：《证类本草》引此作"左手阳明脉"。王冰注："手阳明脉中，商阳、二间、三间、合谷、阳溪、偏历、温留七穴，并主齿痛。"

(88)嗽：通"漱"。漱口。

(89)出入五六日：出入，犹言前后。

葘川王 美人 懷子 而 不乳⁽⁹⁰⁾，來召臣意。臣

葘川王 美人 怀子 而 不乳⁽⁹⁰⁾，来召臣意。臣

葘川王的后宫美人怀孕而不能产下，前来召我， 我

意往，飲以 莨蘯藥 一撮⁽⁹¹⁾，以酒飲之，旋 乳。臣

意往，饮以 莨蘯药 一撮⁽⁹¹⁾，以酒饮之，旋 乳。臣

前往诊治，服用一撮莨菪之药， 以酒饮药，随即产下。我

意 復 診其脈，而 脈躁。躁者，有餘病⁽⁹²⁾，即

意 复 诊其脉，而 脉躁。躁者，有余病⁽⁹²⁾，即

又诊察她的脉象，其脉躁动。躁脉主邪实有余病，就

飲以 消石 一齊⁽⁹³⁾，出血，血 如 豆比 五六枚⁽⁹⁴⁾。

饮以 消石 一齐⁽⁹³⁾，出血，血 如 豆比 五六枚⁽⁹⁴⁾。

用芒硝一剂使她服下，泄出瘀血恶露，其血如豆粒，大约五六枚。

(90)葘川王：此指齐悼惠王之子刘贤。葘川，西汉封国名，今山东寿光一带。美人：汉代嫔妃的称号。乳：指产子。

(91)莨蘯：即莨菪，药名。有解痉镇静作用。

(92)"躁者"二句：脉躁者为邪实有余之病。此指产后瘀血留滞。

(93)消石：药名，即朴硝。能破瘀通滞。

(94)豆比：即"豆逼"，豆粒《颜氏家训·勉学》云："穷访蜀士，呼粒为逼，时莫之解。"

齊王黄姬兄黄長卿家有酒召客，召臣意。諸客

齐王黄姬兄黄长卿家有酒召客，召臣意。诸客

齐王黄姬之兄黄长卿家有酒会客，也来召我，与众客

坐⁽⁹⁵⁾，未上食。臣意 望见 王后 弟 宋建，告曰：

坐⁽⁹⁵⁾，未上食。臣意 望见 王后 弟 宋建，告曰：

就座，尚未进食。我 看到 王后之弟宋建，就告诉他说：

"君有病，往四五日⁽⁹⁶⁾，君 要脅痛⁽⁹⁷⁾，不可俛仰⁽⁹⁸⁾，

"君有病，往四五日⁽⁹⁶⁾，君 要胁痛⁽⁹⁷⁾，不可俯仰⁽⁹⁸⁾，

"您有病，前四五天， 您的腰胁痛得不能俯仰，

又 不得小溲。不 亟 治，病 即 入 濡肾⁽⁹⁹⁾。及其

又 不得小溲。不 亟 治，病 即 入 濡肾⁽⁹⁹⁾。及其

小便又不通畅。 不急治， 病就要浸染肾脏。 要赶上它

未 舍 五藏，急 治 之。病 方 今 客肾濡⁽¹⁰⁰⁾，

未 舍 五藏，急 治 之。病 方 今 客肾濡⁽¹⁰⁰⁾，

未入侵五脏时抓紧治病。 今病将侵入肾而影响小便，

此 所謂 肾痹 也⁽¹⁰¹⁾。"宋建曰："然。建 故 有

要脊痛 ⁽¹⁰²⁾。

此 所谓 肾痹 也⁽¹⁰¹⁾。"宋建曰："然。建 故 有

要脊痛 ⁽¹⁰²⁾。

这就是所谓肾痹之病。" 宋建说："对。我确有腰脊痛。

往四五日，天雨，黄氏诸倩 見 建家京下方石⁽¹⁰³⁾，

往四五日，天雨，黄氏诸倩 见 建家京下方石⁽¹⁰³⁾，

前四五日，天下着雨，黄家众女婿看到我家粮仓下面有块
方石，

即 弄 之⁽¹⁰⁴⁾， 建 亦 欲 效 之，效 之

即 弄 之⁽¹⁰⁴⁾， 建 亦 欲 效 之，效 之

就搬弄玩耍起来，我也要模仿他们，学他们搬弄方石

---

(95)诸客坐：《太平御览》引作"与诸客坐"。

(96)往：以往；过去。
(97)要：同"腰"。
(98)俛仰：俯仰。俛，"俯"的异体字。

(99)濡肾：染及肾脏。一说，肾藏精主液，故曰濡肾。濡，润湿也。

(100)客肾濡：正义云："病方客在肾，欲溺，肾也。"意为病正侵入肾脏，因而影响小便。

(101)肾痹：《灵枢·经脉》云：足少阳肾经受伤，"实则则癃，虚则腰痛。"谓肾居腰背，主二阴，故此肾痹之证为腰脊痛，小便闭。
(102)故：通"固"。确实。

(103)倩：女婿。京下：粮仓之下。

(104)即弄之：《读书杂志》谓"即弄之"三字，文不成义，《太平御览》引此作"取弄之"，于义为长。弄谓玩弄。

不能 起， 即 復 置 之。 暮， 要脊痛， 不得溺，

不能 起， 即 复 置 之。 暮， 要脊痛， 不得溺，

但不能举起，就又放回原处。天黑时，腰脊痛，小便不利，

至今 不愈。" 建病 得 之 好持重。

至今 不愈。" 建 病 得 之 好持重。

到如今也不见好。"宋建的病从好强持举重物而引起。

所以 知 建病者， 臣意 見 其 色，

所以 知 建 病者， 臣意 见 其 色，

我之所以了解宋建的病情，是因为望见他的面色，

太陽 色幹[105]，肾部 上 及 界要 以下

太阳 色干[105]，肾部 上 及 界要 以下

在太阳部位颜色干枯，肾部以上至边界与腰脊以下部位

者 枯 四分所[106]，故 以往 四五日 知 其 發 也。

者 枯 四分所[106]，故 以往 四五日 知 其 发 也。

的面色也干枯四分左右，所以知道他发病在前四五天。

臣意 即 為 柔湯 使之服[107]，十八日所 而 病癒。

臣意 即 为 柔汤 使之服[107]，十八日所 而 病愈。

我就处以温补之汤药使他服下，十八天左右病就好了。

　　臣意 曰：他 所 診 期决 死生 及 所治 已

　　臣意 曰：他 所 诊 期决 死生 及 所治 已

　　淳于意说：其他经我诊断决定死生期限以及治愈的

病 眾多，久 頗 忘之，不能 盡識，不敢 以 對。

病 众多，久 颇 忘之，不能 尽识，不敢 以 对。

疾病为数众多，时间久了颇多忘记，不能全部记住，不敢拿来回禀。

(105)太阳色干：太阳部位之面色枯干。

(106)"肾部"句：意为肾部上至交界处与腰肾下部位的面色枯干四分左右。按，色诊分部，据《灵枢·五色》云："庭者，首面也。……中央者，大肠也。挟大肠者，肾也。""五藏次于中央，六府挟其两侧。"

(107)柔汤：与"刚剂"相对，温补之汤药。

問 臣意： "所 診治病， 病名 多 同而

问 臣意： "所 诊治病， 病名 多 同而

皇上问淳于意："你所诊治的疾病，病名大多相同可是

診 異， 或 死 或 不死， 何也？"

诊 异， 或 死 或 不死， 何也？"

诊治不同，有的死亡有的不死，是什么原因？"

對曰： "病名 多 相類， 不可 知， 故 聖人

对曰： "病名 多 相类， 不可 知， 故 圣人

淳于意回禀说："病名大多相类似，不可识别，所以古代圣人

為 之 脈法， 以 起度量， 立規矩， 縣權衡(108)， 案

为 之 脉法， 以 起度量， 立规矩， 县权衡(108)， 案

制定诊病脉法，以便建立度量规矩，公布诊断准则，考察

(108)县权衡：悬布诊病之准则。县，同"悬"。

繩墨(109)， 調陰陽， 別 人之脈

绳墨(109)， 调阴阳， 别 人之脉

所规定的绳墨法度，调度阴阳，区别病人的不同脉象

(109)案绳墨：依据脉诊之法度。绳墨，木工正曲直之工具，比喻法度。

各 名之， 與 天地 相應， 參合 於 人， 故 乃 別

各 名之， 与 天地 相应， 参合 于 人， 故 乃 别

而分别命名，跟天地相应， 并参验于人，所以才能辨别

百病 以 異之。 有數者 能 異之，

百病 以 异之。 有数者 能 异之，

百病而使它们有区分。掌握医道的人能辨别其差异，

無數者 同 之(110)。 然 脈法 不可

无数者 同 之(110)。 然 脉法 不可

没有掌握医道的人只能知其同似。然而脉法不可能

(110) "有数者"二句：索隐："谓数术之人乃可异其状也。"《读书杂志》云： "此言病同名而异实，惟有数者能异之，无数者则不能也。"

勝驗， 診疾人 以 度 異之， 乃 可 別

胜验， 诊疾人 以 度 异之， 乃 可 别

胜验， 诊疾人 以 度异之， 乃 可 别

105

全部验证，诊病的人应依规矩法度来区别它们，才可辨别

同名，　　　　命病　主在所居(111)。　　　　今

同名，　　　　命病　主在所居(111)。　　　　今

名同而实不同的病，命名疾病着重在病本所在之处。现今

臣意　所　诊者，皆有　诊籍(112)。所以别之者，

臣意　所　诊者，皆有　诊籍(112)。所以别之者，

我所诊治的疾病，都有诊籍记录。　我区别它们的原因，

臣意　所　受师　方　适　成，　　师死，　　以故

臣意　所　受师　方　适　成，　　师死，　　以故

是我学习继承老师的方技刚刚完成，老师就逝世了，因此

表籍　所诊(113)，　　　　　期决　死生，

表籍　所　诊(113)，　　　　　　期决　死生，

把所诊治的疾病在诊籍上表述记录下来，预期决断死生，

观　所失　所得　者合　脉法，以　故　至今　知之。"

观　所失　所得　者合　脉法，以　故　至今　知之。"

观察诊断所得所失的病例跟脉法相合，所以至今能知晓
它。"

太史公　曰：女　无　美恶，居宫见妒；士

太史公　曰：女　无　美恶，居宫见妒；士

太史公说：女子不论美丑，送入后宫就被妒忌；士人

无　贤不肖，　　入　朝见　疑(114)。故扁鹊以其

无贤不肖，　　　入　朝见　疑(114)。故扁鹊以其

不论贤能与不成才，入朝为仕就被怀疑。所以扁鹊因其

伎　　　见殃，　　仓公乃匿迹自隐而当刑。

伎　　　见殃，　　仓公乃匿迹自隐而当刑。

技能出众而遭受祸殃，仓公于是隐居匿迹可又触犯刑律。

(111)"命病"句：意为着重
以疾病所处之部位命名其
病。

(112)诊籍：记录诊病之簿籍，
相当于今之医案、病史。

(113)表籍所诊：将所诊之病
表述记载在册。

(114)"女无美恶"四句：《汉
书·邹阳传》亦引用此数语，
唯"入朝见疑"作"入朝见
嫉"。

緹縈 通 尺牘⁽¹¹⁵⁾， 　　　　父 得以 後 寧。

緹縈 通 尺牘⁽¹¹⁵⁾， 　　　　父 得以 后 宁。

幸亏幼女缇萦进京上书陈情，其父后来方能平安无事。

故 老子 曰：“美好者，不祥之器⁽¹¹⁶⁾。” 　　豈

故 老子 曰：“美好者，不祥之器⁽¹¹⁶⁾。” 　　岂

所以老子说："美好的事物乃是招致不吉祥的器皿。"难道

謂 扁鵲 等 邪？ 　若 倉公 者，可謂 近 之 矣。

谓 扁鹊 等 邪？ 　若 仓公 者，可谓 近 之 矣。

只是说扁鹊等遭到杀身之祸的人吗?像仓公这样的，也可以
就是近似此种情况了。

(115)通：报。尺牍：本指写
有诏书之木版，长一尺一寸，
简称尺牍，后指书信。

(116)"美好者"二句：今
本《老子》三十一章作
"夫唯兵者，不祥之器，
不得已而用之"。

书赋铭序篇

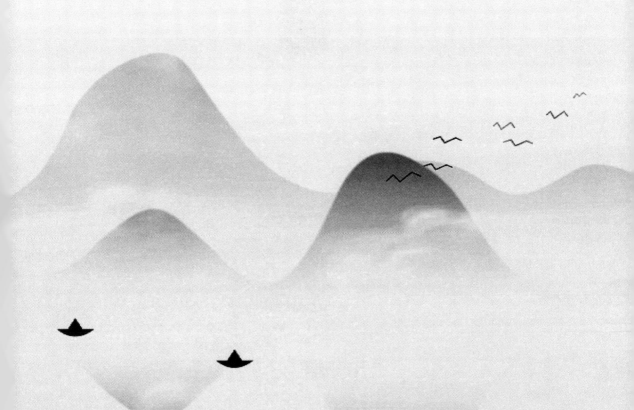

赠贾思诚序

【提要】

贾思诚,元末明初医生。浦江(今属浙江)人。早年师事城南闻先生,学治经,后致力于医学,博览群书,治则有神验,善用情志调节法取效。

本文选自中华书局《四部备要》影印本《宋文宪公全集》卷四十四。作者宋濂(1310—1381),字景濂,号潜溪,浦江(今属浙江)人,元末明初著名文学家、史学家。曾被明太祖朱元璋誉为"开国文臣之首",与高启、刘基并称为"明初诗文三大家"。主修《元史》,著有《宋学士全集》七十五卷。

本文通过记述张君勤政爱民,"以劳而致疾",贾思诚医德高尚,对患者"如手足之亲"之事,借此批评敲骨吸髓的官吏和自私冷漠的医生,期盼优秀的地方官吏能杜绝官政苛虐的弊端。

赠贾思诚序

同里張君以書來謂濂曰："壬辰之秋⁽¹⁾，兵發中原，

同里张君以书来谓濂曰："壬辰之秋⁽¹⁾，兵发中原，

同乡张君来信告诉我："壬辰年秋天，中原地区发生战乱，

大江之南，所在 皆 繹騷⁽²⁾，時 惟 伯嘉納公持 部

大江之南，所在 皆 绎骚⁽²⁾，时 惟 伯嘉纳公持 部

长江以南民众奔走相告引发骚乱，当时只有伯嘉纳公持部

使者 節 來蒞 浙東⁽³⁾，慎簡 群材⁽⁴⁾， 官 而 任之，

使者 节 来莅 浙东⁽³⁾，慎简 群材⁽⁴⁾， 官 而 任之，

使者的符节来到浙东， 慎重地选拔人才，委任他们做官，

以 保障乎一方。 余 雖 不敏，公 不以為

以 保障乎一方。 余 虽 不敏，公 不以为

保护浙东一带的百姓。我虽不聪明，但伯嘉纳公不认为我

無 似⁽⁵⁾，俾 攝 錄事判官⁽⁶⁾。 判官 職 在 撫

无 似⁽⁵⁾，俾 摄 录事判官⁽⁶⁾。 判官 职 在 抚

没有才学，让我代理录事判官之职。判官的职责在于安抚

治 一城 生聚⁽⁷⁾，凡 其 捍禦 綏輯 之策⁽⁸⁾，不憚

治 一城 生聚⁽⁷⁾，凡 其 捍御 绥辑 之策⁽⁸⁾，不惮

治理全城百姓。 凡是那些防御安抚集聚的筹划，我就不畏

晝夜 而 勤行之，以 酬 公 知遇 之 萬一⁽⁹⁾。

昼夜 而 勤行之，以 酬 公 知遇 之 万一⁽⁹⁾。

昼夜努力执行，以报答伯嘉纳公对我的赏识重用于万一。

然 節宣之功 不 加， 日積月深，以 勞 而

然 节宣之功 不 加， 日积月深，以 劳 而

然而不注意劳逸的适当调节，日积月累，由于过度操劳而

致疾。疾 之 初作，大熱 發 四體中⁽¹⁰⁾，繼之以昏僕。

注释

(1)壬辰：公元1352年，农民起义军徐寿辉部先后攻下汉阳、武昌、兴国、江阴、安庆等地。

(2)绎骚：扰动。

(3)伯嘉纳：人名。部使者：官名。节：符节。古时使臣执以示信之物。

(4)简：通"柬"，选择。材：通"才"。

(5)无似：不肖。

(6)摄：代理。录事判官：官名。录事司管理政务的长官，主管户民与捕逃。

(7)生聚：百姓。

(8)捍御：防御。绥辑：安抚集聚。

(9)万一：万分之一，表极小的一部分。

(10)四体：四肢。

致疾。疾 之 初作,大热 发 四体中⁽¹⁰⁾,继之以昏仆。

导致疾病。疾病刚开始发作时,全身发高烧,接着就昏倒在地上。

迨 其 甦 也, 雙目 運眩⁽¹¹⁾, 耳中 作 秋蟬鳴,

迨 其 甦 也, 双目 运眩⁽¹¹⁾, 耳中 作 秋蝉鸣,

等到我苏醒后,两眼眩晕昏花,耳中发出秋蝉般的鸣响,

神思恍惚,若 孑孑然 離群 而獨立⁽¹²⁾,若 御驚飆 而

神思恍惚,若 孑孑然 离群 而独立⁽¹²⁾,若 御惊飙 而

精神恍惚, 好像离开人群孤单地站立,好像驾驭着暴风

遊行太空⁽¹³⁾,若乘不繫之舟以簸蕩於三峽四溟之閑⁽¹⁴⁾,

游行太空⁽¹³⁾,若乘不系之舟以簸荡于三峡四溟之闲⁽¹⁴⁾,

在太空中游荡,好像乘着没有拴缚的小船,在三峡四海中颠簸漂流,

殊不能自禁。聞丹溪朱先生彥修醫名徧四方,亟 延

殊不能自禁。闻丹溪朱先生彦修医名遍四方,亟 延

完全不由自主。听说朱丹溪先生医术名传天下,赶紧请他

治之。   先生 至, 既脈曰:'内 搖 其 真,

治之。   先生 至, 既脉曰:'内 摇 其 真,

来为我诊治。朱先生到来,诊脉后说:'在体内扰动了正气,

外   勞 其 形, 以 虧其陰, 以 耗其生,   宜

外   劳 其 形, 以 亏其阴, 以 耗其生,   宜

在体外损害了身体,致使阴精亏缺,导致生机耗损。应该

收視返聽 於 太虛之庭⁽¹⁵⁾,   不可

收视返听 于 太虚之庭⁽¹⁵⁾,   不可

在清静无为的环境中闭目塞听地休养,意守丹田,不可以

專藉 藥 而 已之 也。'因 屬其高第弟子 賈君思誠

专藉 药 而 已之 也。'因 属其高第弟子 贾君思诚

(11)运眩:昏花。

(12)孑孑然:孤单貌。

(13)惊飙:暴风。
(14)三峡四溟:泛指峡湾海流。溟,海。

(15)收视返听:谓无视无听。
太虚之庭:指清静虚无的境界。

专门凭借药物来治疗这病啊！' 便嘱托他的高才弟子贾思诚

留 以 護治之⁽¹⁶⁾。賈君 即 視 余 如 手足之親，

留 以 护治之⁽¹⁶⁾。贾君 即 视 余 如 手足之亲，

留下来调护治疗我。贾思诚君待我如同兄弟一样的亲密，

無所 不致其意：慮余 怒之過也，則 治之 以悲；

无所 不致其意：虑余 怒之过也，则 治之 以悲；

无处不表现其情意：考虑我过于恼怒，就用悲哀之法调治；

悲之過也，則 治之 以喜；喜之過也，則 治之 以恐；

悲之过也，则 治之 以喜；喜之过也，则 治之 以恐；

太过于悲哀，就用喜悦的方法来调治；喜悦过度，就用惊恐来调治；

恐之過也，則 治之 以思；思之過也，則 治之 以怒。

恐之过也，则 治之 以思；思之过也，则 治之 以怒。

惊恐过度，就用思虑来调治；思虑过度，就用发怒调治。

左之 右之⁽¹⁷⁾，　　　　扶之 掖之，

左之 右之⁽¹⁷⁾，　　　　扶之 掖之，

我卧病在床，他帮我左右翻身；下地行走，他搀扶照料，

又 從 而 調柔之。　　　　不特此也，其逆厥也⁽¹⁸⁾，

又 从 而 调柔之。　　　　不特此也，其逆厥也⁽¹⁸⁾，

然后进一步来调理指导我活动肢体。还不只是这些，当我突然昏厥时，

則 藥 其 湧泉 以窹之⁽¹⁹⁾；其 怔忡 也⁽²⁰⁾，

则 药 其 涌泉 以窹之⁽¹⁹⁾；其 怔忡 也⁽²⁰⁾，

就用药治疗我的涌泉穴来使我苏醒；当我感觉心跳剧烈，

則 按 其 心俞 而 定之⁽²¹⁾。如是者 數年，

则 按 其 心俞 而 定之⁽²¹⁾。如是者 数年，

他就按摩我的心俞穴使我心跳平稳。像这样治疗了数年，

不可 一朝夕離去。寧 食不鮮饈， 衣不褅裘⁽²²⁾，

---

(16)属：同"嘱"。贾君思诚：即贾思诚。

(17)左之右之：谓左右翻身，以防生褥疮。左、右，使动义。之，自称，指张君。

(18)逆厥：谓突然昏倒，不省人事。

(19)涌泉：穴位名。位于足底中。

(20)怔忡：自觉心跳剧烈的证候。

(21)心俞：穴位名。

(22)褅裘：此谓穿漂亮的衣服。用作动词。褅，裘上所加的外衣。

不可 一朝夕离去。宁 食不鲜饈, 衣不裼裘⁽²²⁾,

一天也不能离开他。宁可不吃大鱼大肉，不穿锦衣裘皮，

何 可 一日以無賈君? 寧 士 不鲁鄒⁽²³⁾,

何 可 一日以无贾君? 宁 士 不鲁邹⁽²³⁾,

怎么可以一天没有贾君呢?我宁肯结交的朋友中没有孔、孟那样的雅士，

(23)鲁邹：谓像孔孟那样的圣人。孔子是鲁国人，孟子是邹国人。

客 不 公侯⁽²⁴⁾, 何 可 一日以無賈君? 余 疾

客 不 公侯⁽²⁴⁾, 何 可 一日以无贾君? 余 疾

来客中没有公侯贵人，怎么可以一天没有贾君呢? 我的病

(24)客：客卿。

於是乎 告瘳, 而 賈君 有功於余者 甚大矣!

于是乎 告瘳, 而 贾君 有功于余者 甚大矣!

就这样被治愈了，而贾君对我的功劳真是太大了!

子 幸 賜之一言, 多 賈君之善⁽²⁵⁾, 而 昭

子 幸 赐之一言, 多 贾君之善⁽²⁵⁾, 而 昭

希望请您给我写篇文章，赞扬贾君的高尚品德，以表示

(25)多：赞扬。

余之不敢忘德 於 賈君, 不識 可不可 乎?”

余之不敢忘德 于 贾君, 不识 可不可 乎?”

我不敢忘怀贾君的恩德， 不知道可不可以?

余 發 張君之書⁽²⁶⁾,重有感焉。世 之 為民宰者,

余 发 张君之书⁽²⁶⁾,重有感焉。世 之 为民宰者,

我受张君来信的启发，很有感触。世上统治人民的官员，

(26)发：引起启发。

恒 飽食以嬉,其 視吾民之 顛連⁽²⁷⁾,漠然

恒 饱食以嬉,其 视吾民之 颠连⁽²⁷⁾,漠然

总是吃饱就玩乐，他们看到我们百姓的困苦，毫不在意，

(27)颠连：困顿，苦难。

若 秦 越 肥瘠 之 不相維繫⁽²⁸⁾, 非 惟 不相維繫,

若 秦 越 肥瘠 之 不相维系⁽²⁸⁾, 非 惟 不相维系,

(28)秦越肥瘠：越人视秦人之肥瘠，不关痛痒。

114

就像越人看待秦人的胖瘦一样漠不关心。不但 漠不关心，

又 监其髓、刳其膏 而 不知止⁽²⁹⁾，　　　孰有

又 监其髓、刳其膏 而 不知止⁽²⁹⁾，　　　孰有

还要不停地敲骨吸髓，无休止地刮取民脂民膏。哪有

如 张君勤民 成疾者 乎?　　世之医者，

如 张君勤民 成疾者 乎?　　世之医者，

像张君这样为百姓积劳成疾的官吏呢?世上的医生，

酬 接 之 繁，不暇 雍容⁽³⁰⁾，　　未　　信宿

酬 接 之 繁，不暇 雍容⁽³⁰⁾，　　未　　信宿

忙于应酬接待，没有时间从容诊治，在患者家不到两宿

辄 谢去⁽³¹⁾，至 有 视 不暇　脉，脉　不暇

辄 谢去⁽³¹⁾，至 有 视 不暇　脉，脉　不暇

就辞谢离去，甚至有看病却没时间切脉、切脉又没有时间

方，而 不可挽留者，孰有 如 贾君调护数年之久 而

方，而 不可挽留者，孰有 如 贾君调护数年之久 而

开方、留都留不住的医生，有哪个像贾君这样调护多年却

不生厌者 乎? 是 皆 可 书。　余 方　执笔

不生厌者 乎? 是 皆 可 书。　余 方　执笔

不厌烦的呢?　 这些都是可以写的。我 于是 拿起笔

以 从 文章家 之 后，

以 从 文章家 之 后，

准备跟随那些文章大家之后写作，从事翰墨生涯，

此 而 不书，　乌乎书?

此 而 不书，　乌乎书?

这样的事迹不写，还写什么呢?

虽然，今 之 官政 苛虐，　敲 扑 椎 击，惟

	(29)监(gǔ)：吸饮。
	(30)雍容：形容态度大方，从容不迫，此谓从容不迫地诊病。
	(31)信宿：过两夜。信，再宿。

115

虽然，今 之 官政 苛虐， 敲 扑 椎 击，惟

虽然这样，但是当今的官吏苛刻残暴，鞭打拘捕，只觉得

日　不足，我　民 病 此 久矣。 我 瞻 四方，

日　不足，我　民 病 此 久矣。 我 瞻 四方，

时间不够用，我们的百姓对此怨恨已久。我看全国各地，

何 林林乎(32)！　　　　州邑之间，其 有贤

何 林林乎(32)！　　　　州邑之间，其 有贤

这种现象林林总总，普遍存在呀！州府上下，是否有贤能的

(32)林林：众多的样子。

牧宰 能 施 刀圭之剂　 以振起之者乎(34)？ 设 有

牧宰 能 施 刀圭之剂　 以振起之者乎(34)？ 设 有

官员能够实施一点有效的措施来拯救百姓呢？　　假如有

(34)牧宰：泛指官吏。

是，　　　余 虽 不敏，犹能　研墨濡毫

是，　　　余 虽 不敏，犹能　研墨濡毫

这样的人，我虽然不聪明，但还能　研墨蘸笔，

大书 而 不一书。　 是 为序。

大书 而 不一书。　 是 为序。

不止一次地大书特书。　 此为序。

与薛寿鱼书

【提要】

薛雪(1681—1770)，字生白，号一瓢，又号槐云道人、磨剑道人、牧牛老朽，江苏吴县人。早年游学于名儒叶燮之门，诗文俱佳，又工书画，善拳技。后因母患湿热之病，乃肆力于医学，技艺日精。薛雪一生为人豪迈而复淡泊，年九十岁卒。故知薛雪并非专一业医者，但他于湿热证治特称高手，所著《湿热病篇》即成传世之作，于温病学贡献甚大。薛雪与本文作者袁枚交往甚深。

作者袁枚（1716—1798），字子才，号简斋，世称随园先生，钱塘（今浙江杭州）人，清代文学家。著有《小仓山房文集》《随园诗话》等。本文选自《四部备要》本《小仓山房文集》卷十九。薛雪去世后，他的孙子薛寿鱼将写就的墓志铭寄给袁枚，竟"无一字及医"，反将其归于"理学"一流。袁枚认为这是"甘舍神奇以就臭腐"，于是写此信为答。信中高度赞扬了薛雪高超的医技，阐明了医学的巨大作用，批评了薛寿鱼重理学而轻医道的思想。语言简洁流畅，对比论证贴切自然，全篇抒发了对薛雪的无限敬仰和内心的愤激之情。

与薛寿鱼书

谈何容易[1]!天生一不朽之人,而 其子若孫 必欲

谈何容易[1]!天生一不朽之人,而 其子若孙 必欲

评说岂可轻易!天生一个不朽之人,但是他的子孙一定要

推而納之 於 必朽之處[2],此 吾 所為 悁悁而悲也[3]。

推而纳之 于 必朽之处[2],此 吾 所为 悁悁而悲也[3]。

把他推入到必朽之处, 这是我忧闷悲痛的原因啊。

夫 所謂 不朽者,非 必 周 孔 而後 不朽 也。

夫 所谓 不朽者,非 必 周 孔 而后 不朽 也。

可称为不朽的,不必定要成为周公、孔子以后才不朽啊。

羿之射[4],秋之弈[5],俞跗之醫[6],皆可以不朽也。使

羿之射[4],秋之弈[5],俞跗之医[6],皆可以不朽也。使

后羿的箭法,弈秋的棋艺,俞跗的医术,都可以不朽啊。假如

必 待 周 孔 而後可以不朽,則 宇宙間 安 得 有

必 待 周 孔 而后可以不朽,则 宇宙间 安 得 有

必要成为周公、孔子以后才可以不朽,那古今中外怎能有

此 紛紛 之 周 孔哉[7]?子之大父 一瓢先生[8],醫 之

此 纷纷 之 周 孔哉[7]?子之大父 一瓢先生[8],医 之

如此众多的周公、孔子呢?您的祖父一瓢先生,是医生中的

不朽者也,高年 不禄[9],僕 方 思輯 其 梗概[10],

不朽者也,高年 不禄[9],仆 方 思辑 其 梗概[10],

不朽之人,年老去世,我正在考虑收集其主要医学成就,

以 永 其人[11], 而 不意 寄來 墓誌 無一字

以 永 其人[11], 而 不意 寄来 墓志 无一字

以便使他的功德永不磨灭,却不料寄来的墓志铭没有一字

及 醫[12], 反 託於 陳文恭公講學云云[13]。嗚呼!

(1)谈何容易:谓谈说议论岂可轻易。

(2)若:或。
(3)所为:犹所以。表原因。悁悁(yuān):忧闷貌。

(4)羿(yì):传说中的古人名,即后羿,善射。
(5)秋:人名,即弈秋。
(6)俞跗:古代名医。

(7)宇宙:指空间和时间。
(8)大父:祖父。一瓢:薛雪的号。

(9)不禄:古代称士死为"不禄"。
(10)梗概:大略。这里指主要的医学成就。

(11)永:长久。

(12)墓志:放在墓中刻有死者姓名、籍贯、生平的石刻。
(13)陈文恭:陈宏谋,字汝咨,清代广西临桂人。

及 医(12)，　　　反 托于 陈文恭公讲学云云(13)。呜呼!

谈及他的医术，反而依托于陈文恭讲学之类。　　　唉!

自是 而 一瓢先生 不傳矣! 朽矣!

自是 而 一瓢先生 不传矣! 朽矣!

从此　　　一瓢先生　失传了! 磨灭了!

夫 學 在 躬行(14)，不在講也。 聖學

夫 学 在 躬行(14)，不在讲也。 圣学

学问贵在身体力行，不在空话连篇。至高无上的学问

	(14)躬行：亲身实践，身体力行。

莫　　如 仁(15)，先生 能 以 術 仁其民，使

莫　　如 仁(15)，先生 能 以 术 仁其民，使

没有什么比得上仁学，先生能凭借医术仁爱民众，使他们

(15)仁：古代一种含义广泛的道德观念，其核心指人与人相亲、爱人。

無 夭劄(16)，是 即 孔子 老安　　少懷

无 夭劄(16)，是 即 孔子 老安　　少怀

不因疫病早丧，这就是孔子使老年人安宁、使年轻人归向

(16)夭劄：夭折，遭疫病而早死。

之學 也(17)。素位　　　　而 行學(18)，　孰 大於是，

之学 也(17)。素位　　　　而 行学(18)，　孰 大于是，

的学问啊。不贪求名利地位，而奉行仁爱之学，有什么比这更高尚，

(17)老安少怀：安，安宁；怀，归向。

(18)素位：谓安于素常所处的地位，亦即不贪求名位。

而何必捨之以他求?陽明勛業爛然(19)，胡世寧笑其多

而何必舍之以他求?阳明勋业烂然(19)，胡世宁笑其多

又何必舍此求彼呢?王阳明功业卓著，胡世宁却讥笑他只是

(19)阳明：王守仁，字伯安，因筑室于故乡余姚(今属浙江)阳明洞中，世称阳明先生或王阳明。

一講學(20)；文恭公亦復為之，於余心 猶 以為 非。

一讲学(20)；文恭公亦复为之，于余心 犹 以为 非。

一味讲学；陈文恭也从事讲学，在我心中尚认为他不当。

(20)胡世宁：字永清，明代仁和(今浙江余杭)人。

然而，文恭，相公也(21)；　子之大父，布衣也(22)。相公

然而，文恭，相公也(21)；　子之大父，布衣也(22)。相公

(21)相公：丞相。

(22)布衣：平民的代称。

119

虽然这样，但是陈文恭是丞相，您的祖父是平民。丞相

借　布衣　　以自重，则　名高；　而布衣挟

借　布衣　　以自重，则　名高；　而布衣挟

借助平民的颂扬来自重，名声就高雅；　然而平民依仗

相公　以自尊，则　甚陋。今执途之人　而问之曰：

相公　以自尊，则　甚陋。今执途之人　而问之曰：

丞相的地位来自尊，就非常卑下。如果拉住路人询问他们说：

一瓢先生　非名醫乎？雖子之仇，無異詞也。

一瓢先生　非名医乎？虽子之仇，无异词也。

一瓢先生不是名医吗？　是您的仇人也没有不同的意见。

又問之曰：一瓢先生　其理學乎(23)？雖子之戚，有

又问之曰：一瓢先生　其理学乎(23)？虽子之戚，有

又问他们说：一瓢先生大概是理学家吧？即使您的亲属也有

異詞也。　子不以人所共信者　　　傳先人(24)，

异词也。　子不以人所共信者　　　传先人(24)，

不同的看法。您不用人们共同相信的医学成就给您祖父作传，

而以人所共疑者　　　傳先人，　得毋以

而以人所共疑者　　　传先人，　得毋以

却将人们全都不信的理学空言为您祖父作传，莫不是因

"藝成　而下"　之說為斤斤乎(25)？不知藝

"艺成　而下"　之说为斤斤乎(25)？不知艺

"技艺成就而居下位"的说法而被拘泥了吧？　不知技艺

即道之有形者也。精求之，　何藝非道？

即道之有形者也。精求之，　何艺非道？

就是仁道的体现。　专一地探求它，什么技艺不是仁道呢？

貌襲之(26)，　道藝兩失。燕噲，子之何嘗

貌袭之(26)，　道艺两失。燕哙，子之何尝

(23)理学：宋、明儒家哲学思想。这里指理学家。

(24)传(zhuàn)先人：给祖父作传。先人，祖先，这里指祖父。

(25)艺成而下：意为技艺成就而居下位。斤斤：拘谨貌。这里谓拘泥。一说为明察貌。

(26)袭：合。

只在形式上凑合它，仁道和技艺都要失去。燕哙他何曾

不托　尧舜　以鸣高[27]，而卒为梓匠轮舆所笑[28]。

不托　尧舜　以鸣高[27]，而卒为梓匠轮舆所笑[28]。

不依托唐尧、虞舜禅让来表示清高，但是最终被有技艺的人耻笑。

醫之為藝，　尤非易言，　　　神農　始之，

医之为艺，　尤非易言，　　　神农　始之，

医术作为一门技艺，更不是轻易可以谈论的，神农首创它，

黄帝　昌之[29]，周公　使塚宰領之[30]，其道　通於神聖。

黄帝　昌之[29]，周公　使冢宰领之[30]，其道　通于神圣。

黄帝使它昌盛，周公委派冢宰统管它，它体现的仁道贯通神灵。

今天下醫絕矣，惟講學一流轉未絕者，何也？

今天下医绝矣，惟讲学一流转未绝者，何也？

如今天下名医绝迹了，只有讲学之流反而不息，什么原因呢？

醫之效　立見，　故　名醫　百無一人；

医之效　立见，　故　名医　百无一人；

因为医学的效验立时显现，所以一百个医生中没有一位名医；

學之講無稽[31]，故　村儒　舉目皆是[32]。子不

学之讲无稽[31]，故　村儒　举目皆是[32]。子不

理学的空言无从查考，因此才学浅薄的文人比比皆是。您不

尊先人　於　百無一人之上，　　　而　反賤之　於

尊先人　于　百无一人之上，　　　而　反贱之　于

把您祖父放在百无一人的名医中来加以尊崇，却将他摆到

舉目皆是　　之中，　　過矣[33]！

举目皆是　　之中，　　过矣[33]！

术学浅陋的学究中来予以轻贱，实在是重大的过失啊！

即　或衰年無俚[34]，　　有此附會[35]，　則

(27)燕哙：战国时燕国国君，名哙。前320～前318年在位。鸣高：表示清高。高，清高，高尚。

(28)梓匠轮舆：指梓人、匠人、轮人、舆人。这里泛指有技艺的人。

(29)昌：发扬。

(30)冢宰：周代官名。为六卿之首。领：统管。

(31)无稽：无从查考，不确实。

(32)村儒：指才学浅陋的文人。

(33)过：过失。

(34)衰年：老年。无俚：无聊。

(35)附会：牵强附会。

即　或衰年无俚⁽³⁴⁾，　　有此附会⁽³⁵⁾，　则

即使他在晚年精神上无所寄托，有这一类牵强附会，那么

亦当　牵连书之，　而不可尽没有所由来⁽³⁶⁾。

亦当　牵连书之，　而不可尽没有所由来⁽³⁶⁾。

也只应当附带着写几句，而不可完全湮没他那有根基的医术。

(36)没：湮没。由来：来源。这里意为根基。

仆昔疾病，性命危笃，尔时虽十周、程、张、

朱何益⁽³⁷⁾？

仆昔疾病，性命危笃，尔时虽十周、程、张、

朱何益⁽³⁷⁾？

我早先患病，　性命垂危，　　那时即使有许多理学先生，又有什么用处呢？

(37)周、程、张、朱：周指周敦颐，字茂叔，世称濂溪先生，北宋哲学家。程谓程颢、程颐兄弟。两人同学于周敦颐，为北宋理学的奠基人。颢字伯淳，学者称明道先生。颐字正叔，学者称伊川先生。张言张载，字子厚，世称横渠先生，北宋哲学家。朱为朱熹，字元晦，南宋哲学家、教育家。

而先生独能以一刀圭活之⁽³⁸⁾，仆所以心折而

而先生独能以一刀圭活之⁽³⁸⁾，仆所以心折而

但是唯独先生能用些许药物把我救活，这是我衷心信服而且

(38)刀圭：古时量取药末的用具。

信以为不朽之人也⁽³⁹⁾。虑此外必有异案良方，可以

信以为不朽之人也⁽³⁹⁾。虑此外必有异案良方，可以

确实把他看作不朽之人的原因啊。料想此外他必定有可以

(39)心折：衷心信服。

拯人，可以寿世者，　　　辑而传焉，

拯人，可以寿世者，　　　辑而传焉，

救人并使人长寿的奇妙的医案和高明的方剂，把它汇集载录，

当高出　　　语录陈言万万⁽⁴⁰⁾。而乃讳

当高出　　　语录陈言万万⁽⁴⁰⁾。而乃讳

一定超过理学先生的口语记录、陈旧言论万倍。你竟回避它，

(40)语录：言论的记录或摘录。陈言：陈旧的言辞。

而不宣⁽⁴¹⁾，甘舍神奇　以就　臭腐⁽⁴²⁾，在

而不宣⁽⁴¹⁾，甘舍神奇　以就　臭腐⁽⁴²⁾，在

不加以宣扬，甘愿舍弃神奇的医学而寄托于腐朽的理学，在

理学中未必增一伪席，而方伎中转失一

(41)前"而"：你。讳：回避。
(42)"甘舍"句：神奇，这里谓薛雪之医。臭腐，这里指程朱理学。

理学中 未必 增 一 伪席， 而 方伎中 转 失 一

理学中未必增加一个虚假之位，而在医学中却失去一位

真人　　矣。 岂 不 悖 哉! 岂 不 惜 哉!

真人　　矣。 岂 不 悖 哉! 岂 不 惜 哉!

有才德的名医了。难道不谬误吗!　难道不痛惜吗!

与崔连州论石钟乳书

【提要】

崔连州，名简，字子敬，是柳宗元的表姐夫，曾任连州（在今广东）刺史，故称崔连州。作者柳宗元（773—819），字子厚，河东（今山西永济）人，世称"柳河东"。任监察御史，参加王叔文集团的革新运动失败后，被贬为永州司马，后改为柳州刺史，卒于柳州。他与韩愈倡导古文运动，同列为唐宋八大家。有《河东先生集》，今人辑有《柳宗元集》。

本文选自《四库全书•集部》影印本《柳河东集》卷三十二。本文为作者柳宗元针对崔简所谓石钟乳"土之所出乃良，无不可"的观点加以驳斥，广征博引，多方论证了"不必惟土之信"的观点。

与崔连州论石钟乳书

宗元白⁽¹⁾：前 以 所 致 石鍾乳 非 良⁽²⁾，聞

宗元白⁽¹⁾：前 以 所 致 石钟乳 非 良⁽²⁾，闻

宗元禀告：因为前不久您赠送我的钟乳石并不精善，听说

子敬 所 餌 與 此 類， 又 聞 子敬 時 憒悶動作⁽³⁾，

子敬 所 饵 与 此 类， 又 闻 子敬 时 愦闷动作⁽³⁾，

您服食的钟乳石同这种相似， 又传闻您时时烦闷不适，

宜 以 為 未 得 其 粹美⁽⁴⁾， 而 為

宜 以 为 未 得 其 粹美⁽⁴⁾， 而 为

我认为您大概是没有得到那纯粹优质的钟乳石，而被

麤礦 燥悍 所 中⁽⁵⁾，懼 傷 子敬 醇懿⁽⁶⁾，仍習謬誤⁽⁷⁾，

粗矿 燥悍 所 中⁽⁵⁾，惧 伤 子敬 醇懿⁽⁶⁾，仍习谬误⁽⁷⁾，

粗糙劣质之钟乳石的爆烈药性击中，我忧虑这会有伤您淳朴的美德，而您仍习惯于谬误，

故 勤勤以雲也⁽⁸⁾。

故 勤勤以云也⁽⁸⁾。

所以恳切地加以劝说。

再 獲 書辭， 辱 徵引 地理證驗 多過

再 获 书辞， 辱 征引 地理证验 多过

在收到的第二封信中，承蒙您引证地理方面的证据多过

數百言⁽⁹⁾，以為 土 之 所出 乃 良⁽¹⁰⁾，無 不可者。

数百言⁽⁹⁾，以为 土 之 所出 乃 良⁽¹⁰⁾，无 不可者。

数百字，以为凡是产地中生长的必然精善，没有什么不行的。

是 將 不然⁽¹¹⁾。夫言 土之出者，固 多良而少

是 将 不然⁽¹¹⁾。夫 言 土之出者，固 多良而少

(1)白：禀告。

(2)石钟乳：即钟乳石，中医认为有温肺、壮阳等功用。

(3)愦闷：烦闷。愦，心乱。动作：发作。

(4)宜：大概。粹美：指纯粹优质的钟乳石。

(5)麤矿：指粗糙劣质的钟乳石。麤，"粗"的异体字。燥悍：指燥烈的药性。
(6)醇懿：淳朴的美德。
(7)"仍习"句：章士钊《柳文指要》注："仍，频也，句谓频频习惯于谬误。"
(8)勤勤：恳切。

(9)辱：谦辞。犹言承蒙。
(10)土：指产地。

(11)将：大概。

这种看法大概不对。产地中生长的，固然大多精善而很少

不可，不謂　其　鹹　無不可　也。草木之生者　依於

不可，不谓　其　咸　无不可　也。草木之生者　依于

不佳，但是并非说它完全没有不行的。生长的草木依附于

土，　　然即其類也，　　而有居山之陰陽⁽¹²⁾，

土，　　然即其类也，　　而有居山之阴阳⁽¹²⁾，

产地的土，然而即使那同一类的，有的长在山北，有的生在
山南，

（12）山之阴阳：山的南北。山南为阳，山北为阴。

或　近水，　或　附石，　其　性　移　焉。

或　近水，　或　附石，　其　性　移　焉。

有的靠近水边，有的附在石上，它们的药性就有不同。

又　況　鍾乳　直　產　於　石⁽¹³⁾，石之　精麤　疏密，尋尺

又　况　钟乳　直　产　于　石⁽¹³⁾，石之　精粗　疏密，寻尺

又何况钟乳直接生长在石上，岩石的精粗稀密，距离很近，

（13）直：直接。

特異⁽¹⁴⁾，　　而　穴之上下、土之　薄厚、石之

特异⁽¹⁴⁾，　　而　穴之上下、土之　薄厚、石之

差别却甚大，而且洞穴的上与下、土质的薄与厚、岩石的

（14）寻尺：谓相距很近。特异：谓差别很大。

高下　不可知，　則　其　依　而　產者，　　固　不

高下　不可知，　则　其　依　而　产者，　　固　不

优与劣未能得知，那么依附它们而生长的钟乳石自然不会是

一　性。然　　由其精密　　而　出　者，

一　性。然　　由其精密　　而　出　者，

同一药性。这样，从那精密的岩石上生长的钟乳石，

则　油然而清⁽¹⁵⁾，炯然而辉⁽¹⁶⁾，其　窍滑以夷⁽¹⁷⁾，其　肌

则　油然而清⁽¹⁵⁾，炯然而辉⁽¹⁶⁾，其　窍滑以夷⁽¹⁷⁾，其　肌

就光润澄澈，明亮光彩，它的空窍滑溜而且平坦，它的表皮

廉　以　微⁽¹⁸⁾。食之　使人　榮華溫柔⁽¹⁹⁾，其氣　宣流⁽²⁰⁾，

（15）油然：光润貌。
（16）炯然：明亮貌。
（17）夷：平。
（18）肌：皮。廉：洁净。微：细致。
（19）荣华：谓血气旺盛。温柔：谓皮肤细嫩。
（20）宣流：通畅。

廉 以 微(18)。食之 使人 荣华温柔(19)，其气 宣流(20)，

洁净而且细致。服食它使人血气旺盛，皮肤细嫩，脉络通畅，

生胃 通肠，壽善康寧，心平意舒，其樂愉愉(21)。

(21)愉愉：和悦貌。

生胃 通肠，寿善康宁，心平意舒，其乐愉愉(21)。

滋生胃津，通彻肠道，健康长寿，心意平和，愉快喜悦。

由 其 麤疎 而 下 者，则 奔突 结澁(22)，乍大 乍小，

(22)奔突结澁：言劣质钟乳石的形状毫无规则。结澁，疙瘩粗糙。澁，"涩"的异体字。

由 其 粗疏 而 下 者，则 奔突 结涩(22)，乍大 乍小，

从那粗疏的岩石上下滴的钟乳石，形状不一，忽大忽小，

色 如枯骨，或 類死灰，淹頦 不發(23)，叢齒 积顡(24)，

(23)淹頦不发：言劣质钟乳石的质地败坏而不能生长。淹頦，败坏。頦，"悴"的异体字。发，生长。

色 如枯骨，或 类死灰，淹悴 不发(23)，丛齿 积顡(24)，

色如枯骨，或似死灰，败坏不生，齿沟累累，疙瘩重重，

(24)丛齿积顡(lèi)：言其有许多齿沟和疙瘩。丛，聚结。顡，疙瘩。

重濁 頑璞(25)。食之 使人 偃蹇 壅鬱(26)，泄 火

(25)重浊顽璞：言其沉重不清、冥顽不灵。

重浊 顽璞(25)。食之 使人 偃蹇 壅郁(26)，泄 火

沉浊不清，冥顽不灵。服食它使人困顿壅塞，泄发正气，

(26)偃蹇(yán jiǎn)：困顿。

生 風， 戟喉癢肺(27)，幽關 不聰(28)，心烦喜怒，

(27)戟(jǐ)：刺激。痒：亦谓刺激。

生 风， 戟喉痒肺(27)，幽关 不聪(28)，心烦喜怒，

招致邪气，刺激喉肺， 内心不敏， 心烦多怒，

(28)幽关：比喻内心。

肝舉氣剛(29)，不能和平(30)，故 君子 慎 焉。 取

(29)肝举：肝火旺盛。

肝举气刚(29)，不能和平(30)，故 君子 慎 焉。 取

(30)和平：心平气和。

肝火旺盛，不能平和，所以有才德之人对此非常谨慎。选择

其 色 之美，而 不必 唯 土 之 信(31)，

(31)唯土之信：只相信土。

其 色 之美，而 不必 唯 土 之 信(31)，

那色泽鲜美的，而不要只相信凡是产地生长就一概精善的说法，

以 求 其 至精， 凡 为此 也。

以 求 其 至精， 凡 为此 也。

以便求取那最精良的钟乳石，我讲这番话，都是为了这点啊。

幸 子敬 餌 之 近(32)，不至於 是，

幸 子敬 饵 之 近(32)，不至于 是，

幸亏您服食的时间还短，不至于达到如此严重的地步，

故 可 止禦 也。

故 可 止御 也。

所以还可以防止啊。

必若 土之出 无 不可 者，则 东南之竹箭(33)，

必若 土之出 无 不可 者，则 东南之竹箭(33)，

如果说产地中生长之物没有什么不行的话，那么东南的细竹，

雖 旁歧揉曲，皆 可以 貫犀革； 北山之木，

虽 旁歧揉曲，皆 可以 贯犀革； 北山之木，

即使横生弯曲，也都可以贯穿犀牛皮了；北山的树木，

雖 離奇 液瞞、 空中立枯者(34)，皆可以

虽 离奇 液瞞、 空中立枯者(34)，皆可以

即使屈曲盘戾、脂液满溢、内部空虚， 也都可以

梁 百尺之觀(35)， 航 千仞之淵(36)； 冀之北土，

梁 百尺之观(35)， 航 千仞之渊(36)； 冀之北土，

做百尺楼台的大梁，造航行于千仞深渊的大船了；冀北之地

馬之所生(37)， 凡 其 大耳 短脛、拘攣 踠跌、薄蹄

马之所生(37)， 凡 其 大耳 短脛、拘挛 踠跌、薄蹄

是出产良马的地方，那么凡是那大耳短颈、拘挛曲脚、薄蹄

而 曳 者(38)，皆可以 勝百鈞(39)，馳千裏；雍之塊璞(40)

而 曳 者(38)，皆可以 胜百钧(39)，驰千里；雍之块璞(40)，

拖沓的劣马，也都可以担负百钧，奔驰千里了；雍州的土石，

皆可以 備砥礪(41)； 徐之糞壤，皆可以 封大社(42)；

皆可以 备砥砺(41)； 徐之粪壤，皆可以 封大社(42)；

(32)近：为时尚短。

(33)竹箭：小竹。

(34)离奇：盘屈貌。液瞞：当为"液横"，脂液满溢。空中：空于中。谓内部空虚。

(35)梁：栋梁。用如动词。观(guàn)：楼台。

(36)仞：长度单位。

(37)"冀之北土"二句：冀之北土相当于今河北、山西北部，古代认为这里是良马的产地。

(38)脛：颈项。踠跌：脚掌屈曲。踠，屈曲。跌，脚掌。曳，拖。

(39)胜(shēng)：禁得起。钧：重量单位。三十斤。

(40)雍之块璞：郑玄注："球琳，皆玉名。琅玕，石而似玉。"雍，雍州，古九州之一，今陕西一带。

(41)砥砺：磨刀石。

(42)"徐之粪壤"二句：徐，徐州，古九州之一，相当今江苏、山东、安徽的部分地区。粪壤，秽土。封，建筑。社，祭土神之所，即社宫、社庙。

都可以充当磨刀石了； 徐州的秽土，都可以建筑社庙了；

荆之茅⁽⁴³⁾，皆可以 缩酒⁽⁴⁴⁾；九江之元龜⁽⁴⁵⁾，皆可以 蔔；

荆之茅⁽⁴³⁾，皆可以 缩酒⁽⁴⁴⁾；九江之元龟⁽⁴⁵⁾，皆可以 卜；

荆州的茅草，都可以缩酒了； 九江的大龟，都可以占卜了；

泗濱之石⁽⁴⁶⁾，皆可以 擊攷⁽⁴⁷⁾。若是 而不大謬者 少矣。

泗滨之石⁽⁴⁶⁾，皆可以 击考⁽⁴⁷⁾。若是 而不大谬者 少矣。

泗水岸边的石头，都可以击打了。像这样却不大错的很少了。

其 在 人 也，則魯 之 晨飲其羊、

其 在 人 也，则鲁 之 晨饮其羊、

如果把这种见解运用到人事上，那么鲁国那些清晨给羊饮水以增其重量、

關 轂 而 輮輪 者⁽⁴⁸⁾， 皆可以 為 師儒；

关 毂 而 輮轮 者⁽⁴⁸⁾， 皆可以 为 师儒；

贯穿车毂以回转其车轮的欺诈之徒，都可以成为名师了；

盧 之 沽名 者⁽⁴⁹⁾，皆可以 為 太醫⁽⁵⁰⁾；西子之里，

卢 之 沽名 者⁽⁴⁹⁾，皆可以 为 太医⁽⁵⁰⁾；西子之里，

卢地的猎取名誉之人，都可以成为良医了；西施的乡里中，

惡而矉 者⁽⁵¹⁾， 皆可以 當 侯王⁽⁵²⁾；山西之

恶而颦 者⁽⁵¹⁾， 皆可以 当 侯王⁽⁵²⁾；山西之

那些模仿西施皱眉的丑陋女子，都可以匹配君王了；关西的

冒沒輕儇、沓貪而忍者⁽⁵³⁾，皆可鑿凶門⁽⁵⁴⁾，制閫外⁽⁵⁵⁾；

冒没轻儇、沓贪而忍者⁽⁵³⁾，皆可凿凶门⁽⁵⁴⁾，制阃外⁽⁵⁵⁾；

鲁莽轻率、 贪婪残忍之徒， 都可以成为将领了；

山東之 稚騃 樸鄙、 力農桑、 啖棗栗者⁽⁵⁶⁾，皆

山东之 稚呆 朴鄙、 力农桑、 啖枣栗者⁽⁵⁶⁾，皆

关东的幼小愚笨、质朴鄙陋、从事耕织和啖食枣栗之辈，都可以谋謨於廟堂之上⁽⁵⁷⁾。若是 則 反倫悖道 甚 矣⁽⁵⁸⁾。

(43)荆之茅：荆，荆州，相当今湖北、湖南部分地区。

(44)缩酒：一说为滤酒去滓。

(45)九江：一般指浔阳，在今湖北广济、黄梅一带。元龟，大龟，古代用以占卜。

(46)泗滨，泗水岸边。泗，河流名，也叫泗水或泗河，在山东省中部。

(47)击攷：击打。攷，"考"的异体字。

(48)晨饮(yìn)其羊：谓羊贩子把水给羊饮，以增其重量而牟利。后泛指欺诈牟利。"关毂"五字：毂，车轮中心的圆木，周围与车辐的一端相接，中有圆孔。輮，回转。

(49)卢：今山东省长清区西南。

(50)太医：对医生的尊称。

(51)"西子"二句：西子，西施。著名美女，是吴王夫差最宠幸的妃子。里，乡里。恶，丑陋。矉，同"颦"，皱眉。

(52)当：匹配。

(53)山西：指函谷关以西地区。即关西。冒没轻儇：冒没，同"冒昧"，莽撞。轻儇，轻率。沓贪而忍：沓贪，贪婪，同义词复用。忍，残忍。

(54)凿凶门：王利器《集解》引东汉许慎注："凶门，北出门也；将军之出，以丧礼处之，以其必死也。"

(55)制阃外：阃为城郭之门。

(56)山东：指函谷关以东地区。即关东。騃："呆"的异体字。

129

可以谋谟于庙堂之上[57]。若是 则 反伦悖道 甚 矣[58]。

可以筹划于宗庙明堂之上了。像这样就严重地违反了常理，

何以 异於是物 哉！

何以 异于是物 哉！

您的高见同这些现象又怎能区别呢！

是故《经》中 言丹砂者[59]，以 类芙蓉 而 有光；

是故《经》中 言丹砂者[59]，以 类芙蓉 而 有光；

所以《神农本草经》讲到丹砂，要用形如芙蓉而且有光彩的；

言当归者，以 类 马尾蚕首[60]；言人参者，以人形[61]；

言当归者，以 类 马尾蚕首[60]；言人参者，以人形[61]；

讲到当归，必取貌似马尾蚕头的；讲到人参，应选状如人形
的；

黄芩 以 腐肠[62]； 附子 八角[63]；

黄芩 以 腐肠[62]； 附子 八角[63]；

讲到黄芩，当择内部腐烂的；讲到附子，须捡八角的；

甘遂 赤肤[64]。 类 不可 悉 数。若

甘遂 赤肤[64]。 类 不可 悉 数。若

讲到甘遂，定挑红皮的。这一类记载数不胜数。 如果

果 土宜 乃 善[65]，

果 土宜 乃 善[65]，

认为某种药材只要能在适宜的土壤中生长的就必定优质，

则 云 生 某所，不当 又 云 某者 良 也。又，

则 云 生 某所，不当 又 云 某者 良 也。又，

那么只应说生长在某处，不该又言生长在某处的精良了。又，

《经》[59] 注曰：" 始兴 为上， 次 乃

《经》[59]注曰：" 始兴 为上， 次 乃

（57）谋谟：筹划。庙堂：本指宗庙明堂。

（58）反伦悖道：谓违反常理。

（59）经：指《神农本草经》及陶弘景《本草经集注》、苏敬等《新修本草》等本草著作。

（60）"言当归"二句：《新修本草》说当归"宕州（今甘肃宕昌）最胜，细叶者名蚕头当归，大叶者名马尾当归"，故云。

（61）"言人参"二句：陶弘景《名医别录》："（参）如人形者有神。"

（62）腐肠：内部腐烂。又为黄芩的别名。

（63）附子八角：《本草经集注》："附子以八月上旬采八角者良。"

（64）甘遂赤肤：《本草经集注》谓甘遂"赤皮者胜"。

（65）土宜：不同性质的土壤，适宜不同种类生物的生长，故称土宜。

《神农本草经》说："生长在始兴的钟乳石属上品，其次才是

廣、　连，　則　不必　服。"正　為　始興　也⁽⁶⁶⁾。

广、　连，　則　不必　服。"正　为　始兴　也⁽⁶⁶⁾。

广州、连州的，就不当服用。"只是说始兴出产的钟乳石优良。

今　再三　为　言　者，唯　欲　得其英精⁽⁶⁷⁾，

今　再三　为　言　者，唯　欲　得其英精⁽⁶⁷⁾，

现在我再三对您说这一番话的原因，只是想让您选用那优质的钟乳石，

以　固　子敬　之壽，非　以　知藥石、角技能　也。

以　固　子敬　之寿，非　以　知药石、角技能　也。

以便使您长寿，并不是为了夸耀药物知识，同您较量本领啊。

若　以　服餌　不必利己，　　姑　　勝務

若　以　服饵　不必利己，　　姑　　胜务

如果认为服食不必有利于自己的健康，只是姑且求得胜过

人　而　誇　辯博⁽⁶⁸⁾，素　不望　此　於子敬。

人　而　夸　辩博⁽⁶⁸⁾，素　不望　此　于子敬。

他人而夸耀自己知识广博，这是我一向不希望您有这种想法的。

其　　不然　明矣，　故　畢其說⁽⁶⁹⁾。宗元　再拜。

其　　不然　明矣，　故　毕其说⁽⁶⁹⁾。宗元　再拜。

因为它不正确是很明显的，所以就此搁笔。　宗元　再拜。

(66)"始兴"三句：始兴，郡名，辖境相当今广东连江、滃江流域以北地区。广，广州，辖境相当今广东、广西大部分地区。连，连州，辖境相当今广东连州市、连山县、阳山县等地。正为始兴：意为只是说始兴出产的钟乳石优良。正，止，仅。为，通"谓"。

(67)英精：精华。这里指优质的钟乳石。

(68)胜务：一本作"务胜"，当是。务，求。辩博：谓知识广博。辩，周遍。

(69)毕：终止。

明处士江民莹墓志铭

【提要】

本文选自 1957 年人民卫生出版社影印本《名医类案·附录》。作者汪道昆（1525—1593），字伯玉，号太函南溟，明代歙（今安徽歙县）人，官至兵部左侍郎。善文，著有《太函集》。江瓘与其子应宿共同所编《名医类案》十二卷，集明代以前医案之大成。该书采集上自《史记》、下迄明代的治验医案，详述病情、方药，后列江瓘的评注，分 205 门。

本文以墓志铭形式记述江瓘的生平事迹。他早年丧母，立志仕途，屡试不第，积劳成疾，遂弃仕途而潜心医学，虽身居素位，但关心国事。作者是江瓘的同乡好友，文中饱含深厚情谊，实为铭文佳作。

明处士江民莹墓志铭

当世 以 布衣 稱作 者⁽¹⁾，無慮 數十家⁽²⁾，

当世 以 布衣 称作 者⁽¹⁾，无虑 数十家⁽²⁾，

当代以百姓身份被称许的人，大约有几十位，

乃若 質行 雅馴⁽³⁾， 則 余 竊多 江民莹⁽⁴⁾。

乃若 质行 雅驯⁽³⁾， 则 余 窃多 江民莹⁽⁴⁾。

至于说到品行正派质朴，文章典雅纯正，那么我个人则要称赞江民莹。

頃， 民莹 將 捐館舍⁽⁵⁾，遺 季公 民璞 書 曰⁽⁶⁾：

顷， 民莹 将 捐馆舍⁽⁵⁾，遗 季公 民璞 书 曰⁽⁶⁾：

不久前，民莹将要去世时，在给他最小的弟弟江民璞的书信中说：

"平生 知我者， 唯 季 若 汪中丞⁽⁷⁾，顧 季 為狀⁽⁸⁾，

"平生 知我者， 唯 季 若 汪中丞⁽⁷⁾，愿 季 为状⁽⁸⁾，

"平生了解我的人，只有你和汪中丞，希望你撰写我死后的行状，

中丞 為 銘⁽⁹⁾， 幸 須臾 無死， 猶 及 見之，

中丞 为 铭⁽⁹⁾， 幸 须臾 无死， 犹 及 见之，

汪中丞撰写墓志铭，如果我侥幸近期不死，还来得及看到它们，

死 且 不朽。" 往，余 為 民莹 立傳， 曾 未得

死 且 不朽。" 往，余 为 民莹 立传， 曾 未得

死后也将不朽了。" 先前，我为民莹写传记， 竟没有掌握

其 什二三， 乃今 要 我 以 平生之言⁽¹⁰⁾，

其 什二三， 乃今 要 我 以 平生之言⁽¹⁰⁾，

他事迹的十分之二三，而今又邀请我撰写评述他一生事迹的墓志铭，

奈何 負 民莹 地下？ 遂 受 季公 狀，

(1)称作：犹称许。

(2)无虑：大约。

(3)乃若：至于。质行：品德行为。雅训：文章典雅纯正。

(4)多：称赞。

(5)捐馆舍(shè)：抛弃馆舍。死亡的婉辞。

(6)遗(wèi)：给予。

(7)若：连词。和。汪中丞：指汪道昆。中丞，官名。

(8)愿季为状：愿，希望。季，指小弟江民璞。状，文体名称。记述死者生平事迹的文章。

(9)铭：文体名称。此指墓志铭。

(10)要(yāo)：邀请。

奈何 负 民莹 地下?　　　　遂 受 季公状,

我怎么能辜负长眠地下的民莹呢?于是我接过民璞撰写的行状,

摭 其 轶事 誌 之(11)。

摭 其 轶事 志 之(11)。

又拾取民莹散佚的事迹作了记述。

(11)摭:摘取;拾取。轶事:散失的事迹。轶,通"佚",失。志:通"识(志)"。记载,记述。

誌曰:江處士 瓘(12),歙人,世家篁南(13),字民莹,

志曰:江处士 瓘(12),歙人,世家篁南(13),字民莹,

墓志说:处士江瓘,歙县人,世代居住篁南,表字民莹,

(12)处士:本指有才德而隐居不仕的人,后亦泛指未做过官的士人。

(13)家:居住。篁南:今安徽歙县。

赠 尚書郎 终慕公 第三子 也(14)。　幼　　负

赠 尚书郎 终慕公 第三子 也(14)。　幼　　负

是死后赠封尚书郎终慕公的第三个儿子。他年幼时就负有

(14)赠尚书郎终慕公:江瓘父终慕公,死后追封尚书郎。

奇　 气,顾犹 跳梁(15)。年十四, 母 郑安人 以 暴疾

奇　 气,顾犹 跳梁(15)。年十四, 母 郑安人 以 暴疾

不寻常的才气,不过很顽皮。十四岁时,母亲郑安人因暴病

(15)跳梁:亦作"跳踉""跳浪",犹跳跃。此谓活泼、顽皮。

终(16),既 含 不瞑(17)。民莹 拊棺 号哭 曰:"母 其

终(16),既 含 不瞑(17)。民莹 拊棺 号哭 曰:"母 其

而死,死后不合眼。民莹手拊棺木痛哭说:"母亲大概是

(16)郑安人:江瓘母姓郑。安人,封建时代给妇女赠封的称号。

(17)含(hàn):同"琀"。古代放在死者口中的珠、玉、米、贝等物。后为死亡的婉辞。瞑:合眼。

以 二三子 　未 樹 　邪? 所 　　不夙夜

以 二三子 　未 树 　邪? 所 　　不夙夜

因为我们兄弟几人都没有建树功名吧?如果我们今后不昼夜进取

以求 無 忝者(18), 有 如 此木(19)!" 　遂 瞑。

以求 无 忝者(18), 有 如 此木(19)!" 　遂 瞑。

以求无愧于母亲的话,就让这棺木神灵明察吧!"于是母亲瞑目。

(18)所:假设连词。如果。古代常用于盟誓文中。

(19)有如此木:就让这棺木神灵明察吧!

自是 折节 为学(20),务 　　以身先 季公(21)。

(20)折节:强自克制,改变平素志行。

(21)先:前导;表率。

自是 折节 为 学⁽²⁰⁾， 务 以 身 先 季公⁽²¹⁾。

从此民莹强自奋力治学，做事求以身为民璞作出表率。

乃 从 故 太守 吴先生 受 詩。 吴先生 間 得

乃 从 故 太守 吴先生 受 诗。 吴先生 间 得

于是跟随从前的太守吴先生学习诗赋。吴先生私下得到

李獻吉賦詩 若干篇 示民瑩⁽²²⁾，民瑩心獨喜，終日誦

李献吉赋诗 若干篇 示民莹⁽²²⁾，民莹心独喜，终日诵

李梦阳若干篇诗赋给民莹看，民莹心里非常喜爱，整日诵读

之， 嘗 竊 效 為 詩，有 近似者。

之， 尝 窃 效 为 诗，有 近似者。

这些诗赋，并且常常私下仿效作诗，有近似李梦阳诗赋的。

初 試 縣官， 不 利。 父 命 之 商，民瑩

初 试 县官， 不 利。 父 命 之 商，民莹

初次参加县级科举考试，没有考取。父亲命他经商，民莹

則 商，孳孳 務 修業⁽²³⁾。會 督學使者 蕭子雕

则 商，孜孜 务 修业⁽²³⁾。会 督学使者 萧子雕

就经商，孜孜不倦地致力于经商。恰逢督学使者萧子雕

行 縣⁽²⁴⁾， 並 舉 民瑩、民璞 補 縣諸生⁽²⁵⁾。又明年

行 县⁽²⁴⁾， 并 举 民莹、民璞 补 县诸生⁽²⁵⁾。又明年

到县里巡察，同时举荐民莹、民璞增补为县学诸生。第二年

應 鄉試，復 不利。 民瑩 慚， 自 憤

应 乡试，复 不利。 民莹 惭， 自 愤

应考乡试，又没有考取。民莹十分惭愧，自己生气痛恨自己

不 務稼 而 罪 歲凶⁽²⁶⁾， 何為乎？

不 务稼 而 罪 岁凶⁽²⁶⁾， 何为乎？

就如同不用力种庄稼却归罪于年成不好一样，有什么用呢？

遂 下帷 讀書⁽²⁷⁾，歷 寒暑，窮 日夜，不遺餘力。

(22)间(jiàn)：私下。李献吉：李梦阳(1473—1530)，字天赐，又字献吉，号空同子。明代文学家。

(23)孳孳：孳，通"孜"。勤勉不解。修业：谓经营商业。

(24)会：恰逢。督学使者：官名。督察学政之职。明代派往各省督导教育行政及主持考试的专职官员，通常称学政。行县：巡行到县里。
(25)举：推举；举荐。补县诸生：增补为县学的诸生。明代科举，经县、州、府各级考试，合格者均称诸生，方可参加省级的乡试会考。
(26)罪：归罪；责备。

(27)下帷：闭门苦读。此谓闭门。

遂 下帷 读书⁽²⁷⁾, 历 寒暑, 穷 日夜, 不遗余力。

于是闭门苦读，历尽严寒酷暑，夜以继日，不遗余力攻读。

民璞 请 少 息，　毋 已 太劳。民莹 愀然 曰⁽²⁸⁾:

民璞 请 少 息，　毋 已 太劳。民莹 愀然 曰⁽²⁸⁾:

(28)愀然：忧伤貌。

民璞请他稍稍休息一下，不要太过于劳累。民莹忧伤地说：

"季子 游　　困 而 归，　由 发愤 起⁽²⁹⁾;

"季子 游　　困 而 归，　由 发愤 起⁽²⁹⁾;

(29)"季子游困"二句：典出《史记·苏秦列传》。

"苏秦外出游说多年，因困回家被羞辱，发愤而刻苦读书;

从 自爱，　　而 忘 而母 不瞑 邪⁽³⁰⁾?"

从 自爱，　　而 忘 而母 不瞑 邪⁽³⁰⁾?"

(30)而：第二人称代词，此代"你我二人"。

纵然我们要爱惜身体，但是能忘了你我母亲死不瞑目的情形吗?"

顷之 病 作，一夕　呕血 数升，　延医 十余曹⁽³¹⁾,

顷之 病 作，一夕　呕血 数升，　延医 十余曹⁽³¹⁾,

(31)曹：表人称复数。同"辈"。

不久疾病发作，有一天夜间吐了几升血，请过十多位医生,

不效。　因　　涉猎　医家指要⁽³²⁾,　自药 而

不效。　因　　涉猎　医家指要⁽³²⁾,　自药 而

(32)指要：同"旨要"。此指重要著作。

没有效果。民莹于是广泛阅览医家的重要著作，自己用药而

瘳。　此 治本业如初，　又 复病，释业 复瘳,

瘳。　此 治本业如初，　又 复病，释业 复瘳,

治愈。从此又像当初一样研修学业，后又发病，放下学业又病愈,

递病 递瘳，　盖 十年 往 矣⁽³³⁾。乃　嗟曰:

递病 递瘳，　盖 十年 往 矣⁽³³⁾。乃　叹曰:

(33)盖："盖"的异体字。往：流逝；过去。

相继病发相继病愈，大概十年已过去了。于是民莹叹息说:

"显亲　　　扬名⁽³⁴⁾，　即 男子 所有 事,

"显亲　　　扬名⁽³⁴⁾，　即 男子 所有 事,

(34)显亲扬名：使双亲显耀，名声传扬。

"做官使双亲显耀，名声传扬，本是男子应做的事，

彼 亦 儻然而來 者 耳⁽³⁵⁾，　　顾 輕身 以 希

彼 亦 傥然而来 者 耳⁽³⁵⁾，　　顾 轻身 以 希

但那也是不意追求而顺乎自然获得的，只是不顾身体而希冀

必 獲⁽³⁶⁾，谓 父母遺 體 何⁽³⁷⁾?"　　遂

必 获⁽³⁶⁾，谓 父母遗 体 何⁽³⁷⁾?"　　遂

一定获得，那么怎样对待父母给予自己的身体呢?"于是

謝 學官⁽³⁸⁾，罷 舉子業，日 鍵關⁽³⁹⁾，坐 便坐⁽⁴⁰⁾，

谢 学官⁽³⁸⁾，罢 举子业，日 键关⁽³⁹⁾，坐 便坐⁽⁴⁰⁾，

辞别了学校，停止了科考学业，每天关着房门，坐在别室之中，

幾上 置《離騷》《素問》諸書，臥 起 自如⁽⁴¹⁾，不問

几上 置《离骚》《素问》诸书，卧 起 自如⁽⁴¹⁾，不问

书案上放着《离骚》《素问》各种书籍，起居自由，不过问

梱外事⁽⁴²⁾，即 家務 左右梦起⁽⁴³⁾，　終 不入於心，

梱外事⁽⁴²⁾，即 家务 左右梦起⁽⁴³⁾，　终 不入于心，

门外之事，就是家事在身边纷纷发生，也始终不放在心里，

由是 就業 益多⁽⁴⁴⁾，神益王 矣⁽⁴⁵⁾。

由是 就业 益多⁽⁴⁴⁾，神益王 矣⁽⁴⁵⁾。

从此，从事学业逐渐增多，精神还逐渐旺盛了。

甲辰⁽⁴⁶⁾，季公 舉 進士⁽⁴⁷⁾，民瑩沾沾喜曰:"幸哉!

甲辰⁽⁴⁶⁾，季公 举 进士⁽⁴⁷⁾，民莹沾沾喜曰:"幸哉!

甲辰年，民璞考中了进士，民莹满意欢喜地说:"真荣幸啊!

有此 無傷 母氏 心，　　瞑可也!　　瞑可也!"

有此 无伤 母氏 心，　　瞑可也!　　瞑可也!"

有了这个就不会使母亲伤心了，母亲可以瞑目了!可以瞑目了!"

(35)傥然而来：即"傥来"，谓意外得来，乃顺乎自然，非人主亲努力所能得来的。

(36)顾：只是。

(37)谓……何：同"如……何"。谓，如，奈。父母遗体：父母给予自己的身体。

(38)学官：学校。

(39)键关：犹闭门。键、关，皆门闩，同义复用，用作动词。

(40)便坐：谓坐于别室。

(41)自如：自由，不受拘束。

(42)梱外事：门外之事。梱，门槛。

(43)梦起：犹纷起。梦，众多杂乱。

(44)益：逐渐。下句"益"同此。

(45)王：通"旺"。旺盛。

(46)甲辰：据江瓘生年癸亥推之，当于公元1544年。

(47)举：谓科举考中。

民瑩 屬辭爾雅[48]，藉藉 稱 名家[49]。 當是時，

民莹 属辞尔雅[48]，藉藉 称 名家[49]。 当是时，

民莹的诗文雅正，声名显赫可称为名家了。正当这时，

邑人 王仲房、海陽人 陳達甫[50]，亦皆 負論著 而薄

邑人 王仲房、海阳人 陈达甫[50]，亦皆 负论著 而薄

同乡人王仲房、 海阳人陈达甫， 也都凭借论著而轻视

諸生[51]，相繼 引去[52]。鄉大夫 遊汝潛、汪正叔、

诸生[51]，相继 引去[52]。乡大夫 游汝潜、汪正叔、

科举，相继退出仕宦之途。乡大夫游汝潜、 汪正叔、

方定之[53]，則 尤 推轂 民瑩[54]，郡中人士翕然附之[55]。

方定之[53]，則 尤 推轂 民莹[54]，郡中人士翕然附之[55]。

方定之 却特别推荐民莹，地方的各界人士也一致附和赞
同他们的意见。

既而 自託遠遊， 將 傾 四海 之

既而 自讬远游， 将 倾 四海 之

不久，民莹要游历远方以让自己有所寄托，将去拜访四方的

士[56]，則 之越 之吳 之楚，足躋徧於東南。會 民璞

士[56]，則 之越 之吴 之楚，足迹徧于东南。会 民璞

名士，就去往越地吴地楚地，足迹遍布东南一带。恰逢民璞

徙 官 留都[57]， 則 之留都，習 朝市之隱[58]；

徙 官 留都[57]， 则 之留都，习 朝市之隐[58]；

迁徙官职到留都南京，他就去往南京，过着隐居尘世的生活。

及 拜 信州太守[59]， 則 道 信州[60]，出 閩越[61]，

及 拜 信州太守[59]， 则 道 信州[60]，出 闽越[61]，

等到民璞官拜信州太守，他又取道往信州，途经闽越之地时，

謁 武夷君[62]； 其後 兵備 饒州[63]，

谒 武夷君[62]； 其后 兵备 饶州[63]，

(48)属(zhǔ)辞：指诗文。连缀文辞以成诗文。尔雅：雅正；文雅。

(49)藉藉：同“籍籍”。声名显著盛大貌。

(50)海阳：明代为潮州府属县，1914年改名潮安县。

(51)负：依恃；凭借。薄：看轻；鄙薄。

(52)引去：离去；退出。

(53)游汝潜：游震得，字汝潜，婺源人，嘉靖进士，官至副都御史。汪正叔：汪一中，字正叔，歙人，嘉靖进士，历任江西副史等职。方定之：方宏静，字定之，歙人，嘉靖进士，官至南京户部右侍郎。

(54)推轂：推荐。谓推荐人才如助人推车毂，使之前进。

(55)翕然：一致貌。

(56)倾：倾慕；拜谒。

(57)徙(xǐ)官：迁徙官职。徙，迁徙，调动。留都：古代帝王迁都后，在旧都常置官留守，称留都。明太祖建都南京，成祖迁都北京，以南京为留都。

(58)习：了解。朝市之隐：争名夺利之地的隐士。朝市，本指朝廷和市肆，于朝争名，于市争利，后泛指名利场所。

(59)信州：地名。唐干元元年置信州，后历代沿置，在今上饶市。

(60)道：取道。

(61)闽越：指福建北部和浙江南部一带。

(62)武夷君：古代传说中武夷山的仙人。

(63)饶州：府名。明初曰鄱阳府，寻改饶州府，府治鄱阳县，在今上饶市。

去拜谒武夷山仙人的葬处。那以后民璞到饶州组建义兵，

则 又 道 饶州，登 匡庐(64)，泛 彭蠡 而下(65)。所至

则 又 道 饶州，登 匡庐(64)，泛 彭蠡 而下(65)。所至

他又取道往饶州，登庐山，并从鄱阳湖泛舟而下。所到之处

(64)匡庐：庐山的别名。
(65)彭蠡：湖名。

未尝 通谒，而 缙绅学士 争 愿 从 游(66)。归

未尝 通谒，而 缙绅学士 争 愿 从 游(66)。归

不曾通报， 但官宦和学士都争相希望跟他结交。回乡后

(66)缙绅：官宦的代称。缙，本作"搢"，插。绅，束腰的大带。古代官宦插笏于绅带间。

语 人 曰："入其境， 其士 可知也。

语 人 曰："入其境， 其士 可知也。

他告诉人们说："到某个地方，就可以了解那里士人的特点。

顷 余 入 会稽，探 禹 穴(67)， 其士

顷 余 入 会稽，探 禹 穴(67)， 其士

不久前，我到会稽，登会稽山探访夏禹的墓穴，那里的士人

(67)"入会稽"二句：会稽，山名，在浙江省绍兴东南。相传夏禹大会诸侯于此计功，故名。一名防山，又名茅山。禹穴，相传夏禹的葬地在会稽山上。

多 奇； 余 历 吴门(68)，泛 五湖 而 东(69)，

多 奇； 余 历 吴门(68)，泛 五湖 而 东(69)，

多有奇才；我游历吴都苏州，在五湖上泛舟东游，

(68)吴门：古吴县为春秋吴都，因称吴门。即今苏州。
(69)五湖：古代吴越地区的湖泊。其说不一，或指太湖，或指太湖及附近湖泊。

其士 放达； 楚有七泽(70)，泱泱乎 大观(71)，

其士 放达； 楚有七泽(70)，泱泱乎 大观(71)，

那里的士人性情豪放豁达；楚地有七个大沼泽，深广浩荡的景象真是盛大壮观，

(70)七泽：相传古时楚有七处沼泽，后以"七泽"泛称楚地诸湖泊。其中以云梦泽最著名。
(71)泱泱：水深广貌。大观：盛大壮观的景象。

其士 阂廓 而 多材(72)； 秣陵 为 高皇帝 故都(73)，

其士 阂廓 而 多材(72)； 秣陵 为 高皇帝 故都(73)，

那里的士人知识渊博而多才；秣陵是明太祖时的旧都城，

(72)阂廓：博大；渊博。
(73)秣陵：古县名，当今南京市秦淮河以南。今南京市。明洪武元年，太祖朱元璋建都于此，后成祖迁都北京，故称南京为故都。

衣冠 文物 盛 矣(74)， 四方豪杰，分曹而仕(75)，

衣冠 文物 盛 矣(74)， 四方豪杰，分曹而仕(75)，

那里的官宦士族和文人墨客太多了，各地的豪杰，分科而仕的官宦，

(74)衣冠：指衣冠客，即官宦、士族。文物：此指礼乐制度。古代以文物明贵贱，制等级，故云。
(75)曹：分科办事的官署。

伏轼而遊⁽⁷⁶⁾，蓋士之淵藪也⁽⁷⁷⁾；大江以西，以 匡盧勝，

伏轼而游⁽⁷⁶⁾，盖士之渊薮也⁽⁷⁷⁾；大江以西，以 匡庐胜，

乘车而游，真是人才荟萃之地；长江以西，以庐山为胜地，

其士 好修⁽⁷⁸⁾； 閩越 以 武夷 勝， 其士

其士 好修⁽⁷⁸⁾； 闽越 以 武夷 胜， 其士

那里的士人身容修美； 闽越以武夷山为胜地，那里的士人

倬詭⁽⁷⁹⁾。 遊方之内， 此其大較也⁽⁸⁰⁾。 吾

倬诡⁽⁷⁹⁾。 游方之内， 此其大较也⁽⁸⁰⁾。 吾

奇特不凡。我游访所到之处，这些就是大概情况罢了。我

將 為 方外 遊矣⁽⁸¹⁾。" 既又赴會稽，視

将 为 方外 游矣⁽⁸¹⁾。" 既又赴会稽，视

打算游历尘世之外了。" 随后又奔赴会稽，探视

仲子 應宿 病。應宿 愈，民瑩 乃 負病 西歸。中道

仲子 应宿 病。应宿 愈，民莹 乃 负病 西归。中道

次子应宿的疾病。应宿病愈，民莹却抱病向西返乡。途中

應宿 刲股 進之⁽⁸²⁾，幸 少 間，亟 乘舟 就舍。病

应宿 刲股 进之⁽⁸²⁾，幸 少 间，亟 乘舟 就舍。病

应宿尽心地侍奉他，幸而稍有好转，急忙乘船回家。病情

益 深， 季子 應幹、季子 婦 程氏 刲股 遞 進之。

益 深， 季子 应幹、季子 妇 程氏 刲股 递 进之。

逐渐加重，小儿子应干和小儿妻程氏尽心地轮换侍奉他。

卒 不起⁽⁸³⁾， 蓋 乙丑 八月 二十六日 也⁽⁸⁴⁾，

卒 不起⁽⁸³⁾， 盖 乙丑 八月 二十六日 也⁽⁸⁴⁾，

最终还是没有治愈而去世了，时间是乙丑年八月二十六日，

距 生 宏治 癸亥⁽⁸⁵⁾，享年六十三。

距 生 宏治 癸亥⁽⁸⁵⁾，享年六十三。

---

(76)伏轼：本谓俯身靠在车前的横木上，后多用以指乘车。

(77)渊薮：深水为渊，大泽曰薮。后泛指人和事物集聚的地方。

(78)好(hào)修：喜爱修饰仪容。借指重视道德修养。

(79)倬诡：奇特。

(80)其：乃。大较：大略。

(81)将：欲；打算。方外：尘世之外远离世俗礼法之地。

(82)刲股：割股疗亲。喻至孝之举。此谓精心侍奉而尽孝道。

(83)不起：患病不能治愈。后为"死"的婉言。

(84)乙丑：公元1565年。为嘉靖四十四年。

(85)宏治癸亥：公元1503年。为弘治十六年。宏，明代万历本作"弘"，清代避清高宗爱新觉罗弘历(乾隆)讳，清版本改为"宏"。

出生于弘治癸亥年,享年六十三岁。

居常　　於于　　近人⁽⁸⁶⁾,一切　无所失;

居常　于于　　近人⁽⁸⁶⁾,一切　无所失;

　民莹平时悠然自得,平易近人,各方面都没有失礼之处;

及其　　操 直言,引　当否⁽⁸⁷⁾,　不 取 苟容⁽⁸⁸⁾。

及其　　操 直言,引　当否⁽⁸⁷⁾,　不 取 苟容⁽⁸⁸⁾。

但是等到他陈述直言,争论时事当否时,却不取屈从附和而容身于世的态度。

歲饑,　　　浙 有司 下 遏糴令⁽⁸⁹⁾,

岁饥,　　　浙 有司 下 遏籴令⁽⁸⁹⁾,

有一年安徽闹饥荒,浙江专职官署下令禁止本地外运粮食给安徽,

輒 引 春秋大義 上書 部使 者⁽⁹⁰⁾,　请 罷 之,

辄 引 春秋大义 上书 部使 者⁽⁹⁰⁾,　请 罢 之,

他就援引春秋时代的义法上书给朝廷御史,请求废止此项禁令,

語　 在集中,不具载。某子 甲⁽⁹¹⁾,以赀 爵 萬戶⁽⁹²⁾,

语　 在集中,不具载。某子 甲⁽⁹¹⁾,以资 爵 万户⁽⁹²⁾,

这些言论都记载在书集中,在此不详细记述了。某人,用钱买个万户的官爵,

曾 有疾,侮 諸醫⁽⁹³⁾,民莹 過 萬戶 家,讓 萬戶⁽⁹⁴⁾:

曾 有疾,侮 诸医⁽⁹³⁾,民莹 过 万户 家,让 万户⁽⁹⁴⁾:

恰巧生了病,轻慢各位医生。民莹到万户家,责备万户说:

"公 能 以富贵骄人矣,　 亦 能 以生死下士乎⁽⁹⁵⁾?

"公 能 以富贵骄人矣,　 亦 能 以生死下士乎⁽⁹⁵⁾?

"您能凭借富贵在众人前骄横,也能拿生死之事去轻慢医生吗?

公之疾 得士 則 生,　不 得　　　則

---

(86)居常:平时。于于:悠然自得貌。

(87)引:争论。

(88)苟容:屈从附和以取容于世。

(89)有司:专管某事的官吏。古代设官分职,各有专司,故称。

(90)春秋大义:春秋时代的正义之道。部使:御史。封建王朝的御史一般由中央各部郎官充任,故名。

(91)某子甲:某人。某,指代姓氏。甲,指代人称。多用于避讳、设言或失名等。

(92)以资爵万户:用钱买个万户的官爵。赀,"资"的异体字。爵,买官爵,用作动词。万户,官爵名。

(93)侮:轻慢。

(94)让:责备。

(95)下士:轻视医师。下,与上文"侮"同义。

公 之疾 得士 则 生， 不得 则

您的病只有让医生治疗才能治愈，如果不让医生治疗就要

死，富貴 無為也(96)！"季公 既 貴， 始 立祖廟，屬

死，富贵 无为也(96)！"季公 既 贵， 始 立祖庙，属

死，富贵也没有作用！"民璞显贵以后，开始修建家庙，嘱托

(96)无为：没有作用。

民瑩 定 約法， 修 祠事(97)， 以 為

民莹 定 约法， 修 祠事(97)， 以 为

民莹设制祭礼约法，编写祭祖的各项事宜，以此作为

(97)修：编写。

常。 即民瑩 以 處士 之 義 終(98)，功用未試，

常。 即民莹 以 处士 之 义 终(98)，功用未试，

家法常规。虽然民莹以处士的名分寿终，才华能力未曾试用，

(98)义：名分。

其 於 國事， 則 尤 惓惓(99)，嘗 著 論 言

其 于 国事， 则 尤 惓惓(99)，尝 著 论 言

但他对于国家大事， 却是非常关心， 曾写文章论述

(99)惓(quán)惓：恳切貌。此谓关心貌。

備邊 事， 犁然 可采(100)。藉弟令 得志(101)，

备边 事， 犁然 可采(100)。藉弟令 得志(101)，

守备边疆之事，条理分析十分清楚可供采纳。假使他实现了志向，

(100)犁然：明辨貌。
(101)藉弟令：假使。多音虚词。弟，又作"弟""第"。

其 畫策 何可勝窮(102)！ 乃 今 食 不過

其 画策 何可胜穷(102)！ 乃 今 食 不过

他的谋划策略怎么能用得尽呢！而今他的衣食生活不超过

(102)画策：谋画策略。《商君书》有《书策》篇。

上農(103)， 年 不逮 中壽(104)，家人之產，蓋

上农(103)， 年 不逮 中寿(104)，家人之产，盖

上等收获的农民，年寿不到中等年寿，家人的财产，大概

(103)乃今：而今。上农：耕种收获较多的农夫。
(104)中寿：中等的年寿。古时说法不一：一是九十以上。

廑 有 存(105)，惜也！ 配 臨溪 吳氏(106)，舉 子

仅 有 存(105)，惜也！ 配 临溪 吴氏(106)，举 子

仅有一点点，真令人惋惜啊！配偶是临溪的吴氏，生育儿子

(105)廑："仅"的异体字。
(106)配：婚配。临溪：地名。在安徽绩溪县南，道通歙县。

三⁽¹⁰⁷⁾，長 曰 應元，仲、季 即 刲股者。

三⁽¹⁰⁷⁾，長 曰 应元，仲、季 即 刲股者。

三个，长子应元，次子和三子就是精心侍奉他疾病的那两位。

茲 當 大事， 將 蔔 所宜⁽¹⁰⁸⁾， 為之 銘

兹 当 大事， 将 卜 所宜⁽¹⁰⁸⁾， 为之 铭

这件事正是大事，将要选择适宜的内容形式，为他撰写铭文

以 待。銘曰：相 彼 良玉⁽¹⁰⁹⁾，胡然 而 終藏⁽¹¹⁰⁾？爾有

以 待。铭曰：相 彼 良玉⁽¹⁰⁹⁾，胡然 而 终藏⁽¹¹⁰⁾？尔有

以待选用。铭文说：看那良玉，为什么终究会被收藏？你有

文德⁽¹¹¹⁾，惡 用乎珪璋⁽¹¹²⁾？相彼梁木，胡然 而 先撥？⁽¹¹³⁾

文德⁽¹¹¹⁾，恶 用乎珪璋⁽¹¹²⁾？相彼梁木，胡然 而 先拨？⁽¹¹³⁾

文德， 何须要佩戴珪璋？看那梁木，为什么会早早先折断？

爾 有 令名⁽¹¹⁴⁾， 惡 用乎黄髪⁽¹¹⁵⁾？ 漸江 東 漸⁽¹¹⁶⁾，

尔 有 令名⁽¹¹⁴⁾， 恶 用乎黄发⁽¹¹⁵⁾？ 渐江 东 渐⁽¹¹⁶⁾，

你有美名， 何须要长寿黄发？ 浙江东流，

厥 有 新阡⁽¹¹⁷⁾； 君子 歸止⁽¹¹⁸⁾， 是 曰 九原⁽¹¹⁹⁾。

厥 有 新阡⁽¹¹⁷⁾； 君子 归止⁽¹¹⁸⁾， 是 曰 九原⁽¹¹⁹⁾。

岸边又添新墓； 君子的归宿， 名曰九泉。

(107)举子：生育子女。

(108)卜：选择。

(109)相：看。
(110)胡然：为何。

(111)尔：你。代词。文德：指礼教美德。与"武功"相对。
(112)恶(wū)：何。珪璋：玉制的礼器，用于朝聘。喻为官。
(113)"相彼梁木"二句：栋梁之木。喻能负重任的人才。拨，折断。
(114)令名：美名；美好的声誉。
(115)黄发：老人发白，白久而黄，以喻年高。
(116)浙江：浙江。东渐：向东流淌。
(117)新阡：新墓。阡，坟墓。
(118)归止：归宿。
(119)九原：九泉，黄泉。

《医方集解》序

【提要】

本文选自《医方集解》，作者汪昂（1615—?），字讱庵，休宁（今属安徽）人。早年业儒，博览诸子经史。入清后，弃儒就医，潜心医学，著述颇多，为清代著名医家。《医方集解》是一部方剂学专著，选录常用方剂七百余首，分二十一门，分病列方，博采各家论述，阐明方义，示人所以成方之理。

本文阐明自己编写此书的目的和方法，着重指出医方来源于察脉辨证，运用医方，须明方义。强调既要重视经方，又要灵活运用，即所谓"取是方而圆用之"。而"圆用之"的关键在于根据方解，究明方义，从而巧妙地肯定了"集解"的价值。

《医方集解》序

孔子曰："能 近 取 譬，可謂 仁 之 方 也 已[1]。"

孔子曰："能 近 取 譬，可谓 仁 之 方 也 已[1]。"

孔子说："能就近取例行事，可以说是实施仁爱之道的方法。"

夫 仁 為 心 性 之 學[2]，尚 不 可 以 無 方，

夫 仁 为 心 性 之 学[2]，尚 不 可 以 无 方，

仁是研究人心、人性之学问，尚且不可以没有一定的方法，

況 於 百家 眾藝， 可以 無方 而能 善 此 乎[3]？

况 于 百家 众艺， 可以 无方 而能 善 此 乎[3]？

何况对于众多的艺能，可以不讲方法就能擅长于此道吗？

諸藝之中， 醫 尤為重。以其 為 生人 之 司命[4]，

诸艺之中， 医 尤为重。以其 为 生人 之 司命[4]，

诸种技艺之中，医学尤其重要。由于它是使人活命的主宰，

而 聖人 之 所必慎者也[5]。竊 嘗 思之，凡 病 必有

而 圣人 之 所必慎者也[5]。窃 尝 思之，凡 病 必有

因而也是圣人必定慎重对待的事。我曾设想，大凡疾病必有

癥；癥者，證也[6]， 有 斯病 必 形

症；症者，证也[6]， 有 斯病 必 形

症状；症状就是疾病表现的证据。有这种疾病就必然呈现出

斯候 者 也。證 必有 脈；脈者，臟腑 經絡、

斯候 者 也。证 必有 脉；脉者，脏腑 经络、

这种证候。证候中必包含脉象；而脉象则是辨别脏腑经络、

虛實 寒熱 所 由 分 也。有 與證相符者， 有 與

虚实 寒热 所 由 分 也。有 与证相符者， 有 与

寒热虚实等不同病情的依据。它有跟病证相符合的，也有跟

證不相符者， 必 參驗之， 而後 可施治者也。

(1)"能近"二句：意为能就近选取近似的事例去做，可以说是实践仁道的方法了。方，方法。
(2)心性：我国古代哲学名词，指人心和人性。
(3)善：犹"能"。谓有能力做到。
(4)生人：使人生存。
(5)圣人：指孔子。
(6)"症者"二句：证，本指凭证、证验。又指疾病或疾病的征(症)候。因疾病必有其外在表现，如事物之有对证者。作者运用声训的方法，说明症状是疾病存在的依证。

证不相符者，　　必　参验之，　　　　而后　可施治者也。

病证不相一致的，必须加以综合检验，然后才可施行治疗。

察脈　辨證　　而　方　立　焉。方者，　　　一定

察脉　辨证　　而　方　立　焉。方者，　　　一定

通过察脉辨证，才能确立医方。所谓方，就是有一定的规则

不可　易之名。　　　　有是病者，必　主是藥，　非

不可　易之名。　　　　有是病者，必　主是药，　非

而不可任意更改的称谓。有这种病，就必定主用此药，不

可　移遊　彼　此[7]，　　　　用之　為　嘗試　者　也。

可　移游　彼　此[7]，　　　　用之　为　尝试　者　也。

能在彼此之间犹豫不决，　　用不同的药来作为试验的。

(7)移游：亦作"游移"。

方之祖　始於　仲景[8]。後人　觸類　擴而充之[9]，

方之祖　始于　仲景[8]。后人　触类　扩而充之[9]，

医方的开端始于张仲景。后人以此为依据而又加以扩展补充，

不可　計　殫[10]，　　　然　皆不能　越　仲景之範圍。蓋

不可　计　殚[10]，　　　然　皆不能　越　仲景之范围。盖

因而多得不可尽数。但都未能超出仲景定规的范围。原因是

前人　作　法，後人　因　焉[11]。創始者　難　為　用，

前人　作　法，后人　因　焉[11]。创始者　难　为　用，

前人开创法度，后人就沿袭它。首创者经历艰难才取得效验，

後起者　易　為　功[12]。取　古人　已驗之成規　而

后起者　易　为　功[12]。取　古人　已验之成规　而

后来者便很容易地获得成果。选取古人行之有效的成方并

斟酌　用　之，　　　　為效　不既易乎？

斟酌　用　之，　　　　为效　不既易乎？

(8)"方之祖"句：陶弘景《本经集注序》："惟仲景一部，最为群方之祖。"

(9)触类：谓掌握同一类事物之规律。

(10)殚：穷尽。

(11)因：沿袭。

(12)"创始"二句：意为首创者难以做出成绩，而后起者容易取得功效。

视具体情况斟酌使用它，收效不已是很容易吗？

<u>然而　　　　执方　　　医病，而 病不能瘳，甚 或</u>

虽说这样，可是拿着现成的药方治病，病却没能治愈，甚至

<u>反而杀人者，又何以说焉?则以脉候未辨，药性未明，</u>

有反而害死病人的，这又怎么来解释呢？原来是因为脉候和药性都未能明辨，

<u>惑于似 而 反 失其真，　　　知 有方 而 不知</u>

被似是而非的假象迷惑而迷失了真相，只知道有医方却不懂

<u>方 之 解 故 也</u>[13]。

医方的诠解之缘故。

<u>方 之 有解 始于 成无己</u>[14]。　　无己 慨

医方有诠解是从宋金之际的成无己开始的。成无己慨叹

<u>仲景之书 后人 罕 识，爰 取《伤寒论》而 训诂之，</u>

张仲景的著作后人罕少能深入理解，于是将《伤寒论》加以注释，

<u>诠证　释方，　　使 观者 有所循入。　　诚哉</u>

阐明证状和方义，使读者有了依循入门的途径。他真是

<u>仲景之功臣，　　　而 后觉之先导矣。　　厥后</u>

(13)"知有方"句:《医方集解·凡例》云："古今方书至为繁伙，然于方前第注治某病某病，而未尝发明受病之因，及病在某经络也。一方之中第注用某药某药，亦未尝发明药之气味功能，入某经某络，所以能治某病之故也。方书徒设，庸医浅术，视之懵如，乃拘执死方以治活病，其不至于误世殃人者几希矣!"

(14)成无己：宋代聊摄(今山东聊城)人。其所著《注解伤寒论》，为《伤寒论》最早的全注本。

147

研究仲景学说的有功之臣，启示后觉的先导引路者。其后

| 名 賢 輩出， | | | 謂 當 踵事 |
| 名 贤 辈出， | | | 谓 当 踵事 |

知名的贤能之人一批批地涌现，认为应当继承前人的成就

| 增 華[15]， | 析 微 闡 奧， | 使 古方 時方 |
| 增 华[15]， | 析 微 阐 奥， | 使 古方 时方 |

并加以发扬光大，解释精义，阐发奥旨，使得古方和时方

| 大明於世， | 寧 不 愉快？ | 夫 何 著方者 |
| 大明于世， | 宁 不 愉快？ | 夫 何 著方者 |

都能显明于世，岂不令人欣慰愉悦？可是为何撰著方书的人

| 日益 多，註方者 不 再見， | 豈 金針不度 歟[16]？ |
| 日益 多，注方者 不 再见， | 岂 金针不度 欤[16]？ |

日益增多，而注解医方者却不再出现，难道是金针不度秘诀
失传了吗？

| 抑 工於醫者 未必 工於文[17]， | 詞 不能達意，遂 置 |
| 抑 工于医者 未必 工于文[17]， | 词 不能达意，遂 置 |

抑或是长于医道者未必能精通文辞，词不达意，就弃置一旁

| 而 不講 歟？ 迄 明，始有 吳鶴皋之集《醫方考》[18]， |
| 而 不讲 欤？ 迄 明，始有 吴鹤皋之集《医方考》[18]， |

不去研究了吗？直到明代，方才有吴鹤皋编集之《医方考》
问世，

| 文義 清疏[19]，同人 膾炙[20]。是 以 梨棗再易[21]，豈 |
| 文义 清疏[19]，同人 脍炙[20]。是 以 梨枣再易[21]，岂 |

文义清新流畅，业内人交口赞赏。因此多次刊刻重印。难道

| 為 空谷足音[22]， 故 見之而喜 歟？然 |
| 为 空谷足音[22]， 故 见之而喜 欤？然 |

因它像空谷足音罕见之物，所以人们一见就喜爱了吧？不过

| 吳氏 但 一家之言，其 於 致遠鈎深[23]， |

(15)踵事增华：继承前人之成就而发扬光大之。华，光彩。泛指在张仲景以后所出之医方。

(16)金针不度：喻技术、秘诀失传。度，转授。

(17)"工于医"句：汪氏在《增订本草备要》自序中称："自唐宋而下，名家百氏方书非不灿陈，而义蕴殊少诠释。……即间有辨析病源，训解药性者，率说焉而不详，语焉而不畅。医理虽云深造，文字多欠通明。"

(18)吴鹤皋：即吴崑，明代医学家，歙(今安徽歙县)人，曾为《素问》作注，又著有《脉语》《医方考》等。《医方考》共六卷，选择历代常用方七百余首，分四十四类，阐释每方之组成、方义、功用、适用范围等，颇有影响。

(19)文义清疏：汪氏评价吴崑《医方考》称："揆之于经，酌以己见，订之于证，发其微义""考其方药，考其见证，考其名义，考其事迹，考其变通，考其得失""词旨明爽，海内盛行"。

(20)脍炙：脍，细切肉。炙，烤肉。此喻受人赞誉的佳作。

(21)梨枣再易：指书籍多次刻印。

(22)空谷足音：杳无人迹的空谷中传来脚步声。以喻难得遇见的声息或事物。

(23)致远钩沉：意为探索蕴藏之深奥含义。

吴氏　　　但　　　一家之言，其 于 致远钩沉(23)，

吴氏的著作仅是出于个人的见解，他在探索蕴藏在医方中的深远含义时，

或未 彻尽。 兹　特 博采广搜，网罗群书(24)，

或未 彻尽。 兹　特 博采广搜，网罗群书(24)，

有的未能透彻详尽。现在我专门广收博采，搜集群书中的有关内容，

精穷奥蕴，　　　　　　　或同 或异，

精穷奥蕴，　　　　　　　或同 或异，

仔细地穷究其中深藏的含义，这些见解有同有异，

各存所见，　　　　以备参稽。 使 探宝者

各存所见，　　　　以备参稽。 使 探宝者

我就分别记录下诸家见解，以供参考查核。使探觅珍宝的人

不止 一藏(25)，　尝鼎者 不仅 一脔(26)。

不止 一藏(25)，　尝鼎者 不仅 一脔(26)。

不局限于一处宝藏，品尝锅鼎中美味佳肴的不止吃一块肉。

庶几 病者观之，得以 印证；用者　　　据之，

庶几 病者观之，得以 印证；用者　　　据之，

希望病家看了这些，可以对比印证；施用方药的医者依据它，

不致 径庭(27)。 宁 非 卫 生 之 一助 欤?

不致 径庭(27)。 宁 非 卫 生 之 一助 欤?

不致引起大的差错。这难道不是卫护生灵的一大帮助吗？

或曰：善师者　　　不陈(28)，　　　得鱼者

或曰：善师者　　　不陈(28)，　　　得鱼者

有人说：善于用兵作战的不讲究布设阵势，捕到了游鱼的

忘筌(29)，　　　运用之妙，　　　在于一心(30)，

(24)"博采"两句：汪氏于本书凡例中称：此编"裒合诸家，会集众说，由博返约，用便搜求。""出自某人某书必仍存其名集。至于古今相沿之语，相袭之方，不知始自何人，而不可废者，皆采录之。""博采硕儒名言，分别宜用忌用，惟求义朗。"

(25)藏(zàng)：储藏财物之府库。

(26)尝鼎者不仅一脔：品尝锅鼎中调味的人，不能只尝一小块肉。喻不要浅尝辄止。这里反其意而用之。

(27)径庭：亦作"迳庭"、"径廷"。本谓门外小路和庭院。此指悬殊，相差极大。

(28)"善师者"句：意谓善于用兵作战者，不泥于列队排成阵势而后交战。陈，同"阵"。用如动词，排成战斗队列。

忘筌⁽²⁹⁾， 运用之妙， 在于一心⁽³⁰⁾，

连捕鱼工具也会遗弃。处方用药的妙得，全在于心机的灵活，

何 以方为？ 余曰： 般 倕⁽³¹⁾

何 以方为？ 余曰： 般 倕⁽³¹⁾

还要用什么定规的方剂呢？我说：像公输般和匠倕等古代的能工巧匠

不 棄 規矩， 師曠 不 廢 六律⁽³²⁾。

不 弃 规矩， 师旷 不 废 六律⁽³²⁾。

都不抛开规矩准绳，著名的乐工师旷也不废弃六律音调。

夫 《易》之 為 書，變動 不居⁽³³⁾，

夫 《易》之 为 书，变动 不居⁽³³⁾，

《周易》这部经典，论证万事万物都是在不停地运动变化，

然 亦 有 變易 不易 二義，故 曰"蓍之德 圓⁽³⁴⁾

然 亦 有 变易 不易 二义，故 曰"蓍之德 圆⁽³⁴⁾

其中也有变与不变二重含义。故《系辞》中说到蓍草其体圆，

而 神， 卦之德 方 以 智"。夫卦

而 神， 卦之德 方 以 智"。夫卦

其作用能通神入微，卦象之体方，其作用能测知未来。卦象

誠 方 矣，豈方、智之中 遂 無 圓、神 之妙 也 哉？

诚 方 矣，岂方、智之中 遂 无 圆、神 之妙 也 哉？

确是方正的，难道在方正与明智之中就没有圆通灵活的玄妙之处吗？

吾 願 讀吾書者， 取是 方 而 圓用之⁽³⁵⁾，

吾 愿 读吾书者， 取是 方 而 圆用之⁽³⁵⁾，

我希望读到我这本书的人，选取其中的医方并能灵活运用它，

斯 真 為 得方之解也已。

斯 真 为 得方之解也已。

(29)"得鱼者"句：意谓得鱼者遗忘其捕鱼之工具。喻取得成功就忘乎所以。筌：捕鱼之竹器。《庄子·外物》："筌者所以在鱼，得鱼而忘筌。"

(30)"运用"二句：谓运用得灵活巧妙，全在于用心思考。

(31)般倕：亦作"班倕""般垂"。指鲁国公输般和舜臣工倕，均为古代巧匠。

(32)师旷：春秋时晋国著名乐师。相传他能辨音以知吉凶。见《左传·襄公十八年》。六律：古代音乐中用律管定出属于阳声的六种标准音调：黄钟、太簇、姑洗、蕤宾、夷则、无射。

(33)变动不居：谓运动变化而不停息。

(34)"蓍之德"两句：意为蓍草之形体圆，其性质能通神入微；卦象之形体方，其性质能卜知未来。德，指事物之形性。

(35)圆用：融会贯通地运用。

这才算是真正掌握医方的解析了。

《新修本草》序

【提要】

本文选自《新修本草》，据《四部丛刊》影印金·泰和甲子刊《重修政和经史证类备用本草》卷一《序例》引"唐本序"排印。作者孔志约，唐代初期曾任礼部郎中兼弘文馆学士，参与了《新修本草》的编纂。该书于唐代显庆四年（公元659年）编成，全书54卷，收载药物850种（一说为844种），并绘有药物图谱，实用性很强，问世之后影响很大，因此不仅成为学医者的必读书，也成为当时医生和药商用药售药的法律依据，被认为是世界上最早的一部国家药典。

本文叙述了医学的源流，并强调了医药的社会功用及对人类的重要性。重点指出南梁陶弘景的《神农本草经集注》一书中存在的诸多错误，以及这些错误可能带来的危害。最后说明了《新修本草》的编纂背景，并称赞性地评价了《新修本草》的特点及贡献。

《新修本草》序

蓋 聞 天地之大德 曰 生⁽¹⁾，運 陰陽 以 播物；

盖 闻 天地之大德 曰 生⁽¹⁾，运 阴阳 以 播物；

听说过天地的最高品德是生，使阴阳运化而繁殖万物；

含靈之所保 曰 命，資 亭育 以 盡年⁽²⁾。

含灵之所保 曰 命，资 亭育 以 尽年⁽²⁾。

人们所珍重的是命，赖以化育成长而享尽天年。

蟄穴　　　　棲巢⁽³⁾，　感物之情　　　　蓋 寡；

蛰穴　　　　栖巢⁽³⁾，　感物之情　　　　盖 寡；

当远古人们穴居巢处的时候，触发物质享受的欲望大概很少；

範金 揉木⁽⁴⁾，　　　　逐 欲 之 道 方 滋。

范金 揉木⁽⁴⁾，　　　　逐 欲 之 道 方 滋。

到了能制造使用金木等工具时，追求物质欲望的手段才滋增。

而 五味 或 爽⁽⁵⁾，時 昧 甘辛 之 即；六氣 斯 沴⁽⁶⁾

而 五味 或 爽⁽⁵⁾，时 昧 甘辛 之 即；六气 斯 沴⁽⁶⁾，

而饮食五味有失，这是不明甘辛等滋味的节制；自然界六气不和，

易 愆 寒燠 之 宜⁽⁷⁾。中外　　交 侵⁽⁸⁾，形神

易 愆 寒燠 之 宜⁽⁷⁾。中外　　交 侵⁽⁸⁾，形神

容易乖违寒温引起不适。身体内外受到病邪侵袭，形与神

分 戰⁽⁹⁾。　飲 食 伺 釁⁽¹⁰⁾，成 腸胃 之 眚⁽¹¹⁾；

分 战⁽⁹⁾。　饮 食 伺 衅⁽¹⁰⁾，成 肠胃 之 眚⁽¹¹⁾；

分头抵御应战。饮食失常伺隙伤身，造成肠胃的疾患；

風濕　　候隙，　遘 手足 之 災⁽¹²⁾。幾 纏 膚腠⁽¹³⁾，

风湿　　候隙，　构 手足 之 灾⁽¹²⁾。几 缠 肤腠⁽¹³⁾，

风湿外淫乘机犯体，构成四肢的病害。疾患缠缚于肌肤，

莫 知 救 止⁽¹⁴⁾；　漸 固 膏肓，期 於　　夭折。

(1)"天地"七字：语见《易·繁辞下》。

(2)亭育：又作"亭毒"。犹言"养育""化育"。

(3)蛰穴：指穴居。

(4)范金：谓熔化金属注入模型以铸造器皿。范，亦作"笵"，铸造金属器皿的模子。用如动词。

(5)五味或爽：指饮食失节。爽，伤败。

(6)六气斯沴：即"六沴"，谓六气不和。

(7)燠：温热。

(8)中外交侵：身体内外病邪相侵。

(9)分战：犹言分头应战。

(10)衅：间隙；缝隙。此指体虚之隙。

(11)眚：指病患。

(12)遘：通"构"。

(13)几缠：谓疾病缠缚。几，又作"械"，危殆。借指疾病。

(14)救止：犹言"救疗"。治愈。

莫 知 救 止(14)；　　渐 固 膏 肓，　期 于　　　　夭 折。

无人知道如何救疗；痼疾渐渐膏肓，所等待的只是死亡。

暨 炎 晖 纪 物(15)，　　　　識 藥 石 之 功；

暨 炎 晖 纪 物(15)，　　　　识 药 石 之 功；

到神农氏辨认药物著《本草》，懂得药物的功用；

云 瑞 名 官(16)，　　　窮　　診　候 之 術。

云 瑞 名 官(16)，　　　穷　　診　候 之 术。

黄帝任命岐伯等为医官，深入研究诊治病候的技术。

草 木　　　　　鹹 得 其 性，鬼 神 无 所 遁 情(17)。

草 木　　　　　咸 得 其 性，鬼 神 无 所 遁 情(17)。

于是对于草木等类药物都能掌握其性能，使如鬼神那样变化多端的病魔无处遁迹藏身。

劋 麝　　劓 犀(18)，　驱 泄 邪 恶；　　穗 丹 炼 石(19)，　引

劋 麝　　劓 犀(18)，　驱 泄 邪 恶；　　穗 丹 炼 石(19)，　引

剖挖麝香截取犀角，驱除邪恶之疾；炼制神丹妙药，导引

纳　清 和(20)。　大　　庇 苍 生，　普　　济 黔 首。功

纳　清 和(20)。　大　　庇 苍 生，　普　　济 黔 首。功

吐纳清和之气。广泛地庇护人民，全面地拯救百姓。其功德

伟　　造 化(21)，恩 迈 财 成(22)。　日 用　　　不 知，

伟　　造 化(21)，恩 迈 财 成(22)。　日 用　　　不 知，

等同于大自然，其恩惠超过其他帝王。人们日常使用而不知不觉，

於 今 是 赖。　　　岐、　和、　彭、　缓(23)，

于 今 是 赖。　　　岐、　和、　彭、　缓(23)，

直到如今仍然有赖于它。岐伯、医和、巫彭、医缓，

腾 絕 軌 於 前(24)；　　　　李、 華、 張、 吳(25)，

腾 绝 轨 于 前(24)；　　　　李、 华、 张、 吴(25)，

在前代创立了优异卓绝的

(15)炎晖：指炎帝神农氏。晖，日光。纪物：谓记事。此指作《神农本草经》。

(16)云瑞名官：指黄帝与岐伯等众医官讨论医事。

(17)"鬼神"句：此谓能穷尽诊候之术，疾病虽如鬼神之幽冥多变，亦可洞悉，无处隐遁。

(18)劋麝劓犀：据《神农本草经》记载，犀角与麝香，均有"除邪"及"辟恶气"之功用。劓，断截。

(19)穗丹炼石：泛指炼制丹药。炼石，炼制药石。

(20)引纳清和：导引吐纳清和之气。

(21)侔：相等。造化：指创造化育万物的天地自然界。

(22)财成：亦作"裁成"。本谓剪裁制成。此指筹谋成就万物的帝王。

(23)彭：传说中的上古医者巫彭。

(24)绝轨：犹"绝跻"。优异卓绝的功绩。

(25)李：疑指东汉蜀医李助，通经方本草，与郭玉齐名。或谓指李当之。但李当之为华佗弟子，不当列于华前。张：指张仲景。吴：华佗弟子吴普。

功绩；李助、华佗、张机、吴普，

振 英聲 於 後⁽²⁶⁾。　　　昔 秦政 　煨 燔，茲

振 英声 于 后⁽²⁶⁾。　　　昔 秦政 　煨 燔，兹

又在后世振兴了英名声望。从前秦始皇嬴政焚毁书籍，这些

經 　不預⁽²⁷⁾；永嘉 喪亂，　　斯道 尚存⁽²⁸⁾。

经 　不预⁽²⁷⁾；永嘉 丧乱，　　斯道 尚存⁽²⁸⁾。

医药书籍不在其列；经历西晋的永嘉之乱，医道授学仍存在。

梁陶宏景雅好攝生⁽²⁹⁾，研精藥術。以為《本草經》

梁陶宏景雅好摄生⁽²⁹⁾，研精药术。以为《本草经》

梁代陶宏景素好养生，精深研究药物之学。认为《本草经》

者，　神農之所作，　不刊之書也⁽³⁰⁾。　　惜 其

者，　神农之所作，　不刊之书也⁽³⁰⁾。　　惜 其

这部书，是神农氏所著，是不可磨灭删改的作品。可惜它的

年代 浸遠，簡編殘蠹，與 桐、雷 　眾記⁽³¹⁾，

年代 浸远，简编残蠹，与 桐、雷 　众记⁽³¹⁾，

年代久远，书简残缺虫蚀，跟桐君、雷公等多数作品一样，

頗 或 蹖駮⁽³²⁾。興言 撰緝⁽³³⁾，　　勒成一家，

颇 或 蹖驳⁽³²⁾。兴言 撰缉⁽³³⁾，　　勒成一家，

颇有错杂混乱。他整理编撰《本草经集注》，成为一家之言，

亦 以 雕琢 經方⁽³⁴⁾，潤色 醫業⁽³⁵⁾。然而 時 鐘

亦 以 雕琢 经方⁽³⁴⁾，润色 医业⁽³⁵⁾。然而 时 钟

可用以深入研究经方，使医学润色增光。然而其时正当

鼎峙⁽³⁶⁾，　　聞 　見闕於 殊方⁽³⁷⁾；

鼎峙⁽³⁶⁾，　　闻 　见阙于 殊方⁽³⁷⁾；

天下分峙鼎立，他对远方异域的药物见闻阅历尚有欠缺；

事 　非 　僉議⁽³⁸⁾，詮釋 　拘於 獨學。

(26)英声：犹英名。

(27)秦政：秦始皇嬴政。不预：不列入。

(28)"永嘉"二句：永嘉，西晋怀帝司马炽的年号。永嘉五年(311)，匈奴贵族刘聪、石勒等攻破晋都洛阳，俘怀帝，大焚宫殿国籍，史称"永嘉之乱"。

(29)雅好：素好，为汉魏时熟语。

(30)不刊之书：无须改动、不可磨灭之著作。刊，删改。

(31)桐、雷众记：指桐君、雷公等人的著述。

(32)蹖驳：犹"舛驳"。差错杂乱。

(33)兴言：犹"薄言"。句首助词，无义。

(34)雕琢：亦作"彫琢"。谓研讨琢磨。

(35)润色：原指修饰文辞，增加文采。此指增光。

(36)钟：当，逢遇。鼎峙：指南北朝天下不统一，有如鼎足三分峙立。

(37)殊方：指异域、他乡。

(38)佥议：众议。佥，众人。

事　　　非　金　议⁽³⁸⁾，诠释　拘于　独学。

从事编纂时又未经广泛讨论，其注释说明受个人独学的局限。

至　如　重　建平　之　防己⁽³⁹⁾，棄　槐里　之　半夏⁽⁴⁰⁾。

至　如　重　建平　之　防己⁽³⁹⁾，弃　槐里　之　半夏⁽⁴⁰⁾。

以至于　倚重　建平　的　防己，　舍弃　槐里　的　半夏。

秋　采　榆人⁽⁴¹⁾，冬　收　雲實⁽⁴²⁾。谬　粱米之黄、白⁽⁴³⁾，

秋　采　榆人⁽⁴¹⁾，冬　收　云实⁽⁴²⁾。谬　粱米之黄、白⁽⁴³⁾，

谬称秋季采集榆人，冬天收获云实。搞错粱米的黄、白品种，

混　荆子之牡、蔓⁽⁴⁴⁾。異　繁缕　於　雞肠⁽⁴⁵⁾，

混　荆子之牡、蔓⁽⁴⁴⁾。异　繁缕　于　鸡肠⁽⁴⁵⁾，

混淆荆子的牡、蔓之分。误识繁缕不同于鸡肠草，

合　由跋　於　鸢尾⁽⁴⁶⁾。防葵、狼毒，妄曰同根⁽⁴⁷⁾；鉤吻、

合　由跋　于　鸢尾⁽⁴⁶⁾。防葵、狼毒，妄曰同根⁽⁴⁷⁾；钩吻、

把由跋并入鸢尾。　防葵、狼毒，妄说它们是同根；钩吻、

黄精，引　為　連類⁽⁴⁸⁾。鉛、錫莫辨⁽⁴⁹⁾，橙、柚不分⁽⁵⁰⁾。

黄精，引　为　连类⁽⁴⁸⁾。铅、锡莫辨⁽⁴⁹⁾，橙、柚不分⁽⁵⁰⁾。

黄精，　混淆它们为同类。铅锡不辨，　橙柚不分。

凡此　比例⁽⁵¹⁾，　蓋　亦多矣。自時厥後，以迄於今。

凡此　比例⁽⁵¹⁾，　盖　亦多矣。自时厥后，以迄于今。

凡此种种类似的例子，已够多了。从此以后，一直延续到如今。

雖　方技　分鑣⁽⁵²⁾，　名醫　繼軌⁽⁵³⁾，更　相

虽　方技　分镳⁽⁵²⁾，　名医　继轨⁽⁵³⁾，更　相

虽医药分道扬镳各有进展，名医继踵辈出，但大都相互效法

祖　述⁽⁵⁴⁾，罕　能　厘正。乃　復　采　杜蘅　於　及己⁽⁵⁵⁾，

祖　述⁽⁵⁴⁾，罕　能　厘正。乃　复　采　杜蘅　于　及己⁽⁵⁵⁾，

前人的陈述，很少能有订正的。竟然又有到及己中去采杜蘅，

(39)重建平之防己：详见《新修本草》。

(40)弃槐里之半夏：详见《新修本草》。

(41)秋采榆人：详见《新修本草》。

(42)冬收云实：云实，豆科植物，晚秋采摘。详见《新修本草》。

(43)谬粱米之黄白：详见《新修本草》。

(44)牡蔓：指牡荆实与蔓荆实。详见《新修本草》。

(45)异繁缕于鸡肠：繁缕即鸡肠草，今俗称鹅不食草。详见《新修本草》。

(46)合由跋于鸢尾：把天南星科的由跋，混合于鸢尾科的鸢尾。详见《新修本草》。

(47)"防葵"二句：伞形科的防葵和瑞香科的狼毒，错认为同根。详见《新修本草》。

(48)"钩吻"二句：详见《新修本草》。

(49)铅锡莫辨：详见《新修本草》。

(50)橙柚不分：详见《新修本草》。

(51)比例：犹比类。魏晋时熟语。

(52)分镳：犹分道扬镳。此指医学与本草学的研究分头进行。

(53)继轨：犹继踵。继承前人之业迹。

(54)祖述：师法前人加以陈述。

(55)"采杜蘅"句：详见《新修本草》。

求忍冬 於 絡石(56)；捨陟釐 而 取萹藤(57)，退飛廉 而

求忍冬 于 络石(56)；舍陟釐 而 取萹藤(57)，退飞廉 而

向络石藤去觅求忍冬，舍弃陟釐却取用萹藤，摒退飞廉而

用 馬薊(58)。承疑 行妄， 曾 無有覺；

用 马蓟(58)。承疑 行妄， 曾 无有觉；

使用马蓟。承续惑乱行为妄谬，简直无人省觉；

疾瘵 多 殆， 良 深 慨嘆。

疾瘵 多 殆， 良 深 慨叹。

以致有些疾患往往酿成险证，实在深可慨叹。

既而朝議郎行右監門府長史騎都尉臣蘇敬(59)，撫

既而朝议郎行右监门府长史骑都尉臣苏敬(59)，撫

不久以前，朝议郎行右监门府长史骑都尉臣苏敬，摘取

陶氏之 乖違(60)，辨 俗 用 之 紕紊(61)，遂 表 請

陶氏之 乖违(60)，辨 俗 用 之 纰紊(61)，遂 表 请

陶氏著作中的失误，辨明世俗用药的错乱，就上表请求准许

修定， 深 副 聖 懷。乃 詔 太尉 揚州

修定， 深 副 圣 怀。乃 诏 太尉 扬州

修订《本草》，深深符合皇上的心意。于是命令太尉 扬州

都督 監修國史 上柱國 趙國公臣無忌、太中大夫行

都督 监修国史 上柱国 赵国公臣无忌、太中大夫行

都督 监修国史 上柱国 赵国公 臣长孙无忌、太中大夫行

尚藥奉禦臣許孝崇 等 二十二人(62)，與蘇敬詳撰。竊

尚药奉御臣许孝崇 等 二十二人(62)，与苏敬详撰。窃

尚药奉御臣许孝崇等二十二人，跟苏敬一起细心编撰。我等

以 動植 形生(63)， 因 方 舛 性； 春秋

---

(56)"求忍冬"句：忍冬，即金银花藤。络石，指夹竹桃科藤本植物络石藤。二者科属、性能各别，而当时混用。

(57)陟釐：蕨类植物，生水中，又名石发，云可止痢。萹藤：不详。

(58)"退飞廉"句：摒退菊科的飞廉不用，而用马蓟。马蓟，今又名大蓟。飞廉一名漏芦，主治骨节热，胫重酸痛。

(59)朝议郎：唐代官名，正六品上。行：唐代官制，凡官员之身份级别高于其职务官之品级时，在官名前加"行"字。骑都尉：唐代第八等军功勋。

(60)撫：拾取，采集。

(61)纰紊：错误紊乱。

(62)太尉：在唐代礼遇大臣的最高虚职。监修国史：领衔编修国史，实际上不参加具体编撰，挂名而已。上柱国：唐代第一等军功勋号。赵国公：唐代开国大臣长孙无忌的封爵。太中大夫：唐代从四品下的文官。尚药奉御：尚药奉御为尚药局主管。

(63)形生：谓形体禀性。

以　动植　　形生⁽⁶³⁾，　因　方　舛　性；　　春秋

认为动植物的形态秉性，因地区不同而质地相异；春秋四季

節　變，　感　氣　殊　功⁽⁶⁴⁾。　　　離　其　本土，

节　变，　感　气　殊　功⁽⁶⁴⁾。　　　离　其　本土，

节令变更，感受气候不同而功效有别。从远离它的产地移植，

則　質同　而　效異⁽⁶⁵⁾；乖　於　采摘，乃　物是　而　時非。

则　质同　而　效异⁽⁶⁵⁾；乖　于　采摘，乃　物是　而　时非。

形质虽同而作用不一；违反采摘季节，其物虽是而时令已非。

名　　實　既　爽，　寒溫　　多　謬。　用　之

名　　实　既　爽，　寒温　　多　谬。　用　之

名称和实质既有差失，寒温等药性也多错乱。将它们用到

凡庶，　　其欺　已甚；施之　　君　父，　逆

凡庶，　　其欺　已甚；施之　　君　父，　逆

百姓身上，那已欺人至甚；若用之于君父长辈，说悖逆之罪

莫大焉。　　於是　上　稟　神規⁽⁶⁶⁾，　下　　詢　眾

莫大焉。　　于是　上　禀　神规⁽⁶⁶⁾，　下　　询　众

也不为过。于是一方面继承神农的规范，一方面征询众人的

議；　普　頒　天下，　　營求　藥物。羽、毛、鱗、介，

议；　普　颁　天下，　　营求　药物。羽、毛、鳞、介，

意见；广泛告示天下四方，搜求各种药物。羽、毛、鳞、介
等类，

無　　遠　　不　臻；根、莖、花、實，

无　　远　　不　臻；根、茎、花、实，

任何远方的药物无不采到；　根、茎、花、实之属，

有名　　鹹萃⁽⁶⁷⁾。遂乃　詳　探　秘要，博綜

有名　　咸萃⁽⁶⁷⁾。遂乃　详　探　秘要，博综

只要有名称都全部收集。于是详细探索其奥秘，广泛总结

方術。　　《本經》　　雖闕，　　有驗

方术。　　《本经》　　虽阙，　　有验

各家之医术。《神农本草经》中虽缺而未载，但施用有效者

必　書；　　《別錄》　　雖存，　　無稽必正。

必　书；　　《别录》　　虽存，　　无稽必正。

就必定记录；《名医别录》中虽有其说，如无根据必加纠正。

考　其　同　異，　擇　其　去　取。　鉛翰　昭章(68)，　定

考　其　同　异，　择　其　去　取。　铅翰　昭章(68)，　定

考察其或同或异，决定其或舍或取。文字清楚明白，能确定

群言　　之　得　失；　丹青　綺　煥(69)，備　庶物　之　形

群言　　之　得　失；　丹青　绮　焕(69)，备　庶物　之　形

众多议论的是非得失；彩图绮美鲜艳，具备大量药物的形态

容。　撰　本草　並　圖經、目錄　等，凡成五十四卷(70)。

容。　撰　本草　并　图经、目录　等，凡成五十四卷(70)。

状貌。编撰成本草以及图经、目录等，总共完成五十四卷。

庶以　　網羅今古，　　　開滌耳目，　　　盡

庶以　　网罗今古，　　　开涤耳目，　　　尽

差不多已把古今药物网罗无遗，使耳目开启洗涤一新，穷尽

醫方之妙極，　拯　生靈之性命。傳　萬祀　而　無昧(71)，

医方之妙极，　拯　生灵之性命。传　万祀　而　无昧(71)，

医方的奥妙之极，拯救人民的生命。能够流传万年不会磨灭，

懸　百王　而　不朽。

悬　百王　而　不朽。

颁行百代不致失传。

(68)铅翰：犹"笔墨"，此指所书之文字。古人以铅粉书字。翰，指毛笔。

(69)丹青：本指丹砂、青䕶两种矿物颜料。又泛指颜料、绘画艺术。此指所绘之彩色药物图谱。

(70)五十四卷：《新修本草》由本草(文字部分)二十卷及目录一卷、药图二十五卷及目录一卷、图经(药图之文字说明部分)七卷组成，共五十四卷。《蜀本草》引李勣进《本草表》作五十三卷，因其中未列药图目录。

(71)万祀：万年。

《温病条辨》叙

【提要】

本文选自《温病条辨》，据清嘉庆癸酉年(1813)问心堂刻本排印。作者汪廷珍(1757—1827)，字瑟庵，山阳(今江苏省淮安县)人，清代乾隆年间进士，官至礼部尚书。著有《实事求是斋诗文集》。

《温病条辨》是温病学的名著之一。作者吴瑭(1758—1836)，字鞠通，淮阴(今江苏省淮阴市)人。本习儒，因其父及侄子相继患病，医治无效而死，遂弃儒习医，潜心研究温病二十年，著成此书。他对温病提出的三焦辨证原则和治疗方法，在温病学发展史上具有重要的意义。

本文分析了"病多方少"在温病中的突出表现及其原因，叙述了温病学发展的艰难历程，指出"以伤寒之法疗六气之疴"所造成的严重后果，对吴瑭的治学精神和《温病条辨》的重要价值给以高度的赞扬，并鼓励吴瑭"亟宜出而公之"以拯救生灵于水火涂炭之中。

《温病条辨》叙

昔 淳於公 有言⁽¹⁾：人 之所病，病　病多；醫

昔 淳于公 有言⁽¹⁾：人 之所病，病　病多；医

从前淳于公说过：人们担忧的问题，是忧虑疾病多；医生

之所病，病方少。夫病多而方少，未有甚於溫病者矣。

之所病，病方少。夫病多而方少，未有甚于温病者矣。

担忧的问题，是忧虑治法少。疾病多而治法少的病，没有比温病更严重的了。

何也？　　　六氣之中⁽²⁾，君 相 兩火 無論 已⁽³⁾，風

何也？　　　六气之中⁽²⁾，君 相 两火 无论 已⁽³⁾，风

是什么原因呢？六气之中，君火、相火　不必说了，风木、

濕 與 燥 無不兼溫⁽⁴⁾，　　　惟寒水與溫相反，

湿 与 燥 无不兼温⁽⁴⁾，　　　惟寒水与温相反，

湿土和燥金，没有不同时具有温热的，只是寒水跟温相反，

然 傷寒者 必病熱⁽⁵⁾。天下之病 孰有 多於溫病者乎？

然 伤寒者 必病热⁽⁵⁾。天下之病 孰有 多于温病者乎？

然而受寒邪伤害的人必患有热证。这么说来天下的病哪有比温病更多的呢？

方書　　　　　始於 仲景。　　仲景之書 專 論

方书　　　　　始于 仲景。　　仲景之书 专 论

记载和论述方剂的书籍从张仲景开始有，仲景之书专门论述

傷寒，此 六氣中之一氣耳。　其中 有 兼 言風者，

伤寒，此 六气中之一气耳。　其中 有 兼 言风者，

伤寒，这只是六气当中的一气啊。其中也有同时说到风的，

亦有 兼 言溫者，然所謂風者，寒中之風，所謂溫者，

亦有 兼 言温者，然所谓风者，寒中之风，所谓温者，

也有同时说到温的。可是所讲的风，是寒中之风；所讲的温，

(1)淳于公：即西汉名医淳于意。

(2)六气：指寒、暑、燥、湿、风、火六气。与三阳三阴相配，则太阳为寒水，少阳为暑(属相火)，阳明为燥金，太阴属湿土，厥阴为风木，少阴为火(属君火)。

(3)已：句末说气词，用法同"矣"。

(4)"风湿"句：《温病条辨·上焦篇》："温者火之气，风者火之母。""长夏初秋，湿中生热。""前人谓燥气化火，经谓燥金之下，火气承之。"

(5)"伤寒者"句：语本《素问·生气通天论》："冬伤于寒，春必病温。"又《阴阳应象大论》："故重阴必阳，重阳必阴。故曰：冬伤于寒，春必病温。"

寒中之溫， 以 其書 本 論傷寒也。　　　　其餘五氣，

寒中之温， 以 其书 本 论伤寒也。　　　　其余五气，

是寒中之温；因为他的著作本来是专论伤寒的。其余五气，

概 未之及，是 以 後世無傳焉。 雖然，

概 未之及，是 以 后世无传焉。 虽然，

一概没有涉及，所以后世也未有传述。虽然如此，

作者 謂聖， 述者 謂明(6)。 學者 誠能

作者 谓圣， 述者 谓明(6)。 学者 诚能

所以首创者称为圣哲，阐述者称为贤明。后学的人如能

究 其文，通 其義， 化 而 裁 之，推 而 行 之(7)，

究 其文，通 其义， 化 而 裁 之，推 而 行 之(7)，

深入探求和通晓书中的含义，加以融通取舍，推广施行，

以 治 六氣 可也， 以 治

以 治 六气 可也， 以 治

用它们来治疗外感六气生成的疾病是可以的，用它们来治疗

内傷 可也。 亡如 世鮮 知十之才士(8)，

内伤 可也。 亡如 世鲜 知十 之 才士(8)，

内伤的疾病也是适宜的。无奈世上缺少闻一以知十的善于触类旁通的有才识的医生，

以 闕如 為恥(9)，不能 舉一反三(10)，

以 阙如 为耻(9)，不能 举一反三(10)，

一般的都以学识上有空缺短少为羞愧，而自己又不能举一反三加以类推，

惟 務 按圖索驥。

惟 务 按图索骥。

只求像按图索骥那样死板地依照《伤寒论》治伤寒病来对待温病。

(6)"作者"二句：创始者称为圣人(指《伤寒论》之作者张仲景)，能阐发其学说者称为明达之人。语本《礼记·乐记》："故知礼乐之情者能作，识礼乐之文者能述。作者谓之圣，述者谓之明。"孔疏："圣者通达物理，明者辨说是非。述谓训说义理。"

(7)"化而裁之"二句：意为将它融通取舍并推广施行之。即后人所称"化裁变通"。谓能掌握规律，视具体情况变化而灵活应用。

(8)亡如：犹"无奈"。亡，通"无"。知十之才士：能触类旁通、闻一以知十的才德之士。知十，喻善于由己知推及未知者。才士，指才德之士。

(9)"以阙如"句：把缺而不言当作耻辱。阙如，谓缺而不言，即存疑。

(10)举一反三：喻能由此及彼，善于类推。

蓋　自叔和而下，大約　皆　以　　傷寒之法　療

盖　自叔和而下，大约　皆　以　　伤寒之法　疗

自从西晋王叔和以来，大致都是用诊治伤寒的方法来治疗

六氣之疴(11)，　　　　禦風　以　絺(12)，　指鹿為馬(13)，

六气之疴(11)，　　　　御风　以　絺(12)，　指鹿为马(13)，

六气造成的疾病。这好比用细葛布来抵御风寒般方法不对，又如指鹿为马那样混淆疾病，

迨　試　而　輒困，　　　亦知　其術之疏　也(14)。

迨　试　而　辄困，　　　亦知　其术之疏　也(14)。

等到施治时立见其方法无用，也知道他们自己的医术浅陋了。

因而　沿習　故方，　　略變　藥味，　　　沖和、

因而　沿习　故方，　　略变　药味，　　　冲和、

为此，便沿袭旧有的方剂，略微改变几味药物，于是像冲和、

解肌　諸湯　紛然　著錄(15)。　至　陶氏之書　出，

解肌　诸汤　纷然　著录(15)。　至　陶氏之书　出，

解肌等类汤药就纷纷地写进医书。到了明代陶华的《伤寒六书》推出，

遂　居然　以　杜撰之傷寒，　　治　天下之六氣(16)。

遂　居然　以　杜撰之伤寒，　　治　天下之六气(16)。

开始竟然用臆造的诊治伤寒病的方法，来治疗所有因六气造成的疾病。

不　獨　仲景之書　所　未言者　不能　發　明，　　並

不　独　仲景之书　所　未言者　不能　发　明，　　并

不仅对仲景书中所没有讲到的内容未能阐发说明，并且

仲景　已定之書　　盡　遭　竄易(17)。世俗

仲景　已定之书　　尽　遭　窜易(17)。世俗

连张仲景已经写定的著作也全遭窜改。可是世俗社会上的一般人

(11)"盖自叔和"二句：《温病条辨·上焦篇》谓：王叔和于温病不能别立治法，"以《伤寒论》为治感之妙法，遂将一切外感悉收入《伤寒例》中，而悉以治伤寒之法治之。后人亦不能打破此关，因仍苟简，千余年来，贻患无穷。"

(12)御风以絺：用细葛布之衣御寒。絺，细葛布。此喻治法不当。

(13)指鹿为马：喻混淆是非，颠倒黑白。此指混淆伤寒与温病。

(14)疏：粗浅；不严密。

(15)冲和：方剂名。指加减冲和汤。解肌：方剂名。出于宋代韩祗和《伤寒微旨论》。

(16)陶氏：明代医家陶华，字尚文，号节庵，浙江余杭人。《浙江通志》称其"治病有效，然非重略不能致"。

(17)窜易：窜改。窜，删改。

樂　其　淺近，相　與　宗　之，而　生民之禍　亟矣[18]。

乐　其　浅近，相　与　宗　之，而　生民之祸　亟矣[18]。

喜欢《伤寒六书》的浅近易懂，相互推崇它，因而天下生灵的祸害就严重了。

又有　吴又可　者[19]，　　　　　著《瘟疫論》，

又有　吴又可　者[19]，　　　　　著《瘟疫论》，

明代又有一位医生名吴又可的，撰著《瘟疫论》一书，

其　方本　治　一時之時疫[20]，　　而　世

其　方本　治　一时之时疫[20]，　　而　世

其中的方剂本是治疗某一阶段特定的时疫，可社会上的人们

誤　以治　　常候之溫熱[21]。　　最後　若

误　以治　　常候之温热[21]。　　最后　若

却误用来治疗每年都经常出现的温热病。最后在明清之际的

方中行、喻嘉言　諸子[22]，　雖　列　溫病　於　傷寒之外，

方中行、喻嘉言　诸子[22]，　虽　列　温病　于　伤寒之外，

方中行、喻嘉言诸位医生，虽然把温病列于伤寒范畴之外，

而　治法則　終未離乎傷寒之中。惟　金源　劉河間守

真氏者[23]，

而　治法则　终未离乎伤寒之中。惟　金源　刘河间守

真氏者[23]，

可是治法则始终没有脱离伤寒治疗的方法之中。只有金代河间刘完素先生，

獨　知　熱病，　超出　諸家，　所著六書[24]，

独　知　热病，　超出　诸家，　所著六书[24]，

特别了解热病，超出其他各家，他所撰著的《河间六书》，

分三焦　論治，　　　　　而　不　墨守六經[25]，

分三焦　论治，　　　　　而　不　墨守六经[25]，

---

(18)亟：危急。严重。

(19)吴又可：明末医家，名有性，姑苏(今江苏苏州姑苏区)人。当时疫疠流行，医者泥于伤寒，证治多无效。吴亲入疫区访察，提出温疫由疠气传染致病，认为"守古法不合今病"，著《温疫论》，书中有不少创见。

(20)时疫：泛指流行性传染病。

(21)常候之温热：指因伏气及当令之气所致之温热病，如春温、冬咳、温疟之类。吴瑭认为这些都是"理数之常者也。更有非其时而有其气，如又可所云疠气，间亦有之，乃其变也"。

(22)方中行：即明末医家方有执，著有《伤寒论条辨》等。喻嘉言：即明末清初医家喻昌，著《尚论篇》《寓意草》《医门法律》等。

(23)金源：金国别称。

(24)六书：指《河间六书》，包括刘完素所著《黄帝素问宣明方论》《素问玄机原病式》《素问病机气宜保命集》《伤寒直格论方》《伤寒标本心法类萃》及马宗素所著《伤寒钤法》。

(25)墨守：喻固执成见不思改革者。六经：指《伤寒论》中所列太阳、阳明、少阳、太阴、少阴、厥阴六经。

将温热病分上、中、下三焦论述治疗，而不死板地因循守旧分六经诊治。

庶 幾 幽室一镫(26)，　　中流 一柱(27)。　惜

庶 几 幽室一镫(26)，　　中流 一柱(27)。　惜

这近似暗室中的一盏明灯，滔滔黄河的砥柱山。可惜

其人 朴 而 少文，　其论 简 而 未畅，　其

其人 朴 而 少文，　其论 简 而 未畅，　其

他为人朴实而不擅长辞采，他的论述简略而不够畅达，他的

方 時 亦 雜 而 不精。 承其後者 又 不能 闡 明

方 时 亦 杂 而 不精。 承其后者 又 不能 阐 明

方剂有的也驳杂而不够精粹。他的后继者又不能阐发申述

其意，裨補 其 疏。而 下士闻道 若 张景嶽之徒(28)，

其意，裨补 其 疏。而 下士闻道 若 张景岳之徒(28)，

刘氏的本意，弥补其中的粗疏不足。因而像张景岳之类对医道未能深透领悟的医者，

方且 怪而訾之(29)。於是，其學 不明，　其説

方且 怪而訾之(29)。于是，其学 不明，　其说

正在责怪并惊疑他。于是，他的学说不能彰明，他的主张

不行。　　而 世之俗醫 遇 温熱之病(30)，无 不

不行。　　而 世之俗医 遇 温热之病(30)，无 不

不能推行。社会上的平庸医生遇见温热病，没有不是

首先 發表，雜以 消 導，繼則 峻投 攻 下，

首先 发表，杂以 消 导，继则 峻投 攻 下，

先以发表掺杂消导法治疗，接着就猛用攻下法，

或 妄用 温補，　　輕者 以 重(31)，重者 以 死。

或 妄用 温补，　　轻者 以 重(31)，重者 以 死。

有的还胡乱用温补法施治，使病者轻的因此而加重，重的因此而致死。

(26)幽室一镫：喻于昏暗中透露一线光亮。镫，同"灯"。
(27)中流一柱：柱，指底(砥)柱山，屹立于黄河三门峡之中流。喻能顶住滔滔浊流之中坚力量。
(28)下士闻道：喻见识不卓者。
(29)方且：犹方将。正在。表示行为在进行中。怪：惊疑。訾：诋毁；非议。
(30)"世之俗医"句：据《温病条辨·下焦篇·寒湿》条按语谓："近代俗医，皆以伤寒法治温热暑燥，入手妄用表散，末后又妄认虚劳，妄行补阴补阳，以至生民夭枉。"
(31)轻者以重：轻病因此而变重。以，因，介词。其后省略代词宾语"之"。

165

倖免 　　　　　则 　自謂 己 功，

倖免 　　　　　则 　自谓 己 功，

如病者侥幸免于一死，医者就夸耀是自己的治疗成效；

致死 　　　　则 　不言 己 過。即 病者 亦

致死 　　　　则 　不言 己 过。即 病者 亦

如致使病者死亡，便闭口不谈自己的失误。即使病家 也

但 知 膏肓 　　難挽， 　而 不悟 藥石殺人。

但 知 膏肓 　　难挽， 　而 不悟 药石杀人。

只知道是病入膏肓难以治愈，而不明白这是用错药物误治而使人死亡。

父 以授子[32]， 　　　　　師 以傳弟，

父 以授子[32]， 　　　　　师 以传弟，

父辈把这一套方法传给儿子，老师把这一套教给学生，

(32)父以授子：父亲把它传给儿子。以，把，拿，介词。其后省略代词宾语"之"。

舉世 同風， 　　　　牢 不可破。肺腑 無言，

举世 同风， 　　　　牢 不可破。肺腑 无语，

整个社会都是同一种风气，牢不可破。人的肺腑脏器受屈不会讲话申诉，

冤鬼 夜 嗥， 　二千餘年， 　略同一轍，

冤鬼 夜 嗥， 　二千余年， 　略同一辙，

冤魂在深夜哀号，两千多年以来，大都同此情况，

可勝慨哉[33]！

可胜慨哉[33]！

令人感慨不已啊！

(33)胜(shēng)：尽。

我朝 　　　　治洽 　學明[34]， 名賢

我朝 　　　　治洽 　学明[34]， 名贤

我们所处的本朝当代，政治安定，学术昌明，名医辈出，

咸 知 溯源《靈》《素》，

(34)治洽：谓政事和谐。学明：学术昌盛。

辈出，　　　　咸知　溯源《灵》《素》，

一批批地涌现，都懂得要从《灵枢》《素问》中去探讨医学的本源，

问道　长沙⁽³⁵⁾。　　自　吴人　叶天士氏《温病论》

向张仲景的著作求教。自从吴门叶天士的《温病论》

《温病续论》出⁽³⁶⁾，　　然后　当名　辨物⁽³⁷⁾。

和《温病续论》相继问世，然后依照温病的名称去探讨它的内容。

好学之士，　　　　咸知向方⁽³⁸⁾；而　贪常

爱好钻研学习的医生，都知道归趋于正道；但那些安于常规

习故之流，犹且　各是师说，

惯于守旧之辈，还仍然认为自己老师说的就是正确的，

恶闻至论。其粗工　　则又略知

厌恶听闻至理高论。那些技能粗浅的医生却只了解一点

疏节，　　　未达　精旨，施之于用，

粗枝大叶的内容，未能明了通达精辟之要义，在治疗中施用起来，

罕得　十全。　　吾友　鞠通吴子，怀救世之心，

罕见有十全可靠的效果。我的友人吴鞠通先生，怀着救世的抱负，

秉超悟之哲⁽³⁹⁾，嗜学不餍⁽⁴⁰⁾，研理务精，

(35)问道：谓求道、求学。

(36)叶天士：清代名医，名桂，号香岩，江苏苏州人，为温病学奠基人之一。

(37)当名辨物：确定名称，辨别事物之实质。此指确立温病之名与其实际内容。

(38)向方：亦作"乡(向)方"。谓归趋于正道。

(39)哲：聪颖；明智。

(40)餍：同"厌"。满足。

167

秉超悟之哲⁽³⁹⁾，嗜 学 不 厌⁽⁴⁰⁾，　研 理 务 精，

具有超人的智慧，酷爱学习从不自满，钻研医理求精深，

抗 志　　以 希 古 人⁽⁴¹⁾，虚 心 而 师 百 氏。病

抗 志　　以 希 古 人⁽⁴¹⁾，虚 心 而 师 百 氏。病

立下高尚的志向以仰慕古人，虚怀若谷向百家学习。他担忧

斯 世　　　之 贸 贸 也⁽⁴²⁾，述 　先 贤 之 格言，

斯 世　　　之 贸 贸 也⁽⁴²⁾，述 　先 贤 之 格言，

当代社会上对温病的蒙昧不明，于是传述前代贤明医家可作
为规范的言论，

摅 生平 之 心得⁽⁴³⁾，穷源 竟委⁽⁴⁴⁾，

摅 生平 之 心得⁽⁴³⁾，穷源 竟委⁽⁴⁴⁾，

抒发自己平日的心得，极力探究诊治温病的起源和流变，

作为　　　是 书。　然 犹 未敢自信，且 惧

作为　　　是 书。　然 犹 未敢自信，且 惧

写成《温病条辨》这部书。但是他还不敢自信，并且又顾虑

世 之 未信之 也，　　藏 诸 笥者 久 之。

世 之 未信之 也，　　藏 诸 笥者 久 之。

社会上也不相信这部书，因此存放在书箱里时日甚久。

予 谓 学者之心，固 无 自信时 也，然 以 天下

予 谓 学者之心，固 无 自信时 也，然 以 天下

我认为学者之心　　本来少有自信的时候，可是因为世上

至多 之 病，　　而 竟无 应 病 之 方，幸

至多 之 病，　　而 竟无 应 病 之 方，幸

有如此之多的温病，却竟然没有对付温病的方法，如今有幸

而 得之，亟 宜 出 而 公 之。譬如 拯

而 得之，亟 宜 出 而 公 之。譬如 拯

而获得此法，就应该赶快拿出来公之于众。　比如拯救

(41)"抗志"句：谓坚持高尚之志向，以起上古人为自期。希，仰慕。

(42)贸贸：昏愦不明貌。亦指轻率，考虑不周。

(43)摅：抒发；表达。
(44)穷源竟委：喻深究事物之本末。

溺 　　　 救 焚，岂 待 　　　 整 冠 束 發？

溺 　　　 救 焚，岂 待 　　　 整 冠 束 发？

溺水的人和扑灭火灾，难道还要等到束结好头发整理好帽子才去吗？

况乎 心理 　 無異，　　　　大道 　　　　不孤。

况乎 心理 　 无异，　　　　大道 　　　　不孤。

况且人们的心理没有什么不同的，高明的医学理论不会孤立无闻，

是書 一 出，子雲 其 人 　　　　必當 旦暮 遇 之[45]，

是书 一 出，子云 其 人 　　　　必当 旦暮 遇 之[45]，

此书一旦刊出，扬子云那样的知名学者，必定会很快遇到，

(45)子云：西汉学者扬雄。

且 　 将有 　　 闡明 其 意，　裨補 其 疏，

且 　 将有 　　 阐明 其 意，　裨补 其 疏，

并且将会进一步阐明其中的主旨，弥补其中的疏漏不足之处，

使 夭劄之民 　　　　鹹 登 仁壽者。　　　 此

使 夭札之民 　　　　咸 登 仁寿者。　　　 此

使得罹患温病而枉死的人都有登上长寿境界的可能。这是

天下後世 之 幸，　　　亦 吳子 之 幸 也。若夫

天下后世 之 幸，　　　亦 吴子 之 幸 也。若夫

天下后世的共同期望，也是您吴先生的心愿啊。就像

折杨皇荂[46]，　　　　　聽 然 　 而 笑[47]，

折杨皇荂[46]，　　　　　听 然 　 而 笑[47]，

《折杨皇荂》这种通俗的乐曲，人们都能领会，张嘴欢笑；

(46)折杨皇荂：古代通俗乐曲名。荂，同"华"。
(47)听(yín)然：张口笑貌。

陽春白雪，　　　　　　　　和 　 僅

阳春白雪，　　　　　　　　和 　 仅

《阳春白雪》这种高雅的音乐，能够跟着唱和的却只有

數人，　　　　　自古 如 斯。知我 　 罪我[48]，

(48)知我罪我：谓深知我与责备我。

169

数人，　　　　　　自古　如斯。知我　罪我(48)，

少数几个人。这种情况，从古以来都如此。理解我或责备我，

一任當世，　　　　　　　豈　不善乎? 吴子

一任当世，　　　　　　　岂　不善乎? 吴子

完全去听凭当代社会的论说，难道不好吗? 吴先生

以為　然，　　　　　遂　相與評騭　而　授之梓(49)。　　　　　(49)评骘：评定。骘，定。

以为　然，　　　　　遂　相与评骘　而　授之梓(49)。

认为我这番话是对的，于是就共同评议改定后将书交付刊印。

嘉慶　十有七年　壯月　既望(50)，同裡愚弟汪廷珍　謹序。　　　(50)"嘉庆"六字：清仁宗嘉

嘉庆　十有七年　壮月　既望(50)，同里愚弟汪廷珍　谨序。　　　庆十七年(1812)。壮月；阴历

时在嘉庆十七年八月十六日，同乡愚弟汪廷珍恭敬地写作此　　八月的别称。
序。

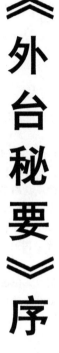

《外台秘要》序

【提要】

　　本文选自《外台秘要》，据1955年人民卫生出版社影印明崇祯十三年(1604)新安程衍道重刊本排印。作者王焘(约 670—755)，廓(今陕西户县)人，系初唐宰相王珪之曾孙，性至孝，其母患病，亲侍汤药，夜不解带。王焘本人并不是职业医生，而是仕宦出身，但对医学有深入研究。由于长期供职于弘文馆，得以接触包括医学在内的大量书籍。他认识到医学对于人类健康乃至社会国家的重要性，而且亲属也因为自己知医而获益，因此立志整理编写了这一部实用性很强的医学方书《外台秘要》。此书不仅具有丰富的临床各科疾病的治疗方药，还具有较高的医史文献学价值，书内保存了两晋至隋唐时期很多知名医家的医学文献。

　　本文首先记述了医学的悠久历史及重要的社会作用，然后介绍自己在仕途上的经历以及编写《外台秘要》的缘起和经过，又含蓄地批评了道家的虚无遁世思想以及佛教的天命论思想，间接地反映了王焘以儒家经世致用为主导思想的人生观。另外还表达了自己对针刺治病的怀疑态度。

《外台秘要》序

昔者 農皇 之 治天下也⁽¹⁾，嘗 百藥，立 九候⁽²⁾，

昔者 农皇 之 治天下也⁽¹⁾，尝 百药，立 九候⁽²⁾，

从前神农氏治理天下时， 品尝百药，确立三部九候的诊脉方法，

以 正 陰陽之變沴⁽³⁾， 以 救 性命之昏劄⁽⁴⁾，

以 正 阴阳之变沴⁽³⁾， 以 救 性命之昏札⁽⁴⁾，

以使阴阳的变乱得以纠正，用来救治生命的夭折，

俾 厥 土宇⁽⁵⁾， 用 能 康寧⁽⁶⁾， 廣 矣 哉！

俾 厥 土宇⁽⁵⁾， 用 能 康宁⁽⁶⁾， 广 矣 哉！

使其领土上的人民因此能健康安宁，功德广大呀！

洎 周之王⁽⁷⁾， 亦有冢卿⁽⁸⁾，格 於 醫道⁽⁹⁾，掌 其

洎 周之王⁽⁷⁾， 亦有冢卿⁽⁸⁾，格 于 医道⁽⁹⁾，掌 其

等到周王室成就王业，设有冢宰，研究医学理论，掌管医学

政令，聚 毒藥 以 供其事 焉⁽¹⁰⁾。歲終 稽考 而 制

政令，聚 毒药 以 供其事 焉⁽¹⁰⁾。岁终 稽考 而 制

政令， 征集药物来供给医治。 岁末考核医疗成绩而制定

其 食⁽¹¹⁾，十 全 為上⁽¹²⁾，失 四

其 食⁽¹¹⁾，十 全 为上⁽¹²⁾，失 四

医生的俸禄，十个病人都能治愈的是上等，有四个误治的

下之⁽¹³⁾。我國家 率由 茲典⁽¹⁴⁾，動取厥中⁽¹⁵⁾，置 醫學，

下之⁽¹³⁾。我国家 率由 兹典⁽¹⁴⁾，动取厥中⁽¹⁵⁾，置 医学，

是下等。我们国家遵循这一法则，常常从中取法，设置医学，

頒 良方，亦 所以 極 元氣之和 也⁽¹⁶⁾。夫 聖人之德，

颁 良方，亦 所以 极 元气之和 也⁽¹⁶⁾。夫 圣人之德，

颁布良方，用来使人的元气和谐达到最佳境界。圣人的功德，

又 何 以 加於 此乎⁽¹⁷⁾？故 三代 常道⁽¹⁸⁾，百 王

(1)农皇：指神农氏。

(2)九候：指三部九候。

(3)正：端正；纠正。使动用法。变沴：变乱。沴，此指气乱。

(4)昏札：夭折早死。昏，"昏"的异体字。出生后未起名而死。札，遭疫病而早死。

(5)俾厥土宇：使其领土上的人民。厥，其。土宇，领土。

(6)用：由此；因此。

(7)洎：等到。王(wàng)：成就王业。此用作动词。

(8)冢卿：即"冢宰"。周代官职，为六卿之首。

(9)格：探究。

(10)毒药：泛指药物。

(11)稽：考核。食：俸禄。

(12)十全：十个病人就诊都能治愈。全，通"痊"。病愈。

(13)失：失误。指误治。

(14)率由：遵循。典：法则。

(15)动取厥中：常常从中取法。动，常常。厥中，其中。

(16)"极元气"句：使人的元气和谐达到最佳境界。极，使动用法。

(17)加：超过。

又 何 以 加 于 此 乎⁽¹⁷⁾? 故 三 代 常道⁽¹⁸⁾，百 王

又有什么能超过于此呢?所以夏商周三代的常规,历代帝王

不 易⁽¹⁹⁾，又 所従來者 遠矣。自 雷、岐、倉、

不 易⁽¹⁹⁾，又 所从来者 远矣。自 雷、岐、仓、

不加改变,来源的时间又久远了。自从雷公、岐伯、仓公、

緩之作⁽²⁰⁾， 彭、 扁、 華、 張之起⁽²¹⁾， 迨兹厥後⁽²²⁾，

缓之作⁽²⁰⁾， 彭、 扁、 华、 张之起⁽²¹⁾， 迨兹厥后⁽²²⁾，

医缓出现,巫彭、扁鹊、华佗、张仲景兴起,从此以后,

仁賢 間 出⁽²³⁾。歳 且 數千⁽²⁴⁾，方 逾 萬卷⁽²⁵⁾， 專車

仁贤 间 出⁽²³⁾。岁 且 数千⁽²⁴⁾，方 逾 万卷⁽²⁵⁾， 专车

名医相继出现,时间将近几千年,方书超过一万卷,专车

之不受⁽²⁶⁾， 廣廈 之不容⁽²⁷⁾。然而 載祀綿遠⁽²⁸⁾，簡編

之不受⁽²⁶⁾， 广厦 之不容⁽²⁷⁾。然而 载祀绵远⁽²⁸⁾，简编

装载不下, 大屋容纳不了。虽然这样,但是年代久远,书籍

虧替⁽²⁹⁾， 所詳者 雖 廣，所略者 或

亏替⁽²⁹⁾， 所详者 虽 广，所略者 或

残缺不全,论述详细的内容虽然很多,论述简略的内容有的

深⁽³⁰⁾。 討簡 則 功倍 力煩⁽³¹⁾，取舍 則 論甘 忌

深⁽³⁰⁾。 讨 简 则 功 倍 力烦⁽³¹⁾，取舍 则 论甘 忌

却很深奥。探求简册就工夫成倍劳力繁重,取舍简册则忌惮

苦⁽³²⁾。 永言 筆削⁽³³⁾， 未暇 屍之⁽³⁴⁾。

苦⁽³²⁾。 永言 笔削⁽³³⁾， 未暇 尸之⁽³⁴⁾。

其中的辛苦。总是说要整理修订古医籍,可是却没有时间主

持此事。

余 幼 多疾病，長 好 醫術。遭逢 有道⁽³⁵⁾， 遂

余 幼 多疾病，长 好 医术。遭逢 有道⁽³⁵⁾， 遂

(18)三代:夏、商、周。道:法则。

(19)易:改变。

(20)雷岐仓缓:雷公、岐伯、仓公、医缓。作:兴起。与下文"起"同义对举。

(21)彭扁华张:巫彭、扁鹊、华佗、张仲景。巫彭,古代传说中的神医名。

(22)迨兹厥后:从此以后。

(23)间出:交替出现。

(24)且:将近。

(25)方:方书。逾:超过。

(26)"专车"句:满满一车装不下。受,容纳。

(27)广厦:大屋。

(28)载祀:年代。绵远:久远。

(29)亏替:残缺不全。替,废弃。

(30)"所略"句:输述简略的内容有的却很深奥。或,有的。

(31)讨简:探求简册。功倍力烦:谓花费的功夫成倍,劳力繁重。

(32)论甘忌苦:顾忌其中的艰苦。句义偏在"忌苦"。

(33)永言:总是说。笔削:古代书写竹简、木简时,遇有讹误,则以刀削去,然后用笔改正之。此谓整理修订古医籍。

(34)尸之:主持此事。尸,主持。

(35)遭逢有道:逢遇政治清明的盛世。有道,指政治清明。

我自幼多病，长大爱好医术，逢遇政治清明的盛世，便

躡　　亨　衢⁽³⁶⁾。七登　南宫⁽³⁷⁾，两拜　東掖⁽³⁸⁾，

躡　　亨　衢⁽³⁶⁾。七登　南宫⁽³⁷⁾，两拜　东掖⁽³⁸⁾，

迈入官运亨通的仕途。七次在尚书省供职，两次授官门下省，

便繁　臺阁　二十余载⁽³⁹⁾，久　知　弘文館國籍方书等⁽⁴⁰⁾。

便繁　台阁　二十余载⁽³⁹⁾，久　知　弘文馆国籍方书等⁽⁴⁰⁾。

多次供职台阁持续二十多年，长期主持弘文馆的图籍方书等。

繇是　覩奥升堂⁽⁴¹⁾，皆　探其秘要⁽⁴²⁾。以　婚姻之故，贬

繇是　睹奥升堂⁽⁴¹⁾，皆　探其秘要⁽⁴²⁾。以　婚姻之故，贬

由此登堂入室，都能查考医学秘籍。后因婚姻的缘故，我被贬

守房陵⁽⁴³⁾，　量移　大寧郡⁽⁴⁴⁾，　提攜　江上⁽⁴⁵⁾，　冒犯

守房陵⁽⁴³⁾，　量移　大宁郡⁽⁴⁴⁾，　提携　江上⁽⁴⁵⁾，　冒犯

任房陵太守，又遇赦近迁大宁郡，在江上牵扶拖累，触冒

蒸暑⁽⁴⁶⁾，　自南　徂北⁽⁴⁷⁾，　既僻且陋⁽⁴⁸⁾，染　瘴

蒸暑⁽⁴⁶⁾，　自南　徂北⁽⁴⁷⁾，　既僻且陋⁽⁴⁸⁾，染　瘴

蒸人的暑气，从南到北，　既偏僻又落后，家人感染瘴气，

嬰　痾⁽⁴⁹⁾，十有六七。死　生　契　闊⁽⁵⁰⁾，不可問天⁽⁵¹⁾。

嬰　痾⁽⁴⁹⁾，十有六七。死　生　契　阔⁽⁵⁰⁾，不可问天⁽⁵¹⁾。

罹患疾病的，有十之六七。生离死别，　不可责问上天。

赖有　經方，　僅　得　存　者⁽⁵²⁾。神功　妙用，　固　難

赖有　经方，　仅　得　存　者⁽⁵²⁾。神功　妙用，　固　难

依靠备有的经方，方才得以生存。　其神妙功用，　实在难以

稱述⁽⁵³⁾。　遂　　發愤　刊削⁽⁵⁴⁾，庶幾　　一隅⁽⁵⁵⁾。

称述⁽⁵³⁾。　遂　　发愤　刊削⁽⁵⁴⁾，庶几　　一隅⁽⁵⁵⁾。

称道述说。于是我发愤修订整理，希望能起到举一反三的作
用。

凡　古方纂得五六十家，新撰者向数千百卷⁽⁵⁶⁾，皆　研

(36)躡：登，迈入。亨衢：
四通八达的大道。亨，通。
衢，大道。喻官运亨通。

(37)七登南宫：南宫，即尚书
省。

(38)拜：授官。东掖：门下省
的别称。掖，两旁。

(39)便繁：多次。联绵词。此
指多次供职。此用作动词。
台阁：通常指尚书省，此当
指尚书、门下两省。

(40)知：主持；执掌。弘文馆：
唐代门下省所属职官，又称
昭文馆、修文馆。

(41)繇：通"由"。睹奥升堂：
即升堂睹奥。覩，"睹"的异
体字。

(42)秘要：要旨精义。

(43)贬守房陵：被贬任房陵
太守。守，太守，也称刺史。
此用作动词。房陵，唐之郡。

(44)量移：唐宋时被贬远方
的官吏，遇赦酌情移近安置，
称为量移。大宁郡：唐郡名。

(45)提携：牵扶，携带。

(46)蒸暑：盛暑。

(47)徂：往，到。

(48)既僻且陋：既偏远又落
后。

(49)染瘴婴痾：感染瘴气而
患病。婴，遭受。痾，"疴"
的异体字。

(50)契阔：聚散，离合。

(51)问：责问。

(52)存：生存。

(53)称述：称道述说。

(54)刊削：修订整理。刊，削
除，删削。

(55)一隅：即"举一反三"。喻
由此而识彼。隅，方面，角
落。

(56)向：接近。

凡 古方纂得五六十家，新撰者向数千百卷⁽⁵⁶⁾，皆 研

大概整理古方五六十家， 新编写的将近数千卷， 全部研究

其　　总领⁽⁵⁷⁾，覈 其 指归⁽⁵⁸⁾。近代 释僧深、崔尚书、

其　　总领⁽⁵⁷⁾，核 其 指归⁽⁵⁸⁾。近代 释僧深、崔尚书、

上述方书的主旨，考查其中的意向。近代释僧深、崔尚书、

孙处士、张文仲、孟同州、许仁则、吴升等十数家⁽⁵⁹⁾，

孙处士、张文仲、孟同州、许仁则、吴升等十数家⁽⁵⁹⁾，

孙处士、张文仲、孟同州、许仁则、吴升等十多位医家，

皆有编录，并行于代⁽⁶⁰⁾。美 则 美 矣，而 未尽善⁽⁶¹⁾。

皆有编录，并行于代⁽⁶⁰⁾。美 则 美 矣，而 未尽善⁽⁶¹⁾。

都有著述，并流传于当世。这些好是好的，却不够完善。

何者？ 各 擅 风流⁽⁶²⁾，递 相 矛盾。

何者？ 各 擅 风流⁽⁶²⁾，递 相 矛盾。

为什么呢？他们各自在论著中随意展示自己的才学主张，彼
此互相矛盾。

或 篇目 重杂， 或 商 较 繁芜⁽⁶³⁾。

或 篇目 重杂， 或 商 较 繁芜⁽⁶³⁾。

有的篇目设置重复杂乱，有的研究比较繁多芜杂。

今 并味 精英⁽⁶⁴⁾， 钤 其 要妙⁽⁶⁵⁾，俾夜 作书⁽⁶⁶⁾，

经之营之⁽⁶⁷⁾。

今 并味 精英⁽⁶⁴⁾， 钤 其 要妙⁽⁶⁵⁾，俾夜 作书⁽⁶⁶⁾，

经之营之⁽⁶⁷⁾。

如今汇总探究其中的精华，掌握其中的要妙，夜以继日，
对各家文献进行分析整理。

捐 众贤之砂砾⁽⁶⁸⁾，掇 群才之翠羽⁽⁶⁹⁾，皆 出入再三⁽⁷⁰⁾，

捐 众贤之砂砾⁽⁶⁸⁾，掇 群才之翠羽⁽⁶⁹⁾，皆 出入再三⁽⁷⁰⁾，

对各种资料全都反复筛选，选取医方资料的精华，

---

(57)总领：主旨。

(58)覈："核"的异体字。指归：意旨。

(59)释僧深：即深师。南朝僧名，善医。崔尚书：指崔知悌。唐高宗时官至户部尚书。孙处士：指孙思邈。张文仲：武后时御医。孟同州：即唐医家孟诜，曾任同州刺史。许仁则：唐医家。吴升：唐医家。

(60)代：世。因避李世民讳，改"世"为"代"。

(61)"美则美"二句：意谓好是好，可是却不够完善。

(62)各擅风流：各自在论著中随意展示自己的风采。擅，任意，随便。风流，有才学而不拘礼法。

(63)商较：研究比较。繁芜：繁多芜杂。

(64)并味：汇总研究。味，品味，研究。

(65)钤：关键。此为握持，掌握之义。此用作动词。

(66)俾夜作书：让黑夜作白天用。即夜以继日。俾，使。

(67)经之营之：本谓建筑、营造。此谓对各家文献进行分析整理。

(68)捐：除去。砂砾：细碎的石子。喻无用之物。

(69)掇：选取。翠羽：翠鸟的羽毛。喻精华。

(70)出入再三：谓对以上医方资料，反复筛选。

伏 念 旬 崴⁽⁷¹⁾。上 自 炎 昊⁽⁷²⁾，　　　迄 於 聖 唐，

伏 念 旬 岁⁽⁷¹⁾。上 自 炎 昊⁽⁷²⁾，　　　迄 于 圣 唐，

思考经年累月，上自神农氏和伏羲氏，下到我圣唐王朝，

括 囊 遗 阙⁽⁷³⁾，　　　稽 考 隐 秘⁽⁷⁴⁾，不 愧 尽 心 焉。

括 囊 遗 阙⁽⁷³⁾，　　　稽 考 隐 秘⁽⁷⁴⁾，不 愧 尽 心 焉。

包罗各种遗漏缺失的内容，查考研究其中的隐微和奥秘，不愧为尽了心力。

(71)伏念旬岁：思考很长时间。伏，表谦敬的副词。旬岁，满一年。

(72)炎昊：炎帝和太昊。即神农氏和伏羲氏。

(73)括囊：即囊括，包罗。遗阙：遗漏缺失的内容。阙，通"缺"。

(74)稽：查考。稽考，同义后用。

客 有 见 余 此 方　曰："嘻⁽⁷⁵⁾，博 哉！学 乃 至 於

客 有 见 余 此 方　曰："嘻⁽⁷⁵⁾，博 哉！学 乃 至 于

有人看到我的这些医方，说："嘻，广博呀！学问竟达到

此　　　耶⁽⁷⁶⁾！"余 答 之 曰："吾 所 好 者，寿 也⁽⁷⁷⁾，

此　　　耶⁽⁷⁶⁾！"余 答 之 曰："吾 所 好 者，寿 也⁽⁷⁷⁾，

这种程度啊！"我回答他说："我的兴趣所在是追求健康长寿，

岂 进 於 学　　　哉⁽⁷⁸⁾！至 於 遁 天 倍 情⁽⁷⁹⁾，

岂 进 于 学　　　哉⁽⁷⁸⁾！至 于 遁 天 倍 情⁽⁷⁹⁾，

或许比其他学问更进一步吧！至于 违反天理背弃真情，

悬 解　　　　先 觉⁽⁸⁰⁾，

悬 解　　　　先 觉⁽⁸⁰⁾，

超越生死的忧虑而使所受束缚之苦得到自然解脱的先觉者，

吾 常 闻 之 矣⁽⁸¹⁾。投 药 治 疾，庶 几 有 瘳 乎⁽⁸²⁾！"又 谓 余 曰：

吾 常 闻 之 矣⁽⁸¹⁾。投 药 治 疾，庶 几 有 瘳 乎⁽⁸²⁾！"又 谓 余 曰：

我也曾经听说过。用药治病，或许可以痊愈吧！"又对我说：

"禀　　生 受 形⁽⁸³⁾，咸 有 定 分⁽⁸⁴⁾，药 石

"禀　　生 受 形⁽⁸³⁾，咸 有 定 分⁽⁸⁴⁾，药 石

"人禀受生命而成形体，皆有一定的气数，　药物

其 如 命 何⁽⁸⁵⁾？　　　吾 甚 非 之⁽⁸⁶⁾。

(75)嘻：叹词。表示赞叹。

(76)乃：竟。

(77)寿：指健康长寿。

(78)"岂进"句：或许比学问更进一步吧。岂，表揣度语气的副词。当"或许"、"大概"讲。

(79)遁天倍情：违反天理背弃真情。遁，违反。倍，通"背"。背弃。

(80)悬解：谓超越生死之忧虑，使外物束缚之苦得到自然的解脱。

(81)常：通"尝"。曾经。

(82)瘳：病愈。

(83)禀生受形：禀受生命而成形体。

(84)定分：一定的数。此指气数、命运。《中国医籍考》及《中国医籍通考》均作"定方"。

其如命何⁽⁸⁵⁾？　　　　吾甚非之⁽⁸⁶⁾。

对于命运会有什么作用呢？"我很不认可这种说法。

请　　论其目⁽⁸⁷⁾。"夫喜怒不節，饑飽失常，

请　　论其目⁽⁸⁷⁾。"夫喜怒不节，饥饱失常，

让我来论述其细节："那些喜怒不节制，饮食饥饱失常的，

嗜慾攻中，寒溫傷外，如此之患，豈由天乎？

嗜欲攻中，寒温伤外，如此之患，岂由天乎？

嗜好欲望攻其内，寒凉温热伤其表，这样的病患，难道是由于天造成的吗？

夫為人臣、為人子，自家刑國⁽⁸⁸⁾，由近兼遠⁽⁸⁹⁾，

夫为人臣、为人子，自家刑国⁽⁸⁸⁾，由近兼远⁽⁸⁹⁾，

那些身为人臣、为人子的，从治家到治国，由近及远，

何談之容易哉⁽⁹⁰⁾？　則聖人不合啟

何谈之容易哉⁽⁹⁰⁾？　则圣人不合启

哪能容许轻易改变呢？如果周成王不应该打开

金滕⁽⁹¹⁾，　　　　賢者曷為條玉版⁽⁹²⁾？

金滕⁽⁹¹⁾，　　　　贤者曷为条玉版⁽⁹²⁾？

以金属缄封的匣子，那么周公为什么在玉版上分条刻写祝文？

斯言之玷⁽⁹³⁾，　　　竊為吾子羞之⁽⁹⁴⁾。"客曰：

斯言之玷⁽⁹³⁾，　　　窃为吾子羞之⁽⁹⁴⁾。"客曰：

所谓定分之类看法的过失，我私下为您感到羞愧。"客说：

"唯唯⁽⁹⁵⁾。"

"唯唯⁽⁹⁵⁾。"

"是是。"

嗚呼！齊梁之間⁽⁹⁶⁾，不明醫術者，不得為孝子。

呜呼！齐梁之间⁽⁹⁶⁾，不明医术者，不得为孝子。

---

(85)其如命何：将会对命运怎么样呢？其，表反诘的语气副词。

(86)吾甚非之：我认为这种说法很不对。非，意动用法。之，指代"禀生受形"三句。

(87)目：条目；细节。

(88)自家刑国：从治家到治国。刑，治理。

(89)兼：兼顾；兼及。以上二句，意谓从治家到治国，由近及远，由内及外，都循之以礼。

(90)"何谈"句：哪能容许轻易改变呢？易，改变。

(91)则：如果。表假设的连词。合：应该。启：打开。金滕：金属装束的匣子。事见《尚书·金滕》。滕，封缄。

(92)曷为：即为何。条玉版：谓将周公祝文分条刻于玉版之上，使其流传。玉版，刊刻重要文字的白石板。

(93)斯言之玷：此处"斯言"，指上文"禀生受形，咸有定分"之类的看法。玷，本指玉的斑点。此指缺点、过失。

(94)吾子：您。亲爱之称。羞之：以此为羞。羞，意动用法。

(95)唯唯：应答之辞。意谓"对对""是是"。

(96)齐梁：指南朝齐、梁时期。

唉！齐梁时期，　　不明医术的人，不能成为孝子。

<u>曾　　　閔　之　行，　　宜其用心⁽⁹⁷⁾。</u>

<u>曾　　　闵　之　行，　　宜其用心⁽⁹⁷⁾。</u>

就像曾参、闵损那样有孝行的人，他们用心于医术也是必然的。

<u>若　不能　精　究　病源，　深　探　方論，雖　　百醫</u>

<u>若　不能　精　究　病源，　深　探　方论，虽　　百医</u>

如果不能精心地研究病源，深入地探讨方论，即使有百医

<u>守　疾，　眾藥　聚門，　適足　多　疑⁽⁹⁸⁾，　　而不能</u>

<u>守　疾，　众药　聚门，　适足　多　疑⁽⁹⁸⁾，　　而不能</u>

守着病人，众药堆聚家门，只能增加更多的疑惑，却不能

<u>一愈之也。　主上　尊　賢　　重　道⁽⁹⁹⁾，養　壽</u>

<u>一愈之也。　主上　尊　贤　　重　道⁽⁹⁹⁾，养　寿</u>

一一治好病人。皇上尊崇贤才，重视医道，怡养寿命，

<u>祈年⁽¹⁰⁰⁾，故　張　王　李　等　數　先生　繼入⁽¹⁰¹⁾，</u>

<u>祈年⁽¹⁰⁰⁾，故　张　王　李　等　数　先生　继入⁽¹⁰¹⁾，</u>

求得长生，所以张、王、李数位先生相继入朝，

<u>皆　　欽風　　請益⁽¹⁰²⁾，　　貴　而　遵之⁽¹⁰³⁾。</u>

<u>皆　　钦风　　请益⁽¹⁰²⁾，　　贵　而　遵之⁽¹⁰³⁾。</u>

皇上都能以钦敬的心情向众先生请教，尊重而遵从他们。

<u>故鴻寶金匱、青囊綠帙⁽¹⁰⁴⁾，　　　往往而有⁽¹⁰⁵⁾，</u>

<u>故鸿宝金匮、青囊绿帙⁽¹⁰⁴⁾，　　　往往而有⁽¹⁰⁵⁾，</u>

所以保存完好的养生、卜筮、医药等各类书籍，随时都有，

<u>則　知　日月所照者　遠⁽¹⁰⁶⁾，聖人　　　所感者</u>

<u>则　知　日月所照者　远⁽¹⁰⁶⁾，圣人　　　所感者</u>

可知如同日月普照天下，　　皇上尊贤重道对人的感化作用

<u>深⁽¹⁰⁷⁾。　至於　嗇神　　養和、　　休老</u>

（97）"曾闵"二句：意思是像曾参、闵损那样有孝行的人，也须用心于医术。曾闵，曾参和闵损。都是孔子弟子，均以孝行著称。

（98）适足多疑：恰好增加更多的疑惑。

（99）主上，指唐玄宗李隆基。

（100）养寿祈年：怡养寿命求得长生。

（101）张王李：不详。因玄宗尚老庄，可能是当时的方士。入：入朝。

（102）钦风请益：以钦敬之情向众先生请教。请益，泛指向别人请教。

（103）贵：重视。用作动祠。

（104）"鸿宝"八字：泛指保存完好的养生、卜筮、道家、医药等各类书籍，此指养生书。金匮，以金属制成的藏书匮，用以藏珍贵图书。青囊，本为卜筮人盛书之囊，此指卜筮和医术之书。绿帙，绿色的书套，用以藏珍贵图书。

（105）往往：常常。

（106）"则知"句：意思是如同日月普照天下。以比兴下句。

（107）"圣人"句：谓皇上的"尊贤重道"，对人们的感化作用是深远的。

深⁽¹⁰⁷⁾。　　　　至于 啬神　　养和、　　休老

是深远的。至于爱惜精神、保养身心、使老人休养安适、

補病　　　　　　者⁽¹⁰⁸⁾，可得聞見也。余 敢 采而錄之，

补病　　　　　　者⁽¹⁰⁸⁾，可得闻见也。余 敢 采而录之，

使病人得到救治等内容，是可以听到见到的。我冒昧地加以摘录，

则 古 所 未 有，　　今 並 繕緝⁽¹⁰⁹⁾，而 能 事

则 古 所 未 有，　　今 并 缮缉⁽¹⁰⁹⁾，而 能 事

即使古本上没有的内容，如今一并抄补，自己能做到的事

畢矣⁽¹¹⁰⁾。若乃 分 天地至數⁽¹¹¹⁾，　　別 陰陽至候⁽¹¹²⁾，

毕矣⁽¹¹⁰⁾。若乃 分 天地至数⁽¹¹¹⁾，　　别 阴阳至候⁽¹¹²⁾，

就做完了。至于说分辨自然界的普遍规律，区别疾病的阴阳、表里、寒热、虚实属性，

氣　　有餘，則 和 其　　　經渠 以 安 之⁽¹¹³⁾，

气　　有余，则 和 其　　　经渠 以 安 之⁽¹¹³⁾，

如肺邪气有余，就调理手太阴肺经的经渠穴来安定它，

志　　不足，則 補 其　　　　復溜 以 養 之⁽¹¹⁴⁾，

志　　不足，则 补 其　　　　复溜 以 养 之⁽¹¹⁴⁾，

肾精气不足，就调补足少阴肾经的复溜穴来补养它，

溶溶液液，调上调下⁽¹¹⁵⁾，

溶溶液液，调上调下⁽¹¹⁵⁾，

根据病人体内阴阳虚实变化不定的情况，采用适当的针法进行调理等等，

吾 聞 其 語 矣，　未 遇 其 人 也⁽¹¹⁶⁾。　不

吾 闻 其 语 矣，　未 遇 其 人 也⁽¹¹⁶⁾。　不

我听说过那样的说法，却没有见过那样高明的医生。不能

誣 方將⁽¹¹⁷⁾，　請 俟 來哲⁽¹¹⁸⁾。　其 方 凡 四十卷，

诬 方将⁽¹¹⁷⁾，　请 俟 来哲⁽¹¹⁸⁾。　其 方 凡 四十卷，

（108）啬神养和：爱惜精神，保养身心。和，调适，和谐。休老补病：使老人休养安适，使病人得到救治。

（109）缮缉：抄写整理。缮，抄写，补缀。

（110）能事：指自己能做到的事。

（111）若乃：至于。天地至数：天地大数，指自然界普遍规律。

（112）阴阳至候：指病证的阴阳、表里、寒热、虚实属性。

（113）和：调和。经渠：手太阴肺经穴位名。

（114）志不足：因肾藏志，志不足指肾气不足。复溜：足少阴肾经穴位名。

（115）"溶溶"二句：根据病人体内阴阳虚实变化不定的情况，随时采用适当的针法，上下进行调理。溶溶，本指水流动不定的样子，此指病邪入身变化不定。

（116）其人：指上述用针刺方法治愈病人的高明医生。

（117）诬：欺骗。方将：表示行为正在进行。此指正在学医的人。

（118）俟：等待。来哲：指后世的高明医家。

欺骗正要学医的人，将待后世高明的医家。本方书共四十卷，

名曰《外臺秘要方》。非 敢 傳 之 都 邑⁽¹¹⁹⁾，且 欲

名曰《外台秘要方》。非 敢 传 之 都 邑⁽¹¹⁹⁾，且 欲

命名为《外室秘要方》。　不敢在京城传布它，　　将打算

施 於 後賢⁽¹²⁰⁾。如 或 詢謀⁽¹²¹⁾，　 亦 所 不隱。

施 于 后贤⁽¹²⁰⁾。如 或 询谋⁽¹²¹⁾，　 亦 所 不隐。

给后学者使用。　　如有人来询问请教，也不会有隐瞒之处。

(119)都邑：京城。

(120)后贤：后世贤才，此指后学者。

(121)或：有人。询谋：询问请教。

　　　　是崴 天寶十一載⁽¹²²⁾，崴在執徐月之哉生明者也

⁽¹²³⁾。

　　　　是岁 天宝十一载⁽¹²²⁾，岁在执徐月之哉生明者也

⁽¹²³⁾。

此年天宝十一年，　　　岁在壬辰年十二月初三日。

(122)"天宝"句：此年天宝十一年(公元 752 年)。天宝，唐玄宗年号。

(123)岁在执徐：据《尔雅·释天》："(太岁)在辰曰执徐。"执徐为十二支中辰的别称。公元 752 年为壬辰年，故云。"月"前恐有脱文。《宋以前医籍考》引作"除日"，盖当系"除月"之误。除月，又作"涂月"，为十二月。《尔雅·释天》："十二月为涂。"哉生明：指初三日。夏历每月初三，月亮开始有光。哉，通"才"，开始。

《铜人腧穴针灸图经》序

【提要】

本文选自《铜人腧穴针灸图经》，据清宣统元年贵池刘氏玉海堂影刻金大定本排印。作者夏竦（985—1051），字子乔，北宋江州德安（今江西德安）人。竦"资性明敏，好学""为文章典雅藻丽"，曾教宋仁宗读书。宋仁宗庆历七年(1047)曾召命夏竦入京为宰相，因故未就职，后改任枢密使，封英国公，卒后赠太师、中书令，谥文庄公。著有《文庄集》《策论》等。《铜人腧穴针灸图经》系宋仁宗时任尚药奉御职务的王惟一(又作王惟德)奉诏编撰，同时创铸针灸铜人模型，作为当时教授学生及考试医生之用。这在医学教育史上是为首创。

本篇序文概括地记述了针灸学的悠久历史，称赞了当时朝廷重视医学的盛举，强调了铸造针灸铜人模型一定会有良好的教学效果，认为王惟一编著此书并创铸铜人模型将会对针灸学的发展产生重大的影响。

《铜人腧穴针灸图经》序

臣 闻 聖人之有天下也⁽¹⁾，論 病 以 及 國，

臣 闻 圣人之有天下也⁽¹⁾，论 病 以 及 国，

我听说古代圣人统治天下时，论述病情就能推及国情，

原 診 以 知 政⁽²⁾。 王 澤

原 诊 以 知 政⁽²⁾。 王 泽

探求诊病的道理便可推知理政的方法。如果圣王的道德教化

不流⁽³⁾， 則 姦 生 於 下⁽⁴⁾， 故 辨 淑 慝 以 制治⁽⁵⁾；

不流⁽³⁾， 则 奸 生 于 下⁽⁴⁾， 故 辨 淑 慝 以 制治⁽⁵⁾；

不能传播，奸邪就在世间产生，所以要辨别善恶来制定治策；

真氣不榮⁽⁶⁾， 則 疢 動 於 體⁽⁷⁾， 故

真气不荣⁽⁶⁾， 则 疢 动 于 体⁽⁷⁾， 故

如果人体的真气不够充盛，病邪就要在体内发作，所以

謹 醫 砭 以 救民⁽⁸⁾。 昔 我 聖祖 之 問 岐伯也⁽⁹⁾，

谨 医 砭 以 救民⁽⁸⁾。 昔 我 圣祖 之 问 岐伯也⁽⁹⁾，

要注重医术来救治百姓。从前我们的圣祖黄帝向岐伯问医道，

以為 善言天者， 必 有 驗 於 人⁽¹⁰⁾。 天之數

以为 善言天者， 必 有 验 于 人⁽¹⁰⁾。 天之数

认为善于谈论天道的，必定从人身得到验证。一年的月数

十有二，人 經絡 以 應 之⁽¹¹⁾；周天之度三百六十有五⁽¹²⁾

十有二，人 经络 以 应 之⁽¹¹⁾；周天之度三百六十有五⁽¹²⁾

有十二，人体十二经脉与之相应；一年的日数有三百六十五，

人氣穴 以 應 之⁽¹³⁾。 上下 有 紀⁽¹⁴⁾，左右 有 象⁽¹⁵⁾，

人气穴 以 应 之⁽¹³⁾。 上下 有 纪⁽¹⁴⁾，左右 有 象⁽¹⁵⁾，

人体三百六十五个穴位与之相合。天地有纲纪，四方有物象，

督 任 有 會⁽¹⁶⁾，腧合 有 數⁽¹⁷⁾。窮 妙 於 血脉⁽¹⁸⁾，

(1)圣人：指圣明的帝王。

(2)"论病"二句：意谓高明的医生诊察分析病情，可以推论到国情政事。原，探究。

(3)王泽不流：贤君的道德教化得不到传播。泽，恩泽。此指道德教化。流：传播。

(4)姦："奸"的异体字。奸邪：邪恶。

(5)淑：善良。慝(tè)：邪恶。

(6)荣：充盛。

(7)疢(chèn)：疾病。

(8)谨：谨守，注重。此用作动词。医砭：泛指医术。

(9)圣祖：指黄帝。

(10)"善言"二句：语见《素问·举痛论》。

(11)"天之数"二句：指人的十二经脉，与天的十二个月相应。有，通"又"。

(12)"周天"句：谓地球绕太阳一周有三百六十五度。

(13)"人气穴"句：指人以三百六十五个穴位与天相应。气穴，即穴位。

(14)上下：指天地。纪：纲纪；法度。

(15)左右：指四方。象：物象；迹象。

(16)督任：督脉、任脉。会：交会。

(17)腧合：腧穴、合穴。数：定数。

(18)穷妙：穷究微妙的道理。穷，形容词用作动词。

督　任　有会⁽¹⁶⁾，腧　合　有　数⁽¹⁷⁾。穷　妙　于　血脉⁽¹⁸⁾，

督脉、任脉有交会，腧穴、合穴有定数。穷究血脉微妙之理，

參變　乎　陰陽⁽¹⁹⁾，始　命　盡書其言⁽²⁰⁾，

参变　乎　阴阳⁽¹⁹⁾，始　命　尽书其言⁽²⁰⁾，

参合比较阴阳变化，才命人全部记录黄帝等有关针灸的言论，

藏於　金蘭之室⁽²¹⁾。洎　雷公　請問其道⁽²²⁾，迺　　坐

藏于　金兰之室⁽²¹⁾。洎　雷公　请问其道⁽²²⁾，迺　　坐

收藏在金兰之室。等到雷公请问医道的时候，黄帝便坐于

明堂　以　授　之⁽²³⁾，後世　之　言明堂者　以此⁽²⁴⁾。由是

明堂　以　授　之⁽²³⁾，后世　之　言明堂者　以此⁽²⁴⁾。由是

明堂传授这些理论给他，后世所说的明堂即依据此说。从此，

開灸針刺之術備焉⁽²⁵⁾，神聖工巧之藝生焉⁽²⁶⁾。若

关灸针刺之术备焉⁽²⁵⁾，神圣工巧之艺生焉⁽²⁶⁾。若

艾灸针刺的技术齐备了，望闻问切的诊法产生了。就像

越人　起　死⁽²⁷⁾，　　華佗　愈　躄⁽²⁸⁾，王纂　驅邪⁽²⁹⁾，

越人　起　死⁽²⁷⁾，　　华佗　愈　躄⁽²⁸⁾，王纂　驱邪⁽²⁹⁾，

秦越人使虢太子起死回生，华佗治愈跛足病人，王纂驱除邪魔，

秋夫　療鬼⁽³⁰⁾，　非　有　神　哉，　皆　此法　也。

秋夫　疗鬼⁽³⁰⁾，　非　有　神　哉，　皆　此法　也。

徐秋夫治疗鬼病，并非有什么神灵，全都是针术的作用。

去聖　　寢遠⁽³¹⁾，其學　　　難精。

去圣　　浸远⁽³¹⁾，其学　　　难精。

距离古圣的时代逐渐遥远，对于他们的针灸学术难以精通。

雖　列在經訣⁽³²⁾，　　繪之圖素⁽³³⁾，

虽　列在经诀⁽³²⁾，　　绘之图素⁽³³⁾，

(19)参变：参合变化。参，参合，比较。

(20)其言：指黄帝等有关针灸的言论。

(21)金兰之室：古代帝王收藏珍贵文书的地方。此处"金兰"喻指珍贵的东西。

(22)洎：及；等到。

(23)迺："乃"的异体字。明堂：古代天子宣明政教的地方。

(24)以：依据。

(25)開：即"关"字。针灸亦曰关灸。

(26)神圣工巧：谓望、闻、问、切。

(27)越人起死：指秦越人用针术使太子复生事。

(28)华佗愈躄：指华佗用灸法治愈跛足事。躄，跛足。

(29)王纂：北宋医家，以善针术著称。

(30)秋夫：南朝宋代医家徐秋夫，精医术。

(31)寝远：渐远。寝，同"浸"。逐渐。

(32)经诀：指医学经典的方法。

(33)图素：图卷。此指针灸经络图像。

183

虽然在医学经典上列有针灸学术，在图卷内绘有经络图像，

而 粉墨 易 糅⁽³⁴⁾，豕亥 多 讹⁽³⁵⁾。丸艾 而 壞肝⁽³⁶⁾，

而 粉墨 易 糅⁽³⁴⁾，豕亥 多 讹⁽³⁵⁾。丸艾 而 坏肝⁽³⁶⁾，

但是图像 容易混杂不清，文字多有错讹。错用艾灸就伤肝，

投針 而 失胃⁽³⁷⁾。平民 受弊 而 莫贖⁽³⁸⁾，庸醫 承 误

投针 而 失胃⁽³⁷⁾。平民 受弊 而 莫赎⁽³⁸⁾，庸医 承 误

误行针刺便损胃。百姓受到伤害而不能弥补，庸医承袭错误

而 不 思⁽³⁹⁾。非 夫 聖人⁽⁴⁰⁾，孰 救 兹患？洪 惟

而 不 思⁽³⁹⁾。非 夫 圣人⁽⁴⁰⁾，孰 救 兹患？洪 惟

而思索反省。如果不是那些圣人，谁能救治这些病患？只有

我 后⁽⁴¹⁾，勤 哀 兆庶⁽⁴²⁾，迪 帝軒 之 遗烈⁽⁴³⁾，祇

我 后⁽⁴¹⁾，勤 哀 兆庶⁽⁴²⁾，迪 帝轩 之 遗烈⁽⁴³⁾，祇

我们皇上，深切同情百姓，继承轩辕黄帝留下的功业，遵奉

文 母 之 慈訓⁽⁴⁴⁾，命 百工 以 脩 政令⁽⁴⁵⁾，敕

文 母 之 慈训⁽⁴⁴⁾，命 百工 以 修 政令⁽⁴⁵⁾，敕

文德之母太姒仁慈的训诲，命百官来修订国家政令， 令

大醫 以 谨 方技⁽⁴⁶⁾。深惟 針艾 之 法⁽⁴⁷⁾，舊列 王官 之

大医 以 谨 方技⁽⁴⁶⁾。深惟 针艾 之 法⁽⁴⁷⁾，旧列 王官 之

名医来谨守医术。深念针灸之法，从前列入天子之官的一种

守⁽⁴⁸⁾。人命所繫， 日用尤急， 思 革 其

守⁽⁴⁸⁾。人命所系， 日用尤急， 思 革 其

职守，是人命相关的事情，平日应用更为急迫，想纠正其中

謬⁽⁴⁹⁾，永 濟 於 民。殿中省 尚藥奉禦 王惟一 素 授

谬⁽⁴⁹⁾，永 济 于 民。殿中省 尚药奉御 王惟一 素 授

错误，对于民众永远有益。殿中省尚药奉御王惟一一向教授

禁方⁽⁵⁰⁾， 尤 工 厲 石⁽⁵¹⁾。竭心 奉 詔， 精意

禁方⁽⁵⁰⁾， 尤 工 厉 石⁽⁵¹⁾。竭心 奉 诏， 精意

(34)粉墨易糅：图像容易混杂不清。粉墨，本指绘书所用的颜色，此借指绘有经络穴位的针灸图像。

(35)豕亥多讹：指在文字上存在很多错误。讹，"讹"的异体字。

(36)"丸艾"句：谓错用艾灸则伤肝。丸艾，制成艾炷而灸之。

(37)"投针"句：谓误行针刺则损其胃气。

(38)赎：弥补。

(39)承：承袭，因袭。

(40)夫：那。远指代词。

(41)洪惟我后：只有我们皇上。洪，语首助词。后，君主。

(42)勤哀：忧虑同情。勤，忧虑。哀，同情。

(43)迪：继承，依照。帝轩：黄帝。遗烈：遗留下来的功业。烈，业绩，功业。

(44)"祇文母"句：敬奉文母太姒的慈爱教诲。祇，恭敬；敬奉。文母，文德之母。指文王妃太姒。后亦用作对帝后的美称。

(45)百工：指众官员。脩："修"的异体字。

(46)敕(chì)：命令。谨：谨守。

(47)深惟：深念。惟，思，念。

(48)王官之守：天子之官中的一种职守。

(49)革：改正；纠正。

(50)殿中省：官署名，掌管皇帝的饮食、服裳、车马等事。尚药奉御：医官名。

(51)工：精通，擅长。厉石：本指磨石，此指针灸技术。

经典医方，尤其擅长针灸技术，尽心奉行皇帝的命令，精心

参 神⁽⁵²⁾。　　　 定 偃 侧 於 人形⁽⁵³⁾，

参 神⁽⁵²⁾。　　　 定 偃 侧 于 人形⁽⁵³⁾，

参验针灸的神妙道理。在铜人前后和两侧标定经络循行路线，

正 分寸 於 腧募⁽⁵⁴⁾。　　 增 古今 之 救验，刊

正 分寸 于 腧募⁽⁵⁴⁾。　　 增 古今 之 救验，刊

确定各个腧穴的位置和分寸。增补古今的治疗效验，订正

日相 之 破漏⁽⁵⁵⁾。　　 總 會 諸說，勒成三篇⁽⁵⁶⁾。

日相 之 破漏⁽⁵⁵⁾。　　 总 会 诸说，勒成三篇⁽⁵⁶⁾。

古代针灸取穴学说的缺漏。汇总各家学说，编集成三篇。

上 又 以 古經 訓詁 至精⁽⁵⁷⁾，學者 封執多失⁽⁵⁸⁾，

上 又 以 古经 训诂 至精⁽⁵⁷⁾，学者 封执多失⁽⁵⁸⁾，

皇上又认为古经注释非常精深，学习者固执己见多有失误，

傳心 豈如 會目⁽⁵⁹⁾，　　 著辭 不若

传心 岂如 会目⁽⁵⁹⁾，　　 著辞 不若

口传心授不如利用模型作直观了解，写成文辞不如

案形⁽⁶⁰⁾，　　 復令 創 鑄 銅人 为 式⁽⁶¹⁾。

案形⁽⁶⁰⁾，　　 复令 创 铸 铜人 为 式⁽⁶¹⁾。

让人察考针灸图形，于是又下令设计铸造针灸铜人作为模式。

内 分 腑臟，旁註 溪谷⁽⁶²⁾。井榮 所會⁽⁶³⁾，

内 分 腑脏，旁注 溪谷⁽⁶²⁾。井荣 所会⁽⁶³⁾，

体内分置五脏六腑，外部标明经络穴位，井穴、荣穴交会处，

孔穴　　 所安，竅而 達中⁽⁶⁴⁾，　　 刻題 於 侧⁽⁶⁵⁾。

孔穴　　 所安，窍而 达中⁽⁶⁴⁾，　　 刻题 于 侧⁽⁶⁵⁾。

各种孔穴固定之位，凿成孔窍而通达体内，在孔穴旁刻写穴位名。

---

(52)参神：参验针灸的神妙道理。参，检验，参验。

(53)"定偃侧"句：标定人体前后和两侧的经络循行路线。偃，仰卧。此指人体前后腹背。

(54)正分寸：确定各个腧穴的位置和分寸。腧募(mó)：人体穴道。亦作"募腧""募俞"。在背脊部的叫腧，在胸腹部的叫募。募，通"膜"。

(55)刊：订正。日相：古代针灸取穴学说，依据日、时的干支来推算某天某时应取某个穴位，如子午流注、灵龟飞腾之类。破漏：指针灸取穴学说的缺漏。一说，指针刺禁忌的时机。

(56)勒：刻。此是写成的意思。

(57)上：皇上。指宋仁宗。

(58)封执：拘泥，固执。

(59)"传心"句：传于心哪如会于目。意思是对于针灸取穴的深奥内容，靠口传心授，不如利用模型，作直观的了解。

(60)著辞：写成文辞。案形：察考图形。

(61)式：模式，模型。

(62)溪(xī)谷：泛指针灸穴位。

(63)井荣：井穴、荣穴，均属五腧穴。此与下句"孔穴"对举，泛指针灸穴位。

(64)窍：凿成孔窍。此用作动词。

(65)刻题于侧：谓在孔穴的旁边，刻写出穴位的名称。

使　观者　　　烂然　　　而有第(66)，疑者

使观者　　　烂然　　　而有第(66)，疑者

使观看模型的人感到图像鲜明而有次序，使有疑虑的人

涣然　　而冰释(67)。　　在昔　未　臻(68)，

涣然　　而冰释(67)。　　在昔　未　臻(68)，

疑团消散像冰块融化一样。从前一直未能达到这个程度，

惟帝　　时宪(69)，　乃命侍臣为之序引(70)，

惟帝　　时宪(69)，　乃命侍臣为之序引(70)，

只有当今皇上应时确立了针灸的宪令，于是命令我为之作序，

名曰　《新铸铜人腧穴针灸图经》。肇颁四方(71)，

名曰　《新铸铜人腧穴针灸图经》。肇颁四方(71)，

将书命名为《新铸铜人腧穴针灸图经》。开始颁布四方，

景式万代(72)。　　　将使多瘝咸诏(73)，

景式万代(72)。　　　将使多瘝咸诏(73)，

作为万代学者的最好模式，将使多病的人都得到教诲，

巨刺　靡差(74)。案说　　蠲疴(75)，

巨刺　靡差(74)。案说　　蠲疴(75)，

使针灸治疗不发生错误。按照《图经》的论述消除疾病，

若　对谈于涪水(76)；　　披图　　洞视(77)，

若　对谈于涪水(76)；　　披图　　洞视(77)，

如同在涪水边向涪翁求教针术；观看书中的图形洞察疾病，

如　旧饮于上池(78)。保我黎烝(79)，介乎寿考(80)。

如　旧饮于上池(78)。保我黎烝(79)，介乎寿考(80)。

如扁鹊饮了上池之水。保护我黎民百姓，佐助他们达到长寿。

昔　夏后叙六极　以辨疾(81)，帝炎问百药以

昔　夏后叙六极　以辨疾(81)，帝炎问百药以

(66)烂然：鲜明的样子。第：次第，次序。

(67)"涣然"句：谓疑虑像冰融化一样一下子消除。涣然，离散的样子。

(68)臻：达到。

(69)惟帝时宪：只有当今皇帝应时确立了针灸的宪令。宪，用作动词，立法。

(70)侍臣：指作者自己。序引：作序。此用作动词。引，义同序。

(71)肇：开始。

(72)景式：做最好的模式。式，用作动词。景，大。

(73)多瘝：指多病的人。咸诏：全受教诲。诏，教诲。

(74)巨刺：本指针刺方法之一。此泛指针灸治疗。靡差：不出现错误。

(75)案说：按照《铜人腧穴针灸图经》的论说。蠲疴：消除疾病。疴，"痾"的异体字。

(76)"若对谈"句：如同在涪水边向涪翁求教针术。

(77)披图：翻阅书中的图形。披，披阅。洞视：仔细诊察。

(78)"如旧饮"句：就像扁鹊饮了上池之水，而能尽见体内疾病。旧，久。

(79)黎烝：黎民百姓。烝，众多。

(80)介：佐助。寿考：年高；长寿。考，老。

(81)夏后：指夏禹。六极：六种凶恶的事。

186

书赋铭序篇

从前夏禹论述六种凶恶之事来辨别疾病，炎帝寻访百药来

惠人⁽⁸²⁾。 固 当 让德 今辰⁽⁸³⁾，归功 圣域 者 矣⁽⁸⁴⁾。

为人类施加恩惠，此举必定赐福于当今时代，归功于圣人的大业之中。

时 天圣四年 岁次析木 秋八月 丙申 谨上⁽⁸⁵⁾。

时 在天圣四年 岁次析木　八月　丙申日 恭敬呈上。

(82)帝炎：即炎帝神农氏。惠人：给人类施以恩惠。

(83)"固当"句：必将给福于当今时代。让，给予。德，福，利。

(84)圣域：圣人的境界。此指圣人的大业。以上两句，意在颂扬宋仁宗的功德。

(85)天圣四年：公元1026年。天圣，宋仁宗赵祯的年号。岁次析木：按岁星纪年法，正值岁星运行到析木。析木，十二星次之一。丙申：丙申日。

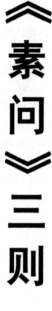

《素问》三则

【提要】

　　本文选自 1992 年人民卫生出版社出版、郭霭春主编的《黄帝内经素问校注》。《黄帝内经》是我国中医四大经典之首，构建了中医学的理论体系，为中医学的发展奠定了厚实的基础。《素问》是《黄帝内经》的一部分，是以黄帝与岐伯等上古医家问答形式撰写的综合性中医经典文献。

　　《素问》并非出自一时一人之手，对于其成编年代历来多有争议，迄今尚无定论。除了古代部分学者认为其成编于远古黄帝时期之外，大都认为成编于春秋战国或者秦汉时期。

　　该书以天人相应、阴阳学说、五行学说、藏象学说、经络学说为主线，论述了摄生、脏腑、经络、病因、病机、治则、药物及养生防病等方面。

《素问》三则

（一）

夫四時陰陽者⁽¹⁾，萬物之根本也⁽²⁾。所以聖人春夏

夫四时阴阳者⁽¹⁾，万物之根本也⁽²⁾。所以圣人春夏

阴阳四时是一切生命存在的根本条件。因此圣人在春夏

養 陽⁽³⁾，秋冬 養 陰⁽⁴⁾，以 從 其 根⁽⁵⁾， 故 與

养 阳⁽³⁾，秋冬 养 阴⁽⁴⁾，以 从 其 根⁽⁵⁾， 故 与

摄养阳气，在秋冬保育阴气，以顺从其根本规律，所以能与

萬物 沈浮 於 生長之門⁽⁶⁾。逆其根，則 伐其本，

万物 沉浮 于 生长之门⁽⁶⁾。逆其根，则 伐其本，

万物生命共同兴衰。　　违反其根本，就戕害了生命之本，

壞其真 矣⁽⁷⁾。故陰陽四時者，萬物之終始也，死生之

坏其真 矣⁽⁷⁾。故阴阳四时者，万物之终始也，死生之

毁坏其真元了。所以阴阳四时，是万物的终始，是死生的

本也。逆之 則 災害生，從之 則 苛疾不起⁽⁸⁾，是 謂

本也。逆之 则 灾害生，从之 则 苛疾不起⁽⁸⁾，是 谓

本源。违反它便产生灾害，遵循它便不会患病，这才说得上

得 道⁽⁹⁾。　　道者，聖人 行 之，愚者 佩 之⁽¹⁰⁾。

得 道⁽⁹⁾。　　道者，圣人 行 之，愚者 佩 之⁽¹⁰⁾。

掌握了养生之道。这种自然规律，圣人奉行它，而愚者却违
反它。

從 陰陽 則 生，逆之 則 死。從之 則

从 阴阳 则 生，逆之 则 死。从之 则

顺从阴阳规律就能生存，违反它就会衰亡。顺从它就能

治， 逆之 則 亂。 反順 為 逆，

治， 逆之 则 乱。 反顺 为 逆，

(1)四时阴阳：据《汉书·律历志》：以阴阳言之，太阴为北方，于时为冬；太阳为南方，于时为夏；少阴为西方，于时为秋；少阳为东方，于时为春。

(2)"万物"句：张志聪注："四时阴阳之气，生长收藏，化育万物，故为万物之根本。"

(3)养阳：摄养阳气。一说，阳指肝、心；春夏养肝、心，则无肝气内变、心气内洞之病。

(4)养阴：保育阴气。一说，阴指肺、肾；秋冬养肺、肾，则无肺气焦满、肾气沉浊之病。

(5)根：谓养生之根本原则。

(6)沉浮：谓升降、盛衰。

(7)真：真气。

(8)苛疾：重病。苛，通"疴"。

(9)道：指养生之道。

(10)佩：通"倍"。违背。此谓圣人行道，愚者背道，下文"从""逆"正与此相承。

正常安定，违反它就会混乱无章。不顺从阴阳就成为逆，

是　謂　內格(11)。是　故　聖人　不治已病

是　谓　内格(11)。是　故　圣人　不治已病

这叫作"内格"。因此圣人不等已有疾病才去治疗，

治未病，　　　　　　　　不治已亂

治未病，　　　　　　　　不治已乱

而是在未病之前就注意防治，不等祸乱已成才去治理，

治未亂，　　　　此之謂也。夫　病已成　而　後藥之，

治未乱，　　　　此之谓也。夫　病已成　而　后药之，

而是化解在未成之前，说的就是这个道理。疾病形成而后治疗，

亂已成　而　後治之，譬猶　渴　而　穿井，鬪　而　鑄錐，

不亦晚乎！

乱已成　而　后治之，譬犹　渴　而　穿井，斗　而　铸锥，

不亦晚乎！

祸乱酿成而后治理，好比口渴了才去打井，战争开始了才去铸造兵器，不是晚了吗！

（二）

凡治病　必　察其下(12)，適其脈(13)，觀其志意

凡治病　必　察其下(12)，适其脉(13)，观其志意

治病必须细看病人全身上下，诊测其脉候，观察其神志

與其病也(14)。　拘於鬼神者，　　　不可　與　言

与其病也(14)。　拘于鬼神者，　　　不可　与　言

与疾病的状态。被鬼神思想束缚的人，不能跟他谈论

至德(15)；　　惡於針石者，　　　　　不可

至德(15)；　　恶于针石者，　　　　　不可

（11）内格：古病名。

（12）下：全身上下，另一说指大小便。

（13）适：张介宾注："适，测也。脉为气血之先，故独取寸口以决吉凶之兆。"按，适有"察"义。《吕氏春秋·明理》："其风雨则不适。"高诱注："适，时也。"时，有伺候、伺察义。

（14）志意：指情志。

（15）"拘于"二句：姚止庵注："医道精微，是为至德。既惑于邪，言必不信。"按，此说可与《史记·扁鹊仓公列传》之"信巫不信医，六不治也"相参。

高明的医道；对于针石等治病方法感到厌恶的人，不可

<u>與 言 至 巧</u>(16)。　　　<u>病　　 不 許 治 者，</u>

<u>与 言 至 巧</u>(16)。　　　<u>病　　 不 许 治 者，</u>

跟他讨论精微的医疗技术。患了病而不同意治疗的，

<u>病　　　　必 不 治</u>(17)，<u>治 之　 無 功　矣。</u>

<u>病　　　　必 不 治</u>(17)，<u>治 之　 无 功　矣。</u>

其所患之病必不能治疗，勉强治疗他也没有功效。

(三)

<u>五 藏 者，中 之 守　也</u>(18)。　<u>中 盛　 藏 滿</u>(19)，

<u>五 脏 者，中 之 守　也</u>(18)。　<u>中 盛　 脏 满</u>(19)，

五脏是躯体内部藏守精气之处。体内邪盛，肺气实满，

<u>氣 勝 傷 恐 者</u>(20)，　<u>聲　如 從 室 中 言，</u>

<u>气 胜 伤 恐 者</u>(20)，　<u>声　如 从 室 中 言，</u>

说话的声音好像从内室中传出，浑浊不清，

<u>是 中 氣 之 濕 也</u>(21)。<u>言 而 微，　　　 終 日</u>

<u>是 中 气 之 湿 也</u>(21)。<u>言 而 微，　　　 终 日</u>

为体内的湿邪所致。如果语音低微，说完一句后要隔许久

<u>乃　復 言 者，此 奪 氣 也。　　衣 被 不 斂</u>(22)，

<u>乃　复 言 者，此 夺 气 也。　　衣 被 不 敛</u>(22)，

才能再说话的，是正气被劫夺所致。衣服被褥不知收拾整理，

<u>言 語　善 惡</u>(23)，　不 避 親 疏 者，　　此 神 明 之 亂 也。</u>

<u>言 语　善 恶</u>(23)，　不 避 亲 疏 者，　　此 神 明 之 乱 也。</u>

说话不分亲疏，时而亲昵，时而骂詈，是神气紊乱所致。

<u>倉 廩 不 藏 者</u>(24)，<u>是 門 戶 不 要 也</u>(25)。<u>水 泉 不 止 者</u>(26)，

<u>仓 廪 不 藏 者</u>(24)，<u>是 门 户 不 要 也</u>(25)。<u>水 泉 不 止 者</u>(26)，

肠胃不能受纳消化食物，是肾气不能约束的缘故。小便失禁，

(16)"恶于"二句：王冰注："恶于针石，则巧不得施，故不可与言至巧。"至巧，谓施用针石以治病之精微技巧。

(17)"病不许治"二句：张介宾注："其已有病而尚不许治者，特以偏见不明，信理不笃，如拘于鬼神、恶于针石之类皆是也。"

(18)中之守：《甲乙经》卷六《寿夭形诊》"守"作"府"。

(19)中盛脏满：谓腹中气盛，肺脏壅满。

(20)"气胜"五字：清代张琦《素问释义》以为此五字于上下文义不贯，疑为衍文。

(21)中气之湿：王冰注："谓腹中有湿气。"

(22)敛：《广雅•释诂三》："收也。"此言收拾整理。

(23)善恶：谓不分亲疏地对人表示爱昵或憎恨，是狂证的表现。

(24)仓廪：藏贮谷物之处。此指胃肠等消化器官。

(25)"门户"句：张介宾注："要，约束也。幽门、阑门、魄门，皆仓廪之门户；门户不能固，则肠胃不能藏，所以泄利不禁，脾藏之失守也。"又，姚止庵引《素问•水热穴论》："肾者，胃之关也。"认为此"门户"当指肾，因肾虚不能禁锢，故有此病变。

(26)水泉：谓小便。

是 膀胱不藏也。　　　得守者 生⁽²⁷⁾，

是 膀胱不藏也。　　　得守者 生⁽²⁷⁾，

是膀胱不能固藏的缘故。五脏能藏守精气的就能存活，

失守者 死。

失守者 死。

藏守功能丧失了的就会死亡。

　　　　夫 五藏者⁽²⁸⁾，身之强也。頭者，精明之府⁽²⁹⁾；

　　　　夫 五脏者⁽²⁸⁾，身之强也。头者，精明之府⁽²⁹⁾；

五脏是身体强健的根本。　　头为精气神气聚集之处；

頭傾　　　　　視深⁽³⁰⁾，精神将奪矣。背者，胸中之府；

头倾　　　　　视深⁽³⁰⁾，精神将夺矣。背者，胸中之府；

如果头部倾垂眼睑深陷，是精神将要丧失。背为胸中之府；

背曲 肩隨⁽³¹⁾，　　　府将壞矣⁽³²⁾。　　腰者，腎之府；

背曲 肩随⁽³¹⁾，　　　府将坏矣⁽³²⁾。　　腰者，肾之府；

如背脊伛曲肩部下垂，是胸府将要毁坏。腰为肾之府；

轉搖 不能，腎将憊矣。膝者，筋之府；　屈伸 不能，

转摇 不能，肾将惫矣。膝者，筋之府；　屈伸 不能，

如不能摇转，是为肾气将衰惫。膝为筋之府；如不能屈伸，

行 則僂附⁽³³⁾，筋将憊矣⁽³⁴⁾。骨者，髓之府⁽³⁵⁾；不能久

行 则偻附⁽³³⁾，筋将惫矣⁽³⁴⁾。骨者，髓之府⁽³⁵⁾；不能久

行走时曲身伛体，是为筋将衰败。骨为髓之府；如不能长久

立，　行 則振掉⁽³⁶⁾，　　骨将憊矣。

立，　行 则振掉⁽³⁶⁾，　　骨将惫矣。

站立，行走时颤动摇摆不定，是为髓虚骨惫。

得强 則 生，　　　失强 則 死⁽³⁷⁾。

得强 则 生，　　　失强 则 死⁽³⁷⁾。

---

(27)得守：谓五脏能藏守神气于内。

(28)"五藏"句：五脏是身体健强之根本。

(29)精明之府：精气神气聚集之处。

(30)头倾视深：头倾垂，眼睑深陷。

(31)肩随：一本作"肩垂"。肩不能举而下垂。

(32)府将坏：据下文"肾将惫""筋将惫"等句例，"府将坏"疑作"胸将坏"。

(33)偻（lǚ）：背弯曲。附：通"俯"。指俯首。

(34)筋将惫：张介宾注为"筋虽主肝，而维络关节以立此身者，惟膝腘之筋为最，故膝为筋之府。膝惫若是，则诸经之失强也"。

(35)"骨者"二句：据下文"骨将惫"，疑此当作"髓者，骨之府"。《云笈七载》引此作"髓者，骨之府"。

(36)振掉：《广雅·释诂一》言"振，动也。"《说文》："掉，摇也。"振掉，谓颤动摇动。

(37)"得强"二句：杨上善注为"摄养前之五府，得身强者为生，失者为死也。"张介宾注："藏强则气强，故生。失强则气竭，故死。"

五脏能保持强健人就能生存，失去强健，人就会死亡。

《伤寒论注》自序

【提要】

本文选自《伤寒论注》，由清代柯琴所编注。柯琴（1662—1735），字韵伯，号似峰，浙江慈溪人（今浙江余姚丈亭人），清代伤寒学家。他的"以方名证、因方类证"的作法较切临床实用，对后世研究《伤寒论》颇有影响。生平事迹不详，仅知其业儒而兼治医，后客死虞山（今江苏常熟）。柯琴曾校正《内经》，著有《内经合璧》一书，已佚。又著《伤寒论注》《伤寒论翼》和《伤寒附翼》三书，合称《伤寒来苏集》，为伤寒学派的重要著作。

《伤寒论注》为伤寒著作，共 4 卷。该书成书于1669 年。柯氏在编注此书时，贯穿"仲景之六经为百病立法，不专为伤寒一科"的思想，对《伤寒论》原文逐条逐句加以研究、校正。编法上的特点是"以证为主"，如麻黄、桂枝、白虎、承气汤证等，各以相关条目归纳类聚，柯氏予以阐析、注疏，条理比较清楚，并能充分发挥个人见解。其以方类证的研究方法颇受后人推崇，在《伤寒论》注本中具有较大的影响。该书刊本颇多，1956 年上海卫生出版社出版了《伤寒来苏集》排印本，现存十多种清刻本。

《伤寒论注》自序

常　謂　胸中有萬卷書，筆底　無　半點塵者，　　始

常　谓　胸中有万卷书，笔底　无　半点尘者，　　始

人们常说胸中藏有万卷书、笔底没有半点灰尘的人，才

可　著書；　　　　胸中　無　半點塵，目中　無　半點塵

可　著书；　　　　胸中　无　半点尘，目中　无　半点尘

有资格著书立说；胸中没有半点灰尘、眼中也没有半点灰尘

者，　才許　作　古書　註疏。夫　著書固　難，而

者，　才许　作　古书　注疏。夫　著书固　难，而

的人，才许可他为古书作注作疏。著书固然很难，　而

註疏　更　難。　　　　　　著書者　　　往　矣，

注疏　更　难。　　　　　　著书者　　　往　矣，

为古书作注疏就更难了。为什么呢?因为著书的人也许早已
过世了，

其間　　幾經　　兵燹(1)，幾番　播遷，　　　　幾次　增删，

其间　　几经　　兵燹(1)，几番　播迁，　　　　几次　增删，

其中多次经历兵荒马乱，或者三番五次地搬迁，或者经人多
次增删，

幾許　抄刻；　　　亥豕者　有之(2)，

几许　抄刻；　　　亥豕者　有之(2)，

或被书商多番抄刻；于是像鲁鱼亥豕这样的文字错误出现了，

雜偽者　有之，　　　　　　脫落者　有之，

杂伪者　有之，　　　　　　脱落者　有之，

或者混杂进去一些伪造杜撰的内容，或者散落了某些片段而
未被发现，

錯簡者　有之(3)。　　　　　如　註疏者

错简者　有之(3)。　　　　　如　注疏者

(1)兵燹：指因战乱而造成的
焚烧破坏等灾害。燹，野火。

(2)亥豕：喻指书籍经传写或
刊印后出现的文字错误。

(3)错简：古代的书以竹简按
次串联编成，错简是指竹简
前后次序错乱。后用为古书
中文字颠倒错乱之称。
或者由于错简而造成文字

颠倒错乱，等等。如果作注疏的人

著眼，　　　　　　　　　则　古人　之

着眼，　　　　　　　　　则　古人　之

心明眼亮，细心研读，字字推敲，那么古人包含在书中的

隱旨　明、　　　　塵句　新；

隐旨　明、　　　　尘句　新；

真知灼见就能显示出来，仿佛被尘土遮盖着的文字语句就会
重新放出光芒；

註疏者　　失眼，　　　　　　非　依樣葫蘆，

注疏者　　失眼，　　　　　　非　依样葫芦，

假如注疏的人闭起眼睛瞎胡弄，那么他们不是依样画葫芦，

則　另尋枝葉，　魚目溷珠⁽⁴⁾，　碔砆勝玉矣⁽⁵⁾。

则　另寻枝叶，　鱼目混珠⁽⁴⁾，　碔砆胜玉矣⁽⁵⁾。

就是另外添枝加叶，岂不是鱼目混珠，美石胜玉了吗？

《傷寒論》一書，經　叔和　編次，　　　已　非

《伤寒论》一书，经　叔和　编次，　　　已　非

　《伤寒论》这本书，　经过王叔和重新编排，已经不是

仲景之書。　　　　仲景之文　遺失者　多，　　叔和

仲景之书。　　　　仲景之文　遗失者　多，　　叔和

张仲景原来的面貌了。仲景的原文亡失掉的太多了，叔和

之文　　　　附會者　亦多　矣。讀　是書者，必

之文　　　　附会者　亦多　矣。读　是书者，必

增加的文字中，牵强附会的也太多了。我们读这本书，必须

凝神　　定志，　慧眼　　靜觀，

凝神　　定志，　慧眼　　静观，

思想集中，专心致志，慧眼独具，静心观察，

(4)溷："混"的异体字。
(5)碔砆：像玉的美石。亦作
武夫、珷玞。

逐條 細勘⁽⁶⁾，逐句 研審， 何者　　為 仲景 言，

逐条 细勘⁽⁶⁾，逐句 研审， 何者　　为 仲景 言，

逐条逐句仔细校订，探究审核，辨明哪些是张仲景的原话，

何者 為 叔和 筆，其間 若 脱落、　　若 倒句，

何者 为 叔和 笔，其间 若 脱落、　　若 倒句，

哪些是王叔和的文笔。其中如有脱落的文字，如有颠倒的句子，

與 訛字、衍文⁽⁷⁾，須 一一指破，頓 令 作者真面目

与 讹字、衍文⁽⁷⁾，须 一一指破，顿 令 作者真面目

以及讹字、衍文，也须一一指明，才能立刻让作者的真面目

見於 語言文字 間。且 其 筆法之縱橫詳略 不同，

见于 语言文字 间。且 其 笔法之纵横详略 不同，

显现在语言文字之中。况且作者的写作方法有纵横详略的不同，

或　　互文　　　　　　　　　以 見意⁽⁸⁾，

或　　互文　　　　　　　　　以 见意⁽⁸⁾，

或者是上下文句中互用意义相同或相近的词来表达自己的见解，

或　　比類　　　以 相形⁽⁹⁾，　可 因此 而 悟彼、

或　　比类　　　以 相形⁽⁹⁾，　可 因此 而 悟彼、

或者是通过类比手法去推理种种证候，或者是能知此而悟彼、

見微 而 知著 者，須 一一指醒，更 令 作者

见微 而 知著 者，须 一一指醒，更 令 作者

见微而知著的，也要一一指点清楚，便更加能够使作者的

精神　　見 於 語言文字之外。始　　可

精神　　見 于 语言文字之外。始　　可

精思卓识表现在语言文字之外。只有这样，方才能够谈得上

羽翼 仲景⁽¹⁰⁾，註疏《傷寒》。何 前 此 註疏諸家，

---

(6)勘：校订；核对。

(7)衍文：因抄刊古书而误增的字。

(8)互文：谓上下文句中交互出现的同义词或近义词。

(9)比类：即类比。一种逻辑推理的方法。

(10)羽翼：辅佐。

羽翼 仲景⁽¹⁰⁾，注疏《伤寒》。何 前 此 注疏诸家，

辅佐仲景、注疏《伤寒论》。为什么在此之前注疏《伤寒论》的众多医家，

不 将 仲景書 始終 理會、 先後 合参？

不 将 仲景书 始终 理会、 先后 合参？

不把仲景的书从头至尾理解领会、前前后后综合参照一番呢？

但 随文 敷衍， 故 彼此 矛盾，黑白 不辨，

但 随文 敷衍， 故 彼此 矛盾，黑白 不辨，

而只是顺着文意敷衍了事，故彼此自相矛盾，黑白颠倒莫辨，

令 碔砆 與 美璞 並登⁽¹¹⁾，魚目 與 夜光 同珍⁽¹²⁾。

令 碔砆 与 美璞 并登⁽¹¹⁾，鱼目 与 夜光 同珍⁽¹²⁾。

以致使砾石与美玉同时出现，视鱼目和夜明珠为同等珍贵。

前 此 之 疑辨 未 明， 繼 此 之 迷途 更 遠，

前 此 之 疑辨 未 明， 继 此 之 迷途 更 远，

在此之前的疑难尚未辨明，接踵而至的迷惑却更加深远，

學者 將 何 賴 焉⁽¹³⁾？ 如 三百九十七法

学者 將 何 赖 焉⁽¹³⁾？ 如 三百九十七法

试问以后习医的人又将依靠什么呢？ 例如"三百九十七法"

之言，既 不見於仲景之序文，又 不見於叔和之序例，

之言，既 不见于仲景之序文，又 不见于叔和之序例，

这一说法，既不见于张仲景的《伤寒论序》，又未曾在王叔和的《伤寒论序例》中有所提及，

林氏 倡於前⁽¹⁴⁾， 成氏、

林氏 倡于前⁽¹⁴⁾， 成氏、

原是宋代医学理论家林亿首先提出来的，后来被成无己、

程氏 和於後⁽¹⁵⁾，其 不足取信，

程氏 和于后⁽¹⁵⁾，其 不足取信，

(11)美璞：即美玉。璞，原指未经雕琢的玉。

(12)夜光：指夜明珠。

(13)赖：依靠；倚仗。

(14)林氏：指林亿。宋代医学理论家。所著《素问补注》，校正王冰释文，成绩卓著。

(15)成氏：指成无己。金代医学家，著有《注解伤寒论》《伤寒明理论》等书。程氏：指程应旄，字郊倩。清代医学家，著有《伤寒论后条辨》。和：附和。

程郊倩等所附和。对于这种不足以取信于人的言论，

王安道　　　　　　　　　已 辨 之 矣(16)。而 　繼起者，

王安道　　　　　　　　　已 辨 之 矣(16)。而 　继起者，

金末明初的医学家王安道早已辩驳过了。然而后世继起的一些医学家，

猶　瑣瑣 於 數目(17)，　　　　即　　絲毫不差，

犹　琐琐 于 数目(17)，　　　　即　　丝毫不差，

仍旧在细小问题数目上纠缠不清，即便数目丝毫不差，

亦 何補於古人，　何功於後學哉？

亦 何补于古人，　何功于后学哉？

这对古人有何补益、对后学有何功劳呢？

然 此 猶未 為 斯 道 備累 也(18)。獨 怪

然 此 犹未 为 斯 道 备累 也(18)。独 怪

然而这样不算是对医道造成太大的损害。唯独令人惊诧的是，

大青龍湯，　仲景 為 傷寒中風無汗 而 兼煩躁者

大青龙汤，　　仲景 为 伤寒中风无汗 而 兼烦躁者

例如大青龙汤，仲景本是为伤寒中风无汗而兼有烦躁的病证

設(19)，　即 加味麻黃湯 耳。而 謂 其 傷寒見風，

设(19)，　即 加味麻黄汤 耳。而 谓 其 伤寒见风，

而设置的，也就是加味麻黄汤。然而有人说它是伤寒见风，

又謂之傷風見寒(20)。因以麻黃湯主寒傷營，治營病而

又谓之伤风见寒(20)。因以麻黄汤主寒伤营，治营病而

又说它是伤风见寒。因此就以麻黄汤主寒伤营，治营病而

衛不病；桂枝湯主風傷衛，治衛病而營不病；大青龍

卫不病；桂枝汤主风伤卫，治卫病而营不病；大青龙

卫不病； 桂枝汤主风伤卫， 治卫病而营不病； 大青龙汤

(16)王安道：即王履。字安道，昆山人。元末明初医家、画家。

(17)琐琐：细小、琐碎的样子。

(18)备累：意为受牵累、受损害。

(19)见《伤寒论》第三十八条。

(20)"而谓"二句：这是许叔微的话。柯琴《伤寒附翼》卷上《太阳方总论》引许氏的话说："桂枝治中风，麻黄治伤寒，大青龙治中风见寒脉、伤寒见风脉，三者如鼎立。"

主風寒兩傷營衞，治營衞俱病[21]。三方割據瓜分。

主风寒两伤营卫，治营卫俱病[21]。三方割据瓜分。

主风寒伤及营卫，治营卫俱病。于是就形成三方瓜分割据的局面。

太陽 之 主 寒多風少、 風多寒少，種種

太阳 之 主 寒多风少、 风多寒少，种种

此外，又说太阳证是主寒多风少、风多寒少， 以种种

蛇足[22]， 羽翼青龍，曲 成 三綱鼎立之說[23]。

蛇足[22]， 羽翼青龙，曲 成 三纲鼎立之说[23]。

画蛇添足的空话，辅助青龙，勉强拼凑成"三纲鼎立"的学说。

巧言 簧簧[24]，洋洋 盈耳[25]，

巧言 簧簧[24]，洋洋 盈耳[25]，

花言巧语说得倒也动听迷人，仿佛滚滚江河之声充塞于耳，

此 鄭聲 所 為 亂 雅樂 也[26]。

此 郑声 所 为 乱 雅乐 也[26]。

这也许正是淫靡之音之所以能扰乱高雅音乐的缘故吧。

夫 仲景之道， 至 平 至 易，

夫 仲景之道， 至 平 至 易，

关于张仲景的医学理论，实在是最普通最简易不过了，

仲景之門， 人人可入。而使 之 茅塞如此[27]，

仲景之门， 人人可入。而使 之 茅塞如此[27]，

张仲景的学术大门，人人都可以进入。而如今竟像一条塞满茅草的路到了无法通行的地步，

令 學者 如 夜行歧路，

令 学者 如 夜行歧路，

(21)"因以"六句：这是方中行的话。语见所著《伤寒论条辨》。

(22)蛇足：即画蛇添足。此喻多余的事物。

(23)曲成：这里有勉强凑合而成的意思。三纲鼎立：指许叔微、方中行等所创立的三纲鼎立说。

(24)簧簧：犹言"簧鼓"。形容言语动听迷人。

(25)洋洋：形容盛大、众多的样子。

(26)郑声：原指春秋时郑国地方的民间音乐。旧时常用作"淫靡之音"的代称。雅乐：古代宫廷音乐。后被儒家奉为"正声"，常与"郑声"对举。

(27)茅塞：比喻人的思路闭塞或愚昧不懂事。

让众多后学之人仿佛在黑夜里走上一条多岔的道路一样,

莫 之 指歸, 不 深 可 憫 耶?且 以

莫 之 指归, 不 深 可 悯 耶?且 以

不知道通向何方,这不是十分令人忧愁的吗?况且又把

十存二三　　之 文,而 謂 之 全篇,手足厥冷之厥,

十存二三　　之 文,而 谓 之 全篇,手足厥冷之厥,

十句中只剩下二三句的文章,却说成是全篇,把手足厥冷的
"厥",

混同 兩陰交盡之厥,　　　　其間 差謬,　　　何可

混同 两阴交尽之厥,　　　　其间 差谬,　　　何可

同两阴交尽的"厥"混为一谈,其中种种差错谬误,哪里能

殫 舉(28)?　此　　愚 所以 執卷 長籲,

殚 举(28)?　此　　愚 所以 执卷 长吁,

一一尽举呢?这便是我之所以手捧书本长时间叹息不已,

(28)殚举:尽举。殚,竭尽。

不能　　已 於 註疏 也。丙午　　秋(29),校正

不能　　已 于 注疏 也。丙午　　秋(29),校正

以及不能停止注疏的原因啊。丙午(1726)年秋季,我校正

(29)丙午:公元1726年,清世宗雍正四年。

《內經》始 成(30),　　尚未 出 而 問世,以

《内经》始 成(30),　　尚未 出 而 问世,以

《内经》刚刚完成,但是还没有刊印公之于世,因为

(30)"校正《内经》"句:指柯氏所撰《内经合璧》一书而言,惜已亡佚。

《傷寒》為 世 所 甚重,　故 將 仲景 書

《伤寒》为 世 所 甚重,　故 将 仲景 书

《伤寒论》被世人十分看重,　　所以便把仲景的书

校正　　而　　註疏之。分篇　　　　匯論,

校正　　而　　注疏之。分篇　　　　汇论,

校正一番,并给它作了注疏。按伤寒六经分篇,汇集六经诸
论,

挈 其 大綱, 詳 其 細目;　　　　　證

挈 其 大纲， 详 其细目； 证

先立总纲一篇，然后按六经详尽地列举细目。六经诸证

因類 聚，方 隨 附之； 倒句 訛字，悉為改正；

因类 聚，方 随 附之； 倒句 讹字，悉为改正；

以类别相从属，有关方剂就随证附录。如有倒句误字，都替它一一改正；

異端 邪說， 一切 辨明。 岐伯、仲景之隱旨，

异端 邪说， 一切 辨明。 岐伯、仲景之隐旨，

异端邪说，歪谈怪论，一律加以辨明。把岐伯、仲景的真知卓识，

發揮 本論 各條之下， 集成一帙[31]， 名《論註》。

发挥 本论 各条之下， 集成一帙[31]， 名《论注》。

阐发于本论各条之下，纂集成一书，名曰《伤寒论注》。

(31)帙：包书的套子。此借指书本。

不揣卑鄙[32]， 敢 就 正 高明，

不揣卑鄙[32]， 敢 就 正 高明，

我有点不估量自己学识的浅陋，敢于向高明之士讨教指正，

(32)卑鄙：低微而鄙俗。

倘 得 片言 首肯[33]，亦 稍慰 夫 愚者之千慮云爾[34]。

倘 得 片言 首肯[33]，亦 稍慰 夫 愚者之千虑云尔[34]。

倘若能得到哪怕只有只言片语的赞同，也能给愚者千虑中的一得带来一丝微小的安慰吧。

(33)首肯：点头表示同意。这里只作"赞同"解。

(34)愚者千虑：《晏子春秋•内篇杂下》："圣人千虑，必有一失；愚人千虑，必有一得。"后多作不自谦之语。

慈水 柯琴韻伯氏 題[35]， 時 己酉 初夏 也[36]。

慈水 柯琴韵伯氏 题[35]， 时 己酉 初夏 也[36]。

慈水 柯琴韵伯氏 题， 时 己酉(1729)年初夏。

(35)慈水：即今慈溪市，在浙江省。

(36)己酉：公元1729年。初夏：农历四月。

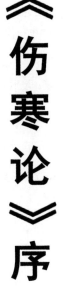

《伤寒论》序

【提要】

本文选自《伤寒论》，据2004年中医古籍出版社影印明代赵开美本排印。作者张机(约 150—219)，字仲景，东汉末年南郡涅阳(今河南南阳)人，著名医学家，被后世尊为"医圣"。相传曾任长沙太守，故又称之为"张长沙"。仲景生活的年代社会动荡，战事频繁，疾病流行，张仲景家族的人也因患病而死亡大半。他因此勤奋研究医学，参考前代医书，结合自己的临床实践经验所得，写成《伤寒杂病论》一书。此书当时并未流传开，后世演变为两本书，即《伤寒论》和《金匮要略》，分别由西晋王叔和，北宋王洙、林亿等人发现并重新整理而流传后世。

本文首先批评了作者所生活年代中的不良社会风气，斥责当时的多数读书人只是追求功名富贵，不重视医学，甚至不珍惜自身性命，以至于患病之后束手无策，浑浑噩噩地死去。然后介绍了自己写作《伤寒杂病论》一书的大致背景。最后强调了医学之深奥，难以精通，并批评了当时的医生守旧、草率、马虎等缺点，以致出现诊疗疾病的诸多失误。结尾引用孔子的话，勉励自己及医界同人要努力学好医学。

《伤寒论》序

余 每覽 越人入虢之診，望 齊侯之色⁽¹⁾，未嘗不

余 每览 越人入虢之诊，望 齐侯之色⁽¹⁾，未尝不

我每每阅览秦越人入虢之诊和望齐侯之病色的记载，未曾不

慨然 嘆 其才秀也⁽²⁾。怪 當今居世之士，曾 不

慨然 叹 其才秀也⁽²⁾。怪 当今居世之士，曾 不

感慨地赞叹其才干高超。 惊怪当今处世之士， 竟然不去

留神 醫藥，精究 方術⁽³⁾，上 以 療君 親之疾，

留神 医药，精究 方术⁽³⁾，上 以 疗君 亲之疾，

注意医药， 精心研究方术，对上用它疗治君长双亲之病痛，

下 以 救 貧賤 之 厄， 中 以 保身 長全，

下 以 救 贫贱 之 厄， 中 以 保身 长全，

对下用它拯救贫贱者之疾厄，对己用它保全身体持久平安，

以 養其生； 但 競逐 榮勢，企 踵 權豪⁽⁴⁾，

以 养其生； 但 竞逐 荣势，企 踵 权豪⁽⁴⁾，

以养育自己的生命；而只是争逐荣华权势，踮起脚跟仰慕权贵豪门，

孜孜汲汲⁽⁵⁾，惟 名利 是 務；崇飾 其 末⁽⁶⁾，忽 棄

孜孜汲汲⁽⁵⁾，惟 名利 是 务；崇饰 其 末⁽⁶⁾，忽 弃

急不可待地一味追求名利；崇尚修饰其名利末节，忽略弃置

其 本， 華其外 而 悴其内。皮之不存，

其 本， 华其外 而 悴其内。皮之不存，

其生命根本，致其外表华美而体内枯悴。皮都不存在，

毛 將 安附 焉⁽⁷⁾？卒然 遭 邪風之氣， 嬰

毛 将 安附 焉⁽⁷⁾？卒然 遭 邪风之气， 婴

毛将附到哪里去呢？突然遭受外来的邪风不正之气，缠染上

(1)"余每览"二句：入虢之诊与望齐侯之色二事，详见本书《史记·扁鹊仓公列传》。

(2)叹：歌颂；赞叹。

(3)方术：本指医卜星相之术，此指医术。

(4)企踵：举踵，踮起脚后跟仰望。

(5)孜孜汲汲：急促迫切貌。
(6)崇：尊崇。

(7)"皮之不存"两句：语本《左传·僖公十四年》："皮之不存，毛将安傅?"

非常 之 疾⁽⁸⁾，患及祸至，而 方 震栗⁽⁹⁾；降 志

非常 之 疾⁽⁸⁾，患及祸至，而 方 震栗⁽⁹⁾；降 志

不一般的疾病，及至祸患来临，方才震惊战栗；降低志气，

屈 節⁽¹⁰⁾，欽 望 巫祝⁽¹¹⁾， 告窮　　　歸天⁽¹²⁾，

屈 节⁽¹⁰⁾，钦 望 巫祝⁽¹¹⁾， 告穷　　　归天⁽¹²⁾，

屈身以从，敬望巫祝消灾去疾，而巫祝之技告穷乃归于天命，

束手 受 敗⁽¹³⁾。賫 百年之壽命⁽¹⁴⁾，持 至貴之重器⁽¹⁵⁾，

束手 受 败⁽¹³⁾。赍 百年之寿命⁽¹⁴⁾，持 至贵之重器⁽¹⁵⁾，

束手受死亡之祸。或持长寿之生命　和最贵重的身躯，

委付 凡醫，恣其所措。咄嗟嗚呼⁽¹⁶⁾，厥身已斃，神明

委付 凡医，恣其所措。咄嗟呜呼⁽¹⁶⁾，厥身已毙，神明

交付于庸医，任其为所欲为。真可嗟叹啊!其身已毙，精神

消滅， 變為異物⁽¹⁷⁾，幽 潛 重泉⁽¹⁸⁾，徒 為　啼泣。

消灭， 变为异物⁽¹⁷⁾，幽 潜 重泉⁽¹⁸⁾，徒 为　啼泣。

消灭， 变为死者，　深埋黄泉地下，白白地为之啼泣。

痛 夫! 舉世　　 昏迷，　莫 能 覺悟，不

痛 夫! 举世　　 昏迷，　莫 能 觉悟，不

真是痛心啊!整个社会都昏迷不省，没有谁能觉悟，不

惜 其 命，若是 輕生，彼 何 榮勢之云哉? 而 進

惜 其 命，若是 轻生，彼 何 荣势之云哉? 而 进

珍惜其生命，如此轻生，哪还说得上什么荣势呢? 他们进身

不能 愛人知人⁽¹⁹⁾， 退 不能 愛身知己⁽²⁰⁾，遇災 值禍，

不能 爱人知人⁽¹⁹⁾， 退 不能 爱身知己⁽²⁰⁾，遇灾 值祸，

不能爱护了解他人，退居不能珍惜了解自己，遭遇病祸，

身 居 厄地，濛濛昧昧⁽²¹⁾，蠢 若 遊魂⁽²²⁾。哀 乎!

身 居 厄地，蒙蒙昧昧⁽²¹⁾，蠢 若 游魂⁽²²⁾。哀 乎!

身居厄地，蒙蒙昧昧，蠢若游魂。哀乎!

(8)婴：缠绕。

(9)震栗：谓惊惧战栗。震，惧也。栗，发抖。

(10)降志屈节：犹言降低志气屈己以从。节，节操。

(11)钦：恭敬。巫祝：古代以通鬼神专搞迷信活动为职业的人。

(12)归天：谓归委于天命。

(13)受败：承受灾祸。

(14)赍：持。

(15)重器：珍贵之宝器。此喻人之身体。

(16)咄嗟呜呼：均为叹词，连用以加强语气。

(17)异物：指死亡之人。

(18)重泉：犹言"九泉"、"黄泉"。谓地下，人死后葬身之所。

(19)爱人知人：指上文"疗君亲之疾"与"救贫贱之厄"。

(20)爱身知己：指上文"保身长全，以养其生"。

(21)蒙蒙昧昧：愚昧不明貌。

(22)蠢："蠢"的异体字。愚昧无知。

身陷困境， 愚昧无知， 蠢笨得如游魂一样。真是可哀啊！

趨世之士， 馳競浮華， 不 固

趋世之士， 驰竞浮华， 不 固

奔走于世上的士人，争相追逐虚有其表的华美，不去巩固

根本，	忘軀徇物(23)，	危若冰谷(24)，	
根本，	忘躯徇物(23)，	危若冰谷(24)，	

(23)徇物：营求为追求权势名利等身外之物而死。徇，通"殉"。

生命的根本，忘却血肉之躯而追求权势名利等身外之物，危险得如履薄冰如临深谷，

(24)冰谷：谓履冰临谷。喻身临险境。

至於是 也！

至于是 也！

竟然到了如此严重的程度啊！

余 宗族 素多，向 余 二百(25)。建安纪年以来(26)，

余 宗族 素多，向 余 二百(25)。建安纪年以来(26)，

我的同族本来不少，先前多达二百。从建安元年以来，

(25)向：亦作"乡"。谓先前、曩昔。

(26)建安：东汉献帝刘协的年号，196—219 年。纪年：即纪元。

猶未 十稔(27)， 其死亡者， 三分有二，

犹未 十稔(27)， 其死亡者， 三分有二，

还不到十年， 宗族中之死亡者，就有三分之二，

(27)稔(rěn)：本义为庄稼成熟。古代谷物一年收成一次，因以"稔"为年。

傷寒 十居其七。感 往昔 之 淪喪(28)，

伤寒 十居其七。感 往昔 之 沦丧(28)，

其中患伤寒病死去的就占十分之七。我为先前兴旺的宗族之沦落衰亡而感慨，

(28)沦丧：犹言没落衰亡。

傷 橫夭 之莫救(29)， 乃 勤 求 古

伤 横夭 之莫救(29)， 乃 勤 求 古

为枉死夭折者之不能获拯救而悲恸，于是勤奋地研究古人的

(29)横夭：横谓横死，非命而死；夭谓夭折，短命。与"夭横"同。

訓(30)，博 採 眾方， 撰用《素問》《九卷》

训(30)，博 采 众方， 撰用《素问》《九卷》

(30)古训：前代圣王之遗教，亦作"故训"。此指古代留下的医学著作。

206

遗教，广泛地采集多种治疗方法，依用《素问》《九卷》

《八十一難》《陰陽大論》《胎臚藥錄》⁽³¹⁾

《八十一难》《阴阳大论》《胎胪药录》⁽³¹⁾

《八十一难》《阴阳大论》《胎胪药录》等有关内容，

並 平脈辨證⁽³²⁾， 為《傷寒雜病論》⁽³³⁾，合十六卷。

并 平脉辨证⁽³²⁾， 为《伤寒杂病论》⁽³³⁾，合十六卷。

结合自己别脉辨证的体会，写成《伤寒杂病论》，共十六卷。

雖 未能 盡 愈 諸病， 庶 可 以 見病知源⁽³⁴⁾。若能

虽 未能 尽 愈 诸病， 庶 可 以 见病知源⁽³⁴⁾。若能

即使不能全部治愈各种疾病，或许可据以察病知源。如果能

尋 余 所 集⁽³⁵⁾， 思 過半 矣⁽³⁶⁾。

寻 余 所 集⁽³⁵⁾， 思 过半 矣⁽³⁶⁾。

运用我所编集此书的有关内容，对伤寒病大多数的辨证施治问题都能弄通解决。

(31)九卷：指《黄帝内经》十八卷中，除《素问》九卷以外之文，即后世之《针经》，又称《灵枢》。阴阳大论：古医书名。胎胪药录：胎谓胎产，胪谓颅囟。

(32)平脉：即辨脉、别脉。平，通"辨"。

(33)伤寒杂病论：又作《伤寒卒病论》，卒为"杂"字之讹。

(34)庶：犹庶几。或许。

(35)寻：探求。

(36)思过半：谓收益多。

夫 天 布 五行， 以 運萬類；人 稟

夫 天 布 五行， 以 运万类；人 禀

自然界分布着木火水金土五行，共同运化万物；人体禀受

五常⁽³⁷⁾， 以 有五藏。經絡 府俞⁽³⁸⁾， 陰陽 會通⁽³⁹⁾；

五常⁽³⁷⁾， 以 有五藏。经络 府俞⁽³⁸⁾， 阴阳 会通⁽³⁹⁾；

五常之气，而具有五脏。经络和府腧，它们阴阳表里上下内外交互贯通；

玄冥 幽微， 變化 難 極。自 非

玄冥 幽微， 变化 难 极。自 非

其玄妙隐微幽深奥秘的道理，千变万化难以穷尽。假如不是

才高 識妙⁽⁴⁰⁾， 豈能 探 其理致 哉⁽⁴¹⁾!上古 有 神農、

才高 识妙⁽⁴⁰⁾， 岂能 探 其理致 哉⁽⁴¹⁾!上古 有 神农、

(37)五常：指五行运行之常气。

(38)府俞：气府腧穴。俞，通"腧"，亦作"输"。

(39)阴阳会通：言人身表里上下之气交会相通。

(40)自非：若非。

(41)理致：道理要旨。亦指义理致趣。

207

才干卓越见识高妙，怎能探究其义理要旨啊！上古有神农、

黄帝、岐伯、伯高、雷公、少俞、少師、仲文⁽⁴²⁾，

黄帝、岐伯、伯高、雷公、少俞、少師、仲文⁽⁴²⁾，

黄帝、岐伯、伯高、雷公、少俞、少師、仲文，

中世 有 長桑、扁鵲，漢 有 公乘陽慶 及 倉公。下

此以往⁽⁴³⁾，

中世 有 长桑、扁鹊，汉 有 公乘阳庆 及 仓公。下

此以往⁽⁴³⁾，

中古有长桑君和扁鹊，汉代有公乘阳庆和仓公，从此以后，

未之聞也。　　　觀　今 之 醫，不 念 思求

未之闻也。　　　观　今 之 医，不 念 思求

再未听说有才高识妙之人。又看看当今之医生，不考虑思索

經　旨，以 演其所知⁽⁴⁴⁾；　　各 承　　家技，

经　旨，以 演其所知⁽⁴⁴⁾；　　各 承　　家技，

经文要旨，以扩大加深其知识；只是各自继承沿袭家传技艺，

終始　　順 舊⁽⁴⁵⁾。省病 問疾，　務 在 口給⁽⁴⁶⁾；

終始　　順 旧⁽⁴⁵⁾。省病 问疾，　务 在 口给⁽⁴⁶⁾；

一直墨守成规旧法。诊视询问病情，只求口头上应付病家；

相對　　斯須，便 處 湯藥。按 寸　 不及 尺⁽⁴⁷⁾，

相对　　斯须，便 处 汤药。按 寸　 不及 尺⁽⁴⁷⁾，

对着病人诊视片刻，便处方开药。诊脉只按寸口不及尺肤，

握 手 不及 足⁽⁴⁸⁾；　　人迎 趺陽⁽⁴⁹⁾，　三 部 不參⁽⁵⁰⁾；

握 手 不及 足⁽⁴⁸⁾；　　人迎 跌阳⁽⁴⁹⁾，　三 部 不参⁽⁵⁰⁾；

只握手部脉不及足部脉；人迎、跌阳及寸口三部之脉不加互

参；

動數發息，　　　　不滿五十⁽⁵¹⁾。短期 未 知 决診⁽⁵²⁾，

动数发息，　　　　不满五十⁽⁵¹⁾。短期 未 知 决诊⁽⁵²⁾，

---

(42)"上古"句：雷公、少师等四人与岐伯、伯高，相传皆为黄帝论医之臣，医学史上称"六臣"。

(43)下此以往：犹言从此之后。

(44)演：指根据事理引申、发挥。

(45)终始：始终。
(46)口给：言辞敏捷。
(47)"按寸"句：只按寸口脉，不及尺肤。尺，尺肤，古代诊疾时要察其形色变化，以为论病根据。
(48)足：指足部趺阳脉。为足背胫动脉。
(49)人迎：位于结喉两侧，有颈动脉。人迎、趺阳均为古代诊脉之部位。
(50)三部：谓上部人迎，中部寸口尺肤，下部趺阳。古代诊脉要参三部，如今之全身核查。
(51)"动数"二句：指诊脉时，候脉之搏动次数不足五十次。谓失诊。
(52)短期：死期。

调呼吸测定脉搏次数，不满五十次。病危将死而不知确认，

九候　　曾　無　髣髴[53]；明堂　闕庭[54]，盡　不見察。

九候　　曾　无　髣髴[53]；明堂　阙庭[54]，尽　不见察。

九候的脉象竟无确切的印象；明堂阙庭等部位，全未被诊察。

所謂　　　窺管　　而已。夫　欲　視死　別生，

所谓　　　窥管　　而已。夫　欲　视死　别生，

这就是古人所说"以管窥天"罢了。想区别不治或可治之证，

實為難矣！

实为难矣！

实在是难啦！

孔子云：生　而　知　之　者　上，學　　　則　亞之[55]。

孔子云：生　而　知　之　者　上，学　　　则　亚之[55]。

孔子说：生下来便知晓事理的人为上等，学而知之则次一等。

多聞　博識，知之次也[56]。　　　余　宿　尚　方術，

多闻　博识，知之次也[56]。　　　余　宿　尚　方术，

博闻强记，　是"知"的又次一等。我一向崇尚医术，

請事斯語。

请事斯语。

愿奉行学而知之、博闻强记以获得知识这些话。

(53)九候：《素问·三部九候论》以头部两额、两颊及耳前，中部寸口、神门及合谷，下部内踝后、大趾内侧及大趾与次趾之间等九处脉候为九候。《难经·十八难》则以寸关尺三部脉象分浮、中、沉取之合称九部。髣髴：亦作彷佛、肪胏、仿佛。谓看得不真切。

(54)明堂阙庭：《灵枢·五色》："明堂，鼻也。阙者，眉间也。庭者，颜(即额)也。"

(55)"生而"二句：语出《论语·季氏》："生而知之者，上也；学而知之者，次也。"亚，次。

(56)"多闻"二句：语出《论语·述而》："多闻，择其善者而从之，多见而识之，知之次也。"

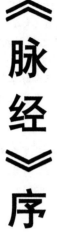

《脉经》序

【提要】

本文选自《脉经》。作者王熙，字叔和。晋代医学家，高平（今山西境内）人。生于东汉建安十五年（210）。他学识渊博，为人诚实，做了当时的太医令。在中医学发展史上，他做出了两大重要贡献，一是整理《伤寒论》，一是著述《脉经》。王叔和性格沉静，博好经方，且熟悉修身养性之术，尤擅长于脉学之理。所著《脉经》，总结汉以前有关脉学之成就，系现存我国最早脉学专书。书中总结脉象24种，又论述三部九候、寸口脉等，对古代的脉学影响甚大。另对汉代张仲景《伤寒杂病论》一书进行整理，该书因战乱而散佚零乱，几至失传。王氏重新加以编次，将《伤寒杂病论》析为《伤寒论》与《金匮要略》，始于王氏，使之不致湮没。后世虽有人对他的整理加以非议，但多数人认为其功不可没，张仲景之学借王氏之编修整理才得以保存下来。《脉经》共十卷，是我国最早的脉学专著。另著有《论病》六卷，未见传世。

本文指出脉诊的重要性和复杂性，说明编著《脉经》的原因及内容与体例，勉励后学努力学习，深入钻研，赶超前贤。

《脉经》序

脈 理 精 微，其 體 難 辨⁽¹⁾。弦 緊

脉 理 精 微，其 体 难 辨⁽¹⁾。弦 紧

脉诊的道理精深微妙，脉象极难辨别。例如弦脉和紧脉、

浮 芤，展 轉 相 類⁽²⁾。 在 心 易 了，

浮 芤，展 转 相 类⁽²⁾。 在 心 易 了，

浮脉和芤脉，辗转反复，互有类似之处。在心中虽易了解，

指 下 難 明。 謂 沈 為 伏⁽³⁾，則 方 治 永 乖；以

指 下 难 明。 谓 沉 为 伏⁽³⁾，则 方 治 永 乖；以

在指下却难以判明。如认沉脉为伏脉，治疗就常出差错； 把

緩 為 遲⁽⁴⁾，則 危 殆 立 至。 況 有 數 候

缓 为 迟⁽⁴⁾，则 危 殆 立 至。 况 有 数 候

缓脉当作迟脉，危险的后果会立即到来。何况还有几种脉象

俱 見⁽⁵⁾， 異 病 同 脈 者 乎！

俱 见⁽⁵⁾， 异 病 同 脉 者 乎！

同时呈现的情形，或者不同的疾病却有相同的脉象呢！

夫 醫 藥 為 用⁽⁶⁾，性 命 所 系。和 鵲

夫 医 药 为 用⁽⁶⁾，性 命 所 系。和 鹊

医药之使用，是与人们生命密切联系的。医和、扁鹊的医术

至 妙， 猶 或 加 思⁽⁷⁾；仲 景 明 審， 亦 候

至 妙， 犹 或 加 思⁽⁷⁾；仲 景 明 审， 亦 候

极为高明，尚且要多加思考； 张仲景明于审证，也要诊察

形 證⁽⁸⁾。一 毫 有 疑， 則 考 校 以 求 驗⁽⁹⁾。

形 证⁽⁸⁾。一 毫 有 疑， 则 考 校 以 求 验⁽⁹⁾。

病形和症候。发现丝毫的疑惑，就查核考察以求得验证。

(1)体：形体。此指脉形。

(2)"弦紧"二句：弦脉和紧脉，浮脉和芤脉，辗转反复，相互类似。展转，同"辗转"。

(3)沉：沉脉。伏：伏脉。

(4)缓：缓脉。迟：迟脉。

(5)候：谓随时发生变化之情况，如火候、症候。此指脉候。

(6)医药为用：医药之用。为，犹"之"。

(7)加思：多思。

(8)候：视，望。此谓诊察。
(9)考校：犹"考订"。谓考核古籍之异同真伪而订正之。

故　傷寒　有　承氣之戒(10)，　　　　嘔噦　發

故　伤寒　有　承气之戒(10)，　　　　呕哕　发

所以对伤寒病有审慎使用承气汤的告诫，对呕哕证要提出

下焦之問(11)。而　遺文　　　遠旨(12)，　代　寡

下焦之问(11)。而　遗文　　　远旨(12)，　代　寡

下焦的问诊。何况前人留下的文献含义深奥，世人很少

能用；　舊經　秘述，　　奧而不售(13)。

能用；　旧经　秘述，　　奥而不售(13)。

**能领悟运用；古代经文中玄奥不明的论述，令人迷惑难懂不
易传播施行。**

遂　令　末學(14)，昧　於　原本，　　　互滋偏見，

遂　令　末学(14)，昧　于　原本，　　　互滋偏见，

于是使后学者，对于脉理的渊源蒙昧不清，彼此滋生偏见，

各　逞　己　能。致　微痾　成　膏肓之變(15)，

各　逞　己　能。致　微痾　成　膏肓之变(15)，

各自炫耀一己之能。致使轻病酿成无法医治的病变，

滯固　絕　振起之望(16)，　　　良有以也(17)！

滞固　绝　振起之望(16)，　　　良有以也(17)！

痼疾断失了人治愈康复的希望，的确是有原因的！

今　撰集　岐伯以来，逮於華佗，　　　經　論

今　撰集　岐伯以来，逮于华佗，　　　经　论

现在编纂了从岐伯以来，直到华佗，有关脉诊的经典理论

要訣(18)，　合為十卷。百病　根原，　各　以　類例相從；

要诀(18)，　合为十卷。百病　根原，　各　以　类例相从；

**和重要方法，共为十卷。所有疾病的根源，各按类别相依次
排列；**

(10)"伤寒"句：治伤寒阳明病某些证候，使用承气汤亦有禁忌。如表证未解、脾约津亏等均不可用。

(11)"呕哕"句：呕，干呕，有声无物。哕，呃逆。呃逆病变多属中焦，但有时与下焦有关。

(12)远旨：深奥之意义。

(13)不售：犹言不易推广施行。

(14)末学：原谓无本之学。后多用作自谦之词。此指后学。

(15)微痾：轻病。

(16)滞固：经久而未能治愈之痼疾。

(17)良有以也：语本《诗·邶风·旄丘》："必有以也。"以，因。

(18)经论要诀：指旧经遗文中有关脉诊之理论与重要方法。

聲色 證候，靡 不 賅 備。其 王、阮、傅、戴、

声色 证候，靡 不 赅 备。其 王、阮、傅、戴、

病人的声色证候，没有不完全具备。其中王、阮、傅、戴

吴、葛、吕、張⁽¹⁹⁾，所 傳 異同，鹹 悉 載錄。誠 能

吴、葛、吕、张⁽¹⁹⁾，所 传 异同，咸 悉 载录。诚 能

和吴、葛、吕、张等诸家所述不同之处，也全都记录。如能

留心 研 窮，究 其 微 賾⁽²⁰⁾，則 可以 比蹤 古賢⁽²¹⁾，

留心 研 穷，究 其 微 赜⁽²⁰⁾，则 可以 比踪 古贤⁽²¹⁾，

注意研究透彻，探求其幽微深奥之处，就可以赶上古代名医，

代 無 夭横 矣。

代 无 夭横 矣。

世上也没有夭亡的情况了。

(19)"其王阮"二句：其，更端之词，犹"至于"。王，疑指西汉王遂，通经方，擅医术。阮、傅、戴三氏不详。吴，疑指华佗弟子吴普。葛，疑指三国时葛玄，葛洪之从祖，擅炼丹。吕，疑指吕广，曾任吴太医令。张，不详。

(20)究其微赜：语本《周易·系辞》："探赜索隐，钩深致远。"赜，深奥。

(21)比踪：犹"比迹""齐踪"。曹植《责躬》诗："超商越周，与唐比踪。"

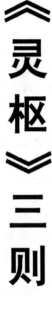

《灵枢》三则

【提要】

《灵枢》，即《黄帝内经·灵枢》，又称《灵枢经》，是一部中医理论著作。《素问》与《灵枢》同为《黄帝内经》之组成部分。《黄帝内经》则是现存最早最重要的一部医学著作，是中医学理论体系形成和奠基之作。《灵枢》为古代医者托黄帝之名所作，非出自一人之手，其具体作者已不可考。总而言之，大多应出自春秋战国，个别篇章成于两汉。《灵枢》早期为九卷、八十一篇。南宋史崧将其改编为二十四卷本，成为了现存最早和唯一行世的版本。

《灵枢》论述了脏腑、经络、病因、病机、病证、诊法等内容，重点阐述了经络腧穴，针具、刺法及治疗原则等，是中医经络学、针灸学及其临床的理论渊源。

《灵枢》三则

(一)

今 夫 五藏 之 有疾 也，譬猶刺也⁽¹⁾，猶汙也⁽²⁾，

今 夫 五藏 之 有疾 也，譬犹刺也⁽¹⁾，犹污也⁽²⁾，

如果五脏有病，　　　　　　犹如扎进刺，犹如受沾污，

猶結也⁽³⁾，猶閉也⁽⁴⁾。刺雖久，猶可拔也；汗雖久，猶

猶结也⁽³⁾，犹闭也⁽⁴⁾。刺虽久，犹可拔也；污虽久，犹

犹如有瘀结，犹如被闭塞。刺虽久，还能拔除；污虽久，还

可雪也；結雖久，猶可解也；閉雖久，猶可決也。或

可雪也；结虽久，犹可解也；闭虽久，犹可决也。或

能洗涤；　结虽久，　还能解开；　闭虽久，还能疏导。有的人

言 久疾 之 不可取 者，非其說也。

言 久疾 之 不可取 者，非其说也。

说 久病　　不能治愈，　那种说法是不对的。

　夫 善用針者，取其疾也，猶拔刺也，猶雪汙也，

　夫 善用针者，取其疾也，犹拔刺也，犹雪污也，

善于用针术的医生，治疗那些疾病时，犹如拔刺，犹如雪污，

猶解結也，猶決閉也。疾 雖久，猶可畢也⁽⁵⁾。言

犹解结也，犹决闭也。疾 虽久，犹可毕也⁽⁵⁾。言

犹如解结，　犹如通闭。　患病虽久，仍然能够治愈。说

不可治 者，　未得其術也。

不可治 者，　未得其术也。

久病不能治的，是因为未能掌握治病的技术啊。

(二)

黃帝問於岐伯曰：首面與身形也，屬骨連筋⁽⁶⁾，

(1)刺：木刺。
(2)污：指污垢。

(3)结。杨注："阴阳结聚，其犹结也。"
(4)闭。杨注："血气不流，三阳不通，其犹闭也。"

(5)毕：用作动词，指捕获。此喻治愈疾病。

(6)属(zhǔ)：连接。

黄帝问于岐伯曰：首面与身形也，属骨连筋[6]，

黄帝向岐伯问道：人的头面部和身体各部分，筋骨相连属，

同血 合於氣 耳[7]。天寒 则 裂地凌冰[8]，其 卒寒 或

同血 合于气 耳[7]。天寒 则 裂地凌冰[8]，其 卒寒 或

气血相同相合。气候严寒则地凉裂冰厚积，如遇暴寒，有时

手足 懈惰[9]，然而 其 面 不衣 何也？

手足 懈惰[9]，然而 其 面 不衣 何也？

手足麻木僵硬，然而那头面部不须用衣物遮盖，是什么缘故？

岐伯答曰：十二經脈，三百六十五絡，其 血氣 皆 上

岐伯答曰：十二经脉，三百六十五络，其 血气 皆 上

岐伯回答说：十二经脉和三百六十五络，它们的血气都上注

於 面 而 走空竅[10]。 其 精陽氣 上走於目 而

于 面 而 走空窍[10]。 其 精阳气 上走于目 而

于面部并且运行到七窍。其精华之阳气往上运行到双目而

為 睛[11]； 其 別氣 走於耳 而 為 聽[12]； 其 宗氣

为 睛[11]； 其 别气 走于耳 而 为 听[12]； 其 宗气

具有视觉；其旁行之气运行到两耳而具有听觉；其宗气

上出於鼻 而 為 臭[13]； 其 濁氣 出於胃 走唇舌 而

上出于鼻 而 为 臭[13]； 其 浊气 出于胃 走唇舌 而

往上透出于鼻而具有嗅觉；其谷气从胃府输出运行到唇舌而

為 味[14]。 其 氣之津液，皆 上熏於面[15]，而 皮 又

为 味[14]。 其 气之津液，皆 上熏于面[15]，而 皮 又

具有味觉。其气之津液，都向上熏蒸于面部，而面部皮肤又

厚， 其 肉 堅， 故 天氣甚寒 不能勝之也[16]。

厚， 其 肉 坚， 故 天气甚寒 不能胜之也[16]。

厚实，而且肌肉坚紧，所以气候严寒也不能胜过面部的诸阳
之气。

(7)"同血"句：杨注："同受于血，并合于气。"

(8)凌：《初学记》卷七引《风俗通》："积冰曰凌。"

(9)懈惰：指手足因受寒而麻木不仁。

(10)"其血"句：马莳注："凡曰空窍、曰精、曰听、曰闻臭、曰辨味，皆在人身之首面者，正以气之津液皆上熏于面。"

(11)精阳气：张介宾注："阳气之精华也。"张志聪以为"心肾精神之气"。此当指十二经脉与三百六十五络中精华之阳气。

(12)别气：张介宾注："别气者，旁行之气也。气自两侧上行于耳，气达则窍聪，所以能听。"

(13)宗气：张介宾注："宗气，大气也。宗气积于胸中，上通于鼻而行呼吸，所以能臭。"臭，同"嗅"，嗅觉。

(14)浊气：张介宾注："浊气，谷气也。谷入于胃，气达于唇舌，所以知味。"张志聪则以浊气为水谷之气。

(15)上熏于面：张志聪注："津液随气上行，熏肤泽毛而注于空窍也。"

(16)"而皮"三句：张介宾注："一身血气既皆聚于头面，故其皮厚肉坚，异于他处，而寒气不能胜之也。"

(三)

黄帝曰：一时遇风，同时得病，其病各异，愿闻

黄帝曰：一时遇风，同时得病，其病各异，愿闻

黄帝说：人同时遇风邪，同时得病，其病各个不同，想闻知

其故⁽¹⁷⁾。少俞曰：　善乎哉問！请　論　以　比　匠人。

其故⁽¹⁷⁾。少俞曰：　善乎哉问！请　论　以　比　匠人。

(17)愿：想要。

其原因。少俞回答说：问得真好啊！请允许我以木工为比喻来说明。

匠人磨斧斤⁽¹⁸⁾，礪刀削⁽¹⁹⁾，斲材木。木之陰陽，尚有

匠人磨斧斤⁽¹⁸⁾，砺刀削⁽¹⁹⁾，斲材木。木之阴阳，尚有

(18)匠人：木工。斤：斧子一类的斫伐工具。
(19)削：一种刮刀。

木工　磨好斧斤　和　刀削，　砍伐木料。树木的阴阳面，还有

堅脆；　堅者　不入，　脆者　皮弛⁽²⁰⁾。至　其　交節，

坚脆；　坚者　不入，　脆者　皮弛⁽²⁰⁾。至　其　交节，

(20)皮弛：谓疏散松弛。皮，通"披"，散开，分裂。

丫脆之分；坚硬的不易砍入，脆软的疏散松弛。遇到树木枝桠盘节之处，

而　缺斤斧　焉。夫　一木之中，　堅脆　不同，　堅者

而　缺斤斧　焉。夫　一木之中，　坚脆　不同，　坚者

就会使刀斧缺口。同一根树木之中，有坚脆之不同，坚实的地方

則　剛，　脆者　易　傷，　況　其　材木之不同，皮之

則　刚，　脆者　易　伤，　況　其　材木之不同，皮之

就刚硬，脆薄的地方容易受伤，何况木料各有不同，树皮的

厚薄，汁之多少，而各異耶！夫　木　之　蚤花先生葉者，

厚薄，汁之多少，而各异耶！夫　木　之　蚤花先生叶者，

厚薄与所含汁液多少，又各不一样啊！早开花早生叶的树木，

遇　春霜烈風，　則　花落　而　葉萎；久暴　大旱⁽²¹⁾，

遇　春霜烈风，　則　花落　而　叶萎；久暴　大旱⁽²¹⁾，

(21)暴：同"曝"。晒。

遇到早春的寒霜大风,花和叶就萎落;遇到烈日久晒和大旱,

则 脆木 薄皮 者, 枝條 汁 少 而 葉萎;

则 脆木 薄皮 者, 枝条 汁 少 而 叶萎;

木质松脆外皮单薄的树木,枝条所含汁液少而叶子易枯萎;

久 陰 淫雨[22], 则 薄皮 多汁者,皮 潰

久 阴 淫雨[22], 则 薄皮 多汁者,皮 溃

遇到久雨不晴的天气,皮薄多汁液的树木,外皮会腐溃

而 漉[23]; 卒風 暴起,则 剛脆之木,枝折 杌傷[24];

而 漉[23]; 卒风 暴起,则 刚脆之木,枝折 杌伤[24];

而渗出水液;暴风骤起,刚脆的树木,枝条折断树干受伤;

秋霜 疾風, 则 剛脆之木,根摇 而 葉落。

秋霜 疾风, 则 刚脆之木,根摇 而 叶落。

遇到深秋的寒霜大风,刚脆的树木, 根基动摇树叶凋零。

凡 此 五者, 各 有所傷, 況於人乎?

凡 此 五者, 各 有所伤, 况于人乎?

大凡树木的这五种情况,都各受到一些伤害,更何况是对于
人呢?

黄帝曰:以人應木 奈何? 少俞答曰:

黄帝曰:以人应木 奈何? 少俞答曰:

黄帝说:拿人对应上述树木的情况是怎么样呢?少俞回答说:

木之所傷也,皆傷其枝;枝之剛脆而堅,未成傷也[25]。

木之所伤也,皆伤其枝;枝之刚脆而坚,未成伤也[25]。

树木的损伤,都是伤在其枝条;树枝刚强坚实,未必造成损
伤。

人之有常病也, 亦 因 其 骨節 皮膚 腠理 之 不

人之有常病也, 亦 因 其 骨节 皮肤 腠理 之 不

有些经常患病的人,其原因也是由于他们的骨节皮肤腠理不

(22)淫雨:《说文·水部》:"久
雨为淫。"《礼记·月令》:季
春之月"行秋令,则天多沉
阴,淫雨蚤降。"郑注:"淫,
霖也。雨三日以上为霖。"

(23)漉:谓水液渗流。

(24)杌:慧琳《一切经音义》
卷三引《韵英》:"树无枝曰
杌。"

(25)未成:犹"未必"。《国
语·吴语》:"胜未可成。"韦
注:"成,犹必也。"

堅固者，邪之所舍也，　　　　故　常為病也。

堅固者，邪之所舍也，　　　　故　常为病也。

堅固，　　　成为外邪的留居之处，所以常常患病。

《良方》自序

【提要】

本文选自《梦溪笔谈》，据1987年上海古籍出版社重印《梦溪笔谈校证》本排印。作者沈括（1031—1095），字存中，晚年自号梦溪老人，北宋钱塘（今浙江杭州）人。仁宗嘉祐进士，熙宁五年（1072）提举司天监，博学善文，对天文、方地、律历、音乐、医药、卜算均有涉猎及研究。晚年定居京口（今江苏镇江）梦溪园，著《梦溪笔谈》，广泛记载自然科学范围内的诸多现象、知识及见解，在中国古代科技史上有重要价值。

《良方》原本十五卷，后人将苏轼的有关医药论述合并在一起印行，取名《苏沈良方》。沈括本人虽然不是专业医生，但从本篇序文所叙述的内容来看，他对传统中医学还是非常熟悉的。文章强调了医生治病的五种难处，并引据自然界的诸多事物现象作为说明的例证，从中可见其学识、阅历之广泛。

《良方》自序

予 嘗 論 治病有五難：辨疾、 治疾、

予 尝 论 治病有五难：辨疾、 治疾、

我曾经论述治病有五难： 辨识病证、治疗疾病、

飲藥、 處方、 別藥，此五也。

饮药、 处方、 别药，此五也。

饮服药物、配制药方和识别药物这五个方面。

今 之 視疾者，惟 候 氣口六脈 而已[1]。

今 之 视疾者，惟 候 气口六脉 而已[1]。

如今诊视疾病的医者，一般只是诊候两手的气口六脉就算了。

古之人 視疾，必察 其 聲音、顏色、舉動、膚理、

古之人 视疾，必察 其 声音、颜色、举动、肤理、

而古人诊病，定要诊察病者的声音、面色、举动、肌肤纹理、

情性、嗜好[2]，問其所為，考其所行，已 得其大半，

情性、嗜好[2]，问其所为，考其所行，已 得其大半，

性情、嗜好，询问和查核他的所作所为，已可了解病情大半；

而 又 偏 診 人迎、氣口、十二動脈[3]。

而 又 遍 诊 人迎、气口、十二动脉[3]。

然后又全面地诊察其人迎、气口和十二经脉的情况。

疾 發於 五藏，則 五色 為之 應， 五聲

疾 发于 五藏，则 五色 为之 应， 五声

因为疾病发生在五脏，五色在外表就因此有所反应，五声

為之 變，五味 為之 偏[4]， 十二脈 為之

为之 变，五味 为之 偏[4]， 十二脉 为之

因之有变化，味觉也因此而不正常，十二经脉因而有

(1)气口：即寸口、脉口。六脉：谓两手气口的寸、关、尺三部脉象。

(2)肤理：犹"腠理"。理，谓肌肤之纹理，亦指肌肤。

(3)十二动脉：指循行全身之十二经脉有脉动应手之部位。

(4)"五色"三句：参见《素问·金匮真言论》。其中详论五脏发病，其声、色、味亦各有不同的反应。偏，不正。

221

動。　　　　求　之 如此其詳，然而 猶 懼 失之，

动。　　　　求　之 如此其详，然而 犹 惧 失之，

异常的搏动。古人探求病情已如此周详，但还担心会有失误。

此　辨疾 之　難，一也。

此　辨疾 之　难，一也。

这是辨识病证之难，是第一难。

今　之 治疾者，以　一二藥，書 其 服餌之節[5]，

今　之 治疾者，以　一二药，书 其 服饵之节[5]，

如今治病的医者，配一二种药物，再写上服用的方法，

(5)节：节度。规则。

授之　而 已。古 之 治疾者，先 知　陰陽運歷 之

授之　而 已。古 之 治疾者，先 知　阴阳运历 之

交给病家就算了。而古人治病，先要了解阴阳历法节令等的

變故[6]，山林川澤 之 竅發[7]。　　　　而 又視

变故[6]，山林川泽 之 窍发[7]。　　　　而 又视

变化，山林河流湖泽等地气与天气相交的情况，进而察看

(6)运历：谓历法与节气等。古人以金木水火土五行分别主一年之时令，每运七十二天，合一年之数。

其人　老少、　　肥瘠、　　貴賤、

其人　老少、　　肥瘠、　　贵贱、

病者年龄的老少、体态的肥瘦、社会地位的高低

(7)"山林"句：谓山林川泽等处地气之升发。古人认为山林川泽为地之孔窍，地气自此升发与天气相交，则阴阳和调，孳育万物，否则即痞塞致病。

居養、　　　　性術、好惡、憂喜、勞逸[8]，

居养、　　　　性术、好恶、忧喜、劳逸[8]，

以及日常生活的奉养、性格、好恶、情绪、劳逸等等，

(8)性术：谓性情及其表达方式。

順 其 所 宜，　　　　違 其 所 不宜。

顺 其 所 宜，　　　　违 其 所 不宜。

对病人的要求如与治病适宜则可顺从，如于治病不宜的则应回避。

或藥，　　或火，　　或刺，　　或砭，

或药， 或火， 或刺， 或砭，

治疗手段，或用药物，或用灸熨，或针刺，或砭石，

或湯， 或液， 矯易其故常(9)，

或汤， 或液， 矫易其故常(9)，

或用汤剂，或用汁液；有的要矫正病人的旧有生活习惯，

捭摩 其性理(10)，搗而索之(11)， 投幾順

捭摩 其性理(10)，捣而索之(11)， 投几顺

要分析研究其性情心理，综合起来加以探索，抓住时机适应

變(12)， 間不容發(13)。 而又 調其衣服，理其飲食，

变(12)， 间不容发(13)。 而又 调其衣服，理其饮食，

变化，情势急迫，刻不容缓。同时又要调理其衣服、饮食，

異其居處， 因其情變， 或治以天，

异其居处， 因其情变， 或治以天，

或改变其居处；根据其情志变动，或借助自然条件来施治，

或治以人。 五運六氣，冬寒夏暑，暘雨電雹(14)，

或治以人。 五运六气，冬寒夏暑，旸雨电雹(14)，

或依凭人力来治疗。此外还有五运六气，冬寒夏暑，晴雨电雹，

鬼靈厭蠱(15)，甘苦寒溫之節， 後先勝復之用(16)，

鬼灵厌蛊(15)，甘苦寒温之节， 后先胜复之用(16)，

鬼神梦魇蛊毒，药物甘苦寒温性味的规律，六气胜负先后变化的作用，

此 天理也。 盛衰強弱， 五藏

此 天理也。 盛衰强弱， 五藏

凡此种种，都缘于自然界的因素。而体质的盛衰强弱，五脏

異稟， 循其所同， 察其所偏；

异禀， 循其所同， 察其所偏；

(9)矫易：纠正改变。故常：原有的制度规则。此指习惯。

(10)捭摩：分析研究。捭，分开。性理：指情绪与理智。

(11)搗：一本作"搏"。

(12)投几：即"投机"。顺应时机。几，同机。

(13)间不容发：喻时间紧迫，刻不容缓，间隙中容不下一丝头发。

(14)旸(yáng)：《说文》："旸，日出也。"此指晴天。

(15)鬼灵厌蛊：均为古人对某些疾病病因的不科学解释。厌，通"魇"。

(16)"后先"句：据运气学说，一年之中六气有盛有衰，有胜有复。若上半年寒气偏胜，则下半年必有偏盛之火气以报复之。

禀赋的差异,既要依循其相同方面,又要审察其有所偏重的方面;

不 以 此 形 彼⁽¹⁷⁾　亦 不 以 一 人 例 众 人⁽¹⁸⁾

不 以 此 形 彼⁽¹⁷⁾　亦 不 以 一 人 例 众 人⁽¹⁸⁾,

不要拿这个病人去对比另一个病人,也不要以单独的个人去类比众人,

(17)形:对比;对待。

(18)例:比较;类比。

此 　人 事 也。　言 　不 能 传 之 于 书,

此 　人 事 也。　言 　不 能 传 之 于 书,

这又缘于人事方面因素。上述种种,无法通过书本来传授,

亦 不 能 喻 之 于 口, 其 精 　过 于 承蜩⁽¹⁹⁾,

亦 不 能 喻 之 于 口, 其 精 　过 于 承蜩⁽¹⁹⁾,

也不能在口头上说得明白。其精准的程度要超过高明的捕蝉技术,

(19)"其精"句:治病技术之精妙超过捕蝉之技艺。承蜩(tiáo),谓捕蝉。

其 察 　甚 于 刻棘⁽²⁰⁾。　目 不 舍 色,

其 察 　甚 于 刻棘⁽²⁰⁾。　目 不 舍 色,

其细致的程度要胜过在棘刺尖端雕刻猕猴。诊治时要求眼睛不离望色,

(20)"其察"句:治病之细密审察甚于在荆刺之尖端雕刻猕猴。

耳 不 失 声,手 不 释 脉, 犹 惧 其 差 也。　授 药

耳 不 失 声,手 不 释 脉, 犹 惧 其 差 也。　授 药

两耳不忘听声,手上不放松切脉,尚且还担心出差错。给了药

遂去, 　而 希 其 十 全, 不 其 难 哉? 　此

遂去, 　而 希 其 十 全, 不 其 难 哉? 　此

让病者离去,却希望他的病能痊愈,岂不是很难吗?这就是

治疾之难,二也。

治疾之难,二也。

治病之难, 此为难的第二个方面。

古 之 饮 药 者,煮 炼 有 节, 饮 啜 有 宜。

古 之 饮药者，煮炼 有 节， 饮啜 有 宜。

古人的汤药，煎煮炼炮制有一定规律，饮服也合于适度。

藥 有 可以久煮， 有 不可以久煮者；有 宜燍火，有

药 有 可以久煮， 有 不可以久煮者；有 宜炽火，有

有的药物可以久煮，也有不可久煮的；有应当用猛火，也有

宜溫火者。 此 煮煉之節 也。宜 溫

宜温火者。 此 煮炼之节 也。宜 温

只宜用文火的，这是煮炼药物的法度。有的药应当趁热服用，

宜 寒， 或 緩 或 速；

宜 寒， 或 缓 或 速；

有的则宜冷服；有的药应缓缓啜饮，有的则宜从速吞服；

或 乘 飲食 喜怒， 而 飲食喜怒为用者(21)；

或 乘 饮食 喜怒， 而 饮食喜怒为用者(21)；

如果有的病人其饮食嗜好和情绪变化对治疗有利的，那就可
顺从它；

有 違 飲食 喜怒， 而 飲食喜怒为敵者。

有 违 饮食 喜怒， 而 饮食喜怒为敌者。

如其饮食嗜好与情绪变化对治疗不利的，就不可依从。

此 飲啜之宜 也。而 水泉 有 美惡，

此 饮啜之宜 也。而 水泉 有 美恶，

这都是服药的法则。此外还要注意煎煮药物的水质有好恶之分，

操藥之人 有 勤惰(22)。 如此 而 責

操药之人 有 勤惰(22)。 如此 而 责

操持煎药的人有勤懒之别。有如此不同的种种情况，却责怪

藥之不效 者，非 藥之罪 也。

药之不效 者，非 药之罪 也。

(21)"或乘"二句：意为如病人之喜怒等情绪及所欲之饮食等，对于愈疾有作用者，则可因势利导，顺其所欲。

(22)"而水泉"二句：李时珍《本草纲目》卷六《芦火竹火》"发明"谓："凡服汤药，虽品物专精，修治如法，而煎药者卤莽造次，水火不良，火候失度，则药亦无功。"

225

药物效果不好，其实不是药物本身的过错。

此 服藥之難， 三也。

此 服药之难， 三也。

这是服药的难处，为第三难。

藥 之 單用 為 易知， 藥 之 複用 為 難知。

药 之 单用 为 易知， 药 之 复用 为 难知。

使用单味药物，其作用易知；多种药物复合使用，其作用不易确知。

世 之 處方者， 以 一藥 為 不足， 又 以眾藥益之。

世 之 处方者， 以 一药 为 不足， 又 以众药益之。

世上处方配药的人，往往以为一味药物的药力不够，又增加许多药物作为补充。

殊 不知 藥 之 有 相使者(23)， 相反者(24)，

殊 不知 药 之 有 相使者(23)， 相反者(24)，

他们全然不知药物之间有相使之作用，也有相反之副作用，

有 相合 而 性 易 者。方書 雖有

有 相合 而 性 易 者。方书 虽有

还有合用以后其药性全然改变了的。方书上尽管记载

使 佐 畏 惡 之 性(25)，而古人所未言，人情

使 佐 畏 恶 之 性(25)，而古人所未言，人情

药物配伍的使、佐、畏、恶之性能，而古人未提及的，人情

所不測者， 庸可盡哉! 如 酒之於人， 有

所不测者， 庸可尽哉! 如 酒之于人， 有

还未测定的，怎么能全部了解呢？譬如酒对于人，有

飲 之 逾石 而 不亂 者，有 濡吻 則 顛眩 者(26)；

饮 之 逾石 而 不乱 者，有 濡吻 则 颠眩 者(26)；

(23)相使：数药同用，以一药为主，其余为辅，如此配伍谓之相使。

(24)相反：两个同用而产生剧烈之副作用者，谓之相反。

(25)使：能引导诸药直抵病患所在，或能协调诸药使之发挥功效者，谓之使。佐：能辅佐主药充分发挥作用，或能抑制减轻主药之毒性者，谓之佐。畏：指"相畏"。数种药物配合运用，互相制约以免除副作用者，谓之畏。恶(wù)：即"相恶"。以一药减弱另一药之作用者，谓之恶。

(26)颠：头顶。此指头部。亦作"巅"。

226

畅饮超过一石仍不惑乱的，也有刚沾到嘴唇就头晕的。

漆之於人， 有 終日搏漉 而 無害 者，有 觸之

漆之于人， 有 终日抟漉 而 无害 者，有 触之

又如漆对于人，有整天搅拌过滤而无损害的，也有一经接触

則 瘡爛 者。焉知 藥之於人， 無 似此之異 者？

则 疮烂 者。焉知 药之于人， 无 似此之异 者？

就生疮腐烂的。怎么知道药物对于人，就没有类似这种不同
的情况呢？

此 稟賦 之異也。南人 食 猪魚 以生，

此 禀赋 之异也。南人 食 猪鱼 以生，

这是人们禀赋体质的不同。又如南方人食用猪鱼以资养身，

北人 食猪魚 以病，此 風氣 之異也[27]。水銀

北人 食 猪鱼 以病，此 风气 之异也[27]。水银

而北方人食用猪鱼或致病害，这是风俗习气的不同。 水银

(27)风气：风俗习气。

得硫黄 而 赤 如 丹，得 礬石 而 白 如 雪。

得硫黄 而 赤 如 丹，得 矾石 而 白 如 雪。

同硫黄结合就变得红如丹砂，而同矾石结合则洁白如雪。

人之欲酸者，無過於醋矣； 以醋為未足， 又益之以

人之欲酸者，无过于醋矣； 以醋为未足， 又益之以

人们想要吃酸味，莫过于醋了，认为醋还不够酸，又加上

橙， 二酸 相濟， 宜 甚酸 而 反甘。巴豆

橙， 二酸 相济， 宜 甚酸 而 反甘。巴豆

酸橙，两种酸加在一起应当更酸却反而变甜。巴豆的作用

善利也[28]，以 巴豆之利 為 未足，而 又益之以大黃，

善利也[28]，以 巴豆之利 为 未足，而 又益之以大黄，

长于泄利，如认为巴豆的泄利作用还不够强，而又加进大黄，

(28)利：谓泄泻。

則 其 利 反 折。蟹與柿，嘗食之 而 無害 也，

227

则 其 利 反 折。蟹 与 柿，尝 食 之 而 无害 也，

巴豆加大黄的泄利作用反而受挫减弱。螃蟹与柿子，通常食用并无害处；

二物 相遇， 不 旋踵 而 嘔。此 色

二物 相遇， 不 旋踵 而 呕。此 色

可是两者同时进食，不多久就引起呕吐。这些物类其色泽

为 易見，味 为 易知，而 嘔、利 为 大變，

为 易见，味 为 易知，而 呕、利 为 大变，

容易看到，滋味容易辨别，呕吐和泄利又都是大的病变，

故 人人知之。至於 相合 而 之 他 藏，致

故 人人知之。至于 相合 而 之 他 藏，致

所以人人知道。至于两种药物同用而进入别的脏腑，引发

他疾 者， 庸 可 易知 耶? 如 乳石 之忌 參、

他疾 者， 庸 可 易知 耶? 如 乳石 之忌 參、

另外疾病的，又怎能轻易了解呢?例如服用钟乳石须忌人参

術⁽²⁹⁾，觸者 多 死；至於 五石散 則 皆用 參、术⁽³⁰⁾，

术⁽²⁹⁾，触者 多 死；至于 五石散 则 皆用 參、术⁽³⁰⁾，

和术，有触犯者大都死亡；至于五石散中却都用人参和术。

此 古人 處方之妙， 而 人 或 未喻 也。

此 古人 处方之妙， 而 人 或 未喻 也。

这就是古人处方用药的奥妙之处，而人们一时未能晓喻。

此 處方之難，四也。

此 处方之难，四也。

这是处方之难，为第四难。

醫 誠 藝 也⁽³¹⁾，方 誠 善 也，用之 中節 也，

医 诚 艺 也⁽³¹⁾，方 诚 善 也，用之 中节 也，

(29)乳石：钟乳石。
(30)"五石散"句：五石散即寒食散，有紫石英、白石英、赤石脂、钟乳石及硫黄五种石药，故名五石散。服后全身发热，宜进冷食，故又名寒食散。

(31)艺：谓多才、技艺精。

医者医技确实高明，医方也很完善，并运用得合乎法度，

| 而 | 藥 | 或 | 非 | 良， | 其 | 奈 | 何 | 哉！ | 橘 |

| 而 | 药 | 或 | 非 | 良， | 其 | 奈 | 何 | 哉！ | 橘 |

可是药物有的不好或不道地，那能怎么办呢？ 橘

| 過江 | 而 | 為 | 枳(32)， | 麥 | 得 | 濕 | 而 | 為 | 蛾(33)， |

| 过江 | 而 | 为 | 枳(32)， | 麦 | 得 | 湿 | 而 | 为 | 蛾(33)， |

种到长江以北去会变成不堪食用的酸枳，麦子受潮会长出飞蛾，

| 雞 | 逾嶺 | 而 | 黑(34)， | 鸜鵒 | 逾嶺 | 而 | 白(35)， | 月 |

| 鸡 | 踰岭 | 而 | 黑(34)， | 鸜鹆 | 踰岭 | 而 | 白(35)， | 月 |

鸡跨越五岭羽毛会变黑，鸜鹆飞过五岭毛羽会变白，月亮

| 虧 | 而 | 蚌蛤 | 消(36)， | 露 | 下 | 而 | 蚊 | 喙 | 坼(37)。 |

| 亏 | 而 | 蚌蛤 | 消(36)， | 露 | 下 | 而 | 蚊 | 喙 | 坼(37)。 |

亏缺不圆时蚌蛤的肉不饱满，白露以后蚊子的尖喙就开裂。

| 此 | 形器 | 之 | 易知者 | 也。 | 性 | 豈 | 獨 |

| 此 | 形器 | 之 | 易知者 | 也。 | 性 | 岂 | 独 |

这些都是人们容易知道的形态发生变异。药性难道偏独

| 不 | 然 | 乎？予 | 觀 | 越人 | 藝茶畦稻(38)， | 一溝一隴之異， |

| 不 | 然 | 乎？予 | 观 | 越人 | 艺茶畦稻(38)， | 一沟一陇之异， |

不是这样吗？我观察南方人种茶植稻， 一沟一垄的不同，

| 遠 | 不能數步(39)， | 則 | 色味頓殊； | 況 | 藥之所生， |

| 远 | 不能数步(39)， | 则 | 色味顿殊； | 况 | 药之所生， |

它们相距不到几步，色泽味感顿时不一样；何况药物的产地，

| 秦、 | 越、 | 燕、 | 楚之相遠(40)， | 而 | 又有 | 山 | 澤、 |

| 秦、 | 越、 | 燕、 | 楚之相远(40)， | 而 | 又有 | 山 | 泽、 |

有秦、越、燕、楚相距之遥远，并且又有山区、湖泽、

| 膏瘠、 | 燥濕 | 之 | 異稟， |

(32)枳：又称"枸橘""臭橘"，味酸肉少，唯入药，不堪食用。

(33)蛾：指麦蛾，其幼虫蛀蚀稻麦等谷物。古人误以为麦受湿变为蛾。

(34)岭：此指五岭，即今江西、湖南、广东、广西交界处之大庾岭、骑田岭、都庞岭、萌渚岭和越城岭。

(35)"鸜鹆"句：鸜鹆亦作"鸲鹆""鹳鹆"。即八哥鸟。

(36)"月亏"句：《吕览·精通》："月望则蚌蛤实，群阴盈。月晦则蚌蛤虚，群阴亏。"《淮南子·天文训》："月虚而鱼脑流(减也)，月死而蠃蜿(同"螺蚌")脱(肉不满也)。"

(37)坼(chè)：裂开。

(38)越人：犹言百越之人。泛指我国南方人。艺：树艺；种植。畦稻：一畦一畦地栽种稻子。畦，用如动词。

(39)不能：不及。

(40)相远：谓彼此距离遥远。

229

膏瘠、　　　燥湿 之 异禀，

地力的肥瘦、气候的燥湿等不同自然条件的制约，

岂能　　物物　　尽 其 所 宜？　　　　又

岂能　　物物　　尽 其 所 宜？　　　　又

怎么能保证每种药物都出产在适宜得当的地方？另外，

《素问》说[41]：　陽明 在天， 则 花實 戕氣；

《素问》说[41]：　阳明 在天， 则 花实 戕气；

《素问》中说道：阳明司天，草木的花实就会受灾枯萎；

少陽 在泉， 则 金石 失理。　　　　如此之論，

少阳 在泉， 则 金石 失理。　　　　如此之论，

少阳司地，　金石等矿藏就会受损变性。像这种理论，

采掇者　　固　　未嘗 晰也。抑 又 取之 有

采掇者　　固　　未尝 晰也。抑 又 取之 有

一般采药的人实在是不曾了解的。再说药物采集的时候也有

早晚，　藏之 有眼 焙[42]；　　風雨 燥濕，

早晚，　藏之 有眼 焙[42]；　　风雨 燥湿，

早晚之分，收藏它有晒干与烤干的不同；气候有风雨燥湿，

動　　有槁暴[43]。今 之 處藥， 或 有惡火者， 必

动　　有槁暴[43]。今 之 处药， 或 有恶火者， 必

还往往遇到干旱。又如今时处方用药，有的忌用火烘烤，定要

日之 而 後 咀[44]，然 安 知 采藏之家　　　不常

日之 而 后 咀[44]，然 安 知 采藏之家　　　不常

晒干后再切细捣碎，可是怎能知道采集收藏药物之人不常是

烘煜　　　哉？又 不能 必。此辨藥之難，五也。

烘煜　　　哉？又 不能 必。此辨药之难，五也。

在火上烘烤的？又不能肯定。这是辨识药物之难，为第五难。

(41)素问：以下所引，见《素问·五常政大论》："阳明司天，燥气下临，……木伐草萎"、"少阴(谓少阳厥阴之气)司天，热气下临，……金烁石流"。作者引此，以证草木金石等类药物之性能与气候有密切关系。戕：残害。

(42)眼：晒干。焙：微火烘烤。

(43)动：每每，常常。

(44)咀：指切碎或捣碎药物。

此五者， 大概 而 已。 其微

此五者， 大概 而 已。 其微

以上这五种情况，只是大略罢了。深入下去，其精微

至於 言 不能 宣， 其 详 至於 书 不能 载，

至于 言 不能 宣， 其 详 至于 书 不能 载，

难以用言语来表明，其周详在书本上也不能尽加记载，

岂 庸庸之人 而 可以 易 言醫 哉？

岂 庸庸之人 而 可以 易 言医 哉？

对平平庸庸的人怎能可以跟他轻易讨论医道呢？

予 治方最久。 有 方之良者，辄为疏之(45)。

予 治方最久。 有 方之良者，辄为疏之(45)。

我研习方药为时很久。遇到良方，就把它分别记录下来。

世 之 为方者， 称 其 治效， 常 喜 过實。

世 之 为方者， 称 其 治效， 常 喜 过实。

世上爱好方药的人，称赞它的疗效，常常喜欢言过其实。

《千金》《肘後》之類， 犹 多 溢言(46)，

《千金》《肘后》之类， 犹 多 溢言(46)，

对《千金方》《肘后方》这一类，尤其多过头失实的话，

使人 不 復 敢信。予 所謂 良方 者，必 目睹其験，

使人 不 复 敢信。予 所谓 良方 者，必 目睹其验，

使人们不敢再相信。我所谓的良方，必定亲眼看见它的效验，

始 著於 篇， 闻不 预 也(47)。 然 人 之 疾，

始 著于 篇， 闻 不 预 也(47)。 然 人 之 疾，

才记录在书册上；仅是听说的不予列入。但对待人的疾病，

如 向 所謂 五難者， 方 岂能 必 良 哉？ 一睹

(45)疏：分条记录。

(46)溢言：溢美之言，失实的话。

(47)预：参与。

如 向 所谓 五难 者，方 岂能 必 良 哉？一睹

如刚才所说的有五难，一纸药方怎能肯定就是好的呢？初看

其 驗， 即 謂 之 良， 殆 不異乎 刻舟以求遺劍者！

其 验， 即 谓 之 良， 殆 不异乎 刻舟以求遗剑者！

其有效验，就称之为良，大概跟刻舟求剑那样拘泥固执没有
什么不同吧！

予 所以 詳 著 其 狀 於 方尾⁽⁴⁸⁾， 疾 有 相似者，

予 所以 详 著 其 状 于 方尾⁽⁴⁸⁾， 疾 有 相似者，

我之所以在药方的后面详细写明其适应的症状，就是让患有
类似疾病的人，

庶幾 偶 值 雲爾。篇 無 次序， 随 得

庶几 偶 值 云尔。篇 无 次序， 随 得

或许能碰巧遇上采用。此书篇章没有一定的次序，随时采得，

随 註， 随 以 與人。拯 道 貴 速，

随 注， 随 以 与人。拯 道 贵 速，

随手记录，随时将它给人。拯救病人之原则在于及时迅速，

故 不暇 待 完 也。

故 不暇 待 完 也。

因此无暇等待全部完成啊。

(48)"予所以"句：言我详细
写明其适应症状于方后之
原因。今本《苏沈良方》所
载诸方，均说明其适应证，
有一部分方尚附有具体案
例。

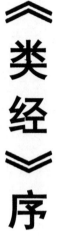

《类经》序

【提要】

本文选自《类经》，据人民卫生出版社1957年影印金间同涌泉刊本排印。作者张介宾(1563—1640)，字会卿，号景岳，别号通一子，山阴(今浙江绍兴)人，明代著名医学家。在理论上提出"阳非有余，真阴不足"的观点，治病主张补益真阴元阳，是温补学派的代表人物之一。《类经》共三十二卷，将《素问》与《灵枢》两书的原文，根据内容性质，依类编排，分为十二大类，每类又分若干小节，各立标题，并分别就《内经》原文详加注释，着意阐述，是后人学习研究《内经》的重要参考书。

序文首先盛赞《内经》的价值，接着指出历代注家存在的不足，最后阐述编撰《类经》的指导思想、分类原则和编写体例，表述了"相为表里，通其义也"和"欲共披其高深"的美好愿望。全文自始至终紧扣作者的心理轨迹，内容畅达，行文典雅，耐人寻味，足见张介宾医文并茂的内蕴。

《类经》序

《內經》者，三墳 之 一。

《内经》者，三坟 之 一。

《内经》 是上古伏羲、神农、黄帝三代的古籍之一。

蓋 自 軒轅帝 同 岐伯、鬼臾區 等 六臣 互相討論，

盖 自 轩辕帝 同 岐伯、鬼臾区 等 六臣 互相讨论，

原为轩辕黄帝同岐伯、鬼臾区等六位臣子互相探讨议论，

發 明 至理， 以 遺教 後世。其 文 義 高 古

发 明 至理， 以 遗 教 后世。其 文 义 高 古

阐明高深的医理，以传授给后代的。它的文辞义理高深古奥

淵 微， 上極天文， 下窮地紀[(1)]， 中悉人事。

渊 微， 上极天文， 下穷地纪[(1)]， 中悉人事。

广博精微，上以探究天文，下以穷尽地理，中以洞悉人事。

大 而 陰陽變化， 小 而 草木昆蟲， 音律

大 而 阴阳变化， 小 而 草木昆虫， 音律

大至阴阳变化的规律，小至草木昆虫的生态，以及音律

象數 之 肇端[(2)]，藏府經絡 之 曲折[(3)]，靡 不 縷

象数 之 肇端[(2)]，藏府经络 之 曲折[(3)]，靡 不 缕

象数之学的起源开端，藏府经络的原委本末，没有不详细

指 而 臚列 焉[(4)]。大哉 至哉！ 垂 不朽 之 仁慈，

指 而 胪列 焉[(4)]。大哉 至哉！ 垂 不朽 之 仁慈，

陈述并一一罗列的。真是博大至极啊！给后世垂布不朽的仁
慈恩惠，

開 生民 之 壽域[(5)]。 其 為 德 也，與 天地 同，

开 生民 之 寿域[(5)]。 其 為 德 也，与 天地 同，

开拓人们达到长寿的境域。它造就的功德， 跟天地相同，

與 日月 並， 豈 直 規規 治疾方術 已 哉[(6)]?

(1)地纪：亦称"地维"。古代神话以为地之四角有绳系缀以定位。此指土地山川地理形势。

(2)象数：古人企图以符号、数字、形象等推测宇宙变化的一种学说。

(3)曲折：指事物的本末原委。

(4)胪列：犹"罗列"。——陈列。

(5)寿域：原指太平盛世。此指长寿之境域。

(6)规规：细小貌。

与　日月　并，　岂　直　规规　治疾方术　已　哉⁽⁶⁾?

与　日月　并，　岂　直　规规　治疾方术　已　哉(6)?

晋代与日月并存,怎么仅是小小的治病方技呢?

按　晋　皇甫士安《甲乙經·序》曰:"《黄帝内經》

按　晋　皇甫士安《甲乙经·序》曰:"《黄帝内经》

查考晋代皇甫谧在《甲乙经·序》中说:"《黄帝内经》

十八卷。今《針經》九卷,《素問》九卷,即《内經》

也。"

十八卷。今《针经》九卷,《素问》九卷,即《内经》

也。"

十八卷,现今的《针经》九卷和《素问》九卷,即为《内经》。"

而　或　者　謂　《素問》《針經》《明堂》三書,非

而　或　者　谓　《素问》《针经》《明堂》三书,非

可是有人认为《素问》《针经》《明堂》这三部书,不是

黄帝　　書,　似　出　於　戰國⁽⁷⁾。夫　戰國之文　能是乎?

黄帝　　书,　似　出　于　战国(7)。夫　战国之文　能是乎?

黄帝时的著作,似乎产生于战国。战国时代的著作能这样吗?

宋臣　高保衡　等　敘⁽⁸⁾,　　　業已　辟　之。此　其

宋臣　高保衡　等　叙(8),　　　业已　辟　之。此　其

宋代高保衡等在《素问》叙文中,已经驳斥其说。这大概是

臆度　無　稽,　固　不足　深　辨。而　又有目醫為小道⁽⁹⁾,

臆度　无　稽,　固　不足　深　辨。而　又有目医为小道(9),

主观臆测没有根据,本不值得深辨。可是还有视医学为小道,

並　是書　且　弁髦　置　之者⁽¹⁰⁾。　　　　是豈

并　是书　且　弁髦　置　之者(10)。　　　　是岂

连《内经》也被当做弁髦等无用之物而弃置的,这难道是

巨慧明眼人　歟?　　　觀　　坡仙

(7)"似出"句:宋代程颐谓:"《素问》之书,必出于战国之末,观其气象知之。"

(8)"宋臣"句:宋代高保衡、孙奇、林亿等奉诏校正《素问》,在所著《重广补注黄帝内经素问序》中,认为《内经》是"三皇遗文"。

(9)小道:古代儒家对农圃医卜等技艺的贬称。

(10)弁髦:喻无用之物。弁,缁布冠。髦,幼童垂于前额眉际之头发。弁髦于成年行冠礼后皆弃去。

巨慧明眼人 欤? 观 坡仙

有大智大慧具有眼力的人吗?我阅读到苏东坡的

《〈楞伽经〉跋》云(11):"经之有《难经》,句句 皆 理,

《〈楞伽经〉跋》中说:"(医)经中有《难经》,每句都有深理,

字字 皆 法。"亦岂知《难经》出自《内经》(12),而仅

每字皆为规则。"哪里晓得《难经》出自《内经》, 而且只

得 其 什一(13)! 《难经》而然, 《内经》

辑得其中十分之一的内容哩!《难经》已如此重要,《内经》

可 知 矣。 夫《内经》之 生 全民 命, 岂

就可想而知了。《内经》使人民生命得以生存保全,难道

杀 于《十三经》之 启植 民心(14)? 故 玄晏先生 曰:

会比《十三经》启发培育民心的作用差少? 所以皇甫谧说:

人 受 先人之体, 有 八尺之躯, 而 不知医事,

人们禀承父母之体,具有八尺高大的身躯,而不知道医事,

此 所 谓 游魂 耳! 虽 有 忠孝之心, 慈惠之性,

这就是所谓游魂罢了! 即使他有忠孝之心,仁爱之性,

君父 危困,赤子涂地, 无 以

一旦君父危困,百姓处于泥潭炭火之中,却没有什么办法来

济 之。 此 圣贤 所以 精思极论 尽其理 也。

(11)坡仙:苏轼,号东坡居士,人亦谓坡仙。楞伽经:佛经名。

(12)"难经"六字:元代滑寿在《难经本义•自序》中谓:此书"盖本《黄帝素问》《灵枢》之旨,设为问答,以释疑义。"

(13)什一:十分之一。

(14)杀(shài):减少;降低。

济 之。 此 圣贤 所以 精思极论 尽其理 也。

救助他们。这就是前代圣贤精心思考深入探究以穷尽医理的原因啊。

繇此言之⁽¹⁵⁾，儒 其 可不盡心是書乎？

由此言之⁽¹⁵⁾，儒 其 可不尽心是书乎？

由此说来， 知书识礼的儒者难道可以不尽心学习此书吗？

奈何 今之業醫者， 亦 置《靈》《素》 於 罔聞，

奈何 今之业医者， 亦 置《灵》《素》 于 罔闻，

无奈现今从事医疗的人，也把《灵枢》《素问》弃置于一旁不闻不问，

昧 性命 之 玄要， 盛盛 虛虛，

昧 性命 之 玄要， 盛盛 虚虚，

不明了生命科学的深奥要理，诊治疾病使盛者更盛虚者更虚，

而 遺人 天殃， 致邪 失正，而 絕人 長命⁽¹⁶⁾。

而 遗人 天殃， 致邪 失正，而 绝人 长命⁽¹⁶⁾。

给人留下夭殃之祸，招引病邪丧失正气，使人断送寿命。

所謂 業擅專門者， 如是 哉！ 此 其 故，

所谓 业擅专门者， 如是 哉！ 此 其 故，

那些所谓在医学上擅长专门的人，竟是这样啊！此中的原因，

正 以 經文 奧 衍，研閱 誠難。其 於

正 以 经文 奥 衍，研阅 诚难。其 于

正是由于《内经》文义深奥繁多，研读确实不易。至如

至道 未 明，而 欲 冀 夫 通神 運微，

至道 未 明，而 欲 冀 夫 通神 运微，

对深刻的医理未能明白，却想要通达神明运用入微，

仰 大聖上智 於 千古之邈⁽¹⁷⁾，斷乎 不能 矣。

仰 大圣上智 于 千古之邈⁽¹⁷⁾，断乎 不能 矣。

(15)繇：通"由"。从也。

(16)"盛盛"四句：语本《素问·五常政大论》："无盛盛，无虚虚，而遗人天殃；无致邪，无失正，绝人长命。"王冰注："不察虚实，但思攻击，而盛者转盛，虚者转虚。万端之病，从兹而甚。真气日消，病势日侵，殃咎之来，苦夭之兴，难可逃也。""攻虚谓实，是则致邪；不识藏之虚，斯为失正。正气既失，则为死之由矣。"

(17)仰，仰望，敬慕。

进而仰慕并赶上大圣上智，　　　　是断然不可能的了。

自唐以來，　雖 賴 有 啟玄子 之 註，　其

自唐以来，　虽 赖 有 启玄子 之 注，　其

自从唐代以来，虽然有赖于启玄子王冰的注解，它

發 明　　玄秘　　盡 多，而 遺漏 亦 復 不少。

发 明　　玄秘　　尽 多，而 遗漏 亦 复 不少。

阐明《内经》中奥秘的内容已尽可能地多了，但也遗漏不少。

蓋有 遇 難 而 默 者，有 於 義 未 始 合 者，

盖有 遇 难 而 默 者，有 于 义 未 始 合 者，

大致上有遇到疑难之处而缄默不言的，也有对于原义理解未尝符合的，

有 互見 深藏　　而 不便 檢閱 者。凡 其 闡揚

有 互见 深藏　　而 不便 检阅 者。凡 其 阐扬

还有前后互见分散深藏于各篇而不便查阅的。总之他的阐明

未 盡，《靈樞》未註，　皆 不能 無遺憾 焉。

未 尽，《灵枢》未注，　皆 不能 无遗憾 焉。

不够完整，《灵枢》又未加注释，都不能不令人感到遗憾。

及乎 近代諸家，尤 不過 順文敷演，而 難者仍未能

及乎 近代诸家，尤 不过 顺文敷演，而 难者仍未能

到了近代各家，　更是不过随文铺叙，因而疑难之处仍未能

明，　精處仍不能發，　其 何裨 之 與 有？

明，　精处仍不能发，　其 何裨 之 与 有？

说明，精微之处仍不能阐发，那又有什么益处呢？

余 初 究心是書，嘗 為 摘要，　將以自資。

余 初 究心是书，尝 为 摘要，　将以自资。

我起初潜心研究此书，曾做些摘要，打算作为自己学习之用。

继而　绎 之 久⁽¹⁸⁾，久　则　　言言 金石⁽¹⁹⁾，

继而　绎 之 久⁽¹⁸⁾，久　则　　言言 金石⁽¹⁹⁾，

继而探究的时间久了，久而久之就感到《内经》原文句句似金石，

字字 珠璣⁽²⁰⁾，竟 不知 孰可摘 而 孰可遺。　因

字字 珠玑⁽²⁰⁾，竟 不知 孰可摘 而 孰可遗。　因

字字如珠玑，竟然不能分清哪些可摘录哪些可放弃。因而

奮然　鼓 念，冀 有 以 發隱 就明，　　轉難

奋然　鼓 念，冀 有 以 发隐 就明，　　转难

奋发地鼓足意念，希望有一些阐发隐秘接近显明之处，化难

為易，盡啟其秘 而 公之於人。　務　俾 後學 了然，

为易，尽启其秘 而 公之于人。　务　俾 后学 了然，

为易，尽可能启迪其秘奥而公之于众。务必使后来的学者了然易晓，

見便　　得趣，　　由堂入室⁽²¹⁾，　　具 悉 本源，

见便　　得趣，　　由堂入室⁽²¹⁾，　　具 悉 本源，

感到方便并能掌握要旨，登堂入室步步深入，全部知悉它的源流根本，

斯 不致 誤己誤人，鹹 臻 至善。　　　於是乎 詳

斯 不致 误己误人，咸 臻 至善。　　　于是乎 详

这才不致误己害人，都能达到尽善尽美的境界。于是详细

求 其 法，則　唯有 盡 易 舊制，

求 其 法，则　唯有 尽 易 旧制，

探求其方法，觉得只有全部改变《内经》原有的体例，

顛倒一番，　　　從類 分門，　　　然後 附意 闡發，

颠倒一番，　　　从类 分门，　　　然后 附意 阐发，

把它颠倒调整一番，根据内容区分门类，然后依其含义阐发说明，

(18)绎：谓探究、研求。

(19)金石：喻文辞优美、声调铿锵。此指《内经》内容之重要。

(20)珠玑：亦喻文辞优美、内容丰富。

(21)由堂入室：犹"升堂入室"。喻学问技艺有高深的造诣。

239

庶　晰　其　韫[22]。　　　　　然　懼　擅　動　聖經，

庶　晰　其　韫[22]。　　　　　然　惧　擅　动　圣经，

才有可能使其蕴藏之义清晰明显。可是又担心擅自改动先圣的经典，

猶　未敢　也。

犹　未敢　也。

还不敢着手。

粵　稽　往古[23]，　則　周　有　扁鵲　之　摘《難》，

粵　稽　往古[23]，　则　周　有　扁鹊　之　摘《难》，

考查往昔，周代有秦越人摘录八十一问而编成的《难经》，

晉　有　玄晏先生　之　類分，　唐　有　王太僕　之　補削，

晋　有　玄晏先生　之　类分，　唐　有　王太仆　之　补削，

西晋有皇甫谧依类分列的《甲乙经》，唐代有王冰对《素问》的删补，

元　有　滑攖寧　之　撮鈔[24]，　鑒　此　四君子

元　有　滑攖宁　之　撮钞[24]，　鉴　此　四君子

元代有滑寿撮录的《读素问钞》，看到这四位先贤的行事

而後　意　決。　　　　且　此　非《十三經》之比[25]，

而后　意　决。　　　　且　此　非《十三经》之比[25]，

而后意志坚定起来。再者《内经》此书亦非《十三经》之类，

蓋　彼　無須　類[26]，　而　此　　欲　　醒瞶

盖　彼　无须　类[26]，　而　此　　欲　　醒瞶

因为那是不须分类的，而此书则要求使不明医理者醒悟，

指迷[27]，　　　　　則　不容　不類，以　求便　也。由是

指迷[27]，　　　　　则　不容　不类，以　求便　也。由是

给迷惘者指明途径，那就不容不分类，以求方便。因此我就

---

(22)韫：蕴藏。此指蕴藏之含义。

(23)粵：句首语气词。无义。

(24)玄晏先生：晋代名医皇甫谧的自号。滑攖宁：即元末明初医学家滑寿(1304—1386)。长于审证辨药，又精于针灸。

(25)十三经：指周易、尚书、毛诗、周礼、仪礼、礼记、春秋左氏传、春秋公羊传、春秋谷梁传、论语、孝经、尔雅、孟子等儒家奉为经典的十三部著作。

(26)类：用如动词，依次分类。

(27)醒瞶：使瞶者醒悟。瞶，眼疾。此指不明《内经》之医理者。指迷：指明迷途使之不失方向。

徧 索 两經，   先 求 難易，反復 更秋，

遍 索 两经，   先 求 难易，反复 更秋，

普遍探索《素问》《灵枢》两经，先推求其难易，反复经历了几年，

稍 得 其緒；然後 合两 為一， 命 曰《類經》。

稍 得 其緒；然后 合两 为一， 命 曰《类经》。

逐渐掌握其头绪；然后把二者合而为一，取名为《类经》。

類 之 者，   以《靈樞》啟《素問》之微，《素問》

發《靈樞》之秘，

类 之 者，   以《灵枢》启《素问》之微，《素问》

发《灵枢》之秘，

"类"的意思，是用《灵枢》和《素问》互相启发阐明其根深隐微的理论，

相 為 表裡， 通其義也。

相 为 表里， 通其义也。

互为表里， 而贯通其精义。

两經 既合，乃分為十二類：夫 人之大事，莫若

两经 既合，乃分为十二类：夫 人之大事，莫若

两经既已合编，就分为十二类：人之大事没什么比得上

死生，能 葆其真， 合乎天矣，故 首 曰 攝生類。

死生，能 葆其真， 合乎天矣，故 首 曰 摄生类。

死生，能保重真元，就符合自然规律，所以第一为"摄生类"。

生 成 之道，   两儀 主之[28]，陰陽 既立，

生 成 之道，   两仪 主之[28]，阴阳 既立，

万物化育成长的规律， 两仪 主宰着它，阴阳既已确立，

三才 位 矣[29]，   故 二 曰 陰陽類。 人之有生，

(28)两仪：指阴阳。

(29)三才：指天、地、人。

241

三才 位 矣⁽²⁹⁾,　　　故 二 曰 阴阳类。 人之有生,

天地人三才各就其列,所以第二为"阴阳类"。人有生命,

藏气 为本,五内 洞然⁽³⁰⁾, 三垣 治矣⁽³¹⁾, 故 三 曰

脏氣 為本,五內 洞然⁽³⁰⁾, 三垣 治矣⁽³¹⁾, 故 三 曰

脏气是根本,五脏通达无阻,三焦就安定不乱,所以第三为

藏象類。 欲知其 内, 須察其外,

藏象类。 欲知其 内, 须察其外,

"藏象类"。要知道人体的内部情况,必须审察其外部表现,

脉色 通神⁽³²⁾, 吉兇判矣, 故 四 曰 脉色類。

脉色 通神⁽³²⁾, 吉凶判矣, 故 四 曰 脉色类。

察色诊脉能通神达微,吉凶就可判定,所以第四为"脉色类"。

藏府 治 内,經絡 治 外,能 明終始,四大 安矣⁽³³⁾,

脏府 治 内,经络 治 外,能 明终始,四大 安矣⁽³³⁾,

脏腑主内,经络主外,能明经络循行起止,身体就平安无虞,

故 五 曰 經絡類。 萬事 萬殊, 必有本末, 知

故 五 曰 经络类。 万事 万殊, 必有本末, 知

所以第五为"经络类"。万事各有差别,必有标本始末,明白

所 先 後⁽³⁴⁾, 握 其要矣,故 六 曰 標本類。

所 先 后⁽³⁴⁾, 握 其要矣,故 六 曰 标本类。

先治后治的道理,就掌握了要领,所以第六为"标本类"。

人 之所赖, 藥食 为天, 氣味 得宜⁽³⁵⁾,五宫

人 之所赖, 药食 为天, 气味 得宜⁽³⁵⁾,五宫

人身所依赖的,药物和食物是根本,气味配合得当,五脏

强矣⁽³⁶⁾, 故 七 曰 氣味類。 駒隙百年⁽³⁷⁾,

强矣⁽³⁶⁾, 故 七 曰 气味类。 驹隙百年⁽³⁷⁾,

就健强,所以第七为"气味类"。人生百年虽如白驹过隙,

誰 保 無恙? 治之 弗失, 危者 安矣, 故

---

(30)五内:犹"五中"。即五脏。

(31)三垣:古代天文学名词。此指人体上中下三焦。

(32)脉色:脉诊及面部望色诊。

(33)四大:佛教以地、水、火、风"四大"为构成万物及人体的基本元素。此指人身。

(34)知所先后:谓治病当知标本逆从,治有先后。详见《素问·标本病传论》。

(35)"药食"二句:张氏在《类经·气味类·附草根树皮说》中称:"谷食之气味,得草木之正;药饵之气味,得草木之偏。得其正者,每有所亏;钟其偏者,常有所胜。以所胜治所亏,则致其中和而万物育矣。"

(36)五宫:本为五脏藏神之处,此指五脏。

(37)驹隙:喻时间之短暂。

谁　保　无恙？　治之　弗　失，　危者　安　矣，　故

谁能担保没有病患?治疗不出差错，就可转危为安，所以

八　曰　論治類。　疾　之　中人，　變態　莫　測，　明　能

八　曰　论治类。　疾　之　中人，　变态　莫　测，　明　能

第八为"论治类"。疾病侵入人体，变化莫测，明于病理就能

燭　　幽，　二豎　遁　矣，　故　九　曰　疾病類。　　藥餌

烛　　幽，　二竖　遁　矣，　故　九　曰　疾病类。　　药饵

照察幽微，病魔无处逃遁藏匿，所以第九为"疾病类"。药物

不及，　　　古　有　針砭，　九法　　　搜　玄⁽³⁸⁾，

不及，　　　古　有　针砭，　九法　　　搜　玄⁽³⁸⁾，

不能达到患处，上古就有针砭，九针之法能搜索深部的疾病，

(38)九法：谓九针之法。

道　　　超　凡　矣，　故　十　曰　針刺類。至　若　天道

道　　　超　凡　矣，　故　十　曰　针刺类。至　若　天道

医术就能超凡出众，所以第十为"针刺类"。至于天道

茫茫，　　運行　今　古，　苞　無窮，　　　協

茫茫，　　运行　今　古，　苞　无穷，　　　协

茫茫无际，一直运行于古今，包涵无穷无际，协同天地阴阳

惟一⁽³⁹⁾，推之　以　理，　　　　指諸掌　矣⁽⁴⁰⁾，　故

惟一⁽³⁹⁾，推之　以　理，　　　　指诸掌　矣⁽⁴⁰⁾，　故

为一体，以五运六气之理来推究它，就能了如指掌，所以

(39)一：指天地。又指天地间一阴一阳变化之道。
(40)指诸掌：喻事理易明。

十一　曰　運氣類。　又　若　經文　連屬，　難以強分，

十一　曰　运气类。　又　若　经文　连属，　难以强分，

第十一为"运气类"。又如经文贯串连接，难以勉强划分，

或　附見　於　別　門，　欲　求之　而　不得，

或　附见　于　别　门，　欲　求之　而　不得，

有的附见在其他门类，要找寻它而又不易得到，

分條　索隱，　　　　血脈　貫矣，　　　故　十二　曰

分条 索隐， 血脉贯矣， 故 十二 曰

那就分条列出以备索隐，像血脉一样贯通，所以第十二为

會通類。 匯 分 三十二卷。 此外 复 附著《圖翼》

会通类。 汇 分 三十二卷。 此外 复 附著《图翼》

"会通类"。汇合成书分成三十二卷。此外又附作《图翼》

十五卷(41)。 蓋 以 義有深邃， 而 言不能該 者，

十五卷(41)。 盖 以 义有深邃， 而 言不能该 者，

十五卷。因《内经》含义有的很精深，用言语又不能概述的，

不 拾以圖(42)， 其精 莫聚； 圖象 虽 顯， 而

不 拾以图(42)， 其精 莫 聚； 图象 虽 显， 而

不采用图像， 它的精要无法包聚；图像虽显而易见，可是

意 有未達者， 不 翼 以 說， 其 奥 難

意 有未达者， 不 翼 以 说， 其 奥 难

意义还有不畅达的，不用说明来辅助，它的奥妙之处就难以

窺。 自 是 而 條理 分， 綱目 舉，晦者 明，

窥。 自 是 而 条理 分， 纲目 举，晦者 明，

窥见。从此就条理分明，纲举而目张，晦涩的地方清楚了，

隱者 見， 巨 細 通融， 歧貳 畢 徹，

隐者 见， 巨 细 通融， 歧贰 毕 彻，

隐微的道理显现，无论巨细都融会贯通，歧义之处完全搞清，

一 展卷 而 重門 洞開， 秋毫 在 目。

一 展卷 而 重门 洞 开， 秋毫 在 目。

一打开书卷就像重重的门户彻底洞开，像秋毫一样最隐微的
意义也历历在目。

不 惟 廣裨 乎 來學， 即 凡 誌 切 尊生 者，

不 惟 广裨 乎 来学， 即 凡 志 切 尊生 者，

不仅对于后学大为有益，即使迫切有志于养生之人，

(41)"图翼"五字：指《类经图翼》十一卷及《类经附翼》四卷，共十五卷。

(42)拾：取。谓采取，采录。

欲 求 兹 妙， 無 不 信手 可 拈 矣。

欲 求 兹 妙， 无 不 信手 可 拈 矣。

要探求此中妙理，也无不随手可取。

是役也⁽⁴³⁾， 余 誠 以 前代諸賢 註

(43)役：事情。

是役也⁽⁴³⁾， 余 诚 以 前代诸贤 注

对此番编写《类经》一事，我实在是因为前代诸位贤达注释

有 未備， 間 有 舛錯，掩質埋光，

有 未备， 间 有 舛错，掩质埋光，

或有不完备，间或有差错，掩盖埋没《内经》的本质和精华，

俾 至道 不明於世 者， 迨 四千余祀 矣。

俾 至道 不明于世 者， 迨 四千余祀 矣。

使得最高妙的医道不能完全为世间所明了，已经四千多年了。

因 敢 忘陋 效顰， 勉 圖

因 敢 忘陋 效顰， 勉 图

于是冒昧地不顾自己知识浅陋，如东施效颦那样，勉力打算

蚊 負⁽⁴⁴⁾， 固 非敢 弄斧班門，然

(44)蚊负：蚊虫负山。喻力不胜任。

蚊 负⁽⁴⁴⁾， 固 非敢 弄斧班门，然

像蚊虻负山挑起不能胜任的重担，原本不敢班门弄斧，可也

不屑 沿街 持缽。 故 凡 遇 駁正

不屑 沿街 持钵。 故 凡 遇 驳正

不值得沿街托钵仰仗他人。所以凡是遇到辨明是非纠正错误

之處⁽⁴⁵⁾， 每 多 不諱， 誠 知 非 雅。

(45)驳正：辨别是非；纠正他人的不正确意见。

之处⁽⁴⁵⁾， 每 多 不讳， 诚 知 非 雅。

之处， 常多直言不讳，诚然知道这样做是不高雅的。

第 以 人心 積習既久， 訛以傳訛， 即 決 長波

第 以 人心 积习既久， 讹以传讹， 即 决 长波

只是因为人心积久成习，以讹传讹，就是打开堤防引来长波巨浪，

猶　虞　難　滌；　　使　辨　之　不力，將　終無救正日矣。

犹　虞　难　涤；　　使　辨　之　不力，将　终无救正日矣。

也还担心难以涤除；假如辨别不力，将会永无挽回纠正之日了。

此　余　之所以　載思　而　不敢　避　也。

此　余　之所以　载思　而　不敢　避　也。

这就是我再三思考而不敢回避的原因。

吁! 余　何人　斯，　　　敢　妄　正　先賢之訓?

吁! 余　何人　斯，　　　敢　妄　正　先贤之训?

唉!我算是什么样的人呢，岂敢乱改前代名家的训解?

言　之　未　竟，知　必　有　闚余之謬　而　隨議其後　者。

言　之　未　竟，知　必　有　阒余之谬　而　随议其后　者。

话音未终，　就知道一定会有窥视我的错误并随即在我背后非议的人。

其　是　其非，此　不在　余，而　在　乎　後之明哲　矣。

其　是　其非，此　不在　余，而　在　乎　后之明哲　矣。

是正确还是错误，这个判断不在于我，而在于后来的明智之士了。

雖　然，他山之石，　　可以攻玉(46)；　斷流之水，

虽　然，他山之石，　　可以攻玉(46)；　断流之水，

虽然如此，但运用他山之石，可以有助于琢成宝玉；停流不动的水，

可以鑒形(47)；　　　即壁影　　　螢光(48)，

可以鉴形(47)；　　　即壁影　　　萤光(48)，

可以当镜子照见形貌；就是壁孔中透过来的灯影，囊中映现出的萤光，

能　資　志士；　　　竹頭　木屑(49)，

(46)"他山之石"二句：本谓他国之贤士亦可成为本国之辅佐。后常用以喻能助己改正错误之诤友。

(47)"断流之水"二句：谓静止不动之水可以照见形貌。

(48)壁影：谓凿壁偷光，指苦读。萤光：亦指勤学苦读。

(49)竹头木屑：喻具有使用价值的细微之物。

能 资 志 士；　　　　竹 头 木 屑(49)，

都能有助于苦读之志士；竹头木屑看来是弃置无用之废物，

曾 利 兵 家。　　　　　　是 编者 倘 亦 有

曾 利 兵 家。　　　　　　是 编者 倘 亦 有

也曾有利于指挥作战的军事家。我编写的这部著作倘使也有

千 虑 之 一 得(50)，　　　　将 见 择 於 圣人 矣，何

千 虑 之 一 得(50)，　　　　将 见 择 于 圣人 矣，何

如愚者之千虑有一点可取之处，而被圣人采纳，那还有什么

幸 如 之！　　　独 以 应 策　　　多 门(51)，

幸 如 之！　　　独 以 应 策　　　多 门(51)，

比这更值得庆幸的呢！只是因为要应对解决的问题门类很多，

操 觚 只 手(52)，　　　　一 言 一 字，偷 隙 毫 端。

操 觚 只 手(52)，　　　　一 言 一 字，偷 隙 毫 端。

而执简写作的只有我单身只手，一字一句，都是在笔下抓紧
时间写出来的。

凡 历岁者 三 旬，　　易稿者 数四(53)，方 就 其 业。

凡 历岁者 三 旬，　　易稿者 数四(53)，方 就 其 业。

总计经过的岁月达三十年，修改稿子反复多次，才完成整理
编著工作。

所谓 河海一流，　泰山一壤(54)，　盖 亦 欲 共 掖

所谓 河海一流，　泰山一壤(54)，　盖 亦 欲 共 掖

所谓河海不择细流，泰山不辞尘壤，因为也是要共同助成

其 高　深 耳。后世 有　子云

其 高　深 耳。后世 有　子云

它们的高度和深度罢了。后代会有像扬子云那样的博学之士，

其 悯余劳 而 锡 之 斤正 焉(55)，岂 非 幸中又幸？

其 悯余劳 而 锡 之 斤正 焉(55)，岂 非 幸中又幸？

(50)"千虑之一得"：谓愚者之意见亦有可取处，常用作谦词。

(51)应策：应对策问。此谓要解答《内经》中的疑难问题。

(52)操觚：谓执简写作。觚，木简。

(53)数四：谓多次。

(54)"河海"二句：喻不嫌弃细小方能成就高深。

(55)斤正：即"斧正"。请人修改文章之敬词。斤，斧头。

或许同情我用心的辛劳而赐予指正,难道不是幸而又幸的事?

而　相成之德,　　　　　　謂　孰非後進之吾師　云⁽⁵⁶⁾。

而　相成之德,　　　　　　谓　孰非后进之吾师　云⁽⁵⁶⁾。

而助成我的那些具有美德的人,谁说不是我的后来居上的老师啊。

(56)后进:指后来之学者。

《黄帝内经素问注》序

【提要】

本文选自《黄帝内经素问》，据1956年人民卫生出版社影印顾从德翻刻宋本排印。作者王冰，自号启玄子，唐代中期人，生平里籍不详。据北宋林亿等引《唐人物志》谓："冰仕唐为太仆令，年八十余，以寿终。"因此后人亦称其为王太仆。王冰整理注解的《素问》是现存全面整理和注解《素问》的第一家，除注解、阐释之外，对《素问》原书内容的前后次序重新作了调整，且有增补和删削，是《素问》注本在后世流传较广、影响较大的一种。

序文高度评价了《内经》的学术价值，指出历代名医如扁鹊、淳于意、张仲景、华佗等都是对《内经》有深入研究，并推动了医学事业创新和发展的人。着重强调了对《素问》进行整理和注解的重要性，列举了当时流传的《素问》版本在内容上的缺漏和错误之处，介绍了整理、注解《素问》的方法。

《黄帝内经素问注》序

夫 释缚脱艰[1]，全真 导气，拯 黎元 于 仁寿[2]，

解除疾病缠缚，保全真元通导正气，拯救百姓得以长寿，

济 嬴劣 以 获 安 者[3]，非 三圣 道[4]，则 不能 致

济助体弱多病者获得平安，没有"三圣"之道，就不能达到

之矣。孔安国序《尚书》曰[5]："伏羲、神农、黄帝之

此目的。孔安国在《尚书》序文中说："伏羲、神农、黄帝的

书， 谓 之 三坟[6]，言大道 也。" 班固

著作，称之为三坟， 讲的都是要道。"班固

《汉书·艺文志》曰："《黄帝内经》十八卷。"《素问》

在《汉书·艺文志》中说："《黄帝内经》十八卷。"《素问》

即 其 经 之 九卷 也，兼《灵枢》九卷，迺

就是《内经》中的九卷， 加上《灵枢》九卷，便是

其 数 焉。虽 复 年移 代革[7]，

《内经》的总卷数。虽然时间一再推移、朝代不断更替，

而 授学 犹存；惧 非 其 人[8]，

可是其书的传授学习依然具存；只是担心求学者不是恰当的人选，

而 时 有 所隐。故 第七一卷，

---

(1)缚：指疾病之缠缚。艰，艰困。此指疾病之困厄。
(2)黎元：犹黎民。庶民。仁寿：指长寿。

(3)嬴劣：犹嬴瘠。身体瘦弱多病。
(4)三圣：指下文所言之伏羲、神农、黄帝。

(5)"孔安国"句：《汉书·艺文志》言孔安国(家)献古文尚书，未言作传。其书东汉时已亡佚。至晋，梅赜献孔安国传古文尚书五十九篇。
(6)三坟：《左传·昭公十二年》："是能读三坟、五典、八索、九丘。"杜注："皆古书名。"

(7)代革：朝代变革。革，更改。

(8)其人：谓志同道合之人。亦指适当之人。

而　　　　　　　时　有　所　隐。故　　第七一卷,

因而其内容未能尽传而时有保留隐匿。所以旧有的第七卷,

师氏　　藏　之⁽⁹⁾;　　今　之　奉行,惟　八卷　爾⁽¹⁰⁾。

师氏　　藏　之⁽⁹⁾;　　今　之　奉行,惟　八卷　尔⁽¹⁰⁾。

前代的老师把它秘藏起来;　现今奉行的,只有八卷罢了。

然而　其　　　文簡,其意博,　其　理　奥,

然而　其　　　文简,其意博,　其　理　奥,

然而《素问》的文字简要,它的含意广博,它的理论深奥,

其　趣　深。天地之象　分,　　陰陽之候　列,

其　趣　深。天地之象　分,　　阴阳之候　列,

它的旨趣深远。分清天地之征象,序列阴阳之节候,

變化之由　表,　死生之兆　彰。　不

变化之由　表,　死生之兆　彰。　不

表述变化的原因,指明死生的预兆。这些道理,事先不曾

謀　而　遐邇自同,勿　約　而　　幽　明　斯

谋　而　遐迩自同,勿　约　而　　幽　明　斯

商谋可是远近自然相同,未经相约可是不论幽微与显明都能

契。　稽其言有征,驗　之　事　不　忒⁽¹¹⁾。誠可

契。　稽其言有征,验　之　事　不　忒⁽¹¹⁾。诚可

符合。考核它的理论有证据,检验它的事实无差错。真可

謂　　至道　　　之宗⁽¹²⁾,奉生之始　矣。

谓　　至道　　　之宗⁽¹²⁾,奉生之始　矣。

称得上是最高的医学理论之根本,　养生之道的基础。

假若　天機迅發⁽¹³⁾,妙識玄通,葳謀　雖　屬乎

假若　天机迅发⁽¹³⁾,妙识玄通,葳谋　虽　属乎

(9)师氏:古代主管贵族子弟教育之官名。

(10)八卷:《隋书·经籍志》载:"《黄帝素问》九卷(梁八卷)。"又:"《黄帝素问》八卷。[全元越(起)注]。"案:皇甫谧于《甲乙经》序中已称其书"有所亡失"。

(11)不忒:无差失。《易·豫》:"天地以顺动,故日月不过,而四时不忒。"

(12)宗:本源,根本。

(13)天机:谓天赋之资质。

251

如果天资敏捷聪明，就能深见远识，完美的思谋虽属于

生知⁽¹⁴⁾，　　标格　　亦资於詁訓⁽¹⁵⁾，

生知⁽¹⁴⁾，　　标格　　亦资于诂训⁽¹⁵⁾，

有先见之明的人，然而要规范地理解古籍也有赖于训诂之学，

未嘗有行不由迳，出不由戶者也⁽¹⁶⁾。然

未尝有行不由径，出不由户者也⁽¹⁶⁾。然

未曾有行路可不遵循途径，出入可不从门户的。然而只要

刻意研精⁽¹⁷⁾，　探微索隱，　或識契

刻意研精⁽¹⁷⁾，　探微索隐，　或识契

深入用心精研细审，探索幽微深奥的道理，认识有可能符合

真要，則　目牛無全⁽¹⁸⁾。

真要，则　目牛无全⁽¹⁸⁾。

真谛要道，那就会达到目无全牛、技艺极其精深纯熟的高度。

故動則有成，猶鬼神幽贊，而命世

故动则有成，犹鬼神幽赞，而命世

故一经运用便常有成就，犹如有鬼神暗中帮助，闻名于世的

奇傑⁽¹⁹⁾，時時間出焉。　则周有秦公，漢有

奇杰⁽¹⁹⁾，时时间出焉。　则周有秦公，汉有

杰出人物，时时不断地由此产生。周代就有秦越人，汉代有

淳於公，魏有張公、華公，皆得

淳于公，魏有张公、华公，皆得

淳于意，汉魏之际有张仲景、华佗等前辈，他们都是掌握了

斯妙道者也。鹹日新其用⁽²⁰⁾，　大濟

斯妙道者也。咸日新其用⁽²⁰⁾，　大济

此中妙道的名医。每天都能使其所用的医术有所创新，普救

蒸人⁽²¹⁾，華葉遞榮，　聲實相副。蓋教之著矣，

蒸人⁽²¹⁾，华叶递荣，　声实相副。盖教之著矣，

(14)蒇(chǎn)谋：谓思虑完善缜密。蒇，完善，完备。生知：即"生而知之"。

(15)标格：树立一时之风范。此处引申为准则、标准。

(16)"行不由迳"二句："行不由迳"本指走路不抄小道捷径。王冰引此乃谓不依正道学习，与原义有别。迳，"径"的异体字。

(17)刻意：专心致志。

(18)目牛无全：典出《庄子·养生主》。一个初杀牛的人，看见的是整个的牛，三年以后，技术熟练了，动刀时只看到皮骨间隙，而看不到全牛。指技艺达到极精熟之境界。

(19)命世：犹名世。闻名于世。

(20)日新：日日更新。

(21)蒸人：众人。蒸，通"烝"，众也。

众人，成就像花叶互相夸荣，名实相符。这大概就是教学的显著成果，

亦　天之假　也。

亦　天之假　也。

也是天之借助啊。

冰　弱龄慕　道，夙　好　養生，幸　遇

冰　弱龄慕　道，夙　好　养生，幸　遇

我少年时就仰慕医道，一向爱好养生，有幸接触

真經，　　　　式　為　龜鏡(22)。　而　　世本

真经，　　　　式　为　龟镜(22)。　而　　世本

宝贵的医学经典，就用为学习的重要典范。可是社会上流行的本子

紕繆，篇目　重疊，前後　不倫，文　　義　懸　隔，

纰缪，篇目　重叠，前后　不伦，文　　义　悬　隔，

有错误，如篇名重复，前后没有条理，文字和义理悬隔不类，

施行　不易，　披會　亦難。歲月　　　　既　淹，

施行　不易，　披会　亦难。岁月　　　　既　淹，

施行运用不易，披阅领会也难。这些情况存在的年代已久，

襲　以成弊。或　一篇　重出，　　而　別立　二名(23)；

袭　以成弊。或　一篇　重出，　　而　别立　二名(23)；

沿袭而成为通病。有的一篇重复出现，却立为两个篇名；

或　兩論　併吞，而　都　為　一目(24)；或　問答　未已，

或　两论　并吞，而　都　为　一目(24)；或　问答　未已，

有的两篇并合一起，而总汇成一个篇目；有的问答未毕，

别　樹　篇題(25)；　或　脫簡　不書，　而　云　世　闕(26)。

别　树　篇题(25)；　或　脱简　不书，　而　云　世　阙(26)。

(22)龟镜：犹龟鉴。古人卜龟甲以占吉凶，照镜子以见妍媸，故以龟镜喻可作为对照学习的范本。

(23)"或一篇"二句：有同一内容之篇章重复出现，却立两个篇名。

(24)"或两论"二句：有两论合并，而总合为一个篇名。

(25)"或问答"二句：有同一篇中问答未毕，即将下文另立篇名。

(26)"或脱简"二句：有脱简之处没能辨明指出，却说历代均残缺。

又立为另外一篇；有的脱落书页未能辨明写出，却说历代就缺少。

重《經合》　　　　而 冠《針服》(27)，並《方宜》

重《经合》　　　　而 冠《针服》(27)，并《方宜》

在重出的《经合》篇之前，先列《针服》，把《异法方宜论》与《咳论》并入

而 為《咳篇》(28)；隔《虛實》　　　而 為《逆從》(29)，

而 为《咳篇》(28)；隔《虚实》　　　而 为《逆从》(29)，

第九卷中，把论三阴三阳虚实的内容分离出来而割裂了《四时刺逆从论》，

合《經絡》而 為《論要》(30)；　　節《皮部》

合《经络》而 为《论要》(30)；　　节《皮部》

把《经络》合并而列入《玉版论要》，调整《皮部论》

為《經絡》(31)，　　退《至教》

为《经络》(31)，　　退《至教》

而加进《经络论》，把有"至教"等内容的《上古天真论》置于后面，

以 先《針》(32)。　　　　諸如此流，不可勝數。且

以 先《针》(32)。　　　　诸如此流，不可胜数。且

而把论述针法的诸篇列在前面。诸如此类，数不胜数。再说

將 升 岱嶽(33)，非 徑 奚 為？　欲 詣 扶桑(34)，

将 升 岱岳(33)，非 径 奚 为？　欲 诣 扶桑(34)，

将登东岳泰山，如果没有道路怎能到达？要去海外扶桑，

無 舟 莫 適。乃 精勤 博訪，而 並有其人。

无 舟 莫 适。乃 精勤 博访，而 并有其人。

没有舟船就不能前往。于是精心努力广泛探询，多有志同道合的人。

歷十二年，方 臻 理要，詢 謀 得失(35)，深 遂 夙心。

历十二年，方 臻 理要，询 谋 得失(35)，深 遂 夙心。

(27)"重经合"句：在重出之《经合》篇首，先列"针服"之名。

(28)"并方宜"句：指全元起本将《异法方宜论》与《咳论》并入第九卷中。

(29)"隔虚实"句：指全元起本将《四时刺逆从论》割裂为二。

(30)"合经络"句：疑指将《诊要经终论》并为《玉版论要》。

(31) 节：调节。谓调节《皮部论》，而将《经络论》并入其中。

(32)"退至教"句：指全元起本将记有"夫上古圣人之教下也"等语之《上古天真论》，退置第九卷；而将论针法之《调经论》《四时刺逆从论》等前置于第一卷。

(33)岱岳：泰山的别称。

(34)扶桑：神木名，传说日出之处。此指古代东方海外三国名。

(35)询谋：咨询；访求。

经过十二年，方能领悟要旨，探讨思考得失，深深感到实现了自己的宿愿。

時　於　先生郭子　齋堂，受得　先師張公　秘本，文字

时　于　先生郭子　斋堂，受得　先师张公　秘本，文字

当时在郭先生的斋堂里，又获得先师张公的秘藏珍本，文字

昭晰，義理　環周，一　以　參詳，　群疑　冰釋。

昭晰，义理　环周，一　以　参详，　群疑　冰释。

明晰，义理完整周详，一旦用以参校，众多的疑难都像冰雪消融那样得到解决。

恐　散於末學，絕　彼　師資(36)，因而　撰註，

恐　散于末学，绝　彼　师资(36)，因而　撰注，

深恐它被后学散失，断绝了他们学习的依据，于是撰著注文，

(36)师资：谓授学之依据。

用　傳　　不朽。兼　舊藏之卷(37)，合　八十二

用　传　　不朽。兼　旧藏之卷(37)，合　八十二

以便传之久远而不泯灭。加上我原先收藏的篇卷，共八十一

(37)旧藏之卷：指自《天元纪大论》至《至真要大论》等七篇。

篇　二十四卷，勒成　一部。冀乎　究尾　明首，

篇　二十四卷，勒成　一部。冀乎　究尾　明首，

篇，分为二十四卷，汇编成一部。希望能探明首尾前后互参，

尋　註　會　經，開發　童蒙，宣揚　至理　　而已。

寻　注　会　经，开发　童蒙，宣扬　至理　　而已。

利用注释领会经文，启发初学者，宣传发扬高深的医理而已。

其中　簡脫　文斷，　義不相接者，　搜求　經論

其中　简脱　文断，　义不相接者，　搜求　经论

其中书页脱落文字断失，意义不相承接的，搜求经文中

(38)"迁移"句：如《缪刺论》"嗌中肿不能内唾……右刺左"等二十九字，据王注：此"本简错在邪客手足少阴太阴足阳明之络前，今迁于此"。

所　有，　遷移　以　補其處(38)；篇目　墜缺，指事

所　有，　迁移　以　补其处(38)；篇目　坠缺，指事

具有的内容，调整次序来补足该处；篇名缺失，所论的事理

不明者， 量 其 意趣， 加 字 以 昭其義⁽³⁹⁾。篇論

不明者， 量 其 意趣， 加 字 以 昭其义⁽³⁹⁾。篇论

不明的， 推究其旨趣，补加文字以使其义明晰； 有的篇论

吞併， 義 不 相 涉， 闕漏名目者， 區分

吞并， 义 不 相 涉， 阙漏名目者， 区分

并合不分，而内容又不相干，属于短缺漏列篇题的，则区别

事類， 別 目 以 冠篇首； 君臣 請 問，

事类， 别 目 以 冠篇首； 君臣 请 问，

其事类，另立篇目列在一篇之首；属于君臣互相发问对答，

禮儀乖失者， 考校 尊卑， 增 益

礼仪乖失者， 考校 尊卑， 增 益

而其语气在礼义上乖违不合的，考校地位的尊卑，增补称谓

以 光 其 意； 錯簡 碎文， 前後重疊者；

以 光 其 意； 错简 碎文， 前后重叠者；

以使其意义明显；有些错简和零乱的文句，前后重复的，

詳 其 指趣， 削 去 繁雜， 以 存 其 要；辭理秘密，

詳 其 指趣， 削 去 繁杂， 以 存 其 要；辞理秘密，

审察其主旨，删削其繁杂，而保留其要点；言辞义理奥秘，

難粗論述者， 別 撰 《玄珠》⁽⁴⁰⁾，以 陳其道。

难粗论述者， 别 撰 《玄珠》⁽⁴⁰⁾，以 陈其道。

难以用注释粗略简述的，另撰写《玄珠》一书，来陈说其理。

凡 所 加字， 皆 朱書其文⁽⁴¹⁾，使 今 古 必 分，

凡 所 加字， 皆 朱书其文⁽⁴¹⁾，使 今 古 必 分，

凡是增补的文字，都用红色书写，使今本和旧卷必定有区别，

字 不 雜 揉。 庶 厥 昭彰 聖旨，

字 不 杂 揉。 庶 厥 昭彰 圣旨，

(39)"加字"句。注如《阴阳应象大论》："阳之气，以天地之疾风名之。"王注："旧经书'名之'二字，寻前类例，故加之。"

(40)玄珠：据新校正为"详王氏《玄珠》，世无传者。今有《玄珠》十卷，《昭明隐旨》三卷，盖后人附托之文也。"

(41)朱书其文：如《刺腰痛篇》自"腰痛，上寒不可顾"至"引脊内廉，刺足少阴"一段，据后人所见系为"朱书"。

文字也不混乱杂糅。这样或许能使古代圣贤的本意明白显示，

敷 畅 玄言，	有 如 列宿 高懸[42]，	奎張 不亂[43]，
敷 畅 玄言，	有 如 列宿 高悬[42]，	奎张 不乱[43]，

使深奥的理论普遍明畅，有如二十八宿高悬于天际，奎宿张宿等有条不紊，

深泉 淨瀅，	鱗介 鹹 分。
深泉 净滢，	鳞介 咸 分。

又像深泉清澈澄明，水中的鳞介之类都能一一明辨。

君臣 無 天枉 之期，夷夏 有
君臣 无 天枉 之期，夷夏 有

君臣上下就不会有非命夭亡的可能，而中外各族人民都有

延齡 之 望。俾 工徒 勿 誤， 學者 惟 明，
延龄 之 望。俾 工徒 勿 误， 学者 惟 明，

长寿的可能。可使医工们不出差错，学医者易于明晓，

至道 流行， 徽音 累 屬[44]，千載之後， 方
至道 流行， 徽音 累 属[44]，千载之后， 方

高妙的医理得以流行，福音接连相继，千秋万载之后，才会

知 大聖之慈惠無窮。 時 大唐 寶應元年 歲次壬寅
知 大圣之慈惠无穷。 时 大唐 宝应元年 岁次壬寅

深知大圣先哲的恩惠无穷无尽。时在大唐宝应元年壬寅之岁

序[45]。
序[45]。

作序。

(42)列宿(xiù)：众星。此指二十八宿。宿，星宿。

(43)奎张：二十八宿中之奎宿与张宿。奎，俗作"魁"，由十六颗小星组成。张，又称鹑尾，由六颗小星组成。

(44)徽音：德音，福音。喻指《素问》中完美之医理。累属(zhǔ)：谓连续承接不绝。

(45)宝应元年：762年。宝应，唐代宗李豫年号。

《汉书·艺文志》序及方技略

【提要】

本文选自《汉书·艺文志》，据1959年中华书局点校本排印，标题另加。作者班固（32—92），字孟坚，东汉扶风（今陕西省咸阳）人，著名历史学家。继其父班彪遗愿著述《汉书》，未竟而死。所遗《天文志》及《八表》部分由其妹班昭和同郡人马续写成。

《汉书》是我国历史上第一部纪传体断代史，记载汉高祖刘邦元年（前 206）至王莽地皇四年（23）二百余年的历史，全书分为十二帝纪、八表、十志、七十列传，共100篇，是继司马迁《史记》之后的又一部重要史籍。

《汉书》的《艺文志》部分记述前代书籍文献的流传概况，这在正史的编纂体例上为首创，是我国历史上现存最早的图书分类目录学文献，后来的正史如《隋书·经籍志》《宋史·艺文志》等基本都沿用了这一体例。其内容主要是依据刘向、刘歆父子整理编写的《别录》《七略》写成。

《艺文志》序概括叙述自春秋时期及其以后文化思想与书籍文献的发展演变，重点介绍了汉代重视文化发展以及对古代残破、散佚书籍进行收集、整理的情况。《艺文志》的《方技略》部分记述医药、养生方面的书籍流传情况，将其分为医经、经方、房中、神仙四个小类，对每一类书籍的特点、发挥的作用及影响都给予简要的评价，最后强调了"方技"对于生民百姓和国家的重要性。

《汉书·艺文志》序及方技略

昔　仲尼　没　而　微言　　　绝(1)，七十子

往昔仲尼逝世而精微要妙的言论消失，孔门七十二贤人

丧　而　大义　乖(2)。故《春秋》分为五(3)，

丧亡而经论要义乖违。因此《春秋》有了五家传授，

《诗》　分为　四(4)，　《易》　有　数家之传(5)。

《诗经》分别有四家传注，《易经》也有好几家的注释。

战国　　　从　衡(6)，　真伪分争，

到了战国时，各国或合纵或连横，形势错综复杂，真真假假纷纭争执，

诸子之言　纷然　肴乱(7)。至秦　　　患之，

诸子百家的言论错杂混乱。到了秦代，始皇对此感到忧患，

乃　燔　灭　文章(8)，以愚　黔首。汉兴，改

于是焚烧文章书籍，以使百姓愚昧无知。汉朝兴立，改革

秦　之败(9)，大收　篇籍，广开　献书之路。迄

秦代的弊政，广泛收集各种典籍，大开献书的途径。到了

孝武世(10)，书缺　简脱(11)，礼坏　乐崩，皇上　喟然　而

孝武帝时，书册有所散佚短缺，礼乐衰颓败坏，皇上感慨地

称曰："朕　甚　闵　焉(12)！"於是　建藏书之策(13)，置

---

(1)仲尼：即孔子，名丘，字仲尼。没：同"殁"。死亡。微言：精微要妙之言论。

(2)七十子：指孔子门下才德出众的七十余位弟子。大义：谓正道，亦谓诸经要义。乖：违背。

(3)"春秋"句：传注春秋的有五家(即左丘明、公羊高、谷梁子及邹氏、夹氏，今存前三家)。

(4)诗分为四：颜师古注引书昭曰："谓毛氏、齐、鲁、韩。"毛指毛亨，齐指齐人辕固，鲁为鲁人申培，韩是燕人韩婴。

(5)"易有"句：据《汉志·六艺略》载"易经有施(雠)、孟(喜)、梁丘(贺)等数家之传"，今皆亡佚。

(6)从(zòng)衡：同"纵横"。指战国时各国之间合纵连横错综复杂的政治形势。

(7)诸子：指先秦的各种学术流派。

(8)燔(fán)灭文章：据《史记》载，秦始皇三十四年焚书，"非博士官所职，天下敢有藏诗、书、百家语者，悉指守尉杂烧之"。

(9)改秦之败：改革秦代之弊政。败，犹弊。

(10)孝武：指汉武帝刘彻。世：代。父子相承为一世。

(11)简脱：竹简散脱。

(12)闵：忧患；忧虑。

(13)策：原指策书，即成编之竹简。此指"策府"，亦作"册府"，古代帝王藏书之府。

称曰："朕 甚 闵 焉[12]!" 于是 建 藏书之策[13], 置

说: "对此我非常忧虑!" 于是兴建藏书的策府, 设置

寫書 之 官, 下 及 諸子 傳說, 皆

写书 之 官, 下 及 诸子 传说, 皆

录写书籍的职官, 下至诸子百家的学说以及传闻等等, 全都

充 秘府。 至 成帝 時[14], 以 書 頗 散亡[15],

充 秘府。 至 成帝 时[14], 以 书 颇 散亡[15],

收入宫廷藏书的秘府。到成帝时, 又因书籍多有散佚,

使 謁者 陳農 求 遺書 於 天下[16]。 詔 光祿大夫

使 谒者 陈农 求 遗书 于 天下[16]。 诏 光禄大夫

便指派谒者陈农向天下征求遗留下的书籍。又命令光禄大夫

劉向校經傳、諸子、詩賦[17], 步兵校尉任宏校兵書[18],

刘向校经传、诸子、诗赋[17], 步兵校尉任宏校兵书[18],

刘向校核经书传注、诸子和诗赋, 令步兵校尉任宏校核兵书,

太史令尹鹹校數術[19], 侍醫李柱國校方技[20]。

太史令尹咸校数术[19], 侍医李柱国校方技[20]。

太史令尹咸校核数术类图书, 侍医李柱国校核方技之书。

每一書 已, 向 輒 條 其 篇目[21], 撮 其

每一书 已, 向 辄 条 其 篇目[21], 撮 其

每一种书校毕, 刘向就分别列出它的篇目, 摘要说明其

指意[22], 錄 而 奏 之[23]。 會 向 卒, 哀帝 復

指意[22], 录 而 奏 之[23]。 会 向 卒, 哀帝 复

内容大意, 记录呈报给皇上。刚好遇上刘向去世, 哀帝再

使 向 子 侍中奉車都尉 歆 卒 父 業[24]。 歆 於是

使 向 子 侍中奉车都尉 歆 卒 父 业[24]。 歆 于是

令刘向之子侍中奉车都尉刘歆来完成乃父的事业。刘歆于是

總 群書 而 奏 其《七略》, 故 有《輯略》[25],

| (14)成帝: 汉成帝刘骜。成帝河平三年(前26)八月, 令陈农求遗书于天下。 |
| (15)颇: 相当地。此偏指颇多。 |
| (16)谒者: 官名。掌管接待宾客事宜。其首长为谒者仆射。 |
| (17)光禄大夫: 官名。掌顾问应对, 无常事, 随皇帝所令辨事。刘向(前77—前6), 沛人, 字子政, 西汉经学家、文学家及最早的目录学家。 |
| (18)步兵校尉: 汉代官名。掌宿卫兵。 |
| (19)数术: 颜注谓"占卜之书"。 |
| (20)侍医:《隋书·经籍志》引作"太医监"。方技: 颜注谓"医药之书"。 |

| (21)条: 谓分条陈述。用如动词。 |
| (22)撮: 谓概括撮取。指意: 指一书之大意。 |
| (23)录而奏之: 谓每书校毕, 写一叙录并向皇帝呈奏。 |
| (24)"哀帝"句: 侍中奉车都尉, 汉代官名, 掌御兵舆车, 皇帝出巡时则随从侍奉。歆, 刘向之子刘歆(?—23), 字子骏。《汉志》即据《七略》而写成。 |
| (25)辑略: 略, 概要。据后人研究,《汉志》每略的序文, 即取《辑略》而成。 |

总 群 书 而 奏 其《七略》，　　　故 有《辑略》(25)，

综括各种书籍而编著成《七略》呈报皇帝。因而有《辑略》，

有《六藝略》(26)，有《諸子略》，有《詩賦略》，

有《六艺略》(26)，有《诸子略》，有《诗赋略》，

有《六艺略》，　　　有《诸子略》，　　　有《诗赋略》，

有《兵書略》，有《術數略》，有《方技略》。今

有《兵书略》，有《术数略》，有《方技略》。今

有《兵书略》，　有《数术略》，　有《方技略》。　现在

删 其 要， 以 备 篇籍(27)。

删 其 要， 以 备 篇籍(27)。

节取其中的要点，以使所收藏的篇籍完备具足。

(26)六艺略：指收集有关六经和史学著作方面的书名目录。六艺，指易、诗、书、礼、乐、春秋六经。

(27)"今删"二句：颜注为"删去浮冗，取其指要也。"删，节要。备篇籍，使书籍完备具足。

方技略

《黃帝內經》十八卷《外經》三十七卷

《黄帝内经》十八卷《外经》三十七卷

《黄帝内经》十八卷　　《外经》三十七卷

《扁鵲內經》九卷《外經》十二卷

《扁鹊内经》九卷《外经》十二卷

《扁鹊内经》九卷　　《外经》十二卷

《白氏內經》三十八卷《外經》三十六卷

《白氏内经》三十八卷《外经》三十六卷

《白氏内经》三十八卷　　《外经》三十六卷

《旁篇》二十五卷

《旁篇》二十五卷

《旁篇》二十五卷

右 醫經 七家，二百一十六卷[28]。

右 医经 七家，二百一十六卷[28]。

以上医经七家， 二百一十六卷。

(28)二百一十六卷： 据所记为一百七十五卷，少四十一卷。

醫經者，原人血脈、經落、骨髓、陰陽、表裏[29]，

医经者，原人血脉、经落、骨髓、阴阳、表里[29]，

医经是推求人体的血脉、经络、骨髓以及阴阳、表里等生理特点，

(29)原： 推原，追究根源。**落：** 通"络"。

以起 百病 之本[30]，死生之分，

以起 百病 之本[30]，死生之分，

以阐发说明各种疾病的本源， 区分死生的界限，

(30)起： 阐发，启发。

而用度 箴 石 湯 火 所施[31]，

而用度 针 石 汤 火 所施[31]，

并衡量具体情况采用针刺、砭石、汤药和艾灸、熨帖等施治方法，

(31)度(duó)： 揣度，推量。**箴：** 同"针"。**石：** 谓砭石。**所施：** 所用之治病方法。

調 百 藥 齊和 之所宜[32]。至齊之得[33]，

调 百 药 齐和 之所宜[32]。至齐之得[33]，

调用各种药物配合成适宜治病所需的制剂。最好药剂的功效，

(32)齐(jì)和： 谓配合协和。
(33)至齐之得： 谓最好之药剂的功效。齐，同"剂"。得，指取得之功效、作用。

猶 慈石取鐵[34]， 以物相使。 拙者

犹 慈石取铁[34]， 以物相使。 拙者

犹如磁石吸铁，立刻见效，这是物类相使的规律。技艺拙劣的医生，

(34)慈石： 即磁石。

失理，以愈為劇[35]，以生 為死。

(35)为： 治。

262

失理，以 愈 为 剧 (35)，以生 为死。

会把轻病误治成重证， 把能存活者误治致死。

《五藏六府痹十二病方》三十卷(36)

《五藏六府痹十二病方》三十卷(36)

《五藏六府痹十二病方》 三十卷

(36)痹：颜注为"风湿之病。"

(36)痹：颜注为"风湿之病。"

《五藏六府疝十六病方》四十卷(37)

《五藏六府疝十六病方》四十卷(37)

《五藏六府疝十六病方》 四十卷

(37)疝：颜注为"心腹气病。"

《五藏六府瘅十二病方》四十卷(38)

《五藏六府瘅十二病方》四十卷(38)

《五藏六府瘅十二病方》 四十卷

(38)瘅(dàn)：颜注为"黄病。"

《風寒熱十六病方》二十六卷

《风寒热十六病方》二十六卷

《风寒热十六病方》 二十六卷

《秦始黄帝扁鹊俞拊方》二十三卷

《秦始黄帝扁鹊俞拊方》二十三卷

《秦始黄帝扁鹊俞拊方》 二十三卷

《五藏傷中十一病方》三十一卷

《五藏伤中十一病方》三十一卷

《五藏伤中十一病方》 三十一卷

《客疾五藏狂颠病方》十七卷

《客疾五藏狂颠病方》十七卷

《客疾五藏狂颠病方》 十七卷

《金瘡瘈疭方》三十卷[39]

《金疮瘈疭方》三十卷[39]

《金疮瘈疭方》三十卷

(39)瘈疭:颜注:"小儿病也"。指小儿四肢抽搐一类的病。

《婦人婴兒方》十九卷

《妇人婴儿方》十九卷

《妇人婴儿方》 十九卷

《湯液經法》三十二卷

《汤液经法》三十二卷

《汤液经法》 三十二卷

《神農黃帝食禁》七卷

《神农黄帝食禁》七卷

《神农黄帝食禁》 七卷

右 經方 十一家，二百七十四卷[40]。

右 经方 十一家，二百七十四卷[40]。

以上经方十一家， 二百七十四卷。

(40)二百七十四卷:据所记为二百九十五卷,多二十一卷。

經方者[41]，本 草石 之 寒温，量 疾病 之 淺深，

经方者[41]，本 草石 之 寒温，量 疾病 之 浅深，

(41)经方：古代记载医方之书。

经方是根据草木等药物的寒温之性，衡量疾病的轻重浅深，

假 藥味 之 滋⁽⁴²⁾，因 氣感 之 宜⁽⁴³⁾，辯 五苦六辛⁽⁴⁴⁾，

假 药味 之 滋⁽⁴²⁾，因 气感 之 宜⁽⁴³⁾，辩 五苦六辛⁽⁴⁴⁾，

凭借药物的性味，顺着四气感应之所宜，辨明苦辛等种种不同的药味，

致 水火 之 齊⁽⁴⁵⁾，以 通 閉 解 結，

致 水火 之 齐⁽⁴⁵⁾，以 通 闭 解 结，

配制成水火寒热等不同的药剂，用来疏通郁结，解除癥结，

反 之 於 平⁽⁴⁶⁾。及 失其宜者，以 熱 益 熱，

反 之 于 平⁽⁴⁶⁾。及 失其宜者，以 热 益 热，

使身体恢复正常。至于施治失当的，就会用热药加重热证，

以 寒 增 寒， 精氣 內 傷， 不 見 於 外，

以 寒 增 寒， 精气 内 伤， 不 见 于 外，

以寒药增剧寒证，致使精气受伤于内，又未在外部表现出来，

是 所 獨 失 也。 故 諺 曰："有病不治，

是 所 独 失 也。 故 谚 曰："有病不治，

这是治疗上的偏差失误。所以民间谚语说："有病不治，

常 得 中醫⁽⁴⁷⁾。"

常 得 中医⁽⁴⁷⁾。"

常得中医。"

方技者，皆 生 生 之 具⁽⁴⁸⁾， 王官 之

方技者，皆 生 生 之 具⁽⁴⁸⁾， 王官 之

方技是生命能长生不息的一种工具，也是朝廷官制中的

一守也⁽⁴⁹⁾。太古 有岐伯、俞拊，中世 有扁鹊、秦和，

一守也⁽⁴⁹⁾。太古 有岐伯、俞拊，中世 有扁鹊、秦和，

一种职守。远古 有岐伯、 俞拊， 中古有扁鹊和秦医和，

(42)假：借。谓凭借。

(43)气感：谓四气感应。

(44)辩：通"辨"。五苦六辛：指各种药性。

(45)水火之齐：指寒凉与温热的药剂。

(46)平：调和，正常。

(47)"有病"二句：意为有病与其被庸医误治，不如不治，有时亦能自愈。钱大昭《汉书辨疑》谓："今吴人犹云不服药为中医。"

(48)"生生"句：使生命长生不息之工具。

(49)"王官"句：天子之官中的一种职守。王官，天子之官，王朝之职官。按，如《周礼·天官》之医师，秦汉之太医令、侍医，皆可视为王官之一。

蓋 論 病 以 及 國，原 診 以 知 政⁽⁵⁰⁾。漢 興

盖 论 病 以 及 国，原 诊 以 知 政⁽⁵⁰⁾。汉 兴

他们都能通过诊察国君的疾病而推知国情政事。汉朝建立后

有 倉 公。今 其 技 術 晻 昧⁽⁵¹⁾，故 論 其 書，

有 仓 公。今 其 技 术 晻 昧⁽⁵¹⁾，故 论 其 书，

则有仓公。如今他们的技术已湮没不明。所以编纂整理其书，

以 序 方 技 為 四 種⁽⁵²⁾。

以 序 方 技 为 四 种⁽⁵²⁾。

依次排列为医经、经方、房中和神仙四类。

(50)"论病"二句：意为高明之医诊察分析国君之疾病，可推论及政情国事。参见本书《秦医缓和》。又《国语·晋语四》："上医医国，其次疾人，固医官也。"

(51)晻昧：犹"暗昧"。湮没不明貌。

(52)序：依次排列。 四种：《方技略》中共列医经、经方、房中、神仙四种。

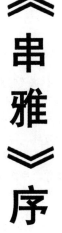

《串雅》序

【提要】

本文选自《串雅》，据清光绪十四年(1888)榆园刊本排印。作者赵学敏(1719—1805)，字依吉，号恕轩，钱塘(今浙江杭州)人。清代著名医药学家。他博学多闻，尤工医药。著《本草纲目拾遗》，补正了《本草纲目》的某些内容，并增加了七百多种新药物。他还反对传统偏见，注意搜集整理走方医的治疗经验，著《串雅》内外编，收载九百多方，分截、顶、串及单方四类，是中医史上第一部较完整的民间验方汇编。

本文旨在为走方医正名。文章认为来自民间走方医术并非不登大雅之堂的末技小道，而是"颇有奥理"的"可观者"，从而给以充分的肯定，同时也指出了其中的不足。因而在编著《串雅》时，注意芟订，去芜杂而存精华。序文对蔑视走方医的卑劣言行予以辛辣的揭露和批判。

《串雅》序

《周禮》分醫為四，有食醫、疾醫、瘍醫、獸醫，

《周礼》分医为四，有食医、疾医、疡医、兽医，

《周礼》把医分为四类，有食医、疾医、疡医和兽医，

後 乃 有 十三科[1]，而 未聞有走方之名也[2]。《物原》

后 乃 有 十三科[1]，而 未闻有走方之名也[2]。《物原》

后来才有十三科， 可是未听到有"走方"的名称。《物原》

記 岐 黃 以來 有 針灸[3]，厥後 巫彭 製藥丸，伊尹

记 岐 黄 以来 有 针灸[3]，厥后 巫彭 制药丸，伊尹

记载从岐伯、黄帝以来有了针灸，其后巫彭制造丸药，伊尹

創煎藥， 而 未聞 有 禁、截諸法也[4]。晉 王叔和 纂

创煎药， 而 未闻 有 禁、截诸法也[4]。晋 王叔和 纂

创制汤药，也未曾听说有禁、截等疗法。晋代王叔和编著

《脈經》，敘 陰陽、內外、辨 部候、 經絡、

《脉经》，叙 阴阳、内外、辨 部候、 经络、

《脉经》，论述阴阳、内外、辨别三部九候的脉理和经络、

臟腑之病為最詳，金張子和 以 吐、汗、下三法，風、

脏腑之病为最详，金张子和 以 吐、汗、下三法，风、

脏腑的疾病最为详尽，金代张子和把吐汗下三种治法和风、

寒、暑、濕、火、燥六門， 為 醫之關鍵， 終 未

寒、暑、湿、火、燥六门， 为 医之关键， 终 未

寒暑湿火燥六种外来致病因素，作为医学的关键，也始终未

聞 有 頂、串諸名也[5]。有之，自 草澤醫 始[6]，

闻 有 顶、串诸名也[5]。有之，自 草泽医 始[6]，

听说有顶、串等称谓。有这种称呼，是从民间草泽医开始的，

世 所謂 走方是也。 人 每 賤薄之[7]，謂

(1)十三科：据《明史·职官志》："太医院掌医疗之法。凡医术十三科，……曰大方脉，曰小方脉，曰妇人，曰疮疡，曰针灸，曰眼，曰口齿，曰接骨，曰伤寒，曰咽喉，曰金镞，曰按摩，曰祝由。"

(2)走方：《串雅内编·绪论》："负笈行医，周游四方，俗呼为走方。"

(3)物原：书名。明代山阴(今浙江绍兴)人罗颀所著。

(4)禁、截：禁，指走方医中使用禁方、禁药以及带有神秘迷信色彩的祝由、水法等驱病之法。截，绝也，指能使疾病截然而止之治法。

(5)顶、串：《串雅·绪论》："药上行者曰顶，下行者曰串；故顶药多吐，串药多泻。顶串而外，则曰截。……此即古汗吐下三法也。然有顶中之串，串中之顶。"《串雅》中列顶药十八条，大多治急病；串药二十条，大都用以消积滞、通血瘀、去水湿、驱除寄生虫。

(6)草泽医：即走方医、铃医。草泽，谓草野，民间。

(7)贱薄：犹"轻贱"。轻视。

世 　所谓走方 是 也。 　人 每 贱薄 之⁽⁷⁾, 谓

社会上所谓走方医就是这类人。人们往往鄙视他们,认为

其 　游食江湖⁽⁸⁾, 　　　货药 吮舐⁽⁹⁾, 　迹 类

他们在江湖上流浪谋生,贩卖药物,吮痈舐痔,举动类似

丐; 　挟技 劫病⁽¹⁰⁾, 　　　贪利 　恣睢⁽¹¹⁾,

乞丐; 　倚持小技,掠取病家财物,贪图利欲,肆意妄为,

心 又 类 盗。剽窃 医绪⁽¹²⁾, 　　倡 为 诡异⁽¹³⁾。

心术又类似盗贼。窃取一点医学的皮毛知识,吹嘘是奇异的技术。

败草 毒剂,悉 曰 仙遗⁽¹⁴⁾; 　刳涤 魇迷⁽¹⁵⁾,

把败草毒药,都说成仙人馈赠;把挖疮清创悬符驱邪等手段,

诧 为 神授。轻浅之证,或 可 贪天⁽¹⁶⁾; 沉痼之疾,

诡称是神人传授。轻微的病证,或许能侥幸不治自愈;重证痼疾,

乌 能 起废? 　　虽然 诚 有 是 焉, 　亦

怎能使病发者恢复健康?而我认为即使确有这种现象,但也

不可 概论 也。为问 今 之 乘华轩、繁徒卫 者⁽¹⁷⁾,

不可以一概而论。如果问一问现今乘华丽的车子,紧跟着一大群随从的人,

胥 能 识证、 知脉、 辨药, 通 其

（左栏注释）

(8)游食:指不事生产,到处流动逐食。

(9)吮舐(shùn shì):即吮痈舐痔。后以"吮舐"喻谄媚贪利之徒的卑劣行径。

(10)劫病:谓掠取病家财物。

(11)恣睢(suī):肆意作恶貌。

(12)医绪:谓残缺不全的医学知识。又,医学的源流亦称医绪。绪,丝端。此指残端、残余。

(13)诡异:犹奇特怪异。

(14)遗(wèi):赠送。

(15)魇迷:指用悬挂符咒及喷水等驱除疾病的迷信手段。

(16)贪天:贪天之功。喻非出于己力,而以功绩归于自己。

(17)为问:若问,如问。为,假设连词。繁徒卫:拥有众多的侍从。繁,用如动词。

胥 能 识证、 知脉、 辨药， 通 其

他们都能识别证候、了解脉理、辨明药性，通晓医药学的

元妙 者 乎(18)？ 儼然 峨 高冠、 竊虚譽矣(19)。今 之

元妙 者 乎(18)？ 俨然 峨 高冠、 窃虚誉矣(19)。今 之

奥妙之理吗？ 却一本正经地头戴高冠、窃取虚名了。如今

遊 權門、 食 厚奉 者(20)， 胥 能 决死生、

游 权门、 食 厚奉 者(20)， 胥 能 决死生、

奔走于权贵门下，享受优厚俸禄的人，他们都能决断死生、

達 内外、 定 方劑， 十全无失者乎？ 儼然

达 内外、 定 方剂， 十全无失者乎？ 俨然

通达内外、制定方剂，十全而没有失误的吗？ 也居然一本正经地

踞 高座、 侈 功德 矣(21)。 是 知 笑

踞 高座、 侈 功德 矣(21)。 是 知 笑

占踞上座，夸耀自己的功德了。这是只知道被讥笑的走方医

之 為 笑， 而 不知 非 笑 之 為 笑 也(22)。

之 为 笑， 而 不知 非 笑 之 为 笑 也(22)。

是可笑的，却不知道那些非难讥笑走方医的人才是可笑的。

予 幼 嗜 岐黄家言， 讀书 自《靈》《素》

予 幼 嗜 岐黄家言， 读书 自《灵》《素》

我在幼年就爱好医学著作，研读医书从《灵枢》《素问》

《難經》 而下， 旁及《道藏》《石室》(23)； 考 穴

《难经》 而下， 旁及《道藏》《石室》(23)； 考 穴

《难经》以下， 广及《道藏》《石室》； 研究经络腧穴，

自《銅人內景圖》而下(24)， 更 及《太素》《奇經》(25)。

自《铜人内景图》而下(24)， 更 及《太素》《奇经》(25)。

右栏注释：

(18)元妙：即"玄妙"。"玄"字因避康熙帝玄烨讳，而作"元"。

(19)峨高冠：头上高顶着大冠。峨，用作动词。高冠，犹"大冠"，封建时代贵族士大夫戴的帽子。

(20)权门：权豪之门。奉：同"俸"。俸禄，薪俸。

(21)高座：亦作"高坐"。犹"上座"。首席。侈：夸大。

(22)非笑：谓讥笑；非难讥笑。

(23)旁：溥也；广也。道藏：道教经书之总集。现存明代辑印本之《道藏》五四八六卷，其中收医籍多种。石室：疑为《石室秘录》，系傅青主之遗著，由陈士铎整理而成。论述128种治法，有独特见解，颇多新意。

(24)铜人内景图：指北宋王惟一所著之《铜人腧穴针灸图经》。

(25)奇经：疑指李时珍所著之《奇经八脉考》。

270

于《铜人内景图》以外，又涉及《太素》《奇经八脉考》；

伤寒　　　则　仲景之外，　　遍及《金鞭》

伤寒　　　则　仲景之外，　　遍及《金鞭》

学习《伤寒》，除了张仲景原著之外，还遍读《金鞭》

《木索》(26)；本草　则《纲目》而外，远　及《海录》

《木索》(26)；本草　　则《纲目》而外，远　及《海录》

和《木索》；　学习本草，除《本草纲目》之外，远涉《海录》

《丹房》(27)。有得，辄　钞撮　忘倦(28)，不自知

《丹房》(27)。有得，辄　钞撮　忘倦(28)，不自知

和《丹房》。有所心得，就抄摘笔录而不知倦息，自己也不知道

结习　　　至此(29)，老　而靡倦。　然

结习　　　至此(29)，老　而靡倦。　然

自己竟积久成习到这种程度，到了老年也不知厌倦。然而

闻走方医中　有顶串诸术，　操技

闻走方医中　有顶串诸术，　操技

听说走方医之中，有顶串等种种方法，掌握运用这种技术

最神，而奏效甚捷。其徒侣多动色相戒(30)，

最神，而奏效甚捷。其徒侣多动色相戒(30)，

最神妙，且收效很快。他们的徒众大多彼此用眼神相互告诫，

秘　不轻授。　诘其所习，　大率知

秘　不轻授。　诘其所习，　大率知

秘藏而不肯轻易外传。诘问他们所习用的技术，大抵只知

其所以，　而不知其所以然，　鲜有

其所以，　而不知其所以然，　鲜有

其使用的方法，而不知使用这些方法的道理，很少有

通贯者。以故欲宏览而无由(31)，尝引以为憾。

(26)金鞭、木索：疑指明代卢之颐所著《伤寒金鎞疏钞》及《摩索金匮》。

(27)海绿、丹房：疑指唐代李珣所著之《海药本草》及独孤滔之《丹房镜源》。

(28)"辄钞撮"句：赵氏于《利济十二种总序》中称："亿自龆龄，性好博览，凡星历医卜方技诸学，间亦涉历之，意有所得，即欣欣忘倦，钞撮成帙，纳之篋。久而所积溢篋外，束庋阁上，累累几千卷。"

(29)结习：亦谓"积习"。指积久难改之习惯。

(30)动色：犹"改容"。改变面色表情。

(31)无由：犹"改容"。没有机缘。

通贯者。以 故 欲 宏 览 而 无由(31)，尝 引 以 为 憾。

融会贯通的。因此我想要扩大见识却没有机会，常久引以为憾事。

有 宗子 柏雲 者(32)，挟 是 術 徧遊南北，遠 近

有 宗子 柏云 者(32)，挟 是 术 遍游南北，远 近

有同族长兄赵柏云其人，身怀此术遍游南北，不论远近

震其名， 今且老矣。 戊寅 航海 歸(33)，

震其名， 今且老矣。 戊寅 航海 归(33)，

都很知名，而今他将老了。戊寅年乘船从海上回来，

過 予 譚藝(34)。 質 其 道， 頗 有 奧 理，

过 予 谭 艺(34)。 质 其 道， 颇 有 奥 理，

到我这里交谈医艺。询问他的医术，颇有奥妙的道理，

不 悖 於 古， 而 利 於 今，與 尋常 搖鈴

不 悖 于 古， 而 利 于 今，与 寻常 摇铃

对于古代的医理不乖违，而又有利于今，跟平常摇着串铃

求售者 迥異。顧 其方， 旁 涉 元禁(35)，

求售者 迥异。顾 其方， 旁 涉 元禁(35)，

招从顾客的走方医完全不同。不过他的方法还有一些牵涉玄虚禁咒之处，

瑣 及 遊戲， 不免 誇新鬥異，為 國醫 所不道(36)。

琐 及 游戏， 不免 夸新斗异，为 国医 所不道(36)。

猥琐得近似游乐嬉戏，免不了夸新争奇，而被社会名医不齿。

因 錄 其所授， 重 加 芟 訂，存 其

因 录 其所授， 重 加 芟 订，存 其

于是记下他所传授的内容，重新加以删订，保留那些

可 濟 於世者， 部 居 别 白(37)，都 成 一编，

(32)宗子：同族兄弟辈中之排行最大者。

(33)戊寅：清乾隆二十三年(1758)。

(34)过予谭艺：赵氏《利济十二种总序》中称："宗子柏云挟华扁术行游名都，戊寅航海从中山归，相阔已八载矣，投刺来谒。予时读礼家居，馆之三月，间与谈，有辟其谬处。柏罢故虚怀士，颇以予言为然，慷慨出其历游方术顶串诸法。"

(35)元禁：即"玄禁"。指玄虚之巫术禁咒诸法。

(36)国医：此指名医。

(37)部居别白：按部分类，辨别明白。

可 济于世者， 　部 居 别 白⁽³⁷⁾， 都 成 一编，

能于世有助的内容，分部编排区别清楚，汇总成一部书，

名之曰《串雅》⁽³⁸⁾， 使 後 之 習 是 術 者， 　不 致 為

名之曰《串雅》⁽³⁸⁾， 使 后 之 习 是 术 者， 　不 致 为

称它为《串雅》， 　　使后来习用这种方法的人，不至于被

庸俗 所 詆毀， 　　殆 亦 柏 雲 所 心 許 焉。

庸俗 所 诋毁， 　　殆 亦 柏 云 所 心 许 焉。

见识庸俗之人所诬蔑诽谤，这大概也是柏云内心同意的吧。

昔 歐陽子 暴利 幾 絕， 乞 藥 於 牛醫⁽³⁹⁾；

昔 欧阳子 暴利 几 绝， 乞 药 于 牛医⁽³⁹⁾；

以前欧阳修患暴泄几乎丧命，从草泽医那里求得止泄之药；

李防禦 治 嗽 得官， 　　傳方 於 下走⁽⁴⁰⁾。

李防御 治 嗽 得官， 　　传方 于 下走⁽⁴⁰⁾。

李防御治愈宋徽宗宠妃的咳嗽而得官受赐，也是从走方医那里获得秘方。

誰 謂 小道 不 有 可觀者 歟？ 　亦 視 其人

谁 谓 小道 不 有 可观者 欤？ 　亦 视 其人

谁能说"小道"就不会有值得赏识的呢？也要看那种人

善 用 斯 術 否 也。 乾隆 己卯 十月 既望，錢塘

善 用 斯 术 否 也。 乾隆 己卯 十月 既望，钱塘

善于还是不善于运用此术啊。乾隆己卯年十月既望日，钱塘

趙學敏 恕軒 撰。

赵学敏 恕轩 撰。

赵学敏 恕轩 撰。

(38)串雅：据赵氏《利济十二种·总序》："串而曰雅，知非江湖俗技之末也。"雅，正，好。"串雅"之含义，谓走方医顶串诸法中之雅正者。

(39)"欧阳子"二句：《医说》卷六《车前止暴下》："欧阳文忠公尝得暴下，国医不能愈。夫人云：市人有此药，三文一帖，甚效。公曰：吾辈脏腑与世人不同，不可服。夫人便以国医药杂进之，一服而愈。召卖药者厚遗之，求其方，乃肯传。但用车前子一味为末，米饮下二钱匕。云：此药利水道而不动其气，水道利则清浊分，谷脏自止矣。"欧阳子，指欧阳修。

(40)"李防御"二句：防御，官名。《医说》卷四《治痰嗽》载：宋徽宗妃患咳嗽，彻夜不寐，面肿如盘，李防御久治不愈，后从走方医处购得蚌粉、青黛。宠妃服后，随即嗽止肿消。防御，官名。下走，此指走方医。

273

《本草纲目》原序

【提要】

本文选自《本草纲目》，据1993年上海科学技术出版社影印明金陵初刻本排印。作者王世贞(1529—1593)，字元美，号凤洲，又号弇州山人，太仓(今江苏太仓)人，嘉靖进士，官至南京刑部尚书。才学富赡，尤好诗文，对戏曲理论也颇有研究，是明代著名的文学家、戏曲理论家。与李攀龙一起，高举"文必秦汉，诗必盛唐"的旗帜，领导了反对形式主义文风的"后七子"运动，并操柄文坛二十年。

本文是王世贞应李时珍之邀而为《本草纲目》写的序言。序文通过李时珍的介绍和王世贞自己的所见，分别介绍了《本草纲目》编写的原因、过程、方法以及体例和内容，并给予高度的评价，指出其刊行的必要。通篇用典设喻，典雅生动，语言简洁，内蕴丰富，确为医籍序文中难得的佳作。

《本草纲目》原序

纪　称⁽¹⁾：望　龙光　　　知　古剑⁽²⁾，

纪　称⁽¹⁾：望　龙光　　　知　古剑⁽²⁾，

古书上记载说：望见龙泉等古剑的光气就知宝剑之所在，

觇　宝气　辨　明珠⁽³⁾。故　萍实　商羊⁽⁴⁾，

觇　宝气　辨　明珠⁽³⁾。故　萍实　商羊⁽⁴⁾，

觇视珠光宝宝气便能辨识明珠。所以萍实、商羊这类奇异之物，

非　天　明　莫　洞；　厥后博物

非　天　明　莫　洞；　厥后博物

若非天赋极高之人就无人洞悉；　其后能博识万物的

称　华⁽⁵⁾，辨　字　称　康⁽⁶⁾，析　宝玉

称　华⁽⁵⁾，辨　字　称　康⁽⁶⁾，析　宝玉

当推赞张华，能辨识奇字的当推誉嵇康，能区分宝玉的

称　倚顿⁽⁷⁾，亦　仅仅　晨星　耳⁽⁸⁾。

称　倚顿⁽⁷⁾，亦　仅仅　晨星　耳⁽⁸⁾。

当首推猗顿，只是这种人材寥若晨星罢了。

楚　蕲阳　李君东璧，一日　过　予　弇山园　谒予⁽⁹⁾，

楚　蕲阳　李君东璧，一日　过　予　弇山园　谒予⁽⁹⁾，

湖北蕲阳李东璧先生，　有一天到我的弇山园来访我，

留　饮　数日。予　窥其人，晬然貌也⁽¹⁰⁾，癯然身也⁽¹¹⁾，

留　饮　数日。予　窥其人，晬然貌也⁽¹⁰⁾，癯然身也⁽¹¹⁾，

留他欢宴几天。我观察其人，容貌润泽，　身材清瘦，

津津然谭议也⁽¹²⁾，真　北斗以南一人⁽¹³⁾。解其装⁽¹⁴⁾，

津津然谭议也⁽¹²⁾，真　北斗以南一人⁽¹³⁾。解其装⁽¹⁴⁾，

言谈津津不倦，　真是天下第一等的人才。打开他的行装，

(1)纪：此指记录往事之典籍。

(2)"望龙光"句：望见龙泉古剑之光气，便知宝剑之所在。

(3)"觇宝气"句：看到宝库中之异气，便能辨识明珠。觇，察看。

(4)萍实：《艺文类聚·草部下》引《孔子家语》云："孔子曰：'吾昔过陈，闻童谣曰：楚王渡江得萍实，大如斗，赤如日，剖而食之甜如蜜。'吾是以知之。"商羊：《说苑·辨物》："齐有飞鸟，一足，来下止于殿前，舒翅而跳。齐侯大怪之，又使聘问孔子。孔子曰：'此名商羊。急告民趣治沟渠，天将大雨。'于是如之，天果大雨。"

(5)华：指张华(232—300)，范阳方城(今属河南)人，官至司空。强记默识，博学多闻。

(6)康：指嵇康，字长休，邯郸人。

(7)倚顿：亦作"猗顿"。春秋战国时鲁人，以经营盐业致富，善别宝玉。

(8)晨星：星至清晨渐没，故以喻稀少。

(9)过：到；抵达。弇山园：在江苏太仓，广七十余亩。

(10)晬然：润泽貌。

(11)癯然：清瘦貌。癯，同"臞"。

(12)津津然：言谈有味貌。

(13)北斗以南：犹言"斗南"。指天下、海内。一人：谓数一数二之人。

(14)装：行李。

無 長物(15)，有《本草綱目》數十卷。謂予曰："時珍，

无 长物(15)，有《本草纲目》数十卷。谓予曰："时珍，

没有多余之物，只有几十卷《本草纲目》。告诉我说：时珍

(15)长(cháng)物：多余之物。

荆楚 鄙人 也(16)。　　幼 多 羸 疾，質 成 鈍 椎，

荆楚 鄙人 也(16)。　　幼 多 羸 疾，质 成 钝 椎，

是荆楚之地的鄙俗之人。幼年瘦弱多病，　资质愚笨，

(16)荆楚：指湖北。荆，楚国的别称。湖北旧为荆楚之地，故名。

長　耽 典籍，若 啖　蔗飴。　　遂 漁獵群書(17)，

长　耽 典籍，若 啖　蔗饴。　　遂 渔猎群书(17)，

成年后酷嗜古籍，就像吃甘蔗饴糖一样。于是涉猎群书，

(17)渔猎：指泛览。

搜羅百氏(18)，凡 子、史、經、傳、聲韻、農圃、醫蔔、

搜罗百氏(18)，凡 子、史、经、传、声韵、农圃、医卜、

广收百家著作，凡是子、史、经、传、音韵、农圃、医卜、

(18)百氏：指诸子百家著作。

星相、樂府 諸家(19)，　稍 有 得處，輒 著 數言。

星相、乐府 诸家(19)，　稍 有 得处，辄 著 数言。

星相、乐府等各家著作，（阅读）稍有心得，就记下几句话。

(19)农圃：指家业与种植果木瓜菜之类的书籍。星相：此指有关占星术(以星象占吉凶之术)与相面术之书。

古有《本草》一書，自炎皇及漢、梁、唐、宋，下迨

古有《本草》一书，自炎皇及汉、梁、唐、宋，下迨

古代有《本草》一书，从神农氏历经汉、梁、唐、宋，下至

國朝(20)，註解 群氏 舊 矣。第 其中 舛謬差訛遺漏，

国朝(20)，注解 群氏 旧 矣。第 其中 舛谬差讹遗漏，

本朝，　注解的各家已很久了。不过其中谬误差错遗漏之处，

(20)国朝：犹"本朝"。古人称自己所处的朝代为国朝。

不可 枚 數。乃 敢 奮 編摩之志，僭纂　述

不可 枚 数。乃 敢 奋 编摩之志，僭纂　述

不胜枚举。就冒昧地鼓起编订研究的志愿，非分地私执撰述

之 權。歲 歷 三十稔，書 考 八百餘家(21)，稿 凡

之 权。岁 历 三十稔，书 考 八百余家(21)，稿 凡

(21)书考八百余家：据统计，《本草纲目》中直接引用之书籍文献达758种，加上间接引用之材料，所涉及文献有九百余种。

之权柄。岁月经历三十载，书籍查考八百多种，文稿总共

三 易。　復者 芟之，　　闕者 緝之，訛者

三 易。　复者 芟之，　　阙者 缉之，讹者

修改多遍。旧本中重复的删除它，缺漏的增补它，错误的

繩 之。 舊本 一千五百一十八種(22)，今 增藥

绳 之。 旧本 一千五百一十八种(22)，今 增药

纠正它。 原来收药一千五百一十八种，　现增加

三百七十四種(23)，分为一十六部，著成五十二卷。雛

三百七十四种(23)，分为一十六部，著成五十二卷。虽

三百七十四种(23)，　分为一十六部，　编写成五十二卷。虽然

非 集 成(24)，亦 粗 大 備，　僭名 曰《本草綱目》。

非 集 成(24)，亦 粗 大 备，　僭名 曰《本草纲目》。

不是集其大成，也可算是大体粗略完备，僭拟其名为《本草纲目》。

願　乞 一言，以 托 不朽。"

愿　乞 一言，以 托 不朽。"

希望您赐一序言，以便此书有所依托得以长久流传。"

予 開卷 細玩，每 藥 標正名為綱，附釋名為目，

予 开卷 细玩，每 药 标正名为纲，附释名为目，

我打开书稿仔细研读，每种药先标正名为纲，又附释名为目，

正 始 也(25)；　次　　以　集解、辨疑、正誤，

正 始 也(25)；　次　　以　集解、辨疑、正误，

这是正名为始；　　然后依次列以集解、辨疑、正误等项目，

詳 其 土產形狀 也(26)；次 以 氣味、主治、附方，

详 其 土产形状 也(26)；次 以 气味、主治、附方，

详辨其产地与形态等；又依次列以气味、主治、附方等项目，

(22)一千五百一十八种：据人民卫生出版社《本草纲目》校点本所记，认为"初步整理，原漏救荒本草中金盏草一种，又应补有目无文之七仙草一种，一十八似应作二十"。

(23)三百七十四种：据校点本认为"原漏列金石部砭石一种，草部苦草一种，人部方民、人傀二种；而草部中又重出耳环草一种，应删。故四应作七"。

(24)集成：犹"集大成"。

(25)"每药"三句：《本草纲目·凡例》："药有数名，今古不同。但标正名为纲，余皆附于释名之下，正始也。仍注各本草名目，纪原也。"正名，似谓确定通用名。

(26)"次以集解"二句：《本草纲目·凡例》："诸品首以释名，正名也。次以集解，解其出产、形状，采取也。次以辨疑、正误，辨其可疑，正其谬误也。"集解，汇集诸家解说。

著其體用也⁽²⁷⁾。 上 自 墳典，下 及 傳奇，凡 有

著其体用也⁽²⁷⁾。 上 自 坟典，下 及 传奇，凡 有

明确其性质和功用。上自三坟五典，下至传奇小说，凡

相關， 靡 不 備 采。 如 入 金谷之園⁽²⁸⁾，

相关， 靡 不 备 采。 如 入 金谷之园⁽²⁸⁾，

与该药有关的，没有不尽加采录。好像进入金谷之园，

種 色 奪目； 如 登 龍君之宮，寶藏 悉 陳；

种 色 夺目； 如 登 龙君之宫，宝藏 悉 陈；

品种之多令人目不暇接；犹如登上龙王之宫，宝藏全都陈列无遗；

如 對 冰壺玉鑒⁽²⁹⁾，毛髮 可 指數 也。博 而 不 繁，

如 对 冰壶玉鉴⁽²⁹⁾，毛发 可 指数 也。博 而 不 繁，

仿佛面对冰壶玉镜，连毛发都一一可数。内容广博而不紊乱，

詳 而 有 要，綜核 究竟⁽³⁰⁾， 直 窺

详 而 有 要，综核 究竟⁽³⁰⁾， 直 窥

详细但又有要点，全面考核深入探究， 一直可以透视到

淵 海⁽³¹⁾。茲 豈 僅 以 醫書 覯 哉⁽³²⁾？

渊 海⁽³¹⁾。兹 岂 仅 以 医书 觏 哉⁽³²⁾？

深广的渊海。这部著作难道只可作为一般的医书来看待吗？

實 性理 之 精微， 格物 之《通典》⁽³³⁾，

实 性理 之 精微， 格物 之《通典》⁽³³⁾，

实在是有关万物性理的精微之学，穷究事物原委的通典之作，

帝王 之 秘籙， 臣民 之 重寶 也。李君 用心嘉惠

帝王 之 秘录， 臣民 之 重宝 也。李君 用心嘉惠

是帝王珍藏的秘籍，百姓贵重的实物。李君用心施惠于人

何 勤 哉！噫，碔 玉 莫 剖⁽³⁴⁾，

何 勤 哉！噫，碔 玉 莫 剖⁽³⁴⁾，

(27)"次以气味"二句：《本草纲目·凡例》："次以修治，谨炮炙也。次以气味，明性也。次以主治，录功也。次以发明，疏义也。次以附方，著用也。或欲去方，是有体无用也。"体，指药物之质体；用，谓药物之具体效用。

(28)金谷：晋代富豪石崇在洛阳金谷涧所筑之豪华园林名。

(29)冰壶玉鉴：均喻清明透彻，洞察无遗。

(30)综核究竟：综合考核，深入研究。

(31)渊海：深渊大海。喻才智之深广。

(32)觏：同"遘"。遇也。此指看待。

(33)"实性理"二句：性理，本指宋儒研究性命理气之学，此指万物之性理。格物，谓穷究事物之原理。《通典》，唐代杜佑著，记历代典章制度沿革，共二百卷。此喻《本草纲目》有如杜佑之《通典》。

(34)碔：碔砆。类玉之石。剖：分辨。

是多么殷勤啊！ 唉！砥玞和宝玉相混没人能区分，

朱　紫　相傾⁽³⁵⁾，弊也久矣。 故辨 專車之骨，

朱　紫　相倾⁽³⁵⁾，弊也久矣。 故辨 专车之骨，

朱色和紫色相排斥，这类弊端由来已久。所以要辨认防风氏的专车巨骨，

必　俟 魯儒⁽³⁶⁾；博 支機之石，　　必訪 賣蔔⁽³⁷⁾。

必　俟 鲁儒⁽³⁶⁾；博 支机之石，　　必访 卖卜⁽³⁷⁾。

必定有待于孔夫子；识别织女的支机之石，必定要询访卖卜的严君平。

予 方 著《弇州厄言》⁽³⁸⁾，恚 博古 如《丹鉛厄言》

予 方 著《弇州厄言》⁽³⁸⁾，恚 博古 如《丹铅厄言》

我正在编著《弇州厄言》，深憾像著述《丹铅厄言》那样博通古典的作者

後 乏人 也⁽³⁹⁾，何幸 睹 兹集 哉！ 　　兹集 也，

后 乏人 也⁽³⁹⁾，何幸 睹 兹集 哉！ 　　兹集 也，

后继乏人，　　　　而今获睹此书是多么有幸啊！ 这部著作，

藏之 深山石室 無當，　　盍 鍥之，　　　　以

藏之 深山石室 无当，　　盍 锲之，　　　　以

把它藏在深山石室之中是不妥的，何不将它刻板印刷，以便

共　天下 後世 味 《太玄》如 子雲 者⁽⁴⁰⁾。

共　天下 后世 味 《太玄》如 子云 者⁽⁴⁰⁾。

提供给天下后世那些研读《太玄经》像扬雄本人一样的知音者呢？

時萬曆歲庚寅春上元日⁽⁴¹⁾，弇州山人鳳洲王世貞拜撰。

时万历岁庚寅春上元日⁽⁴¹⁾，弇州山人凤洲王世贞拜撰。

时在万历岁次庚寅孟春上元日，弇州山人凤洲王世贞敬撰。

---

(35)朱紫相倾：谓真伪优劣相混。古人以朱为正色，以紫为杂色，因以朱紫喻正邪、优劣。

(36)"辨专车"二句：《孔子家语·辨物》："吴伐越，隳会稽，获巨骨一节专车(独占一车)焉。吴子使来聘于鲁，且问之。……孔子曰：丘闻之，昔禹致群臣于会稽之山，防风后至，禹杀而戮之，其骨专车焉，此为大矣。"又见《国语·鲁语下》。

(37)"博支机"二句：《太平御览》卷八引刘义庆《集林》："昔有一人寻河源，见妇人浣纱，以问之，曰：此天河也。乃与一石而归。问严君平，云：此支机石也。"唐代宋之问《明河篇》诗："更将织女支机石，还访成都卖卜人。"卖卜，卖卜之人，即严君平。参见本书《丹溪翁传》注(69)。

(38)弇州厄言：似指《艺苑厄言》。

(39)丹铅厄言：指明代杨慎所著《丹铅余录》《丹铅续录》《丹铅摘录》等考据专书。

(40)"以共"句：言自珍所著，以待后来之知音者。子云，西汉学者扬雄之字。共，同"供"。

(41)上元：古人以正月十五日为上元。其夜即为元宵、元夜。是夜张灯为戏，故又称为灯节。

医理论述篇

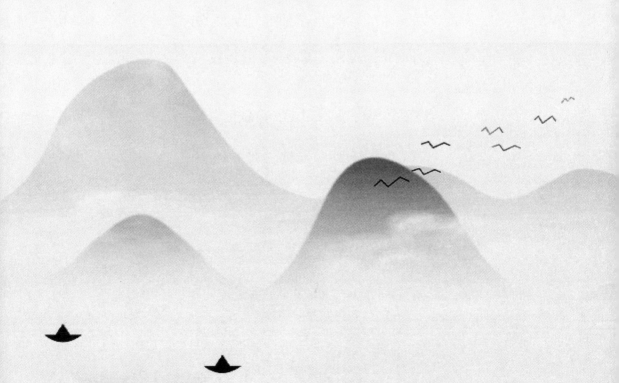

诸医论

【提要】

本文选自《古今图书集成·医部全录》第502卷。作者吕复(生卒年不详),字元膺,晚年自号沧州翁,鄞(今浙江宁波)人,元明之际医学家。少时从师学经,并习词赋,后因母病而攻医,师事名医郑礼之,潜心数载,医术大进。曾著有《内经或问》《灵枢经脉笺》等书十余种,惜俱佚。《古今图书集成》原名《古今图书汇编》,清代康熙年间陈梦雷等原辑,雍正时蒋廷锡等重辑,共一万卷,是一部大型类书。其中《医部全录》五二〇卷,约九五〇万字,是我国至今最大的一部医学类书。

本文对先秦、两汉至唐、宋、金、元的十六位名医,从学术造诣及诊疗特点等方面,作了概括的评述。文章运用比喻手法和大量的成语典故,形象而又含蓄。

诸医论

扁鵲 醫 如秦鏡燭物(1)，妍 媸 不隱，又 如奕秋

扁鹊 医 如秦镜烛物(1)，妍 媸 不隐，又 如奕秋

扁鹊的医术如同秦镜照物，容貌美丑不能隐藏，又如弈秋

遇敵(2)， 著著 可法(3)， 觀者 不能 察 其 神機。

遇敌(2)， 著著 可法(3)， 观者 不能 察 其 神机。

遇到高手，每一步棋都值得效法，旁观者不能察觉他的奥妙。

倉公醫 如 輪扁 斲輪(4)，得心應手，自 不能 以

仓公医 如 轮扁 斫轮(4)，得心应手，自 不能 以

仓公的医术好像轮扁削木造轮，得心应手，自然难以把

巧思 語 人。 張長沙醫 如 湯

巧思 语 人。 张长沙 医 如 汤

他的灵活高妙的构思告诉他人。张机的医术仿佛商汤王、

武 之師(5)，無 非 王道(6)，其 攻守 奇正(7)，不 以

武 之师(5)，无 非 王道(6)，其 攻守 奇正(7)，不 以

周武王的军队，所行没有不是仁义之举，他攻守变化，不论

敵之大小 皆可制勝。華元化 醫 如 庖丁解牛(8)，揮

敌之大小 皆可制胜。华元化 医 如 庖丁解牛(8)，挥

强弱之敌都能取胜。 华佗的医术宛若庖丁解牛， 挥动

刃 而 肯綮 無 礙(9)，其 造詣 自當 有神(10)，

刃 而 肯綮 无 碍(9)，其 造诣 自 当 有神(10)，

刀刃而筋骨不能阻碍， 他的高超技艺自然是变化莫测，

雖 欲 師之 而 不可得。

虽 欲 师之 而 不可得。

虽然想效法他却不能达到。

(1)秦镜：秦始皇宫中的明镜。相传秦始皇宫中有一方镜，能照见人脏腑之疾患、心之邪正。

(2)奕秋：古代擅长下棋的人。
(3)著著：每一步棋。

(4)轮扁：春秋时齐国著名的造车匠。斫：砍，削。

(5)汤武：商汤王、周武王。
(6)王道：儒家谓以"仁义"治天下，与"霸道"相对。
(7)奇正：古代军事术语。奇谓邀截袭击，正谓对阵交锋。此喻张仲景治法的多变。
(8)庖丁解牛：庖丁因熟知牛体结构，得心应手应用自如。

(9)肯綮：肯为贴附于骨的肌肉，綮为筋肉聚结之处。
(10)造诣：学问技艺所达到的程度。

孫思邈 醫 如 康成註書⁽¹¹⁾， 詳 於 訓詁⁽¹²⁾，

孙思邈 医 如 康成注书⁽¹¹⁾， 详 于 训诂⁽¹²⁾，

孙思邈的医术恰似郑玄注解经书，在训诂方面详尽无遗，

其 自得 之妙⁽¹³⁾， 未 易 以 示人， 味 其

其 自得 之妙⁽¹³⁾， 未 易 以 示人， 味 其

他自有所得的妙处， 不轻易地告知别人，如能体会其中的

膏腴⁽¹⁴⁾， 可以 無饑矣。龐安常 醫 能 啟 扁鵲

膏腴⁽¹⁴⁾， 可以 无饥矣。庞安常 医 能 启 扁鹊

丰富内容，便可满足了。 庞安时的医术能发掘扁鹊

之 所 秘⁽¹⁵⁾，法 元化 之 可 法，

之 所 秘⁽¹⁵⁾，法 元化 之 可 法，

隐秘的内容，效法华佗能被仿效到手的医技，

使 天假之年⁽¹⁶⁾， 其 所就 當 不 在 古人 下⁽¹⁷⁾。

使 天假之年⁽¹⁶⁾， 其 所就 当 不 在 古人 下⁽¹⁷⁾。

假如使他的寿命延长，他成就的事业一定不在古代名医之下。

錢仲陽 醫 如 李靖 用兵⁽¹⁸⁾， 度越   縱舍⁽¹⁹⁾，

钱仲阳 医 如 李靖 用兵⁽¹⁸⁾， 度越   纵舍⁽¹⁹⁾，

钱乙的医术好比李靖用兵，能安全地越过险境，欲擒故纵地全歼敌军，

卒 與 法會， 其 始以 顱顖方 著名 於 時⁽²⁰⁾，蓋

卒 与 法会， 其 始以 颅囟方 著名 于 时⁽²⁰⁾，盖

最终都同兵法相符，他起初凭借小儿科闻名于世， 原来

因 扁鵲 之 因時所重⁽²¹⁾， 而 為之變 爾。

因 扁鹊 之 因时所重⁽²¹⁾， 而 为之变 尔。

模仿扁鹊顺应当时的社会风尚，而因此作些变通罢了。

陳無擇 醫 如 老吏   斷案⁽²²⁾，深 於 鞫讞⁽²³⁾，

陈无择 医 如 老吏   断案⁽²²⁾，深 于 鞫谳⁽²³⁾，

(11)康成：东汉经学家郑玄，字康成。

(12)训诂：即用当代通俗易懂之语解释古籍中的字句。

(13)自得：自有所得。

(14)味：体会。膏腴：肥沃富饶。此指孙思邈著作的丰富内容。

(15)庞安常：名安时，字安常，北宋医学家。

(16)天假之年：谓天授与他年岁，即让他寿命延长。假，给予。之，代词，指代庞安常。

(17)所就：成就的事业。就，成。

(18)钱仲阳：名乙，字仲阳，北宋医学家，精于儿科。李靖：唐初军事家，本名药师，封卫国公，精于兵法。

(19)度越纵舍：古代军事术语。度越谓安全越过险要地区，纵舍谓为全歼而有意放过敌军。

(20)颅顖方：治小儿病的方术。顖，同"囟"，婴儿头颅未合缝之处。

(21)因时所得：谓顺应当时的社会风尚。

(22)陈无择：名言，字无择，南宋医家。老吏断案：谓经验丰富的官更判决案件。

(23)鞫谳：审讯议断(狱案)。

陈言的医术犹如经验丰富的官吏判决案件,在审讯定案方面考虑周密,

未免 移情 就法, 自當其任則

未免 移情 就法, 自当其任则

但未免脱离具体情况而遵从法律条文,自行担当任务便

有餘, 使之代治則繁劇。許叔微醫 如

有余, 使之代治则繁剧。许叔微医 如

绰绰有余,使别人代理就感到繁琐杂乱。许叔微的医术恍若

顧愷 寫神⁽²⁴⁾,神氣有余,特 不 出 形似之外,可

顾恺 写神⁽²⁴⁾,神气有余,特 不 出 形似之外,可

顾恺之描绘神情,神气充盈,只是不能超脱形似之外,可以

模 而 不可 及。

模 而 不可 及。

仿效却不能达到。

張易水 醫 如 濂溪 之 圖 太極⁽²⁵⁾,分陰 分陽,

张易水 医 如 濂溪 之 图 太极⁽²⁵⁾,分阴 分阳,

张元素的医术类似周敦颐画太极图, 分别阴阳,

而 包括 理氣⁽²⁶⁾,其 要 以 古方新病 自為家法⁽²⁷⁾,

而 包括 理气⁽²⁶⁾,其 要 以 古方新病 自为家法⁽²⁷⁾,

又包含深刻的哲理,他的宗旨是把古方新病不相符合作为一家之说,

或 者 失察,欲 指圖為極⁽²⁸⁾,則 近乎畫蛇添足矣⁽²⁹⁾。

或 者 失察,欲 指图为极⁽²⁸⁾,则 近乎画蛇添足矣⁽²⁹⁾。

有人失于察辨,要把太极图当作太极,便同画蛇添足相差无几了。

劉河間 醫 如 橐駞 種樹⁽³⁰⁾,所在 全活, 但假

刘河间 医 如 橐驼 种树⁽³⁰⁾,所在 全活, 但假

(24)许叔微:字知可,南宋医学家。顾恺:即顾恺之,字长康,东晋著名画家。写神:描绘神情。

(25)张易水:即张元素,字洁古,金代著名医学家。濂溪:即周敦颐。

(26)理气:本是中国哲学的一对基本范畴。此用以比喻张元素著作中所包含的哲理。

(27)"古方新病"八字:家法,汉初传授经学,各家有异,弟子不得改变老师所授,谓之家法,故家法实指一派或一家的学说。

(28)指图为极:谓把太极图当作太极。

(29)画蛇添足:喻节外生枝,非但无益,反而有害。

(30)"橐驼"八字:橐驼,骆驼,借指驼背的人。

刘完素的医术宛如郭橐驼种树，处处都能成活，只是凭借

冰雪　以　為　春⁽³¹⁾，　利於松柏　而　不利於蒲柳⁽³²⁾。

冰雪　以　为　春⁽³¹⁾，　利于松柏　而　不利于蒲柳⁽³²⁾。

寒凉药作为恢复生机的手段，对于强健的体质有益，而对于虚弱的体质不利。

張子和　醫　如　老將對敵，或　陳兵背水⁽³³⁾，　或

张子和　医　如　老将对敌，或　陈兵背水⁽³³⁾，　或

张从正的医术浑似老将对敌，有时背依河流摆开阵势，有时

濟河焚舟⁽³⁴⁾，　置之死地　　　而　　後生，

济河焚舟⁽³⁴⁾，　置之死地　　　而　　后生，

过河以后烧掉渡船，把自己摆在必死之地却能绝处逢生，

不善　效　之，非　潰則北矣⁽³⁵⁾，其　六門

不善　效　之，非　溃则北矣⁽³⁵⁾，其　六门

不善于仿效这种做法，就必然溃败，他的风寒暑湿火燥六门

三法⁽³⁶⁾，　　蓋　長沙　之　緒餘　矣⁽³⁷⁾。李東垣　醫

三法⁽³⁶⁾，　　盖　长沙　之　绪余　矣⁽³⁷⁾。李东垣　医

和汗下吐三法，原是张仲景遗存下的学说啊。李东垣的医术

如　　絲弦　新絚⁽³⁸⁾，　一　鼓而竽籟並熄⁽³⁹⁾，

如　　丝弦　新絚⁽³⁸⁾，　一　鼓而竽籁并熄⁽³⁹⁾，

近乎重新更张琴弦的乐器，一旦演奏就使其他美好的乐声一并止息，

膠柱　和　之⁽⁴⁰⁾，　七弦　由　是　而　不諧　矣⁽⁴¹⁾，無他，

胶柱　和　之⁽⁴⁰⁾，　七弦　由　是　而　不谐　矣⁽⁴¹⁾，无他，

要是机械地附和它，琴声因此就不和谐了，没有别的原因，

希聲　之　妙⁽⁴²⁾，　　　非　開指　所　能　知　也⁽⁴³⁾。

希声　之　妙⁽⁴²⁾，　　　非　开指　所　能　知　也⁽⁴³⁾。

李东垣的深奥医术的微妙，不是初学者能够理解的。

(31)冰雪：比喻寒凉药。春：比喻愈病之药或恢复生机的手段。

(32)松柏：用以喻强健的体质。蒲柳：即水杨，因其早凋，用以喻衰弱的体质。

(33)陈兵背水：把部队陈列于背依河流的阵地，以示死战。

(34)济河焚舟：过河以后烧掉渡船，以示不欲生还。

(35)北：败逃。

(36)六门三法：吐剂、汗剂、下剂三法，风门、暑门、湿门、火门、燥门、寒门六门。

(37)绪余：残余。这里谓张从正的"六门三法"原是张仲景遗存下来的学说。

(38)丝：指琴瑟一类的弦乐器。絚：旋紧。

(39)竽籁：泛指美好的乐声。

(40)胶柱：粘住瑟上调节声音的弦柱。

(41)七弦：琴有七弦，因以七弦为琴的代称，此指琴声。

(42)希声：极细微的声音。此用以喻李东垣深奥的医术。

(43)开指：初学弹奏乐器的人。此喻初学医之人。

嚴子禮 醫 如 歐陽詢 寫字(44)，善 守 法度

严子礼 医 如 欧阳询 写字(44)，善 守 法度

严用和的医术恍如欧阳询写字，擅长 恪守法度

而 不尚 飄逸，學者 易於摹做，終 乏 漢晉 風度(45)。

而 不尚 飘逸，学者 易于摹仿，终 乏 汉晋 风度(45)。

而不重潇洒， 便于学习者临摹，但 毕竟缺乏汉晋书法大家不拘一格的风度。

張公度 醫 專 法 仲景(46)， 如 簡齋賦詩(47)，並有

张公度 医 专 法 仲景(46)， 如 简斋赋诗(47)，并有

张公度的医术一味模仿张仲景， 酷似陈与义作诗， 常有

少陵 氣 韻(48)。 王德膚 醫 如 虞人

少陵 气 韵(48)。 王德肤 医 如 虞人

杜甫的风格和意境。王德肤的医术近似掌管山泽的官员

張 羅(49)，廣 絡 原野(50)， 而 脫兔 殊 多，

张 罗(49)，广 络 原野(50)， 而 脱兔 殊 多，

张开罗纲，在田野上广泛笼罩，漏网的野兔就很多，

詭 遇 獲禽(51)， 無足算者 耳(52)。

诡 遇 获禽(51)， 无足算者 耳(52)。

不按照礼法规定而擒获的野兽，是不值得计算在内的啊。

(44)严子礼：名用和，字子礼，南宋医家。欧阳询：字信本，唐代著名书法家。

(45)汉晋风度：指东汉末年的钟繇、东晋的王羲之等著名书法家不拘一格的飘逸风度。

(46)张公度：名骙，南宋医家。
(47)简斋：即陈与义，字去非，号简斋，南宋诗人。

(48)少(shào)陵：即唐代著名诗人杜甫。气韵：风格和意境。

(49)王德肤：名硕，南宋医家。虞人：掌管山泽的官员。
(50)广络原野：谓在田野上广泛笼罩。此喻用药多而力不专。
(51)诡遇：谓打猎时不按礼法规定而横射禽兽。此喻用药不按法度。
(52)无足算：谓不值得计算在内。

诸家得失策

【提要】

本文选自清光绪六年扫叶山房藏版《针灸大成》卷三。作者杨济时（1522—1620），字继洲，三衢（今浙江衢县）人，明代著名针灸医学家。杨氏幼业举子，博学能文，后弃儒习医。其祖父曾任太医院御医，家藏医学秘籍颇多。杨氏悉心研习，寒暑不辍，遂通医理，而尤精于针灸。嘉靖时任侍御医，隆庆二年（1568）任职于圣济殿太医院，万历间仍任医官。杨氏行医四十余年，临证经验丰富。晚年他结合自己多年的临证经验，撰成《针灸大成》。《针灸大成》又名《针灸大全》，凡十卷。该书是杨氏在家传《卫生针灸玄机秘要》的基础上，博采群书，参以己验编撰而成。《针灸大成》一书是继《内经》《针灸甲乙经》《铜人腧穴针灸图经》后，对针灸理论的又一次系统总结。

本文是杨氏考卷之一，论述了针灸的起源与诸家的得失。策是古代的一种文体，用于科举士人考试。应试时由皇帝出题，写在简上，叫作策问。应试者按照文体陈述自己的观点，叫作对策。策一般有制策、试策、进策三种。本文属试策。"诸家得失"的题目系后加。

诸家得失策

問：人之一身，猶 之 天地。天地之氣， 不能

问：人之一身，犹 之 天地。天地之气， 不能

问：人的全身，好比是小天地。天地之间的气候，不能

以 恒 順，而 必 待 於 範圍之功(1)； 人身之氣，

以 恒 顺，而 必 待 于 范围之功(1)； 人身之气，

总是和顺， 一定有待于圣人规范的功用； 人身的血气，

不能 以 恒 平，而 必 待于 調攝之技(2)。 故 其

不能 以 恒 平，而 必 待於 调摄之技(2)。 故 其

也不能够永远平和，一定有待于人们调养的技巧。所以

致病 也， 既有不同；而 其 治 之，亦 不容 一律。

致病 也， 既有不同；而 其 治 之，亦 不容 一律。

造成疾病的原因，既然有不同；治疗的方法，也不容许一样。

故 藥與針灸， 不可缺一者也。然 針灸之技，昔

故 药与针灸， 不可缺一者也。然 针灸之技，昔

所以药物和针、灸，不可缺少一种。然而针灸的技术，从前

之 專門者 固 各有方書，若《素問》《針灸圖》

之 专门者 固 各有方书，若《素问》《针灸图》

的专家们固然各自都有医书，例如《素问》《铜人腧穴针灸
图经》

《千金方》《外臺秘要》(3)，與 夫 補 瀉 灸 刺

《千金方》《外台秘要》(3)，与 夫 补 泻 灸 刺

《千金要方》《外台秘要》， 和补法、泻法、灸法、刺法等

諸 法，以 示 來世 矣(4)。其果 何者 而 為之原歟(5)?

诸 法，以 示 来世 矣(4)。其果 何者 而 为之原欤(5)?

各种方法，用来传示给后人，到底哪些是它的源头呢?

亦 豈 無 得 失 去 取 於 其間 歟?

(1)范围：规范。

(2)调摄：调理摄养。

(3)针灸图：指《铜人腧穴针
灸图经》。

(4)示：给人看。
(5)果：究竟。原：本原。

亦 岂 无 得 失 去 取 于 其 间 欤?

难道这中间就没有正确的、错误的、可舍弃、可吸取之处吗?

諸生 以是 名家 者⁽⁶⁾, 請 詳言 之。

诸生 以是 名家 者⁽⁶⁾, 请 详言 之。

各位在这方面学有专长的生员,请详细谈谈这个问题。

(6)名家:谓学有所长而自成一家。

對曰:天地 之 道,陰陽 而 已 矣;夫 人之身,

对曰:天地 之 道,阴阳 而 已 矣;夫 人之身,

对答道:天地间的大道,不过是阴阳罢了;人的全身,

亦 陰陽 而 已 矣。陰陽者,造化 之 樞紐⁽⁷⁾,

亦 阴阳 而 已 矣。阴阳者,造化 之 枢纽⁽⁷⁾,

也不过是阴阳罢了。 阴阳是大自然造就化育万物的关键,

(7)造化:大自然。以其创造化育万物,故名。枢纽:关键。

人類 之 根柢 也⁽⁸⁾。惟 陰陽 得 其 理 則 氣 和,

人类 之 根柢 也⁽⁸⁾。惟 阴阳 得 其 理 则 气 和,

是人类的根本。只要阴阳运行符合常规,阴阳之气就会和顺;

(8)根柢:根本。

氣 和 則 形 亦 以 之 和 矣。如 其 拂 而 戾 焉⁽⁹⁾,

气 和 则 形 亦 以 之 和 矣。如 其 拂 而 戾 焉⁽⁹⁾,

阴阳之气和顺,形体也就因此和顺了。如果其运行违背常规,

(9)拂:违逆。戾:违反。

則 贊助 調攝 之 功 自 不容 已 矣⁽¹⁰⁾。否則,

则 赞助 调摄 之 功 自 不容 已 矣⁽¹⁰⁾。否则,

那么帮助救偏调养身体的努力,自然不容许停止了。不然,

(10)已:停止。

在 造 化 不能 為 天地 立心⁽¹¹⁾,而 化

在 造 化 不能 为 天地 立心⁽¹¹⁾,而 化

那便在造就化育万物方面不能够帮助天地尽其理,造化万物

(11)立心:树立准则。

工 以 之 而 息⁽¹²⁾; 在 夫人 不能 為 生民 立命⁽¹³⁾,

工 以 之 而 息⁽¹²⁾; 在 夫人 不能 为 生民 立命⁽¹³⁾,

(12)化工:自然的造化者。
(13)立命:修身养性以奉天命。

的工作因此而废止;在人的养生方面不能够帮助人们尽天性,

而 何 以 臻 壽考無疆 之 休 哉[14]? 此 固 聖 人 贊

而 何 以 臻 寿考无疆 之 休 哉[14]? 此 固 圣 人 赞

靠什么达到寿命永久的美境呢?　　　　这本来就是圣人帮助

化育之一端 也[15], 何可 以 醫家者流 而 小 之 邪[16]?

化育之一端 也[15], 何可 以 医家者流 而 小 之 邪[16]?

造化万物的一个方面,怎么能因为是属于医家之流就轻视他

呢?

(14)休:美善。此指美好的境界。

(15)赞:帮助。一端:一个方面。

(16)者流:之流。小:轻视。

　　愚 嘗觀之《易》曰:"大哉 乾元!萬物 資始[17]。"

　　愚 尝观之《易》曰:"大哉 乾元!万物 资始[17]。"

**　　我曾看到《周易》上说:"天真伟大啊!万物凭借你的力量而开始。"**

(17) 资:依托,凭借。

"至哉 坤元! 萬物 資生[18]。" 　　　 是

"至哉 坤元! 万物 资生[18]。" 　　　 是

"地真崇高啊!万物凭借你的力量而滋生。"这是一种

(18)"至哉"二句:朱熹注为"至,极也,比'大'义差缓。始者,气之始;生者,形之始。"

一元之氣 流行於天地之間[19],一闔一開,往來不窮,

一元之气 流行于天地之间[19],一阖一开,往来不穷,

浑元之气在天地中间流行,　　　一合一开,来往不断,

(19)一元之气:古代哲学指产生和构成天地万物的原始物质。

行 　 而為陰 陽, 布 　 　 而為五行,

行 　 而为阴 阳, 布 　 　 而为五行,

运动起来便分为阴气、阳气,散布在大地上便化生五行,

流 　 而為四時,而 萬物 由 之 以 化生。此則

流 　 而为四时,而 万物 由 之 以 化生。此则

流动起来便形成四时,万物就是由此而化育生成的。这是

天地 顯仁 　 藏 用之常[20], 固 無庸以贊助為也[21]。

天地 显仁 　 藏 用之常[20], 固 无庸以赞助为也[21]。

(20)显仁藏用:孔颖达疏言"显诸仁者,言道之为体,显见仁功,衣被万物,是显诸仁也;藏诸用者,谓潜藏功用,不使物知,是藏诸用也。"

(21)无庸:不用。

天地显示其仁爱,隐藏其功用的常规,固然是不用帮助的。

然 陰陽 之 施化,不能 以 無 愆(22),而 雨暘 寒暑,

然 阴阳 之 施化,不能 以 无 愆(22),而 雨暘 寒暑,

然而阴阳运行　　 不能没有差错,　　　 雨晴寒暑

不能 以 時 若(23),则 範圍之功,不能 無待於聖人也。

不能 以 时 若(23),则 范围之功,不能 无待于圣人也。

也不能完全顺应四时,那么人工规范的作用不能不有待于圣人了。

故《易》曰:"后 以 裁成天地之道,輔相天地之宜,

故《易》曰:"后 以 裁成天地之道,辅相天地之宜,

故《周易》说:"帝王来规范天地的运行,辅助天地的相宜,

以 左右 民(24)。" 此其所以人無夭劄(25),物無疵厲(26),

以 左右 民(24)。" 此其所以人无夭札(25),物无疵厉(26),

用来济助民众。"这就是人们没有夭折早死,万物没有灾害,

而 以 之 收 立命之功 矣。然而 吾人 同 得

而 以 之 收 立命之功 矣。然而 吾人 同 得

而收到尽其性命之功的原因啊。然而我们人类同是以

天地之理 以 為 理, 同得天地之氣 以 為 氣,

天地之理 以 为 理, 同得天地之气 以 为 气,

天地自然之理作为自身之理,同是以天地自然之气作为自身之气,

则 其 元氣 流行於一身之间,

则 其 元气 流行于一身之间,

那么人的元气流行在全身中间,

無異於一元之氣流行於天地之間也。夫 何喜怒哀樂、

无异于一元之气流行于天地之间也。夫 何喜怒哀乐、

同元气流行在天地之间就没有不同。怎奈在内部有喜怒哀乐、

心思嗜欲之汩於中(27),寒暑風雨、溫涼燥濕之侵於外,

(22)愆:过失。此指气候寒暑失常。

(23)"雨暘"二句:暘,晴天。若,顺。

(24)"后以"三句:后,君王。裁成,剪裁成就。辅相,辅助。左右,帮助。
(25)夭札:因疫病而早死。
(26)疵厉:同"疵疠"。灾害疫病。

(27)汩:扰乱。

心思嗜欲之泪于中⁽²⁷⁾，寒暑风雨、温凉燥湿之侵于外，

思念欲望的扰乱，　　在外界有寒暑风雨、温凉燥湿的侵袭，

於是有疾在腠理者焉，　有疾在血脈者焉，　有

于是有疾在腠理者焉，　有疾在血脉者焉，　有

于是有发生在腠理的疾病，有发生在血脉的疾病，有

疾在腸胃者焉。　然　而　疾在腸胃，　非　藥餌

疾在肠胃者焉。　然　而　疾在肠胃，　非　药饵

发生在肠胃的疾病。既然这样，那么疾病在肠胃，非药物

不能以濟；　在血脈，非針刺不能以及；　在腠理，非

不能以济；　在血脉，非针刺不能以及；　在腠理，非

不能治疗；　在血脉，　非针刺不能达到；　在腠理，非

熨炳不能以達⁽²⁸⁾。是　　　針、灸、藥　者，

熨炳不能以达⁽²⁸⁾。是　　　针、灸、药　者，

药熨艾灸不能通达。这样说来，针刺、艾灸、汤药三者，

醫家　之　不可缺一者也。夫　何　諸家之術　惟　以　藥，

医家　之　不可缺一者也。夫　何　诸家之术　惟　以　药，

医师不能缺少一样的啊。　　怎奈各家的医术只是凭藉汤药，

而　於　針、灸　則　並　而　棄　之，斯　何以　保其元氣，

而　于　针、灸　则　并　而　弃　之，斯　何以　保其元气，

对于针刺、艾灸则一并抛弃它，这样用什么保护病人的元气，

以　收　聖人　壽民之仁心　哉？

以　收　圣人　寿民之仁心　哉？

来实现圣人使人长寿的仁爱用心呢？

(28) 炳：中医的一种疗法，用火烧针(或砭石、艾绒)以刺激体表穴位。

然　是　針與灸也，　亦　未　易言　也。孟子曰：

然　是　针与灸也，　亦　未　易言　也。孟子曰：

　　然而这针刺和艾灸，也不是容易讲的。孟子说：

"離婁 之 明，　　　不 以 規矩，不能 成 方圓；

"离娄 之 明，　　　不 以 规矩，不能 成 方圆；

"像离娄那样的眼力，不用规和矩，　也不能作成方和圆；

師曠 之 聰，不 以 六律，不能 正 五音(29)。"若 古

师旷 之 聪，不 以 六律，不能 正 五音(29)。"若 古

像师旷那样的听力，不用六律，也不能调正五音。"像古代

之 方書，　　固 離婁之規矩、師曠之六律也。故

之 方书，　　固 离娄之规矩、师旷之六律也。故

的医学典籍，　本是离娄的规矩，师旷的六律啊。　所以

不 遡 其 原(30)，則 無 以 得 古人 立法 之 意；

不 溯 其 原(30)，则 无 以 得 古人 立法 之 意；

不追溯它的本源，　就无法得到古代贤人设立法度的本意；

不 窮 其 流，則 何以 知 後世 變法之弊？　今

不 穷 其 流，则 何以 知 后世 变法之弊？　今

不穷尽它的末流，从哪里知道后代变革法度的弊端呢？ 这里

以 古之方書 言 之，有《素問》《難經》焉，有

以 古之方书 言 之，有《素问》《难经》焉，有

就拿古代的医书来谈，有《素问》《难经》在此，　有

《靈樞》《銅人圖》焉(31)，　　　有《千金方》，有

《灵枢》《铜人图》焉(31)，　　　有《千金方》，有

《灵枢经》《铜人腧穴针灸图经》在此，有《千金要方》，有

《外臺秘要》焉，有《金蘭循經》(32)，　　有

《外台秘要》焉，有《金兰循经》(32)，　　有

《外台秘要》在此，有《金兰循经取穴图解》，有

《針灸雜集》焉(33)。然《靈樞》之《圖》(34)，

《针灸杂集》焉(33)。然《灵枢》之《图》(34)，

(29)"离娄"六句：离娄，传说为黄帝时人，明目善视，能于百步之外，见秋毫之末。师旷，字子野，春秋时晋国乐官，生而目盲，善辨声乐。六律，古代音乐用律管所定六个标准音调，依次为黄钟、太簇、姑洗、蕤宾、夷则、无射六阳律。五音，宫、商、角、徵、羽五个音阶。

(30)遡："溯"的异体字。

(31)铜人图：即《铜人腧穴针灸图经》。

(32)金兰循经：即《金兰循经取穴图解》。

(33)针灸杂集：又作《针灸杂说》，一卷，元窦桂芳撰。

(34)灵枢之图：一说指《灵枢》与《铜人腧穴针灸图经》，一说"灵枢"系"铜人"。

《针灸杂集》在此。然而对《灵枢》与《铜人腧穴针灸图经》，

或 議 其 太 繁 而 雜；於《金蘭循經》， 或 嫌 其

或 议 其 太 繁 而 杂；于《金兰循经》， 或 嫌 其

有人议论它们太繁杂； 对《金兰循经取穴图解》，有人嫌它

太 簡 而 略[35]； 於《千金方》，或 詆 其 不 盡《傷寒》之

太 简 而 略[35]； 于《千金方》，或 诋 其 不 尽《伤寒》之

太简略；对《千金要方》，有人诋毁它没有尽举《伤寒论》的

數[36]； 於《外臺秘要》，或 議 其 為 醫 之 蔽 室[37]； 於

数[36]； 于《外台秘要》，或 议 其 为 医 之 蔽 室[37]； 于

内容； 对《外台秘要》， 有人议论它是医家的流弊； 对

《針灸雜集》，或 論 其 未 盡 針 灸 之 妙 室[38]。遡而言之，

《针灸杂集》，或 论 其 未 尽 针 灸 之 妙 室[38]。溯而言之，

《针灸杂集》，有人说它没有穷尽针灸的奥妙。追溯起来说，

則 惟 《素》《難》 為 最 要。 蓋《素》《難》者，

则 惟 《素》《难》 为 最 要。 盖《素》《难》者，

就只有《素问》《难经》为最重要。大概《素问》《难经》

醫 家 之 鼻 祖[39]， 濟 生 之 心 法[40]， 垂 之 萬 世

医 家 之 鼻 祖[39]， 济 生 之 心 法[40]， 垂 之 万 世

是医家的始祖， 救济生命的心传之法， 留传万代

而 無 弊 者 也。

而 无 弊 者 也。

都没有弊端的啊。

夫既由《素》《難》以 遡 其 原，又由諸家以窮

夫既由《素》《难》以 溯 其 原，又由诸家以穷

既已从《素问》《难经》来追溯它的源头，又从各家来穷尽

其流。 探 脈 絡， 索 榮 衛， 診

其流。　　探　脉络，　　索　荣卫，　诊

它的支流。探讨经络的终始，研究营卫的通塞，诊察

表裡，　　　虚則補之，　實則瀉之，　熱則凉之，

表里，　　　虚则补之，　实则泻之，　热则凉之，

表里的病变，虚证就补它，实证就泻它，热证便使它凉，

寒則溫之，　或　通　其　氣血，或　維　其　真元。

寒则温之，　或　通　其　气血，或　维　其　真元。

寒证便使它温，有时疏通病人的气血，有时维护病人的元气。

以　律天時　遡(41)，則　春夏　刺　淺，秋冬　刺　深也；

以　律天时　遡(41)，則　春夏　刺　浅，秋冬　刺　深也；

用来效法四时，那么春天夏天进针要浅，秋天冬天进针要深；

(41)律天时：效法四时。

以　襲水土　遡(42)，則　濕　致　高原，　熱　　處

以　袭水土　遡(42)，则　湿　致　高原，　热　　处

用来依据地理，那么湿证患者送至高原地区，热证患者安置

(42)袭水土：依据地理。

風　凉　也(43)；以　取諸人，肥　則　刺深，瘠　則　刺淺　也。

风　凉　也(43)；以　取诸人，肥　则　刺深，瘠　则　刺浅　也。

风凉环境；用来根据人体，则肥胖者刺得深，瘦瘠者刺得浅。

(43)"湿致"八字：王冰注："地高处则燥，下处则湿，此一方之中小异也。"致，送达。

又　由是　而施之　以　動搖、進退、搓彈、攝按之法(44)，

又　由是　而施之　以　动摇、进退、搓弹、摄按之法(44)，

再根据这些来施用动、摇、进、退、搓、弹、摄、按等手法，

(44)"动摇"八字：指八种针刺方法。

示之　以喜怒、憂懼、思勞、醉飽之忌，窮之　以井滎

示之　以喜怒、忧惧、思劳、醉饱之忌，穷之　以井荣

告诫喜、怒、忧、惧、思、劳、醉、饱等忌讳，穷尽井、荣、

(45)"井荣"五字：合称五腧穴。

(46)主客：本经原穴为主，与本经相表里之络穴为客。两穴配合使用。迎随：逆经行方向进针，逢其气之来为迎；顺经行方向进针，顺其气之去为随。迎为泻，随为补。开阖：出针时摇大其孔，使邪外出为开；出针时揉闭其孔，不使经气外泄为阖。开为泻，阖为补。机：时机。

俞　經　合　之　源(45)，究之　以主客標本之道、迎隨

俞　经　合　之　源(45)，究之　以主客标本之道、迎随

腧、经、合等的本源，探究主、客、标、本的原则和迎、随、

開闔之機(46)。　夫　然後　陰陽　和，五氣　順，榮衛

開阖之机(46)。　夫　然后　阴阳　和，五气　顺，荣卫

开阖之机[46]。　夫　然后　阴阳　和，五气　顺，荣卫

开、合的时机。　如此之后才能阴阳调和，五脏气顺，营卫

固，　脉络　绥[47]，而　凡　腠理血脉，

坚固，经络安和，而且所有的皮肤肌肉纹理，

四体百骸[48]，　　　　　　　一气　流行，而　无

血液流通的大经小络，四肢全身，元气畅通流行，而没有

壅滞痿痹之患矣。不　犹　圣人之裁　成　辅　相，而

壅塞不通的祸患。这不如同圣人的化裁相成辅助规范，而使

一元之气　周流于天地之间乎？　先儒　曰："吾之心

元气在天地间顺畅地周流吗？　前代学者说："只要我的心

正，则天地之心亦正；吾之气顺，则天地之气亦顺[49]。"

端正，天地的心也就端正；　我的气顺畅，天地的气也就顺

畅。"

(49)"吾之心正"四句：朱熹《中庸章句》"致中和，天地位焉，万物育焉"注："盖天地万物，本吾一体。吾之心正，则天地之心亦正矣；吾之气顺，则天地之气亦顺矣。故其效验至于如此。此学问之几功，圣人之能事，初非有待于外，而修道之教，亦在其中矣。"

此固　赞　化　育　之极功也[50]，而愚于

这固然是天地化生繁育万物的极大功业，　而　我　对于

医　之　灸刺　　也亦云[51]。

医学中针灸的功用也如此说。

(50)极功：最高的功德。
(51)亦云：也如此说。

297

用药如用兵论

【提要】

本文选自《医学源流论》卷上。作者徐大椿（1693—1771），字灵胎，又名大业，晚年号洄溪老人，吴江（今属江苏）人，清代著名医学家。著有《难经经释》《神农本草经百种录》《医贯贬》《伤寒类方》《兰台轨范》《慎疾刍言》和《医学源流论》等著作。

本文以类比手法，用战术比喻医术，通过用兵之道说明用药之法，指出用药攻疾如同用兵除暴，须"知己知彼"，并提出治病的十条原则，最后以"衰敝之日，不可穷民力""富强之国，可以振威武"的观点，阐明了药物的攻补原则。

用药如用兵论

聖人 之所以全民生也(1)，五谷为養(2)，五果为

圣人 之所以全民生也(1)，五谷为养(2)，五果为

圣人保全人民生命的方法，是把谷物作为主食，果品作为

助(3)，五畜为益(4)， 五菜为充(5)， 而毒藥则以之攻

助(3)，五畜为益(4)， 五菜为充(5)， 而毒药则以之攻

副食，牲畜作为滋补品，菜蔬作为供养物，药物就用它攻治

邪(6)。故 雖 甘草、人參， 誤 用

邪(6)。故 虽 甘草、人参， 误 用

病邪，所以即使甘草、人参这一些平和的药物，错误地使用

致 害，皆 毒藥之为 也(7)。古人 好服食者(8)，

致 害，皆 毒药之为 也(7)。古人 好服食者(8)，

也会造成危害，都是毒药这一类啊。喜爱服食丹药的古人，

必有奇疾(9)， 猶之好戰勝者， 必有奇殃。

必有奇疾(9)， 犹之好战胜者， 必有奇殃。

必然产生重病，好像贪求作战逞胜的人，一定招致大祸一样。

是故兵之設也以除暴，不得已而後興(10)；藥之設也以

是故兵之设也以除暴，不得已而后兴(10)；药之设也以

因此设置军队用来除害，不得已然后才动用；设置药物用来

攻疾，亦不得已而後用。 其 道 同 也。

攻疾，亦不得已而后用。 其 道 同 也。

治病，也是不得已然后才使用。它们的道理是相同的。

故 病之为患也(11)， 小 则耗精，大 则伤命，

故 病之为患也(11)， 小 则耗精，大 则伤命，

疾病造成祸患， 小患就耗散正气，大患便伤害性命，

(1)圣人：原指道德和智能极高的人。此指《内经》的作者。

(2)五谷：粳米、小豆、麦、大豆、黄黍五种谷物。

(3)五果：枣、李、栗、杏、桃。

(4)五畜：牛、犬、猪、羊、鸡。

(5)五菜：葵、韭、藿、薤、葱。

(6)毒药：祛邪治病之药。

(7)毒药：指危害人体的毒性猛烈的药物。

(8)服食：指服食丹药，是道家的一种养生法。

(9)奇：大。

(10)"是故"二句：《孙子·火攻》："明主虑之，良将修之，非利不动，非得不用，非危不战。"

(11)故：提起连词，无义。

隱然一敵國也⁽¹²⁾。　　　　以草木之偏性，攻藏府之

隐然一敌国也⁽¹²⁾。　　　　以草木之偏性，攻藏府之

严重得好比一个敌对的国家。用药物的特性，攻治脏腑的

偏勝，必能　知　彼　知　己⁽¹³⁾，　多方　　　以　制

偏胜，必能　知　彼　知　己⁽¹³⁾，　多方　　　以　制

偏胜，如果能既了解疾病，又掌握药性，用多种方法制服

之，　而　後　無　喪身殞命之憂。是故　傳經　　之

之，　而　后　无　丧身殒命之忧。是故　传经　　之

病邪，然后才没有丧失性命的忧虑。因此对循着六经传变的

邪⁽¹⁴⁾，而　先　奪　其　未至，　　　　則　所以　斷　敵

邪⁽¹⁴⁾，而　先　夺　其　未至，　　　　则　所以　断　敌

病邪，便预先占据它尚未侵袭的部位，就好比切断敌军

之　要道也⁽¹⁵⁾；　橫暴　　之疾，而　急　保　其　未

之　要道也⁽¹⁵⁾；　横暴　　之疾，而　急　保　其　未

必经之道的方法；　对来势迅猛的病邪，便赶快守护那尚未

病，　　　　則　所　以　守　我　之　巖　疆　也⁽¹⁶⁾。挾　宿食

病，　　　　则　所　以　守　我　之　岩　疆　也⁽¹⁶⁾。挟　宿食

致病的部位，就好比守卫我方险要疆土的方法。对挟带积食

而　病者，　先　除　其　食，則　敵　之　資糧　　己

而　病者，　先　除　其　食，则　敌　之　资粮　　已

而造成的病，首先消除积食，就好比敌方的财物粮食已经

焚；　合　舊疾而　發者，必　　防　其　　並，

焚；　合　旧疾而　发者，必　　防　其　　并，

烧毁；对并合宿疾而发作的病，一定要防止新旧病邪会合，

則　敵　之　內應　既　絕⁽¹⁷⁾。辨　經絡　而　無泛用之藥⁽¹⁸⁾，

则　敌　之　内应　既　绝⁽¹⁷⁾。辨　经络　而　无泛用之药⁽¹⁸⁾，

---

(12)隐然一敌国：同"隐若敌国"。多以"隐若敌国"指对国家起举足轻重的人。此指对人体具有重大危害的疾病。

(13)知彼知己：本文"彼"指"藏府之偏胜"，即疾病；"己"指"草木之偏性"，即药物。

(14)传经之邪：按六经顺传的病邪。

(15)要道：犹要津，比喻显要的道路。此指必经之路。

(16)岩疆：险要的疆域。此指将要受病邪侵袭的部位。

(17)内应：隐伏在敌方内部以进行策应的人。此指"旧疾"。

(18)"辨经络"句：辨经络，此指诊断疾病的所在。一说指药物的归经，即某药对某些脏腑经络的病变所产生的治疗作用。

就好比敌方的内应已断绝。辨明经络便没有泛泛而用的药物，

此之謂 響導之師⁽¹⁹⁾；因寒熱而有反用之方⁽²⁰⁾，此之謂

此之谓 响导之师⁽¹⁹⁾；因寒热而有反用之方⁽²⁰⁾，此之谓

这好比先头侦察的部队；依据寒热便有反治的方法，这好比

行間 之術⁽²¹⁾。一病 而 分 治 之⁽²²⁾，则 用 寡

行间 之术⁽²¹⁾。一病 而 分 治 之⁽²²⁾，则 用 寡

分化离间的策略。一种病若分割治疗它们，那么用少量药物

可 以 勝 眾， 使 前 後 不 相 救， 而

可 以 胜 众， 使 前 后 不 相 救， 而

就可以战胜众多的病症，使它们前后不能互相救援，那么

勢 自 衰；數 病 而 合 治 之⁽²³⁾，则 並 力

势 自 衰；数 病 而 合 治 之⁽²³⁾，则 并 力

病势自然衰退；几种病如果同时治疗它们，那么集中药力

搗 其 中堅⁽²⁴⁾， 使 離 散 無 所 統， 而

捣 其 中坚⁽²⁴⁾， 使 离 散 无 所 统， 而

摧毁 主要病邪， 使它们分散没有统领的力量，那么

眾 悉 潰。病 方 進，则 不治其太甚，

众 悉 溃。病 方 进，则 不治其太甚，

众多的病邪就会完全溃退。病势正在进展，就不宜在病邪猖獗时攻治，

固 守 元氣， 所以 老 其 師⁽²⁵⁾； 病 方 衰，

固 守 元气， 所以 老 其 师⁽²⁵⁾； 病 方 衰，

应当坚守正气，这好比使敌军疲怠的方法；病势正在衰退，

则 必 窮其所之， 更 益 精 銳，

则 必 穷其所之， 更 益 精 锐，

就必定穷追到病邪退去之处，再增加精练勇锐的药物，

所 以 搗 其 穴⁽²⁶⁾。

(19)响导：引路。又作"向导"。
(20)反用：即反治。指和常规相反的治法。

(21)行间：离间。这里指用寒性药治假寒证、热性药治假热证。
(22)而：如，假设连词。

(23)"数病"句：《医学源流论·治病分合论》："有当合治者，如寒热腹痛，头疼泄泻，厥冒胸满，内外上下无一不病，则当求其因何而起，先于诸症中最最甚者为主，而其余症每症加专治之药一二味以成方，则一剂而诸症皆备。以此类推，则合治之法可知矣。"
(24)中坚：古代主将所在的中军部队，是全军的主力，故称中坚。此指主要的病症。

(25)老：疲怠。此为使动用法。

(26)穴：巢穴。

所以 捣 其 穴⁽²⁶⁾。

这好比摧毁敌人巢穴的方法。

若夫 虚邪之體⁽²⁷⁾，　　　攻 不可過，

若夫 虚邪之体⁽²⁷⁾，　　　攻 不可过，

至于对邪气侵入而正气已衰的人，攻治不可迅猛，

本　　和平 之藥⁽²⁸⁾，而以峻藥　補之；

本　　和平 之药⁽²⁸⁾，而以峻药　补之；

应当主要用性味平和的药物，而用性味猛烈的药物辅助它；

衰敝　　之日，不可窮民力也。

衰敝　　之日，不可穷民力也。

好比衰弱困败的时候，不可竭尽人民的力量啊。

實邪之傷⁽²⁹⁾，　　　攻 不可緩，用

实邪之伤⁽²⁹⁾，　　　攻 不可缓，用

对邪气伤及而正气尚实的人，攻治不可轻缓，应当主要运用

峻厲　之藥，而以常藥　　和之；

峻厉　之药，而以常药　　和之；

性味猛烈的药物，而用性味平和的药物调和它；

富強之國，　　可以振 威武也。然而，

富强之国，　　可以振 威武也。然而，

好比富有强盛的国家，可以提振军威武力啊。虽然这样，

選材 必　當，器械必良，尅 期 不 愆⁽³⁰⁾，

选材 必　当，器械必良，尅 期 不 愆⁽³⁰⁾，

但是选材一定要恰当，器具必须精良，限定日期，不得延误，

佈陣　　有方⁽³¹⁾，此 又 不可更僕數 也⁽³²⁾。

布阵　　有方⁽³¹⁾，此 又 不可更仆数 也⁽³²⁾。

(27)若夫：至于。虚邪之体：指邪气侵入、正气已衰的人。

(28)本：与下文"用峻厉之药"的"用"对举，都是"主用"的意思。

(29)实邪之伤：指邪气侵入、正气旺盛的人。

(30)尅期：犹"克日"。约定或限定日期。尅，"克"的异体字。愆：失误；过失。

(31)布阵：排列阵势。此指方剂配伍。方：规律。

(32)"不可"五字：即"更仆难数"。形容事物繁多，数不胜数。

方剂配伍，要有规律，这些又是数不胜数的。

孙武子十三篇⁽³³⁾，治病之法 盡 之 矣。

孙武子十三篇⁽³³⁾，治病之法 尽 之 矣。

《孙子兵法》一书，治病的方法完全包括在里面了。

(33)"孙武子"六字：指《孙子兵法》。古代兵书，共十三篇，春秋时齐国孙武著。又称《孙子》《孙武兵法》。

医俗亭记

【提要】

本文选自文渊阁《钦定四库全书》本《家藏集》卷三十一。作者吴宽（1435—1504），字原博，号匏庵，长洲（今江苏苏州）人，明代文学家、书法家。累官至礼部尚书兼翰林院学士，卒谥文定。吴氏读书涉猎甚广，为诸生时，即以文才、德行有声其间。其诗深厚酿郁，为文颇有典则，兼工书法。《家藏集》又称《匏翁家藏集》《匏翁家藏稿》《匏庵集》，为吴氏诗文别集。据《明史·艺文志》载，书凡七十八卷，其中诗三十卷，文四十七卷，补遗一卷。

本文以竹为喻，赞美竹之形质及其医俗之功，表达了医治天下俗病的愿望。

医俗亭记

余 少 婴 俗病，汤 熨 针 石，咸 罔 奏 功，

余 少 婴 俗病，汤 熨 针 石，咸 罔 奏 功，

我年轻时患俗病，汤药、熨烩、针刺、砭石，都没取得疗效，

而 年日益久，病日益深，殆由腠理肌肤 以达于骨髓，

而 年日益久，病日益深，殆由腠理肌肤 以达于骨髓，

病程日益长久，病情日益深重，大概从腠理肌肤深入到骨髓，

而为废人矣。客有过余[1]，诵苏长公《竹》诗[2]，至"士

而为废人矣。客有过余[1]，诵苏长公《竹》诗[2]，至"士

而成为废人了。有个宾客探望我，诵读苏轼《竹》诗，到"士

俗不可医"之句，瞿然 惊曰[3]："余病 其痼也耶，何

俗不可医"之句，瞿然 惊曰[3]："余病 其痼也耶，何

俗不可医"句，我心惊地说："我的病大概很重了吧，为什么

长公之诗 云尔也[4]？" 既[5]，自解曰："士 俗

长公之诗 云尔也[4]？" 既[5]，自解曰："士 俗

长公的诗这样说呢？" 一会儿，自己解释说："士 俗

坐 无 竹耳[6]，使有竹，安知 其 俗 之 不可

坐 无 竹耳[6]，使有竹，安知 其 俗 之 不可

因为没有竹子吧，如果有竹子，怎么知道他们的俗病不可

医哉？" 则求竹 以居之。

医哉？" 则求竹 以居之。

医治呢？" 于是寻求有竹子的地方来居住。

而 家之东偏，隙地仅半亩[7]，墙角 萧然有竹

而 家之东偏，隙地仅半亩[7]，墙角 萧然有竹

家居的东面， 空地几乎半亩， 墙角冷落地有竹子

(1)过：探望。
(2)苏长公：指北宋文学家苏轼。长公，长兄之称

(3)瞿然：心惊貌。

(4)云尔：如此说。
(5)既：一会儿。

(6)坐：因为。

(7)仅(jìn)：几乎；将近。

数十箇⁽⁸⁾。於是 日 使僮奴壅且沃之⁽⁹⁾，以 須其盛⁽¹⁰⁾。

数十个⁽⁸⁾。于是 日 使僮奴壅且沃之⁽⁹⁾，以 须其盛⁽¹⁰⁾。

数十株。于是每日委派僮仆培土又浇灌，以等待它们茂盛。

越 明年， 挺然 百餘， 其 密 如

越 明年， 挺然 百余， 其 密 如

到了第二年，傲然挺拔有一百多株，它们密密麻麻的如同

簀⁽¹¹⁾， 而 竹 盛 矣。復 自 喜 曰：

簀⁽¹¹⁾， 而 竹 盛 矣。复 自 喜 曰：

用竹子编结的床垫，竹子茂盛了。又自己高兴地说：

"余 病其 起 也耶?"因 構 小亭 其 中。

"余 病其 起 也耶?"因 构 小亭 其 中。

"我的病大概要好转了吧?" 于是在竹林中建造小亭。

食 飲 於是， 坐臥 於是， 嘯歌 於是， 起

食 饮 于是， 坐卧 于是， 啸歌 于是， 起

吃饭喝水在这里，小坐躺卧在这里，呼啸歌吟在这里，起身

而 行 於是，倚 而 息 於是，傾耳 註目，

而 行 于是，倚 而 息 于是，倾耳 注目，

行走在这里，倚靠休息在这里，侧着耳朵听，集中目光看，

舉手投足， 無不在於是。其 藉 此 以 醫 吾之俗

举手投足， 无不在于是。其 藉 此 以 医 吾之俗

举手提足， 无不在这里。 我凭借如此生活来医治我的俗病

何如耶? 吾 量 之 隘俗 也耶⁽¹²⁾，竹之 虛心有容 足以

何如耶? 吾 量 之 隘俗 也耶⁽¹²⁾，竹之 虚心有容 足以

怎么样呢? 我气量狭隘的俗病，竹筒内部空虚有容量能够

醫 之； 吾 行 之 曲俗也，竹之直立不挠 足以醫之；

医 之； 吾 行 之 曲俗也，竹之直立不挠 足以医之；

医之；我行之曲俗也，竹之直立不挠 足以医之；

(8)萧然：冷落貌。箇：竹一枝。引申为量词，犹言枚。

(9)壅：用土壤或肥料培在植物根部。

(10)须：等待。

(11)簀：用竹片编成的床垫子。亦泛指竹席。

(12)量：器量，度量。

医治它；我行为乖戾的俗病，竹子挺直不弯曲能够医治它；

吾 宅心 流 而 無制(13)，竹之通而節 足以醫之；吾

吾 宅心 流 而 无制(13)，竹之通而节 足以医之；吾

我居心放纵而没有节制，竹子通彻而有节能够医治它； 我

待物 混 而 無別，竹之 理 而 析 足以醫之。竹

待物 混 而 无别，竹之 理 而 析 足以医之。竹

待人混同而没有区别，竹子有纹理差别能够医治它。竹子

之 干雲霄而直上(14)，足以醫 吾誌之卑；竹之歷冰雪

之 干云霄而直上(14)，足以医 吾志之卑；竹之历冰雪

上冲云霄笔直挺立，能够医治我志向的卑下；竹子经历严冬

而 愈 茂，足以醫 吾節 之 變。其瀟灑而可愛也，

而 愈 茂，足以医 吾节 之 变。其潇洒而可爱也，

却更加茂盛，能够医治我气节的不贞；竹子潇洒而且可爱，

足以醫吾之 凝滯； 其 為 箇、為 簡、

足以医吾之 凝滞； 其 为 箇、为 简、

能够医治我的拘泥不化； 竹子可以制作竹筒、制作竹简、

為 箭、為 笙、為 簫、為簠簋也(15)，足以醫 吾

为 箭、为 笙、为 箫、为簠簋也(15)，足以医 吾

制作竹箭、制作笙、制作箫、制作祭祀器具，能够医治我的

陋劣而無用。蓋 逾年，而 吾之病 十已去二三 矣。

陋劣而无用。盖 逾年，而 吾之病 十已去二三 矣。

浅陋顽劣和无能。大概过了一年，我的病已消除十分之二三。

久之， 安知 其體 不飄然而輕舉，其意

久之， 安 知 其体 不飘然而轻举，其意

时间长久，怎么知道我的身体不飘飘然轻轻腾起，我的思想

不 釋然 而 無累(16)，其心 不 充然 而 有得 哉?

不 释然 而 无累(16)，其心 不 充然 而 有得 哉?

(13)宅心：居心，存心。流：放纵。

(14)干(gān)：触犯，冒犯。

(15)箇：竹筒。简：古代用以书写的狭长竹片。簠簋：皆古代祭祀用器。簠用以盛稻粱，簋用以盛黍稷。

(16)释然：疑虑消除貌。累：带累，牵挂。

不疑虑消除而没有牵挂，我的心情不充实而有所收获呢？

古 之 俞跗、秦越人辈，竹奚以讓為⁽¹⁷⁾？然 而，

古 之 俞跗、秦越人辈，竹奚以让为⁽¹⁷⁾？然 而，

古代的俞跗、秦越人等人为什么不用竹子治病呢？虽然如此，

是竹也，不苦口，不瞑眩⁽¹⁸⁾，不湔浣肠胃，不漱滌五

臟⁽¹⁹⁾。

是竹也，不苦口，不瞑眩⁽¹⁸⁾，不湔浣肠胃，不漱涤五

脏⁽¹⁹⁾。

但是竹子，不使人口苦，不使人头晕目眩，不洗涤肠胃五脏。

長公 不 余 秘 而 授之。余 用之，既有功緒矣⁽²⁰⁾。

长公 不 余 秘 而 授之。余 用之，既有功绪矣⁽²⁰⁾。

苏长公不隐瞒我而传授给我。我使用它，已经有功效了。

使 人人皆用之， 天下 庶幾無俗病與？

使 人人皆用之， 天下 庶几无俗病与？

如果人人都使用它，天下或许没有俗病了吧？

明年 余將北去京師⁽²¹⁾。京師地不宜竹。余 恐 去

明年 余将北去京师⁽²¹⁾。京师地不宜竹。余 恐 去

明年我将要北上京城。京城地方不适宜栽种竹。我担心离开

竹 日 遠   而 病 復 作 也。既 以 名其亭，復

竹 日 远   而 病 复 作 也。既 以 名其亭，复

竹子一天天的遥远而俗病又要发作。已经命名那个亭子，再

書 此 為 記。遲 他日 歸亭中⁽²²⁾，願俾病根 悉去之，

书 此 为 记。迟 他日 归亭中⁽²²⁾，愿俾病根 悉去之，

写这篇文字作为记。等待日后回到亭中，希望病根完全消除，

(17)奚以……为：表示疑问的固定结构。奚，何；为，语气助词。让：辞让。

(18)瞑眩：头晕目眩。

(19)"不湔浣"二句：《史记·扁鹊仓公列传》有"湔浣肠胃，漱涤五藏"句，故云。

(20)功绪：功效。同义词复用。

(21)京师：京城。指今北京。

(22)迟：等待。

不 識 是 竹　尚納我否⁽²³⁾?

不 识 是 竹　尚纳我否⁽²³⁾?

不知道这片竹林还肯接纳我吗?

医师章

【提要】

　　本文选自《周礼·天官·冢宰》，据中华书局1980年影印清·阮元校刻《十三经注疏》本排印。《周礼》，原名《周官》《周官经》。关于其作者，古文经学家认为是周公姬旦，今文经学家认为是战国时人，近人则从周秦铜器铭文所载官制，并参证该书政治、经济制度和学术思想，考证确定为东周与春秋时代的作品。该书系采集当时周王室和战国时代鲁、宋等国的官制，添附编著者的政治理想，加以增减排比而成，是一部有条理的官制汇编，也是研究我国古代社会政治典章制度的重要文献之一。全书共分《天官冢宰》《地官司徒》《春官宗伯》《夏官司马》《秋官司寇》《冬官司空》六篇。其中，《冬官司空》早佚，西汉河间献王获得此书时即缺此篇，遂以《考工记》补之。西汉末年，该书被正式列于经学，因其内容属于礼，故称《周礼》。有东汉郑玄《周礼注》、唐代贾公彦《周礼正义》、清代孙诒让《周礼正义》等注。

　　本文记述了医师、食医、疾医、疡医和兽医的职责及各科医生诊治疾病的方法，反映出我国早在两千多年前，医药学的实践知识已相当丰富，医疗卫生管理制度已颇为缜密完善。

医师章

醫師 掌 醫 之 政令⁽¹⁾，聚 毒藥 以共醫事⁽²⁾。

医师 掌 医 之 政令⁽¹⁾，聚 毒药 以共医事⁽²⁾。

医师掌管医疗卫生事业的政策法令，征集药物供医疗用。

凡 邦 之 有 疾 病 者、疕 瘍 者 造 焉⁽³⁾，则

凡 邦 之 有 疾 病 者、疕 疡 者 造 焉⁽³⁾，则

凡是国内有疾病的，或有外、伤科疾患的人来到这里，就

使 醫 分 而 治之。 歲終 則 稽其

使 医 分 而 治之。 岁终 则 稽其

派医生分别给他们治疗。到年终就考核他们的

醫事， 以 制 其 食⁽⁴⁾：十全 為上⁽⁵⁾，

医事， 以 制 其 食⁽⁴⁾：十全 为上⁽⁵⁾，

医疗卫生工作业绩，以制定其俸禄： 全数治愈的为上等，

十 失一 次之，十 失

十 失一 次之，十 失

十个病人就诊其中误治一人的为次一等，十个病人中误治

二 次之， 十 失三 次之，

二 次之， 十 失三 次之，

二人的为再次一等，十个病人中误治三人的为再次一等，

十 失四 為 下⁽⁶⁾。

十 失四 为 下⁽⁶⁾。

十个病人就诊若有四人未被治愈的就列入下等了。

食醫 掌 和 王之六食、六飲、六膳、百羞、

食医 掌 和 王之六食、六饮、六膳、百羞、

食医掌管调配君王的六食、六饮、六膳、百羞、

百醬、八珍 之 齊⁽⁷⁾。凡 食齊 胝春時⁽⁸⁾，

(1)医师：贾公彦疏："医师者，众医之长。"

(2)毒药：郑玄注为"毒药，药之辛苦者。"共：同"供"。

(3)病：重症。疕瘍：郑注："疕，头疡，亦谓秃也。身伤曰疡。"

(4)"岁终"二句：年终时则考核众医之业绩，以制定其俸禄。食，俸禄。

(5)十全：谓所治皆愈。

(6)十失四为下：郑注为"以失四为下者，五则半矣，或不治自愈。"

(7)食医：周代医官之一，掌管调味配膳等事的医生。和(hé)：调配和合。六食：指稌、黍、稷、粱、麦、苽。六饮：指水、浆、醴、凉、医、酏。六膳：指用马、牛、羊、豕、犬、鸡的肉所做的美食。百羞：多种美味的食品。百酱：多种精制的酱类食品。八珍：八种珍贵的食品。齐，同"剂"。

(8)"凡食齐眂春时"四句：此言饮食的寒温有常度，可与四季的气温相比拟。

百酱、八珍　之齐⁽⁷⁾。凡 食齐　　眂 春时⁽⁸⁾，

百酱、　八珍之类的饮食。凡是调配六食，应仿照春季的气候而宜温，

羹齐　　眂　夏時，　　　　醬齊　　眂　秋時，

羹齐　　眂　夏时，　　　　酱齐　　眂　秋时，

调配羹汤应仿照夏季的气候而宜热，调配酱类应仿照秋季的气候而宜凉，

飲齊　　眂　冬時。　　　　凡　　和⁽⁹⁾，

飲齐　　眂　冬时。　　　　凡　　和⁽⁹⁾，

调配饮料应仿照冬季的气候而宜冷。大凡调配饮食，

(9)和：指调和五味多少的剂量。

春 多 酸，　夏 多 苦，　秋 多 辛，　冬 多 鹹，

春 多 酸，　夏 多 苦，　秋 多 辛，　冬 多 咸，

因春天多酸味，夏天多苦味，秋天多辛味，冬天多咸味，

調 以 滑甘⁽¹⁰⁾。　　　　凡 會 膳食 之

调 以 滑甘⁽¹⁰⁾。　　　　凡 会 膳食 之

要用柔滑及带甜味的作料来调和。大凡调配六膳六食的

(10)"春多酸"五句：意谓春食多酸，夏食多苦，秋食多辛，冬食多咸，故应用滑润甘甜之物调和之。滑，指堇、苣、粉等。

(11)会：指多种滋味相辅相成而无差失。膳食：即上文之六膳、六食。宜：指适宜的方法。

宜⁽¹¹⁾，　牛 宜　稌⁽¹²⁾，　羊 宜　　黍，

宜⁽¹¹⁾，　牛 宜　稌⁽¹²⁾，　羊 宜　　黍，

最佳方法，牛肉宜同粳米相搭配，羊肉宜同黄米相搭配，

(12)牛宜稌：牛肉应与粳米配食。按，此与以下五句，均指六牲与六谷相配合，以使气味相成。

豕 宜 稷，　　犬 宜　　梁，

豕 宜 稷，　　犬 宜　　粱，

猪肉适合同小米相搭配，狗肉适合同上等小米相搭配，

雁 宜 麥⁽¹³⁾，　魚 宜 苽。　　凡

雁 宜 麦⁽¹³⁾，　鱼 宜 苽。　　凡

鹅肉适合同小麦相搭配，鱼适合同菰米相搭配。大凡

(13)雁：鹅。

君子 之 食 恒 放 焉⁽¹⁴⁾。

君子 之 食 恒 放 焉⁽¹⁴⁾。

(14)君子：此指当时之贵族统治阶级。放：通"仿"。

贵族阶层的饮食都经常仿照这种方法。

疾醫 掌 養 萬民之疾病⁽¹⁵⁾。四時皆有癘疾⁽¹⁶⁾：

疾医 掌 养 万民之疾病⁽¹⁵⁾。四时皆有疠疾⁽¹⁶⁾：

疾医负责治疗百姓的疾病。一年四季都有季节性流行病：

春時 有 痟首疾⁽¹⁷⁾，　　夏時 有 癢疥疾，

春时 有 痟首疾⁽¹⁷⁾，　　夏时 有 痒疥疾，

如春季有酸削感的头痛病，夏季有瘙痒的疥疮之类的皮肤病，

秋時 有 瘧寒疾，　　　冬時 有 漱上氣疾⁽¹⁸⁾。

秋时 有 疟寒疾，　　　冬时 有 漱上气疾⁽¹⁸⁾。

秋季有疟疾和发冷的疾病，冬季有咳嗽及气喘病之类。

以　　五味、五穀、五藥 養 其 病⁽¹⁹⁾。以

以　　五味、五谷、五药 养 其 病⁽¹⁹⁾。以

医生就用五味、五谷、五药治疗他们的疾病。首先根据

五氣、五聲、五色 眡 其 死 生⁽²⁰⁾；

五气、五声、五色 眡 其 死 生⁽²⁰⁾；

五气、五声、五色来判断患者疾病的轻重及预后的好坏，

兩 之 以 九竅之變⁽²¹⁾；　　　　參 之 以

两 之 以 九窍之变⁽²¹⁾；　　　　参 之 以

再根据九窍功能诊视它有无异常变化，又诊察

九藏之動⁽²²⁾。　　凡民 之 有疾病者，　　分

九藏之动⁽²²⁾。　　凡民 之 有疾病者，　　分

九藏脉象的搏动情况。凡是百姓中患上疾病的人，就分别

而 治 之。　死 終　　則 各 書

而 治 之。　死 终　　则 各 书

给他们进行治疗。对夭折和老死的人，要分别写明

其　　所以⁽²³⁾，而 入於 醫師。

(15)疾医：相当今之内科医生。养：治疗。

(16)疠疾：指季节性流行病。

(17)痟首疾：有酸削感之头痛病。

(18)漱上气疾：咳嗽及气喘病。漱，同"嗽"。

(19)五味：即酸、苦、甘、辛、咸五味。五谷：指麻、黍、稷、麦、豆。五药：郑注："草、木、虫、石、谷也。其治合之齐，则存乎神农、子仪之术云。"

(20)五气：郑注为"五藏所出气也。肺气热，心气次之，肝气凉，脾气温，肾气寒"。五声：以言语声音的清浊分宫、商、角、徵、羽五声。又《素问·阴阳应象大论》以呼、笑、歌、哭、呻为五声。五色：青、黄、赤、白、黑等不同的脸色。

(21)"两之"句：意为既诊视五气、五声、五色，同时又诊视九窍开闭有无异常变化。两，用作动词，谓同时诊察。九窍，谓头面部耳、目、鼻、口七阳窍，下部前阴、后阴二阴窍。

(22)"参之"句：意为在上述两诊之外，又加以诊察九脏之脉的搏动情况。参(sān)，用作动词，指从第三方面去诊察。九藏，指心、肝、脾、肺、肾五脏再加上六腑中的胃、膀胱、大肠与小肠。

(23)死终：少者曰死，老者曰终。所以：指疾病经诊治不愈而死亡的原因。

其　　　所以⁽²³⁾，而　入于医师。

病人死亡的原因，然后呈报给医师。

瘍醫　掌　腫瘍、潰瘍、金瘍、折瘍　之　祝藥、

疡医　掌　肿疡、溃疡、金疡、折疡　之　祝药、

疡医　掌管肿疡、溃疡、金疡、折疡的外用药

劀　殺　之　齊⁽²⁴⁾。　　　凡　療瘍，以五毒攻之⁽²⁵⁾，

劀　杀　之　齐⁽²⁴⁾。　　　凡　疗疡，以五毒攻之⁽²⁵⁾，

和拔除脓血消蚀腐肉的药剂。大凡治病，用五毒治疗它，

以五氣養之⁽²⁶⁾，以五藥療之，以五味節之⁽²⁷⁾。　凡

以五气养之⁽²⁶⁾，以五药疗之，以五味节之⁽²⁷⁾。　凡

用五谷补养它，　用五药调理它，用五味调节它。　大凡

藥，　以　酸　養骨⁽²⁸⁾，以　辛　養筋，　以　鹹　養脈，

药，　以　酸　养骨⁽²⁸⁾，以　辛　养筋，　以　咸　养脉，

用药，用酸药补养骨骼，用辛药补养筋脉，用咸药补养血脉，

以　苦　養氣，　以　甘　養肉，　　以　滑　養竅。

以　苦　养气，　以　甘　养肉，　　以　滑　养窍。

用苦药补养精气，用甘药补养肌肉，用滑润药通利孔窍。

凡　有瘍者，　　　　　受其藥焉⁽²⁹⁾。

凡　有疡者，　　　　　受其药焉⁽²⁹⁾。

凡是国中有疡病不能亲自来的，都可以向疡医取药治疗。

獸醫　掌　療　獸病，　療獸瘍。　　　凡　療

兽医　掌　疗　兽病，　疗兽疡。　　　凡　疗

兽医负责治疗牲畜的疾病，治疗牲畜的疮疡。大凡治疗

獸病，　　　灌而行之⁽³⁰⁾，　　以　節　之，

兽病，　　　灌而行之⁽³⁰⁾，　　以　节　之，

（24）疡医：相当于今之外科、骨伤科医生。肿疡：指肿结但未成脓、溃破之痈疮。溃疡：指成脓而已溃破之痈疮。金疡：被刀箭等金属利器所伤的创疡。折疡：骨折筋伤之疾患。祝药：敷药。劀杀之齐：拔除脓血、消蚀腐肉之药剂。劀，同"刮"，刮除脓血。杀，谓以药蚀去恶肉。

（25）五毒：郑注为"五毒，五药之有毒者。攻：治也。"

（26）五气：郑注："当为五谷，字之误也。"

（27）五味节之：意为服药之后，根据病情所宜，再食以五味，以调节助成药力。

（28）"以酸养骨"五句：酸，木味，木根立地中似骨。辛，金味，金之缠合异物似筋。咸，水味，水之流行地中似脉。苦，火味，火出入无形似气。甘，土味，土含载四者似肉。滑，滑石也，凡诸滑物通利往来似窍。

（29）受其药：贾疏："凡国中有疡不须身来者，并于疡医取药焉。"

（30）"灌而行之"四句：意为治疗兽病，先灌饮药物，并让病兽或急或缓趋行有节，使脉气发动表现于外，医者乃参验其外现之症状，知其病之所在，然后疗养之。

牲畜的疾病，先灌饮药汁，并让病畜或急或缓趋行有节，

以	動其氣，	觀其所發	而 養 之。

以	动其气，	观其所发	而 养 之。

使脉气发动表现于外，医生于是参验它外现的症状，确诊其病之所在，然后对症治疗它。

凡	療	獸瘍，	灌	而 劀 之，

凡	疗	兽疡，	灌	而 劀 之，

大凡治疗牲畜的疮疡，先要清洗创伤，刮去其腐肉脓血，

以 發其惡，	然後藥 之、養 之、食 之(31)。凡

以 发其恶，	然后药 之、养 之、食 之(31)。凡

以驱散其病毒，然后给它上药、调治、喂食。　　　凡

獸之有病者、有瘍者，使 療 之。

兽之有病者、有疡者，使 疗 之。

牲畜有病、　　有疮疡，　就派兽医给这些病畜进行治疗。

死	則 計其數	以 進退 之(32)。

死	则 计其数	以 进退 之(32)。

如果病畜死亡，就累计死亡的数目，并据此确定职务的升降与俸禄的增减。

(31)食(sì)：引申为拿东西给别人吃。

(32)进退：指职务的升降与俸禄的增减。

养生论

【提要】

本文选自《嵇中散集》卷三,据《四部丛刊》影印明嘉靖本排印,参校《昭明文选》本。作者嵇康(224—263),三国魏文学家、思想家、音乐家,"竹林七贤"之一,字叔夜,谯钰(今安徽宿县西南)人。曾任魏中散大夫,世称嵇中散。崇尚老庄思想,信奉服食养生之道,蔑视封建礼教,憎恶权贵,因对当时掌权的司马氏集团不满,惨遭司马昭杀害。其文思想新颖,说理缜密深刻,风格犀利流畅,《与山巨源绝交书》《难自然好学论》等为其代表作。其诗长于四言,风格清峻,《幽愤诗》为其名作。善鼓琴,以弹《广陵散》著名,并曾作《琴赋》。有《嵇中散集》十卷传世,鲁迅先生曾加以整理校订,名之为《嵇康集》。

本文提出"导养得理"得以长寿的论点,运用一系列具体事例,论述修性保神和服食养身这两种互相联系的养生方法,说明惟有屏除物欲,坚持不懈,方能获得功效。

养生论

世 或 有 謂 神仙可以學得⁽¹⁾，不死可以力致者；

世 或 有 谓 神仙可以学得⁽¹⁾，不死可以力致者；

世上有人认为神仙可通过学习变成，不死可经努力实现；

或 云 上壽 百二十⁽²⁾，古今 所 同，過此以往⁽³⁾，

或 云 上寿 百二十⁽²⁾，古今 所 同，过此以往⁽³⁾，

有人说高寿一百二十岁， 古今相同，超过这个寿限，

莫 非 妖妄者。 此 皆 兩失其情⁽⁴⁾。請 試 粗

莫 非 妖妄者。 此 皆 两失其情⁽⁴⁾。请 试 粗

没有不是虚假的。这两种说法都不符合实情。愿试粗略地

論 之。

论 之。

论述这个问题。

(1) "世或有"句：东汉·桓谭《新论》载"刘子骏信方士虚言，谓神仙可学。""或有"同义复用，意即"有人"。

(2) 上寿：高寿。

(3) 过此以往：《周易·击辞上》："过此以往，莫之或知也。"

(4) 两失其情：吕向注："两失，谓神仙天妄也，言失其论事之情也。"两，指上文的两种说法。

夫 神仙 雖 不 目見，然 記籍所載，前 史

夫 神仙 虽 不 目见，然 记籍所载，前 史

神仙虽不能亲眼见到，但古代书籍里记载的，前代史书中

所傳， 較而論之⁽⁵⁾， 其 有 必 矣。

所传， 较而论之⁽⁵⁾， 其 有 必 矣。

传说的，都明白地论述了神仙之事，神仙存在是必定的了。

(5) 较：明白。

似 特 受 異氣⁽⁶⁾， 稟之 自然⁽⁷⁾，非 積學所能致也。

似 特 受 异气⁽⁶⁾， 禀之 自然⁽⁷⁾，非 积学所能致也。

似乎他们独受异常之气，禀承天然，并非是久学所能实现的。

至於 導養 得理⁽⁸⁾，以 盡 性命， 上 獲 千余歲⁽⁹⁾，

至于 导养 得理⁽⁸⁾，以 尽 性命， 上 获 千余岁⁽⁹⁾，

至于导气养性得当，用来达到性命的极限，长则获一千多岁，

(6) 特：独。

(7) 自然：《老子·二十四章》载"人法地，地法天，天法道，道法自然。"

(8) 导养：导气养性。

(9) "上获"句：李善注引《养生经》："老子曰：人生大期，以百二十年为限，节度获之，可至千岁。"

下 可 数百年，可有之 耳。而 世皆 不精，

下 可 数百年，可有之 耳。而 世皆 不精，

短则约数百岁，是可以有的。但世人都不精于导气养性之术，

故 莫　　能 得 之。

故 莫　　能 得 之。

所以没有什么人能达到这样的寿限。

何以言之？　　夫 服药求汗，或 有 弗获；

何以言之？　　夫 服药求汗，或 有 弗获；

凭什么证明这一点呢？通过服药来发汗，有时不能得汗；

而 愧情 一 集，　　涣然 流离[10]。终朝 未 餐[11]，则

而 愧情 一 集，　　涣然 流离[10]。终朝 未 餐[11]，则

但羞愧之情一旦聚集，便大汗淋漓。 整个早晨不进食，就

嚣然 思食[12]；而 曾子 衔哀，　　　　七日

嚣然 思食[12]；而 曾子 衔哀，　　　　七日

饥肠辘辘地想吃；但是曾子因亲丧而内心悲哀，七天不食

不 饥[13]。 夜分 而 坐[14]，则 低迷 思寝[15]；内 怀

不 饥[13]。 夜分 而 坐[14]，则 低迷 思寝[15]；内 怀

也不感到饥饿。坐到深更半夜，就昏昏沉沉地想睡；而心怀

殷忧，则 达 旦 不暝[16]。 劲刷 理鬓[17]，醇醴

殷忧，则 达 旦 不暝[16]。 劲刷 理鬓[17]，醇醴

深忧，　便直至天亮也不合眼。梳子用来理鬓，　厚酒

发颜[18]，　　僅 乃 得 之；　　壮士之怒，

发颜[18]，　　仅 乃 得 之；　　壮士之怒，

可以使面颜红热，只是得到这样的结果；而勇士之怒，

赫然 殊观，　　　植髪冲冠[19]。　　由 此

(10)"愧情"二句：涣然流离，形容汗盛之状。涣，水盛貌。流离，犹淋漓，沾湿，流滴。

(11)终朝：旦至食时，亦即整个早晨。

(12)嚣然：李善注为"饥意也"。嚣，通"枵"，空虚。

(13)"曾子"二句：曾子，名参，字子舆，孔子学生，以孝著称。衔，含，引申为藏在心中。

(14)夜分：半夜。

(15)低迷：昏沉。

(16)"内怀"二句：李善注引《韩诗外传》中"耿耿不寐，如有殷忧。"殷忧，深忧。

(17)劲刷：吕向注："谓梳也。"

(18)醇醴：厚味酒。

(19)"壮士"三句：赫然，大怒貌。殊观，谓面容大变。

赫然 殊观，　　　植发冲冠[19]。　　　　由 此

其怒容所见大不相同，竟至头发竖立顶起帽子。从这些方面

言之，精神 之 於 形骸，犹 國之有君 也。神

言之，精神 之 于 形骸，犹 国之有君 也。神

说来，　精神对于形体，　好比国家有君王一般。精神

躁 於 中，　　而 形 丧於外，　　　猶 君

躁 于 中，　　而 形 丧于外，　　　犹 君

在内部躁乱不安，形体就会在外部遭到损害，好像国君

昏於上，　國　　亂於下　　　也。

昏于上，　国　　乱于下　　　也。

在上位昏庸，国中之人便会在下面作乱一样。

夫 為稼 於 湯之世，偏 有 一溉之功 者，雖

夫 为稼 于 汤之世，偏 有 一溉之功 者，虽

在商汤大旱之年种庄稼，只受过一回灌溉的庄稼，虽然

終 歸於 燋爛，必 一溉 者 後枯[20]。然 则，

终 归于 燋烂，必 一溉 者 后枯[20]。然 则，

最终难免枯死，　但必然过些时日枯萎。　既然这样，

一溉 之 益　　固 不可 誣也[21]。而 世常謂

一溉 之 益　　固 不可 诬也[21]。而 世常谓

那么灌溉一次的益处实在不可轻视啊。　然而世人常说

一 怒 不足以 侵 性，一 哀 不足以 傷身，輕

一 怒 不足以 侵 性，一 哀 不足以 伤身，轻

发怒一回不会侵害生机，悲哀一次不能伤及身体，便轻率

而 肆之，是 猶 不 識 一溉 之 益，而 望

而 肆之，是 犹 不 识 一溉 之 益，而 望

(20)"夫为稼"四句：李善注为"言种谷于汤之世，值七年之旱，终归是死，而彼一溉之苗，则在后枯，亦犹人处于俗，同皆有死，能愒生者，则后终也"。传说商汤时曾大旱七年。

(21)诬：轻视。刘良注："诬，轻也。"

而放纵，　　　这好比不明灌溉一次的益处，却期望

嘉谷　於　旱苗　者　也。　　　　　是以　君子　　知

嘉谷　于　旱苗　者　也。　　　　　是以　君子　　知

由枯萎的禾苗结出苗壮的稻谷一般。所以有才德的人懂得

形　恃　神　　以立，神须　形　以　存，悟　生　理

形　恃　神　　以立，神须　形　以　存，悟　生　理

形体依赖精神而形成，精神凭借形体而存在，领悟养生之理

之易　失⁽²²⁾，知　一過　之　害　生。故　修性　以　保神，

之易　失⁽²²⁾，知　一过　之　害　生。故　修性　以　保神，

容易丧失，明白一过危害生命。所以陶冶性情用来保养精神，

安心　　以　全身，爱憎不棲於情，憂喜不留於意⁽²³⁾，

安心　　以　全身，爱憎不栖于情，忧喜不留于意⁽²³⁾，

安定心志用来健全形体，爱憎不留于情感，忧喜不存于心田，

泊然　　　無　感，　　　而　體氣　和平⁽²⁴⁾；又

泊然　　　无　感，　　　而　体气　和平⁽²⁴⁾；又

清静淡泊，没有任何贪恋，从而使体和气平；　又施行

呼吸吐納⁽²⁵⁾，　　　服食　　養身，　使　形

呼吸吐纳⁽²⁵⁾，　　　服食　　养身，　使　形

呼吸吐纳的养生方法，服食丹药，调养身体，使形体

神　　相親，　表裡俱濟也。

神　　相亲，　表里俱济也。

与精神互相结合，表里完全贯通。

夫　田種者⁽²⁶⁾，一畝十斛⁽²⁷⁾，谓之良田，此天下之

夫　田种者⁽²⁶⁾，一亩十斛⁽²⁷⁾，谓之良田，此天下之

田种法，一亩收得五十斗，就称它良田，这是社会上的

通稱　也。不知　區種　可　百餘斛⁽²⁸⁾。田、種　一　也，

(22)生理：养生之理。

(23)"爱憎"二句：《庄子·田子方》："喜怒哀乐，不入于胸次。"可参。栖，留。李周翰注："栖，居也。"

(24)"泊然"二句：西汉·董仲舒《春秋繁露·循天之道》："仁人之所以多寿者，外无贪而内清净，心和平而不失中正。"泊，恬淡无欲貌。张铣注："泊然，无营欲貌；无感，谓哀乐不能在怀也。"

(25)吐纳：古代养生方法。

(26)田种(zhòng)：散播漫种的耕作方法。

(27)斛：量器名，亦为容量单位。原为十斗，后改为五斗。

(28)区种：亦称区田法。即将作物种在带状低畦或方形浅穴的小区内，精耕细作，集中施肥灌水，适当密植。

通称 也。不知 区种 可 百余斛⁽²⁸⁾。田、种 一 也，

一般看法。不知区种一亩可收五百多斗。田地、种子相同，

至於 樹養 不同⁽²⁹⁾，则 功效 相懸。謂 商 無

至于 树养 不同⁽²⁹⁾，则 功效 相悬。谓 商 无

由于种植管理的方法不同，功效就差很远。说商人不能获取

十倍之價，農 無 百斛之望， 此 守常而不變者也。

十倍之价，农 无 百斛之望， 此 守常而不变者也。

十倍的利息，农夫没有获取百斛的希望，这是墨守成规而不
知变通的看法啊。

且 豆 令人 重⁽³⁰⁾，榆 令人 暝⁽³¹⁾，合歡 蠲忿⁽³²⁾，

且 豆 令人 重⁽³⁰⁾，榆 令人 暝⁽³¹⁾，合欢 蠲忿⁽³²⁾，

多吃豆令人身重，过食榆使人嗜睡，合欢可叫人消除愤怒，

萱草 忘憂⁽³³⁾， 愚 智

萱草 忘忧⁽³³⁾， 愚 智

萱草能够让人忘掉忧愁，这是愚蠢之人和聪明之人

所 共知 也。薰辛 害目⁽³⁴⁾，豚魚 不養⁽³⁵⁾，

所 共知 也。薰辛 害目⁽³⁴⁾，豚鱼 不养⁽³⁵⁾，

都知道的常识。荤辛的大蒜伤视力，有毒的河豚不养身体，

常世 所識也。 蝨處頭而黑⁽³⁶⁾，

常世 所识也。 虱处头而黑⁽³⁶⁾，

这也是一般的人都懂得的道理。虱居头部会逐渐变黑，

麝食柏而香⁽³⁷⁾， 頸處險而瘿⁽³⁸⁾，

麝食柏而香⁽³⁷⁾， 颈处险而瘿⁽³⁸⁾，

雄麝食柏叶能产生麝香，居住在山区颈部容易生瘿，

齒居晉而黃⁽³⁹⁾。 推此而言， 凡

齿居晋而黄⁽³⁹⁾。 推此而言， 凡

(29)树养：种植管理之法。

(30)且：句首语气助词。豆令人重：意为多食豆令人身重。

(31)榆：植物名。亦称白榆。

(32)合欢蠲忿：合欢一名为樱花，中医学上以干燥树皮入药，能除郁解闷。《神农本草经》言其"安五脏，和心志，令人欢乐无忧"。

(33)萱草忘忧：《诗经·卫风·伯兮》："下焉得谖草，言树之背。"毛传："谖草令人忘夏。"谖草即萱草。唐·陆德明《经典释文》："谖，本又作'萱'。"

(34)薰辛害目：李善注引《养生要》曰："大蒜多食，荤辛害目。"薰，同"荤"。

(35)豚鱼不养：豚鱼乃河豚鱼。因其有毒，故云"不养"。

(36)"虱处头"句：李善注："《抱朴子》曰：'今头虱著身，皆稍变白，身虱处头，皆渐化而黑，则是玄素果无定质，移易存乎所渐'。"可参。

(37)"麝食柏"句：《名医别录》："麝香形似獐，常食柏叶，五月得香。"

(38)"颈处险"句：意为居住在山区，颈部易生瘿，因山区多轻水。险，通"岩"，山崖。

(39)"齿居晋"句：意为生活在晋地(今山西一带)，牙齿容易变黄。

生活在晋地牙齿常会发黄。从这些事例推而论之，凡是

所食之氣，　　　　蒸性　　染身⁽⁴⁰⁾，莫 不 相應。

所食之气，　　　　蒸性　　染身⁽⁴⁰⁾，莫 不 相应。

所食之物，其气皆能熏陶情志，染变形体，没什么不相合的。

豈　　　惟蒸之使重　　　而無使輕，

岂　　　惟蒸之使重　　　而无使轻，

难道这种影响就只是如多食豆使身体重滞而不能轻捷，

害之 使暗　　而無 使明，薰之 使黃　　而

害之 使暗　　而无 使明，薰之 使黄　　而

多食蒜使眼睛伤害而不能使它明亮，水土熏染使牙齿变黄而

無使堅，芬之 使香　　　而無使延 哉⁽⁴¹⁾？

无使坚，芬之 使香　　　而无使延 哉⁽⁴¹⁾？

不能坚固，多食柏叶使雄麝产生香气而不能发出腥味吗？

故 神農曰"上藥　養命，中藥 養性"　者⁽⁴²⁾，

故 神农曰"上药　养命，中药 养性"　者⁽⁴²⁾，

所以神农氏说"上品药延年益寿，中品药调理情志"的话，

誠 知 性命之理，因 輔養以通也。而 世人 不 察，

诚 知 性命之理，因 辅养以通也。而 世人 不 察，

实在懂得性命之理，并通晓保养啊。但是一般人不明这一点，

惟 五穀 是 見，聲色 是 耽⁽⁴³⁾，　　目 惑 玄黃⁽⁴⁴⁾，

惟 五谷 是 见，声色 是 耽⁽⁴³⁾，　　目 惑 玄黄⁽⁴⁴⁾，

只看到五谷的作用，只沉迷在歌舞女色之中，双目被外界之物迷惑，

耳 務 淫哇⁽⁴⁵⁾，　　滋味 煎其 府藏，醴醪 鬻

耳 务 淫哇⁽⁴⁵⁾，　　滋味 煎其 府藏，醴醪 鬻

两耳为淫邪之声充斥，厚味煎熬他们的脏腑，酒浆伤害

(40)蒸性染身：意为熏陶情志，沾染形体。

(41)芬：香气。这里意为香气侵袭。

(42)"故神农曰"二句：《神农本经·序录》载"上药一百二十种为君，主养命以应天，无毒，多服久服不伤人。中药一百二十种为臣，主养性以应人，无毒有毒，斟酌其宜。下药一百二十五种为佐使，主治病以应地，多毒，不可久服。"

(43)声色：指歌舞和女色。耽：沉迷。

(44)玄黄：此指自然界出产的事物。

(45)淫哇：淫邪之声。

其 肠胃⁽⁴⁶⁾，香芳 腐其 骨髓，喜怒 悖其 正氣，

其 肠胃⁽⁴⁶⁾，香芳 腐其 骨髓，喜怒 悖其 正气，

他们的肠胃，香气朽烂他们的骨髓，喜怒扰乱他们的正气，

思慮 銷其 精神，哀樂 殃其 平粹⁽⁴⁷⁾。夫 以

思虑 销其 精神，哀乐 殃其 平粹⁽⁴⁷⁾。夫 以

思虑消耗他们的精神，哀乐祸害他们的纯和之性。以

蕞爾 之 軀⁽⁴⁸⁾，攻之者 非 一 塗⁽⁴⁹⁾；易竭 之身，

蕞尔 之 躯⁽⁴⁸⁾，攻之者 非 一 涂⁽⁴⁹⁾；易竭 之身，

渺小单薄的躯体，却受到多方的攻伐；以容易耗竭的身子，

而 外内受敵。 身非 木石⁽⁵⁰⁾，其 能 久 乎⁽⁵¹⁾？

而 外内受敌。 身非 木石⁽⁵⁰⁾，其 能 久 乎⁽⁵¹⁾？

却遭致内外的夹击。人身并非木石，怎么能够久长呢？

其 自用 甚 者⁽⁵²⁾，飲食 不 節，以 生 百病⁽⁵³⁾；

其 自用 甚 者⁽⁵²⁾，饮食 不 节，以 生 百病⁽⁵³⁾；

那些过于自用的人，饮食不能节制，就发生各种疾病；

好色 不 倦， 以致 乏絕； 風寒 所災，

好色 不 倦， 以致 乏绝； 风寒 所灾，

贪恋女色不知厌倦，就导致精力衰竭； 风寒邪气侵袭，

百毒 所 傷， 中道 夭於 眾難⁽⁵⁴⁾。世皆 知

百毒 所 伤， 中道 夭于 众难⁽⁵⁴⁾。世皆 知

各种毒物伤害，中途死在这些灾难之下。世人都只知道

笑 悼⁽⁵⁵⁾，謂 之 不善持生也⁽⁵⁶⁾。至於 措身失理⁽⁵⁷⁾，

笑 悼⁽⁵⁵⁾，谓 之 不善持生也⁽⁵⁶⁾。至于 措身失理⁽⁵⁷⁾，

加以嘲笑、哀怜，说他们不善于养生。 至于养生失当，

亡之於微， 積微成損， 積損

注释
(46)鬻：出售，此处指伤害。
(47)平粹：宁静纯粹的情绪。
(48)蕞尔：小貌。
(49)涂：通"途"。
(50)身非木石：意为人身不是坚固的树木山石。
(51)其：犹"岂"。表反诘。
(52)"其自用"句：吕延济注："言自用其性，不依摄养之术也。"自用，唯凭自己主观意图行事，不听劝告。
(53)"饮食不节"二句：《素问·腹中论》："此饮食不节，故时有病也。"
(54)中道：中途。此指生命的中途。
(55)笑悼：李善注："谓笑其不善养生，而又哀其促龄也。"
(56)持生：养生。
(57)措身：安身。

亡 之 于 微， 积 微 成 损， 积 损

对于致病的迹象疏忽，这些迹象累积就形成损伤，多次损伤

成 衰， 從 衰 得 白，從 白 得 老，從 老 得 終，

成 衰， 从 衰 得 白，从 白 得 老，从 老 得 终，

便导致衰弱，由衰弱而头发变白而衰老，由衰老而死亡，

悶 若 無 端(58)。 中智以下， 謂 之

闷 若 无 端(58)。 中智以下， 谓 之

竟迷迷糊糊地不明衰亡之因。中等才智以下的人，认为这是

自然。經 少 覺悟，鹹 嘆 恨 於 所遇之初，而 不知

自然。经 少 觉悟，咸 叹 恨 于 所遇之初，而 不知

自然现象。即使稍微醒悟，也都在得病时叹息悔恨，却不知

慎 眾險 於 未兆。 是 由 桓侯 抱

慎 众险 于 未兆。 是 由 桓侯 抱

在病患未有征兆时小心地防范各种危险。这好比齐桓侯身染

將死之疾(59)，而 怒 扁鵲 之 先見，以 覺痛之日，

将死之疾(59)，而 怒 扁鹊 之 先见，以 觉痛之日，

致命的疾患， 却谴责扁鹊的先见之明，把感觉病痛的时候，

為 受病之始 也(60)。害 成於微， 而 救之於著，

为 受病之始 也(60)。害 成于微， 而 救之于著，

作为患病之初啊。 病害在刚露征兆时已经形成，却在其显
著时方才救治，

故 有 無功之治；馳騁 常人 之 域(61)，故 有

故 有 无 功 之 治； 驰骋 常人 之 域(61)，故 有

所以有毫无功效的治疗； 奔忙于常人之间，所以只能达到

一切 之 壽(62)。仰觀 俯察(63)，莫 不 皆 然。

一切 之 寿(62)。仰观 俯察(63)，莫 不 皆 然。

一般的寿限。 全面观察人间， 没有不是这样的。

(58)闷若无端：意为迷迷糊糊地不明衰亡之因。闷若，闷闷然，愚昧貌。若，犹"然"，词尾。无端，无因。

(59)由：通"犹"。好比。

(60)"以觉痛"，二句：《抱朴子内篇·极言》："世人以觉病之日，始作为疾，犹以气绝之日，为身丧之候也。"

(61)"驰骋"句：奔竞于常人之间。意为追求如一般人的食色。驰骋，纵马疾驰，引申为奔竞。

(62)一切之寿：吕延济注为"一时苟且之寿"，亦即短寿。一切，一时，短时。

(63)仰观俯察：犹言全面观察。

以　　　多　　　　自證，　　　　　　以　同

以　　　多　　　　自证，　　　　　　以　同

一般人喜用多数人的情况来证实自己的看法,用与常人相同的寿限

自慰，　　謂　天地之理，　盡　此　而已　矣。縱

自慰，　　谓　天地之理，　尽　此　而已　矣。纵

来安慰自己,认为天地间的事理,全在这里了。有些人即使

聞　養生之事，則　斷　以　所見，謂　之　不然；

闻　养生之事，则　断　以　所见，谓　之　不然；

听说养生之事,却以一孔之见判断,说它不会有这样的效果;

其次　狐疑，　　　　雖　少　庶　幾⁽⁶⁴⁾，

其次　狐疑，　　　　虽　少　庶　几⁽⁶⁴⁾，

其次,有些人犹豫不决,虽然稍微仰慕养生的精妙,

莫　知　　所　由；　其次　自力　　服　藥⁽⁶⁵⁾，

莫　知　　所　由；　其次　自力　　服　药⁽⁶⁵⁾，

但是不知道它的道理;又其次,有些人尽力服食丹药,

半年　一年，　勞　而未驗，誌　以　厭衰⁽⁶⁶⁾，

半年　一年，　劳　而未验，志　以　厌衰⁽⁶⁶⁾，

一年半载以后,用力辛勤却未获效验,意志已经衰退,

中路　復廢。或　益之　以　畎澮⁽⁶⁷⁾，

中路　复废。或　益之　以　畎浍⁽⁶⁷⁾，

就半途而废了。有的人补益身体好像田间小沟的涓涓细流,

而　泄之　以　尾閭⁽⁶⁸⁾，　　　欲　坐望　顯報者⁽⁶⁹⁾；

而　泄之　以　尾闾⁽⁶⁸⁾，　　　欲　坐望　显报者⁽⁶⁹⁾；

而消耗正气却如海水归处的奔腾洪流,还想坐待明显的报答;

或　抑情　忍欲，　割棄　榮願，而嗜好　常在

或　抑情　忍欲，　割弃　荣愿，而嗜好　常在

---

(64)虽少庶几:意为即使有些仰慕于养生的精妙。少,稍。庶,希望发生或愿望。几,微,这里指养生的精妙。

(65)自力:尽力。

(66)以:通"已"。

(67)畎浍:田间水沟。喻少。

(68)尾闾:古代传说中海水所归之处。喻多。

(69)显报:明显的报答。指长寿。

有的人压抑感情隐忍欲望，舍弃宏愿，但是食色的嗜好常在

耳目之前⁽⁷⁰⁾，所 希 在 数十年之後⁽⁷¹⁾，又恐 兩 失⁽⁷²⁾，

耳目之前⁽⁷⁰⁾，所 希 在 数十年之后⁽⁷¹⁾，又恐 两 失⁽⁷²⁾，

耳目之前，养生功效却在数十年之后，又担心两者都要失去，

內 懷 猶 豫， 心 戰 於 內，物 誘 於 外，

内 怀 犹 豫， 心 战 于 内，物 诱 于 外，

心中犹豫不决，思想交争于内，物欲引诱于外，

交 賒 相 傾⁽⁷³⁾，　　　　如 此 復 敗 者。

交 赊 相 倾⁽⁷³⁾，　　　　如 此 复 败 者。

食色嗜好与养生功效互相排挤，像这样必然又导致养生失败。

夫 至 物 微妙⁽⁷⁴⁾，可 以 理 知，　難 以 目

夫 至 物 微妙⁽⁷⁴⁾，可 以 理 知，　难 以 目

养生之理精微深奥，可从事理上推知它，难以用眼睛来

識。 譬 猶 豫 章 生 七 年， 然 後 可 覺 耳⁽⁷⁵⁾。今

识。 譬 犹 豫 章 生 七 年， 然 后 可 觉 耳⁽⁷⁵⁾。今

识别它。譬如枕木、樟木生长到七年，然后方可分别。　现在

以 躁 競 之 心，涉 希 靜 之 塗⁽⁷⁶⁾，　意 速 而 事 遲，

以 躁 竞 之 心，涉 希 静 之 涂⁽⁷⁶⁾，　意 速 而 事 迟，

以急于求成之心，跨入清心寡欲之路，意图速成却收效缓慢，

望 近 而 應 遠，　　故 莫 能 相 終。

望 近 而 应 远，　　故 莫 能 相 终。

希望切近却应验遥远，所以不能坚持到底。

夫 悠 悠 者 既 以 未 效 不 求⁽⁷⁷⁾，而 求 者　　以

夫 悠 悠 者 既 以 未 效 不 求⁽⁷⁷⁾，而 求 者　　以

---

(70)嗜好：言食色。

(71)所希：言养生的功效。

(72)两：指食色和养生之效。

(73)交赊：近与远。交指物质嗜好之近，赊谓养生功效之远。赊，遥远。

(74)至物：此指养生的道理。

(75)"譬犹"二句：吕向注："养生之理，初与众人同，道成然后可觉殊矣。"豫章，木名。豫为枕木，章是樟木。

(76)希静：无声。此指清心寡欲的修养。

(77)悠悠：众多。

众多的人既由于不明养生的效验就不探索，而探索的人因为

不 專 喪 業， 偏恃者 以 不 兼

不 专 丧 业， 偏恃者 以 不 兼

不能专心就失去功业，偏执一端的人因不全面施行养生方法

無 功⁽⁷⁸⁾， 追術者 以 小道 自溺⁽⁷⁹⁾。

无 功⁽⁷⁸⁾， 追术者 以 小道 自溺⁽⁷⁹⁾。

就不获成效，追求技艺的人因为小道就自行沉迷。

凡 若 此 類， 故 欲之者 萬 無 一 能 成 也。

凡 若 此 类， 故 欲之者 万 无 一 能 成 也。

所有这几种人，要达到长寿，万人中没有一人能成功。

善養生者 則 不然 也，清虛 靜泰，

善养生者 则 不然 也，清虚 静泰，

善于养生的人就不这样，心地清净脱俗，精神专注通畅，

少私 寡欲⁽⁸⁰⁾。知 名 位 之 傷 德，故 忽而不營⁽⁸¹⁾，

少私 寡欲⁽⁸⁰⁾。知 名 位 之 伤 德，故 忽而不营⁽⁸¹⁾，

减少私情欲望。知道名利地位伤害精神，所以忽略不求，

非 欲 而 強 禁 也； 識 厚味 之 害 性，

非 欲 而 强 禁 也； 识 厚味 之 害 性，

并非在思想上贪求而在行动中强行克制；认识厚味危及生机，

故 棄 而 弗 顧， 非 貪 而 後 抑 也⁽⁸²⁾。外物 以

故 弃 而 弗 顾， 非 贪 而 后 抑 也⁽⁸²⁾。外物 以

所以弃置不顾， 并非内心贪恋然后抑制。 名位厚味因

累 心 不存⁽⁸³⁾， 神 氣 以 醇泊 獨 著⁽⁸⁴⁾。

累 心 不存⁽⁸³⁾， 神 气 以 醇泊 独 著⁽⁸⁴⁾。

能使心受害就不留存于心，精神气魄因淳朴恬静而特别饱满。

曠然 無 憂患⁽⁸⁵⁾，寂然無 思慮⁽⁸⁶⁾。又 守之以一⁽⁸⁷⁾，

(78)"偏恃"句：作者认为修性保神和服食养身是两种互相联系的养生方法，应配合进行，若偏执其一，则难获功效。

(79)追：求。

(80)"少私"句：《老子·十九章》："见素抱朴，少私寡欲。"

(81)营：求。下文"欲"字义同。

(82)抑：抑制。

(83)"外物"句：意为名位、厚味这些外界事物因能使心受害就不留存于心。外物，指上文的"名位""厚味"。累，带累，使受害。

(84)醇泊：淳朴恬静。醇，淳朴，淳厚。泊，恬静，淡泊。

(85)旷然：开朗貌。

(86)寂然：心静貌。

(87)一：在老子哲学中，在某种意义上，"一"跟"道"是同义的，也就是一种超自然的法则。"守之以一"意即遵循养生的法则，因为老子说过"万物得一，以生"。

旷然 无 忧患⁽⁸⁵⁾，寂然 无 思虑⁽⁸⁶⁾。又 守之以一⁽⁸⁷⁾，

胸怀坦荡没有忧愁，心地宁静没有思虑。又用道来约束自己，

養 之 以 和，　　　　和理　　　　　　　　日 濟⁽⁸⁸⁾，

养 之 以 和，　　　　和理　　　　　　　　日 济⁽⁸⁸⁾，

用和谐之气调养自己，和谐之气和纯一之理逐日增加，

同 乎 大順⁽⁸⁹⁾。然後 蒸 以 靈芝⁽⁹⁰⁾，潤 以 醴泉⁽⁹¹⁾，

同 乎 大顺⁽⁸⁹⁾。然后 蒸 以 灵芝⁽⁹⁰⁾，润 以 醴泉⁽⁹¹⁾，

最终达到安定境界。然后用灵芝熏蒸，　用甘泉滋润，

晞 以 朝陽⁽⁹²⁾，綏 以 五絃⁽⁹³⁾，無為 自得⁽⁹⁴⁾，體 妙

晞 以 朝阳⁽⁹²⁾，绥 以 五弦⁽⁹³⁾，无为 自得⁽⁹⁴⁾，体 妙

用朝阳沐浴，用音乐安神，无所作为，自有所得，身体轻健，

心 玄⁽⁹⁵⁾，　忘歡　　　　而後 樂 足，遺 生

心 玄⁽⁹⁵⁾，　忘欢　　　　而后 乐 足，遗 生

心境沉静，忘掉物质的欢乐然后愉悦长足，摆脱形体的劳累

而 後 身 存⁽⁹⁶⁾。若此以往，　　庶 可

而 后 身 存⁽⁹⁶⁾。若此以往，　　庶 可

然后身体长存。像这样坚持下去，几乎可

與 羨門 比壽⁽⁹⁷⁾，王喬 爭年⁽⁹⁸⁾，何為 其 無 有 哉！

与 羡门 比寿⁽⁹⁷⁾，王乔 争年⁽⁹⁸⁾，何为 其 无有 哉！

同羡门、王乔比较年寿短长，　怎么说没有这种可能性呢！

(88)和理：指和谐之气和纯一之理。

(89)同乎大顺：《老子·六十五章》："玄德，深矣，远矣，与物反矣，然后乃至大顺。"大顺，自然。

(90)灵芝：菌科植物。

(91)醴泉：甘美的泉水。

(92)晞：晒。

(93)绥：李周翰注："安也。"五弦：乐器名。

(94)无为自得：《楚辞·远游》："漠虚静以恬愉兮，淡无为而自得。"

(95)玄：此指深沉静默。

(96)"忘欢"二句：吕向注："忘其欢则形不劳，故乐足；不劳形则曰遗生，故身存也。"遗生，意为摆脱形体的劳累。遗，弃，摆脱。

(97)庶：几乎。羡门：神话人物。

(98)王乔：即王子乔。神话人物。

神灭论

【提要】

范缜撰写的《神灭论》，在我国古代思想发展史上具有划时代的意义。范缜（约 450—515），字子真，汉族，南乡舞阴人。南北朝时期著名的唯物主义思想家、哲学家、政治家、文学家，杰出的无神论者。范缜出身于顺阳范氏，幼年丧父，侍母至孝，弱冠前拜名师求学。入南齐后出仕，历任宁蛮主簿、尚书殿中郎、领军长史、宜都太守。萧衍建立南梁后，任晋安太守、尚书左丞，后因王亮一事被流放广州，终官中书郎、国子博士。

《神灭论》坚持了物质第一性的原则，系统地阐述了无神论的思想，指出人的神（精神）和形（形体）是互相结合的统一体："神即形也，形即神也，形存则神存，形谢则神灭。"他把人的形体与精神的关系，用刀口同锋利的关系作了极为形象的比喻："形者神之质，神者形之用""神之于质，犹利之于刃，形之于用，犹刃之于利""未闻刃没而利存，岂容形亡而神在"。范缜的《神灭论》一发表，朝野为之哗然、震惊。《神灭论》有力地斥责了魏晋时期盛行的宗教佛学思想，让人们认识到了神的本质。

神灭论

或问：子 云 神灭，何 以 知 其 灭 邪?

或问：子 云 神灭，何 以 知 其 灭 邪?

有人问：你说精神消灭了，凭什么知道精神消灭了呢?

答曰：神 即形也，形 即神也⁽¹⁾。是以 形存则神存，

答曰：神 即形也，形 即神也⁽¹⁾。是以 形存则神存，

答：精神与形体浑然一体，因此形体存在精神就存在，

形谢则神灭也⁽²⁾。

形谢则神灭也⁽²⁾。

形体消失精神就消灭了。

(1)"神即形"二句：意为形体与精神紧密结合，不相分离。即，接近。

(2)谢：衰亡。

问曰：形者，无知之称；神者，有知之名。

问曰：形者，无知之称；神者，有知之名。

问：形体是没有知觉的称谓，精神是有知觉的名称。

知 与 无知，即事 有 异⁽³⁾。神 之 与 形，理

知 与 无知，即事 有 异⁽³⁾。神 之 与 形，理

有知觉与无知觉，遇事就有差异。精神与形体，道理上

不容 一。形 神 相 即，非所 闻也。

不容 一。形 神 相 即，非所 闻也。

不容混同，形体与精神浑然一体，从没有听说过。

(3)即事：遇事。

答曰：形者，神之质⁽⁴⁾；神者，形之用⁽⁵⁾。是 则

答曰：形者，神之质⁽⁴⁾；神者，形之用⁽⁵⁾。是 则

答：形体是精神的实体，精神是形体的作用。这也就是说，

形 称其质，神 言其用⁽⁶⁾，形 之 与 神，

形 称其质，神 言其用⁽⁶⁾，形 之 与 神，

(4)质：实体。
(5)用：作用。

(6)"是则"二句：意为这就是形体称说它的物质实体，精神表示它的作用。称，称说。

形体是就本质而言的，精神是就作用而言的，形体与精神，

<u>不 得 相 異</u>⁽⁷⁾。   (7)异：分离。

<u>不 得 相 异</u>⁽⁷⁾。

不能分离。

<u>問曰：神 故 非 質</u>⁽⁸⁾，<u>形 故 非 用，不 得 為 異</u>，   (8)故：本来。

<u>问曰：神 故 非 质</u>⁽⁸⁾，<u>形 故 非 用，不 得 为 异</u>，

问：精神本来就不是实体，形体本来就不是作用，不能分离，

<u>其 義 安 在？</u>

<u>其 义 安 在？</u>

道理何在？

<u>答曰：名 殊 而 體一 也</u>⁽⁹⁾。   (9)殊：不同。

<u>答曰：名 殊 而 体一 也</u>⁽⁹⁾。

  答： 名称不同而实体是一样的。

<u>問曰：名 既 已 殊，體 何 得 一？</u>

<u>问曰：名 既 已 殊，体 何 得 一？</u>

  问： 名称既然不同，实体为什么一样呢？

<u>答曰：神 之 於 質，猶 利 之 於 刃</u>⁽¹⁰⁾；<u>形 之 於 用，</u>   (10)利：刀刃的锋利。

<u>答曰：神 之 于 质，犹 利 之 于 刃</u>⁽¹⁰⁾；<u>形 之 于 用，</u>

 答：精神对于本质，好比锋利依附于刀刃，形体对于作用，

<u>猶 刃 之 於 利。 利之名 非刃也，刃之名 非利也。</u>

<u>犹 刃 之 于 利。 利之名 非刃也，刃之名 非利也。</u>

如刀刃表现出锋利。刀刃不能称为刀锋，刀锋不能称为刀刃。

然而 舍 利 無刃， 捨 刃 無利。

然而 舍 利 无刃， 舍 刃 无利。

但是丢掉锋利就无刀刃可言，舍弃刀刃便无锋利可言。

未 聞 刃 沒 而 利 存，豈 容

未 闻 刃 没 而 利 存，岂 容

从未听说过刀刃没有了锋利还存在，怎么可以容许

形 亡 而 神 在？

形 亡 而 神 在？

形体消亡了而精神还存在呢？

問曰：刃 之與 利，或 如 來說[11]；形 之與神，

问曰：刃 之与 利，或 如 来说[11]；形 之与神，

问：刀刃与锋利，或许如您刚才所说，而形体与精神，

其 義 不然。何以 言 之？ 木 之 質 無知 也，

其 义 不然。何以 言 之？ 木 之 质 无知 也，

意义不是这样。凭什么这样说呢？树木的本质是无知的，

人 之 質 有 知 也。人 既有 如 木 之 質，而 有

人 之 质 有 知 也。人 既有 如 木 之 质，而 有

人的本质是有知的。 人既有像树木一样的本质，但是有

異 木 之知，豈非 木 有 其一[12]，人 有 其二 邪[13]？

异 木 之知，岂非 木 有 其一[12]，人 有 其二 邪[13]？

不同于树木的知觉，岂不是树木有形体而人有形体与精神吗？

答曰：異者言乎! 人 若 有 如木之質 以为形，

答曰：异者言乎! 人 若 有 如木之质 以为形，

答：此话太奇异了。人如果有像树木一样的本质来作为形体，

(11)来说：指对方刚才的说法。

(12)其一：指质，也就是形。
(13)其二：指质和知，也就是形和神。

332

又有 異木之知　　以 為 神，則 可 如 來論 也。

又有 异木之知　　以 为 神，则 可 如 来论 也。

又有不同于树木的知觉来作为精神，那么可以如你刚才说的。

今 人之質，質有知也； 木之質， 質無知也。

今 人之质，质有知也； 木之质， 质无知也。

人的本质　是有知觉的， 树木的本质 是无知觉的，

人之質 非　木質 也， 木之質　非　人質 也。

人之质 非　木质 也， 木之质　非　人质 也。

人的本质不同于树木的本质，树木的本质不同于人的本质，

安有　 如木之質　　而 復 有 異木 之 知?

安有　 如木之质　　而 复 有 异木 之 知?

哪里会有像树木一样的本质而又有不同于树木的知觉呢?

問曰：人之質 所以 異木質 者，以其 有 知 耳。

问曰：人之质 所以 异木质 者，以其 有 知 耳。

问：人的本质不同于树木的本质的原因，是因为人有知觉。

人 而 無 知(14)，　與 木 何 異?

人 而 无 知(14)，　与 木 何 异?

人如果没有知觉，与树木有什么差别呢?

(14)而：如果。

答曰：人 無 無知之質，猶 木 無 有知之形。

答曰：人 无 无知之质，犹 木 无 有知之形。

答：人没有无精神的实体，好比树木没有有知觉的形体。

問曰：死者之形骸(15)，豈 非 無知之質 邪?

问曰：死者之形骸(15)，岂 非 无知之质 邪?

(15)形骸：躯壳。

问：　死人的遗骸，　难道不是没有知觉的形体吗？

答曰：是　無知之質　也。

答曰：是　无知之质　也。

答：　这是没有知觉的形体。

问曰：若然者，人果有如木之質而有異木之知矣。

问曰：若然者，人果有如木之质而有异木之知矣。

问：如果是这样的，人果然有像树木一样的实体而又有不同于树木的知觉了。

答曰：死者　有　如木之質　而　無　異木之知，

答曰：死者　有　如木之质　而　无　异木之知，

答：死人有像树木一样的本质而没有不同于树木的知觉，

生者　有　異木　之知　而　無　如木之質。

生者　有　异木　之知　而　无　如木之质。

活人有不同于树木的知觉而没有像树木一样的实体。

问曰：死者之骨骼，非生者之形骸邪？

问曰：死者之骨骼，非生者之形骸邪？

问：　死人的骨骼，　不是活人的形骸吗？

答曰：生形　之　非　死形，死形　　之　非　生

答曰：生形　之　非　死形，死形　　之　非　生

答：活人的形体不是死人的形体，死人的形体也不是活人的形，區已革矣⁽¹⁶⁾。安有生人之形骸而有死人之骨骼哉？

形，区已革矣⁽¹⁶⁾。安有生人之形骸而有死人之骨骼哉？

(16)区已革：意为区别非常明显。已，同"以"，而。革，更改，区别。

形体，区别已非常明显了。怎么有活人的形骸会有死人的骨骼呢？

问曰：若生者之形骸非死者之骨骼，死者之骨骼

问曰：若生者之形骸非死者之骨骼，死者之骨骼

问：　如果活人的形骸不是死人的骨骼，死人的骨骼

则　应　不由　生者之形骸；不由　生者之形骸，

则　应　不由　生者之形骸；不由　生者之形骸，

就应当不由活人的形骸变成，不由活人的形骸变成，

则　此　骨骼　从何而至？

则　此　骨骼　从何而至？

那么死人的骨骼是从何而来的？

答曰：是　生者之形骸　变为　死者之骨骼　也。

答曰：是　生者之形骸　变为　死者之骨骼　也。

答：　这是活人形骸变成死人的骨骼了。

问曰：生者之形骸，虽变为死者之骨骼，岂不因

问曰：生者之形骸，虽变为死者之骨骼，岂不因

问：活人的形骸，虽然变成为死人的骨骼，难道不是有

生　而　有　死[17]，则　知　死体　犹　生体　也。

生　而　有　死[17]，则　知　死体　犹　生体　也。

生才有死，　　　那就知道死人的身体如同活人的身体了。

(17)因：由。

答曰：如　因　荣木　变为　枯木[18]，枯木之质　宁

答曰：如　因　荣木　变为　枯木[18]，枯木之质　宁

(18)荣木：指正在生长的树木。荣，繁茂。

答：如果因为生长着的树木变为枯木，枯木的实体难道

是　榮木之體？

是　荣木之体？

是生长着的树木的实体？

問曰：榮體　變為枯體，枯體　即是榮體，如絲體

问曰：荣体　变为枯体，枯体　即是荣体，如丝体

问：　荣体变成枯体，　　枯体就是荣体，　　好比丝

變為縷體⁽¹⁹⁾，縷體　即是絲體，有何咎焉⁽²⁰⁾？ | (19)缕：线。
变为缕体⁽¹⁹⁾，缕体　即是丝体，有何咎焉⁽²⁰⁾？ | (20)咎：此处指错误。

变成为丝线，　丝线就是丝，　　　有什么错呢？

答曰：若枯即是榮，榮即是枯，則應榮時雕零⁽²¹⁾， | (21)雕零：犹"凋落"。草木凋

答曰：若枯即是荣，荣即是枯，则应荣时雕零⁽²¹⁾， | 谢零落。

答：如果枯就是荣，荣就是枯，那么应该是开花时凋零，

枯時結實。　　又　榮木不應變為枯木，以榮即是枯，

枯时结实。　　又　荣木不应变为枯木，以荣即是枯，

枯萎的时候结果。另外，荣木不该变为枯木，因为荣即是枯，

故　枯　無所復變　　也。又　榮枯是　一，何不

故　枯　无所复变　　也。又　荣枯是　一，何不

所以枯木就不再有什么变化了。荣枯既然是一体的，为何不

先枯　後榮？要　先榮　後枯⁽²²⁾，何也？絲　縷　同時， | (22)要：总要。

先枯　后荣？要　先荣　后枯⁽²²⁾，何也？丝　缕　同时，

先枯后荣呢？而要先荣后枯，为什么呢？丝和丝线同时存在，

不得為喻⁽²³⁾。 | (23)"丝缕"二句：言丝织成

不得为喻⁽²³⁾。 | 缕后，丝的本质未曾改变，
丝和缕同时存在，这与生体
变为死体后生体即不复存
在有别，所以不能作为比喻。

336

不能作为比喻。

问曰：生形 之 谢，便 应 豁然 都 尽⁽²⁴⁾。何故

问：有生命的物体死亡，就应该什么都没有了。为什么

方 受 死形⁽²⁵⁾，绵历 未 已 邪⁽²⁶⁾？

将要死的时候，要经历好长时间不停呢？

(24)豁然：空虚貌。

(25)方：将。
(26)绵历：指时间延续长久。

答曰：生灭之体 要有其次故也⁽²⁷⁾。夫 欻而生者

答： 因为生命的凋亡要有次序的缘故。忽然生长的

必 欻而灭⁽²⁸⁾，渐而生者 必 渐而灭。 欻而生者，

一定忽然消灭，缓慢生长的一定缓慢消灭。忽然生长的

飘骤是也⁽²⁹⁾； 渐而生者，动植是也。有欻有渐，

是飘风骤雨， 缓慢生长的是动物植物。 有忽然有缓慢，

物之理也。

这是事物的规律。

(27)次：次序。

(28)欻：忽然。

(29)飘骤：指暴风雨。

问曰：形即神者， 手 等 亦 是 神 邪？

问：您说精神与形体浑然一体，手等器官也是精神吗？

答曰：皆是 神 分。

答曰：皆是 神 分。

答： 都是精神的一部分。

问曰：若 皆是 神 分， 神 既 能 虑，手 等

问曰：若 皆是 神 分， 神 既 能 虑，手 等

问：如果都是精神的一部分，精神既能思维，手等器官

亦 应 能 虑 也。

亦 应 能 虑 也。

也应当能够思维了。

答曰：手 等 有 痛痒之知，而 无 是非之虑。

答曰：手 等 有 痛痒之知，而 无 是非之虑。

答：手等器官有痛痒的知觉，但是没有是非方面的思维。

问曰：知 之 与 虑，为一 为异？

问曰：知 之 与 虑，为一 为异？

问： 知觉与思维， 是同一的还是有差别的？

答曰：知 即 是 虑。浅 则 为 知，深 则 为 虑。

答曰：知 即 是 虑。浅 则 为 知，深 则 为 虑。

答： 知觉就是思维。浅知就是知觉，深知就是思维。

问曰：若 尔，应 有 二虑。虑既有二，神有二乎？

问曰：若 尔，应 有 二虑。虑既有二，神有二乎？

问：如果这样，应有两种思维。思维既有两种，精神有两种吗？

答曰：人體　惟一，　神　何　得　二？

答曰：人体　惟一，　神　何　得　二？

答：　人体只有一个，精神怎么会有两种呢？

問曰：若　不得二，安有　痛癢之知，而　復有　是非之慮？

问曰：若　不得二，安有　痛痒之知，而　复有　是非之虑？

问：如果不是两种，怎么既有痛痒的知觉，又有是非的思维呢？

答曰：如　手足雖異，　總為一人，　是非痛癢，

答曰：如　手足虽异，　总为一人，　是非痛痒，

答：　比如手足虽有不同，总是一个人的，是非痛痒，

雖　復　有異，亦　總為一神　矣。

虽　复　有异，亦　总为一神　矣。

虽然有差异，　也总是归属一神的

問曰：是非之慮　不關手足，當關何也？

问曰：是非之虑　不关手足，当关何也？

问：有关是非的思维，与手足无关，应当与什么有关呢？

答曰：是　非　之慮，　心器　所主[30]。

答曰：是　非　之虑，　心器　所主[30]。

(30)"是非"二句：意为辨别是非的思维，属于心脏掌管的功能。主，掌管，主持。古人认为心是思维的器官。

答: 辨别是非的思维，属于心脏掌管的功能。

問曰：心器 是 五藏之心，非 邪?

问曰：心器 是 五藏之心，非 邪?

问：　"心"是否五脏之心?

答曰：是也。

答曰：是也。

答：是的。

問曰：五藏 有 何 殊别，而 心 獨有是非之慮?

问曰：五藏 有 何 殊别，而 心 独有是非之虑?

问：五脏有什么不同，却只有心脏具有辨别是非的思维?

答曰：七竅門 亦復何殊，而 所用不均⁽³¹⁾，何也?

(31)均：同。

答曰：七窍门 亦复何殊，而 所用不均⁽³¹⁾，何也?

答：七窍又有什么差别，但是发挥的作用不同，为什么?

問曰：慮思 無 方⁽³²⁾，何以知 是 心器所主?

(32)无方：犹"无常"。没有固定的方式、处所或范围。

问曰：虑思 无 方⁽³²⁾，何以知 是 心器所主?

问：思维没有固定的方式，凭什么知道是心脏主管的?

答曰：心病 則 思乖，是以 知 心為慮本⁽³³⁾。

(33)本：主体。

答曰：心病 则 思乖，是以 知 心为虑本⁽³³⁾。

答：心脏有病思维就混乱，因此知道心脏是思维的根本。

問曰：何知 不 寄 在 眼 等 分 中 邪?

问曰：何知 不 寄 在 眼 等 分 中 邪？

问：怎么知道思维不寄托在眼睛等器官里呢？

答曰：若 慮可寄於眼分，眼 何故 不寄於耳分？

答曰：若 虑可寄于眼分，眼 何故 不寄于耳分？

答：如果思维可以寄托眼睛，眼睛又为何不能寄托于耳朵呢？

問曰：慮 體 無本，故可寄之於眼分，眼自有本，

问曰：虑 体 无本，故可寄之于眼分，眼自有本，

问：思维没有实体，因此可以寄托于眼睛，眼睛是有实体的，

故 不假寄 於 他分(34)。

故 不假寄 于 他分(34)。

所以不必借助寄托在其他器官。

答曰：眼 何故 有本 而 慮 無本？ 苟 無

答曰：眼 何故 有本 而 虑 无本？ 苟 无

答：眼睛为何有实体而思维没有实体？ 如果不是

本 於 我形， 而 可 遍寄 於 異地，

本 于 我形， 而 可 遍寄 于 异地，

以自身形体为根本，而可普遍地寄托在不同的地方，

亦 可 張甲之情 寄 王乙之軀，李丙之性

亦 可 张甲之情 寄 王乙之躯，李丙之性

那么张甲的情怀就可以寄托在王乙的躯体，李丙的性格

托 趙丁之體。 然乎哉？ 不然也。

托 赵丁之体。 然乎哉？ 不然也。

(34)假：借。

341

就可以寄托在赵丁的身体了。是这样吗？不是这样。

問曰：聖人之形 猶 凡人之形，而 有 凡聖之殊，

问曰：圣人之形 犹 凡人之形，而 有 凡圣之殊，

问：圣人的形体犹如凡人的形体，但圣人与凡人有差异，

故 知 形 神 異 矣。

故 知 形 神 异 矣。

所以知道形与神是不同的。

答曰：不然。金之精者 能 照，穢者 不能 照。

答曰：不然。金之精者 能 照，秽者 不能 照。

答：不是这样。精细的金属能作镜子，粗劣的不能作镜子。

有 能 照 之 精金，寧有 不 照 之 穢質？ 又 豈

有 能 照 之 精金，宁有 不 照 之 秽质？ 又 岂

有能作镜子的精细金属，难道有不可照的粗劣物体？又哪里

有 聖人之神 而 寄 凡人之器？ 亦 無 凡人之

有 圣人之神 而 寄 凡人之器？ 亦 无 凡人之

会有圣人的精神寄托在凡人身体的道理？也不会有凡人的

神 而 託 聖人之體。是以 八彩、重瞳，動、華之容(35)，

神 而 托 圣人之体。是以 八彩、重瞳，动、华之容(35)，

精神寄托在圣人身体。因此，眉毛有八种色彩是唐尧的容貌，
眼中有两个瞳仁，为虞舜的容貌；

龍顏、馬口，軒、皞之狀(36)， 此 形表之異也；

龙颜、马口，轩、皞之状(36)， 此 形表之异也；

面额似龙，是黄帝的容貌，嘴似马口是皞陶的容貌，这就是
外形的差异；

比干之心，七竅並列(37) 伯約之膽，其大如拳(38)，

(35)"八彩"八字：意为眉毛
有八种色彩，乃唐尧之容；
眼中有两个瞳仁，为虞舜之
貌。"动之容"承"八彩"，"华
之容"承"重瞳"。这属于修辞
学上的分承手法。

(36)"龙颜"八字：意为面额
似龙，是黄帝的容貌;;嘴巴
如马，是皞陶(yáo)的形状。
"轩之状"承"龙颜"，"皞之状"
承"马口"。这也属分承手法。

(37)"比干"二句：比干是商
纣王的叔父，官少师，因屡
次劝谏纣王，而被剖心而死。

(38)"伯约"二句：姜维死后，
魏兵剖其腹，发现他的胆如
拳头般大。

比干之心，七窍并列⁽³⁷⁾，伯约之胆，其大如拳⁽³⁸⁾，

比干的心，有七个孔窍并列，伯约的胆，如同拳头般大，

此 心器 之殊也。是以知圣人 区分⁽³⁹⁾，

此 心器 之殊也。是以知圣人 区分⁽³⁹⁾，

这就是不同的人心脏的差异。因此知道圣人的不同特征，

每 绝 常品⁽⁴⁰⁾，非惟 道革 群生，

每 绝 常品⁽⁴⁰⁾，非惟 道革 群生，

每每超越普通人，并非只有精神与一般人不同，

乃亦 形超 万有⁽⁴¹⁾。凡 圣 均体，

乃亦 形超 万有⁽⁴¹⁾。凡 圣 均体，

就是形体也超乎一般人。凡人与圣人，要说外形都一样，

所未敢安。

所未敢安。

那是不妥的。

问曰：子 云"圣人之形 必异于凡"，敢问 阳货

问曰：子 云"圣人之形 必异于凡"，敢问 阳货

问：你说"圣人的形体一定跟凡人不同"，请问阳货

类 仲尼⁽⁴²⁾，项籍 似虞帝⁽⁴³⁾，舜、项、孔、

类 仲尼⁽⁴²⁾，项籍 似虞帝⁽⁴³⁾，舜、项、孔、

跟仲尼容貌相似，项籍跟虞帝长相相像，虞舜、项籍、孔子、

阳，智革 形 同，其故 何邪？

阳，智革 形 同，其故 何邪？

阳货，精神有区别而形体相类似，其中的原因是什么？

答曰：瑉 似玉而非玉⁽⁴⁴⁾，鹩 类凤而非凤⁽⁴⁵⁾，物

---

(39) 区分(fèn)：不同的名分、职分。这里指不同的特征。

(40) 绝：超过。常品：指一般之人。

(41) "非惟"二句：言圣人不仅精神与常人不同，而且形体也超过众人。道，指精神。群生，众人。万有，犹言万物，宇宙间所有事物，此亦指众人。

(42) 阳货：一作"阳虎"。春秋后期季孙氏的家臣，一度掌握鲁国国政。其容貌似孔子。

(43) 项籍：字羽。秦末农民起义军领袖。传说项羽亦重瞳子，故云"似虞帝"。

(44) 瑉：似玉的美石。

(45) 鹩：鹩鹩，鹎鹩，亦作"卑居"，即寒鸦。也称"雅乌""鹎乌""楚乌"。

答曰：珉 似玉而非玉⁽⁴⁴⁾，鹔 类凤而非凤⁽⁴⁵⁾，物

答：珉与玉相似但不是玉，鹔与凤相似但不是凤，事物

诚 有 之， 人 故 宜 尔。项、阳 貌 似

诚 有 之， 人 故 宜 尔。项、阳 貌 似

的确有这种情况，人当也如此。项籍、阳货与圣人相貌相像

而 非 实 似，心 器 不 均，虽 貌 无 益 也⁽⁴⁶⁾。

而 非 实 似，心 器 不 均，虽 貌 无 益 也⁽⁴⁶⁾。

但不是真的，精神不同，即使相貌相同，也无补于事。

(46)貌：貌似。用作动词。

问曰：凡 圣 之 殊，形 器 不 一，可 也。

问曰：凡 圣 之 殊，形 器 不 一，可 也。

问：凡人与圣人的差异，表现于身体器官的不同，能够认可。

圣人 圆 极⁽⁴⁷⁾，理 无 有 二，而 立、旦

圣人 圆 极⁽⁴⁷⁾，理 无 有 二，而 立、旦

圣人圆满至极，没有其他道理，但是孔丘与周公旦

(47)圆极：非常圆满。

殊 姿⁽⁴⁸⁾， 阳、文 异 状⁽⁴⁹⁾， 神不系色⁽⁵⁰⁾，

殊 姿⁽⁴⁸⁾， 阳、文 异 状⁽⁴⁹⁾， 神不系色⁽⁵⁰⁾，

有不同容貌，阳货与周文王有不同形状，精神不依附于形体，

于 此 益 明。

于 此 益 明。

于此更明白了。

(48)立：一本作"丘"，当是。丘，孔子之名。 旦：周公之名。姬姓，周武王之弟，亦称叔旦。姿：容貌。
(49)阳：一本作"汤"，当是。汤，亦称武汤、成汤等，商朝的建立者。文：指周文王。姬姓，名昌，商末周族领袖。商纣时为西伯，又称伯昌。
(50)系：依附。色：此指形体。

答曰：圣 同 于 心 器，形 不 必 同 也。犹 马 殊 毛

答曰：圣 同 于 心 器，形 不 必 同 也。犹 马 殊 毛

答：圣人的精神相同，形体不必相同。好比马的毛色不同

而 齐 逸， 玉 异 色 而 均 美⁽⁵¹⁾。是 以

(51)"马殊毛"二句：意为马毛色不同但都能奔跑，玉色泽有别但同样绚丽。逸，奔跑。

而 齐逸， 玉异色 而 均美(51)。是以
但是一样能奔跑，玉有不同的色泽但是一样绚丽。因此，

晋棘、 楚和(52)， 等价 连城(53)；骥骝、
垂棘所产之玉与和氏之璧，同样价值连城；骥骝、

盗骊(54)， 俱 致 千里(55)。
盗骊两种骏马，同样能奔跑千里。

问曰：形神不二， 既闻之矣。形 谢
问：形体与精神不能分离，已经领教了。形体消灭了，

神灭， 理 固 宜然。 敢问《经》云
精神也不存在了，道理本来应当这样。请问经书上 说

"为 之 宗庙， 以 鬼 向 之"(56)，何谓也？
"替祖先建立宗庙，用鬼礼去祭献他们"，这是讲什么意思？

答曰：圣人之教然也，所以从孝子之心，而厉渝
答：这是圣人的教化啊，这就是顺从孝子之心，劝勉

薄 之 意(57)，"神 而 明 之"(58)，此 之 谓矣。
不轨的想法，"神而明之"， 就说这个道理。

(52)晋棘：晋国垂棘所产之玉。用作美玉的通称。
(53)等价连城：指极贵重之物。

(54)骥骝、盗骊：皆古骏马名。
(55)致：达到。

(56)《经》：指《孝经》。以下引语出自该书"丧亲"。意为替祖先建立宗庙，用鬼礼祭献他们。宗庙，古代帝王、诸侯或大夫、士祭祀祖先的处所。向：通"飨"，即"飨"，享受，奉献祭品。

(57)厉：通"励"。劝告。渝：背弃。薄：浮薄。
(58)神而明之：语出《周易·系辞上》。"神明"谓无所不知，如神之明。

问曰：伯有 被 甲⁽⁵⁹⁾，彭生 豕 见⁽⁶⁰⁾，

问曰：伯有 被 甲⁽⁵⁹⁾，彭生 豕 见⁽⁶⁰⁾，

问：伯有死后曾披甲作祟，齐国公子彭生死后变为野猪出现，

《墳》《素》著其事⁽⁶¹⁾，宁 是 设教而已 邪⁽⁶²⁾？

《坟》《素》著其事⁽⁶¹⁾，宁 是 设教而已 邪⁽⁶²⁾？

《坟》《素》都记录其事，难道仅是设施教化而已吗？

答曰：妖怪 茫茫， 或 存 或 亡，

答曰：妖怪 茫茫， 或 存 或 亡，

答：妖怪的事太多了，有的还存在，有的已经消失了，

强死者 众⁽⁶³⁾，不 皆 为 鬼，彭生、伯有 何

强死者 众⁽⁶³⁾，不 皆 为 鬼，彭生、伯有 何

死于非命的人很多，不会都变成鬼，彭生、伯有又怎么

独 能 然？ 乍 人 乍 豕⁽⁶⁴⁾，未必 齐郑之公子也。

独 能 然？ 乍 人 乍 豕⁽⁶⁴⁾，未必 齐郑之公子也。

唯独能那样呢？一会儿是人，一会儿是猪，这未必是齐国郑国的公子吧。

问曰：《易》称⁽⁶⁵⁾："故 知鬼神之情状，与天地

问曰：《易》称⁽⁶⁵⁾："故 知鬼神之情状，与天地

问：《易经》上说"所以知道鬼神的情状，与天地

相似 而 不违。"又曰："载鬼一车"，其 义 云 何？

相似 而 不违。"又曰："载鬼一车"，其 义 云 何？

相似而不冲突"，又说"载鬼一车"，其中的意义是说什么？

答曰：有禽焉，有兽焉，飞走之别也；有人焉，

---

(59)伯有：春秋时郑国大夫良宵。"伯有"乃其字。传说伯有死后曾披甲作祟。

(60)彭生：春秋时齐国公子。传说他死后变为野猪出现。

(61)《坟》《素》：一本作"坟索"，当是。坟谓三坟，索指八索，相传为我国最古的书籍。

(62)设教：设施教化。

(63)强死：死于非命。

(64)乍(zhà)：忽然；骤然。

(65)易：以下两则引语，前一则出于《周易·系辞上》，原文为："是故知鬼神之情状，与天地相似，故不违。"后一则出自《周易·睽卦》。

答曰：有禽焉，有兽焉，飞走之别也；有人焉，

答：有禽　　有兽，二者有飞、跑的不同；有人

有鬼焉，幽明之别也。　　人灭　而　为　鬼，鬼灭

有鬼焉，幽明之别也。　　人灭　而　为　鬼，鬼灭

有鬼，　　二者有幽、明的差异。人死了就变成鬼，鬼死了

而　为　人，则　吾　未　知　也。

而　为　人，则　吾　未　知　也。

就变成人，那我就不知道了。

问曰：知　此　神灭，　　有　何　利　用？

问曰：知　此　神灭，　　有　何　利　用？

问：　了解您说的神灭，有什么好处？

答曰：浮屠　害　政(66)，桑门　蠹　俗(67)，风惊　雾起，

答曰：浮屠　害　政(66)，桑门　蠹　俗(67)，风惊　雾起，

答：佛门影响政务，僧人败坏风俗，其影响像狂风大雾，

驰荡不休(68)。吾　哀其弊，　　思　拯　其　溺(69)。

驰荡不休(68)。吾　哀其弊，　　思　拯　其　溺(69)。

弥漫不休。　我痛恨它的弊端，一心想挽救社会的沉沦。

夫　　竭财　　以　趣僧，破产　以　趋佛(70)，而　不　恤

夫　　竭财　　以　趣僧，破产　以　趋佛(70)，而　不　恤

至于说破费大量的钱财去侍奉僧人、供奉佛徒，却不去体恤

亲戚，不　怜　穷匮者(71)，何邪？良　由　厚我之情　深(72)，

亲戚，不　怜　穷匮者(71)，何邪？良　由　厚我之情　深(72)，

亲友，不同情穷人，为什么？实在是由于厚待自己的心太重，

济物　　之　意　浅(73)。是　以　圭撮　涉　于　贫友(74)，

(66)浮屠：佛。梵语音译词。
(67)桑门：僧。梵语音译词。
蠹俗：败坏风俗。

(68)"风惊"二句：喻佛教影响之广。

(69)溺：指佛教所造成的社会沉沦。

(70)"竭财"二句：意为耗费大量钱财去侍奉僧、佛。趣、趋，皆有趋附、归附义。

(71)穷匮：贫困。匮，缺乏，不足。
(72)良：实在。
(73)济物：谓济助他人。
(74)圭撮：古代容量单位。喻极细微之数。

济物　　之意浅⁽⁷³⁾。是以圭撮涉于贫友⁽⁷⁴⁾，

而救助他人的想法太少。因此，施些小恩惠给予亲友，

吝情　动於颜色；千锺　委於富僧⁽⁷⁵⁾，歡懷

吝情　动于颜色；千锺　委于富僧⁽⁷⁵⁾，欢怀

而吝啬之情挂在脸上；大量的钱财送给富僧，　欢喜之情

畅於容發。岂不以僧有多稌　　之期⁽⁷⁶⁾，

畅于容发。岂不以僧有多稌　　之期⁽⁷⁶⁾，

溢于言表。　难道不是因为富僧有得到很多好处的期望，

友　　无遗秉之报⁽⁷⁷⁾？　务施不关周急，

友　　无遗秉之报⁽⁷⁷⁾？　务施不关周急，

而亲朋好友没有一点好处的回报。施舍并不为救济穷急，

立德必於在己⁽⁷⁸⁾。又惑以茫昧之言⁽⁷⁹⁾，

立德必于在己⁽⁷⁸⁾。又惑以茫昧之言⁽⁷⁹⁾，

行善全为自己得利。又被幽暗不明的言语迷惑，

惧以阿鼻之苦⁽⁸⁰⁾，诱以虚诞之辞，　欣以兜率之乐⁽⁸¹⁾，

惧以阿鼻之苦⁽⁸⁰⁾，诱以虚诞之辞，　欣以兜率之乐⁽⁸¹⁾，

被地狱的痛苦吓唬，被虚假荒诞的言辞诱惑，被妙足的乐趣吸引，

故舍逢掖⁽⁸²⁾，　袭横衣⁽⁸³⁾，废

故舍逢掖⁽⁸²⁾，　袭横衣⁽⁸³⁾，废

所以丢掉儒者的宽袍大袖，穿上和尚的袈裟，废掉

俎豆⁽⁸⁴⁾，　列瓶钵⁽⁸⁵⁾，　家家弃其亲爱，

俎豆⁽⁸⁴⁾，　列瓶钵⁽⁸⁵⁾，　家家弃其亲爱，

祭祀祖先的礼器，陈上僧徒饮食的器具，家家抛弃亲友，

人人绝其嗣续⁽⁸⁶⁾，致使兵挫於行间，吏空於官府⁽⁸⁷⁾，

人人绝其嗣续⁽⁸⁶⁾，致使兵挫于行间，吏空于官府⁽⁸⁷⁾，

人人断绝子孙，　致使兵员不足累遭挫败，官衙无人做官，

---

(75)千锺：喻数量极多。锺，古代量器名及容量单位。委：舍弃。

(76)多稌：喻很多好处。期：期望。

(77)遗秉：喻极少的好处。

(78)"务施"二句：意为施舍非为救济穷急，行善全为自己得利。

(79)茫昧：幽暗不明。

(80)阿鼻：梵语音译词，意为无有间断。佛教所称地狱名。

(81)兜率：梵语音译词，意为妙足、知足。为欲界六天中的第四天。

(82)逢掖：古代儒者所穿的一种袖腋宽大的衣服。逢，大。掖，通"腋"。

(83)袭：套上。横衣：指和尚所穿的袈裟。

(84)俎豆：皆为古代祭祀时用以盛物的礼器。

(85)瓶钵：僧徒用以饮食的器具。

(86)嗣续：后嗣，后代。

(87)"致使"二句：意为由于人们纷纷遁入佛门，造成兵员不足而屡遭挫败，官衙内严重缺乏官员。行(háng)间：行伍。

粟　罄於惰遊⁽⁸⁸⁾，　　　　货　殫於土木⁽⁸⁹⁾。

粟　罄于惰游⁽⁸⁸⁾，　　　　货　殫于土木⁽⁸⁹⁾。

粮食因僧侣念经化缘而耗费，货物因大修庙宇、雕塑佛像而竭尽。

所以　姦宄　佛勝⁽⁹⁰⁾，颂聲　　尚權⁽⁹¹⁾。

所以　奸宄　佛胜⁽⁹⁰⁾，颂声　　尚权⁽⁹¹⁾。

这就是作奸犯科不能禁止，诵念佛经之声壅塞充斥的原因了。

惟此之故也，其流　莫已，　其病　　　無垠⁽⁹²⁾！

惟此之故也，其流　莫已，　其病　　　无垠⁽⁹²⁾！

正因为如此，信佛的弊端不能结束，这种社会病根就无边无际了。

若　知　陶甄禀於自然⁽⁹³⁾，森羅均於獨化⁽⁹⁴⁾，

若　知　陶甄禀于自然⁽⁹³⁾，森罗均于独化⁽⁹⁴⁾，

　如果知道造化源于自然，事物都在自己变化中求得均衡，

忽焉　自　有，悗爾　而　無⁽⁹⁵⁾，來　也　不禦，　去　也

忽焉　自　有，悗尔　而　无⁽⁹⁵⁾，来　也　不御，　去　也

忽然产生了，　忽然没有了，　到来的时候不去阻挡，消失时

不追⁽⁹⁶⁾，乘　夫　天理⁽⁹⁷⁾，各　安其性。小人甘其壟畝⁽⁹⁸⁾，

不追⁽⁹⁶⁾，乘　夫　天理⁽⁹⁷⁾，各　安其性。小人甘其垄亩⁽⁹⁸⁾，

不去追求，依靠自然规律，自生自灭。小人安于农耕，

君子保其恬素⁽⁹⁹⁾。耕而食，食不可窮也；蠶以衣⁽¹⁰⁰⁾，

君子保其恬素⁽⁹⁹⁾。耕而食，食不可穷也；蚕以衣⁽¹⁰⁰⁾，

君子不慕名利。靠耕种生活，粮食不会短少；靠养蚕做衣裳，

衣不可盡也。　下　　　有　餘以奉其上，

衣不可尽也。　下　　　有　余以奉其上，

衣裳穿不完。　在下的百姓有余力去供奉在上的为政者，

(88)罄：竭尽。惰游：指僧徒的作为。

(89)殫：竭尽。土木：指兴建寺院、雕塑佛像。

(90)姦宄：指犯法作乱之人。姦，"奸"的异体字。佛：一本作"弗"，当是。胜：尽。

(91)颂声：指诵念佛经之声。权：一本作"拥"，当是。拥意为壅塞，充斥。

(92)垠：边际，界限。

(93)陶甄：造就，培育。这里指万物的培育。

(94)森罗：森然罗列。这里指万物的罗列。均：调和，调节。独化：指事物不借助外力而自行变化。

(95)悗尔：忽然。

(96)"来也"二句：意为对生死听其自然。来，指生。去，谓死。

(97)乘：依靠。天理：指自然规律。

(98)甘：美好。意动用法。垄亩：指田间劳动。

(99)恬素：安静质朴。谓不慕名利。

(100)蚕：养蚕。用作动词。

上　　無為　　　以　待　其　下(101)，可以　全生，可以

上　　无为　　　以　待　其　下(101)，可以　全生，可以

当官的无需严刑峻法对待民众，这样就可以保全生命，可以

養親，　　可以　為己，　　可以　為人，可以　匡國(102)，

养亲，　　可以　为己，　　可以　为人，可以　匡国(102)，

赡养双亲，可以保护自己，可以赈济平民，可以挽救国家，

可以　霸君(103)，用此道也。

可以　霸君(103)，用此道也。

可以南面称王，都是用这个道啊。

(101)无为：儒家指以德政感化人民，少用严刑峻法。

(102)匡国：救国。

(103)霸君：把持君位。即称君。霸，把持。

秋燥论

【提要】

本文选自《医门法律》卷四，据上海科学技术出版社 2000 年《中国医学大成续集》影印本排印。作者喻昌(1585—1664)，字嘉言，晚号西昌老人，新建(今属江西)人，明末清初医学家。明崇祯三年(公元1630 年)以副榜贡生入都，曾上书言国事不就，遂皈依佛门，后还俗为医。晚年潜心著述，著有《尚论篇》《尚论后篇》《寓意草》等书。《医门法律》是一部综合性医书，凡六卷，分门阐述各种杂病，首论病证的病因病机，次言辨证施治的法则，其次提出治疗禁忌及注意事项，故书以"法律"为名。

本文阐明了秋令主气为燥气的新的医学思想，指出了《内经》"秋伤于湿"当为"秋伤于燥"之误，并对燥邪的性质、致病特点及治疗方法等方面作了比较系统而全面的论述，其观点颇受后世推崇。

秋燥论

喻昌 曰：燥之與濕，有霄壤之殊[1]。 燥 者，

喻昌 曰：燥之与湿，有霄壤之殊[1]。 燥 者，

喻昌说：燥气和湿气有着如天上地下般的差别。燥气

天之氣也；濕 者，地之氣也。水 流 濕，火 就 燥，

天之气也；湿 者，地之气也。水 流 湿，火 就 燥，

属于天之气，湿气属于地之气。水流往湿处，火烧向燥处，

各 從 其 類[2]，此勝 彼負，兩不相謀[3]。春月地氣動

各 从 其 类[2]，此胜 彼负，两不相谋[3]。春月地气动

各自顺应它的同类，此胜彼负，两不相合。春季地气发动，

而 濕勝，斯 草木暢茂[4]；秋月天氣肅 而 燥勝[5]，

而 湿胜，斯 草木畅茂[4]；秋月天气肃 而 燥胜[5]，

湿气就旺盛，则草木畅达茂盛；秋季天气肃杀，燥气便旺盛，

斯 草木黄落。 故 春分以後之濕， 秋分以後之燥，

斯 草木黄落。 故 春分以后之湿， 秋分以后之燥，

则草木发黄落叶。所以春分以后的湿气，秋分以后的燥气，

各 司 其 政[6]。今指 秋月之燥 為 濕[7]，是 必

各 司 其 政[6]。今指 秋月之燥 为 湿[7]，是 必

各自主管自己的时令。如果指秋天的燥气为湿气，这样必须

指夏月之熱為寒然後可。奈何《內經》病機一十九條

指夏月之热为寒然后可。奈何《内经》病机一十九条

指夏天的热气为寒气然后才行。无奈《内经》病机十九条中

獨 遺 燥氣[8]。他凡 秋傷於燥， 皆謂

独 遗 燥气[8]。他凡 秋伤于燥， 皆谓

唯独遗漏了燥气。其他凡是秋天被燥气伤害的，都说成是

秋傷於濕[9]。 歷代諸賢， 隨 文 作解， 弗

秋伤於湿[9]。 历代诸贤， 随 文 作解， 弗

（1）霄壤之殊：即天地之别。

（2）"水流湿"三句：就，趋向。从，顺。
（3）谋：合。

（4）斯：则。
（5）肃：肃杀。

（6）司：主管。
（7）今：如果。

（8）"病机"五字：详见《素问·至真要大论》。

（9）秋伤于湿：详见《素问·生气通天论》。

秋伤于湿⁽⁹⁾。 历代诸贤, 随 文 作 解, 弗

秋天被湿气伤害。历代众位贤人，随着经文加以解释，没有

察 其 訛。昌 特 正 之。

察 其 讹。昌 特 正 之。

察觉其中的讹误。喻昌我特地纠正它。

大意 謂 春 傷於風, 夏 傷於暑, 長夏

大意 谓 春 伤于风, 夏 伤于暑, 长夏

大意是说春季被风邪伤害，夏季被暑邪伤害，长夏

傷於濕, 秋 傷於燥, 冬 傷於寒, 覺 六氣

伤于湿, 秋 伤于燥, 冬 伤于寒, 觉 六气

被湿邪伤害，秋季被燥邪伤害，冬季被寒邪伤害，领悟六气

配四時 之旨, 與 五運 不相背戾, 而 千古 之

配四时 之旨, 与 五运 不相背戾, 而 千古 之

和四时相配的含义，同五运六气理论不相违背，千年以来的

大疑 始一抉也⁽¹⁰⁾。然 則, 秋燥 可 無

大疑 始一抉也⁽¹⁰⁾。然 则, 秋燥 可 无

重大疑惑方才完全揭示。既然这样，那么秋季的燥气能 不

(10)抉：揭示。

論乎? 夫 秋 不 遽 燥 也, 大熱之後, 繼以涼生,

论乎? 夫 秋 不 遽 燥 也, 大热之后, 继以凉生,

讨论吗？秋季并不立即干燥，炎热过后，接着凉气产生，

涼生而 熱解, 漸至 大涼, 而 燥令乃行焉。

凉生而 热解, 渐至 大凉, 而 燥令乃行焉。

凉气产生后炎热解除，逐渐到大凉，这时燥气的时令才运行。

《經》謂"陽明 所至, 始 為 燥, 終 為 閉"者⁽¹¹⁾,

《经》谓"阳明 所至, 始 为 燥, 终 为 闭"者⁽¹¹⁾,

(11)阳明：燥金。

《内经》说"阳明燥金之气到来,开始是燥气,最终是凉气",

亦 误文也。岂 有 新 秋 月 华 露 湛⁽¹²⁾,星

亦 误文也。岂 有 新 秋 月 华 露 湛⁽¹²⁾,星

也是文字错误。哪有刚入秋季,月亮光华,露水沉重,星光

(12)月华露湛:月明露浓。湛,浓。

润 渊 澄⁽¹³⁾,天香 遍野⁽¹⁴⁾,万宝垂实,归之燥政,

润 渊 澄⁽¹³⁾,天香 遍野⁽¹⁴⁾,万宝垂实,归之燥政,

明朗,渊水澄清,清香满地,万物结籽,都归属燥气的时令,

(13)星润渊澄:星空晴朗,潭水明浮。

(14)天香:芳香的美称。

迨至 山 空 月小⁽¹⁵⁾,水落 石 出, 天 降

迨至 山 空 月小⁽¹⁵⁾,水落 石 出, 天 降

等到山间空阔,天高月小,山洪退落,底石露出,上天降落

(15)山空月小:树木凋零而山空,天高气爽而月小。

繁霜, 地 凝 白卤⁽¹⁶⁾,一往 坚急劲切之化⁽¹⁷⁾,反谓

繁霜, 地 凝 白卤⁽¹⁶⁾,一往 坚急劲切之化⁽¹⁷⁾,反谓

酷霜,大地凝结白碱,完全归向坚劲急切的变化,反而说成

(16)白卤:盐碱地上凝结的白色卤碱。此喻白霜。

(17)一往:一概。

凉 生, 不 谓 燥 乎?或 者 疑 燥 从 火 化,

凉 生, 不 谓 燥 乎?或 者 疑 燥 从 火 化,

由凉气产生,而不说燥气吗? 有人怀疑燥气由火气产生,

故 先 燥 而 后 凉, 此 非理 也。 深乎! 深乎!

故 先 燥 而 后 凉, 此 非理 也。 深乎! 深乎!

所以先是燥气而后是凉气,这不合乎道理。精微啊!精微啊!

上古《脉要》曰:"春 不沉, 夏 不弦, 秋 不

上古《脉要》曰:"春 不沉, 夏 不弦, 秋 不

远古《脉要》说:"春季不带沉脉,夏季不带弦脉、秋季不带

数, 冬 不涩, 是 谓 四 塞⁽¹⁸⁾。" 谓 脉

数, 冬 不涩, 是 谓 四 塞⁽¹⁸⁾。" 谓 脉

数脉,冬季不带涩脉,这叫做四时之气闭塞不通。"说脉象

(18)"上古"六句:脉要,古书名。已佚。

之 从 四 时 者, 不 循序渐进, 则 四 塞 而 不 通 也。

之 从 四 时 者, 不 循序渐进, 则 四 塞 而 不 通 也。

随从四时的变化,如果不循序渐进,四时之气就闭塞而不通。

所以 春、夏、秋、冬 孟月 之 脉,仍 循 冬、春、

夏、秋 季月 之 常⁽¹⁹⁾,

所以 春、夏、秋、冬 孟月 之 脉,仍 循 冬、春、

夏、秋 季月 之 常⁽¹⁹⁾,

因此春季第一个月的脉象仍然依循冬季最后一个月脉象的常态,夏季第一个月的脉象仍然依循春季最后一个月脉象的常态,秋季第一个月的脉象仍然依循夏季最后一个月脉象的常态,冬季第一个月的脉象仍然依循秋季最后一个月脉象的常态,

不 改 其 度。 俟 二分 二至   以後⁽²⁰⁾,

不 改 其 度。 俟 二分 二至   以后⁽²⁰⁾,

不改变它们的常规。等到春分、秋分、夏至、冬至以后,

始 轉 而 從本令之王氣⁽²¹⁾,乃 為 平人順脈 也。故

始 转 而 从本令之王气⁽²¹⁾,乃 为 平人顺脉 也。故

方才转从本季时令的旺气,这才是正常人的平顺脉象。所以

天道 春 不分 不溫, 夏 不至 不熱,

天道 春 不分 不温, 夏 不至 不热,

天气的规律是春季不到春分不温暖,夏季不到夏至不炎热,

自然之運, 悠久無疆。 使 在人之脈, 方春 即

自然之运, 悠久无疆。 使 在人之脉, 方春 即

大自然的运转悠远没有尽头。假使在人的脉象,刚入春季便

以 弦 應, 方夏 即以 數應,躁 促 所加⁽²²⁾,

以 弦 应, 方夏 即以 数应,躁 促 所加⁽²²⁾,

有弦脉相应,刚入夏季便有数脉相应,急躁仓促超越时令,

不 三時 而 歲度終矣,其能長世乎? 即 是 推之,

不 三时 而 岁度终矣,其能长世乎? 即 是 推之,

不用三个季节便一年到头,难道能长久吗? 按此道理推论,

(19)"所以"二句:主宾分承的修辞格。宾语"冬、春、夏、秋季月之常"通过谓语"仍循",与主语"春、夏、秋、冬孟月之脉"并举。孟,每季第一个月。季,每季第三个月。

(20)二分:春分、秋分。二至:夏至、冬至。

(21)王(wàng)气:主气。春之风,夏之火,长夏之湿,秋之燥,冬之寒,皆为主气。

(22)躁促:急促。

秋月 之所以 忌 数脉 者，以 其 新秋 为 燥 所胜，

秋季忌讳数脉的原因，　　是因为病人刚入秋季被燥邪伤害，

故 忌之 也⁽²³⁾。若 不病之人，新秋 而 脉 带 微数，

所以忌讳。若没有病的人，刚入秋季脉象略微带有数脉之象，

乃 天真之脉⁽²⁴⁾，何 反 忌之 耶？且 夫 始为燥，

则是自然的脉象，为什么反而忌讳呢？　　况且开始是燥气，

终 为凉，　凉已 即 当 寒 矣，何 至

最终是凉气，那么凉气结束就应当是寒气了，为什么到了

十月 而 反 温 耶？凉 已 反 温，失 时 之 序，

十月反而温暖呢？　　凉气结束反而温暖，不合时序的运行，

天道　　不 几 顿 乎⁽²⁵⁾？不知 十月之温，不从 凉

天气的规律不是几乎废止了吗？不知十月的温暖　不从凉气

转，正 从 燥 生。盖 金位之下，火气承之⁽²⁶⁾，以 故

转生，而正是由燥气产生。因为金气之下，火气承接，因此

初冬常温，其 脉之应，仍 从乎 金之涩 耳。由 涩

初冬常常温暖，其脉象反应，仍然依从金秋的涩脉。从涩脉

而 沉，其 涩 也，为 生水之金⁽²⁷⁾，其 沉 也，

(23)"秋月"三句：秋分前不忌微数之常脉，而忌过数之病脉。过数之病脉正由伤燥所致。

(24)天真：谓自然。

(25)几：几乎。顿：止息。

(26)"金位"八字：语见《素问·六微旨大论》。王冰注："锻金生热，则火流金，乘火之上，理无妄也。"《素问·六元正纪大论》："阳明所至为散落温。"王冰注："散落，金也。温，下承之火气也。"

(27)生水之金：五行相生，金生水。秋为金，故曰生水之金。仍在金位，故脉见涩象。

到沉脉，那涩脉　　反映正在生水的金，那沉脉

即　為　水中之金　矣⁽²⁸⁾。珠　輝　玉　映,傷燥　云　乎　哉?

即　为　水中之金　矣⁽²⁸⁾。珠　辉　玉　映,伤燥　云　乎　哉?

反映沉入水底的金了。初秋珠玉辉映,能说是被燥气伤害吗?

(28)水中之金:冬为水,其脉沉,故曰水中之金。已进入水位,故脉见沉象。

然　新秋之涼,方以　卻暑也⁽²⁹⁾,而夏月所受暑邪,

然　新秋之涼,方以　却暑也⁽²⁹⁾,而夏月所受暑邪,

然而初秋的凉气,正是用来退暑热的,而夏季所感受的暑邪,

(29)却:退。

即　從　涼　發。《經》云:"當　暑　汗不出　者,秋

即　从　凉　发。《经》云:"当　暑　汗不出　者,秋

就乘凉气发病。《内经》说:"在暑天汗不得发散,到秋季

成　風瘧⁽³⁰⁾。"舉一瘧,而　凡　當風取涼,以　水　灌汗,

成　风疟⁽³⁰⁾。"举一疟,而　凡　当风取凉,以　水　灌汗,

便形成风疟。"举一个疟疾,凡是当风纳凉,用凉水浇汗,

(30)"当暑汗"二句:语见《素问·金匮真言论》。风疟,疟疾的一种。多由夏季贪凉受风,又感疟邪所致。症见先寒后热,寒少热多,头痛烦躁等。

迺　至　不後汗　而　傷其內者,病　發　皆當　如

乃　至　不后汗　而　伤其内者,病　发　皆当　如

以至不再出汗,因而内里受伤的,疾病发作就都应该按照

瘧之例　治　之　矣⁽³¹⁾。其　內傷生冷　　成　滯下　者,

疟之例　治　之　矣⁽³¹⁾。其　内伤生冷　　成　滞下　者,

疟疾例子来治疗了。那些体内被生冷食物伤害而造成痢疾的,

(31)如:按照。

並可　從　瘧　而　比例　矣⁽³²⁾。以　其　原來　皆　暑濕之邪,

并可　从　疟　而　比例　矣⁽³²⁾。以　其　原来　皆　暑湿之邪,

一概可以依照疟疾来类推了。因为它的病源都是暑湿病邪,

(32)比例:类推。

外內所主　雖　不同,同　從　秋風　發　之耳。若夫

外内所主　虽　不同,同　从　秋风　发　之耳。若夫

内外主病虽然有不同,但同是由于秋风凉气发生的病。至于

深秋　燥金　主　病,　則　大異　焉。《經》曰:

357

深秋　燥金　主病，　则大异　焉。《经》曰：

秋分以后燥金当令所致疾病，就大不相同了。《内经》说：

"燥　　勝則幹⁽³³⁾。"夫　幹之為害，非　遽

"燥　　胜则干⁽³³⁾。"夫　干之为害，非　遽

"燥气太盛就干枯。"　　　干枯造成的危害，并非立即

赤地千里也⁽³⁴⁾。有幹於外　而　皮膚皴揭者，有幹於内

赤地千里也⁽³⁴⁾。有干于外　而　皮肤皴揭者，有干于内

千里大地光秃秃。有外表干枯因而皮肤皲裂的，有内里干枯

而　精血枯涸者，有幹於津液　而　榮衛氣衰、肉　爍

而　精血枯涸者，有干于津液　而　荣卫气衰、肉　烁

因而精血干涸的，有津液干枯因而营气卫气衰竭、肌肉消瘦

而　皮著於骨者⁽³⁵⁾，隨其大經小絡所屬上下中外前後，

而　皮著于骨者⁽³⁵⁾，随其大经小络所属上下中外前后，

而皮包骨的，　　　随着干枯的部位之在大经在小络，属上

属下，属中属外，属前属后，

各　為　病所。燥之所勝，　　亦雲熯　矣⁽³⁶⁾。

各　为　病所。燥之所胜，　　亦云熯　矣⁽³⁶⁾。

各成病处。可见燥邪盛行的危害，也可以说如同煎蒸的了！

至　所傷　　則更厲。燥金所傷，本　摧　肝木，

至　所伤　　则更厉。燥金所伤，本　摧　肝木，

至于它造成的伤害就更厉害。燥金所伤害的，本是摧折肝木，

甚　則　自戕肺金。蓋　肺金主氣，而　治節　行焉⁽³⁷⁾。

甚　則　自戕肺金。盖　肺金主气，而　治节　行焉⁽³⁷⁾。

太甚就会自伤肺金。因为肺金主气，治理调节由此而行。

此　惟　土生之金⁽³⁸⁾，堅剛不撓，　故　能　生殺自由，

此　惟　土生之金⁽³⁸⁾，坚刚不挠，　故　能　生杀自由，

这是因土所生之金，坚硬刚强不折不挠，所以才能生杀自主，

(33)燥胜则干：语见《素问》之《阴阳应象大论》与《六元正纪大论》。

(34)赤地：空无所有的地面。

(35)"有干于外"三句：皴揭，皮肤皲裂。肉烁，肌肉消瘦。烁，通"铄"，消。

(36)熯：烘、煎、蒸。如同煎蒸。

(37)治节：治理调节。

(38)惟：由于。

紀綱 不 紊。若 病起於秋 而 傷其燥，金 受 火 刑，

紀纲 不 紊。若 病起于秋 而 伤其燥，金 受 火 刑，

法度不乱。若疾病生在秋季而被燥邪伤害，金受到火的克伐，

化 剛 為柔， 方 圓 且 隨 型 埴⁽³⁹⁾，欲

化 刚 为柔， 方 圆 且 随 型 埴⁽³⁹⁾，欲

就会变刚强为柔顺，自己的或方或圆尚且随模具而定，想要

(39)型埴：铸造器物的土模。埴，黏土。

仍 清蕭 之 舊⁽⁴⁰⁾，其可得耶？《經》謂"咳 不 止

仍 清肃 之 旧⁽⁴⁰⁾，其可得耶？《经》谓"咳 不 止

保持自主肃杀的旧职，能办得到吗？《内经》说"咳嗽不止

(40)仍：因袭。

而 出白血者死"。白血，謂色淺紅 而 似肉似肺者⁽⁴¹⁾。

而 出白血者死"。白血，谓色浅红 而 似肉似肺者⁽⁴¹⁾。

而吐出白血的是死症"。白血，说的是颜色浅红像肉像肺的。

(41)"经谓"四句：所引见《素问·至真要大论》。白血谓肺血，因肺金色白。

非 肺金自削，何 以 有 此？ 試觀草木

非 肺金自削，何 以 有 此？ 试观草木

如果不是肺金自伤，怎么会有这种现象呢？ 试看草木

菁英可掬⁽⁴²⁾，一乘 金氣， 忽 焉 改 容，

菁英可掬⁽⁴²⁾，一乘 金气， 忽 焉 改 容，

青翠繁茂， 一旦蒙受金秋肃杀之气，忽然间改变容貌，

(42)菁英：精华。掬：两手捧住。

焦 其 上首， 而 燥氣先傷上焦華蓋⁽⁴³⁾，豈不明耶？

焦 其 上首， 而 燥气先伤上焦华盖⁽⁴³⁾，岂不明耶？

首先焦枯它的上部，燥气首先损伤上焦肺脏，难道不清楚吗？

(43)华盖：本指车上的伞盖。此指肺。

詳 此， 則 病機 之"諸氣膹郁⁽⁴⁴⁾，皆屬於

详 此， 则 病机 之"诸气膹郁⁽⁴⁴⁾，皆属于

明白这一点，那么病机十九条中的"众多胸中满闷，都属于

(44)膹郁：满闷。

肺"、"諸痿喘嘔， 皆屬於上"二條， 明 指

肺"、"诸痿喘呕， 皆属于上"二条， 明 指

肺"、"诸痿喘呕， 皆属于上"二条，明 指

359

肺脏"、"众多痿废气喘呕逆，都属于上焦"两条，明明是指

燥病矣。《生氣通天論》謂"秋傷於燥⁽⁴⁵⁾，上逆而咳，

燥病矣。《生气通天论》谓"秋伤于燥⁽⁴⁵⁾，上逆而咳，

燥病说的。《生气通天论》说"秋季被燥气伤害，肺气上逆咳嗽，

發 為 痿 厥"，燥病之要，一言而終，與 病機二條

发 为 痿 厥"，燥病之要，一言而终，与 病机二条

发作为痿废厥逆"，燥病的要点，总而言之，同病机两条

適相脗合⁽⁴⁶⁾。祇 以 誤傳"傷燥"為"傷濕"，解

适相吻合⁽⁴⁶⁾。只 以 误传"伤燥"为"伤湿"，解

正相吻合。 只是由于错误地把"伤燥"传作"伤湿"，解释

者 競 指燥病為濕病，遂 至 經旨 不明。

者 竞 指燥病为湿病，遂 至 经旨 不明。

的人便争着把燥病说成湿病，以致《内经》的含义不能明白。

今 一 論 之，而 燥病之機，了 無 餘義 矣⁽⁴⁷⁾。

今 一 论 之，而 燥病之机，了 无 余义 矣⁽⁴⁷⁾。

现在充分地论述它，燥病的要点，便完全没有其他含义了。

其 "左胠脅痛，不能轉側，嗌幹 面塵，

其 "左胠胁痛，不能转侧，嗌干 面尘，

那些"左侧胁肋疼痛，不能转身，咽喉发干，面色如尘土，

身 無 膏 澤，足外 反熱，腰痛，驚 駭，

身 无 膏 泽，足外 反热，腰痛，惊 骇，

身上缺乏脂肪和光泽，脚外侧反而发热，腰疼，惊悸，害怕，

筋攣，丈夫㿉疝，婦人少腹痛，目昧 皆瘡"⁽⁴⁸⁾，

筋挛，丈夫㿉疝，妇人少腹痛，目昧 皆疮"⁽⁴⁸⁾，

抽筋，男子㿉疝，女子小腹痛，眼睛昏暗，眼角糜烂"等证，

則 燥病 之 本於肝，而 散見不一 者 也。

（45）燥：《素问》作"湿"。喻昌认为当作"燥"。

（46）脗："吻"的异体字。

（47）了：完全。

（48）"左胠"十一句：语本《素问·至真要大论》。胠，腋下胁上。面尘，面色灰暗。王冰注："面尘，谓面上如有触冒尘土之色也。"疝，病名，以睾丸肿大光亮如秃为主症。眦，"眦"的异体字，上下眼睑的结合处。

则 燥病 之 本于肝，而 散见不一者 也。

就是燥病源于肝而分别出现的种种症状。

《内經》燥淫所勝，其主 治 必以苦溫 者，

《内经》燥淫所胜，其 主治 必以苦温 者，

《内经》治疗燥邪所伤，它的主治药物必用苦味温性的原因，

用 火之氣味 而 制其勝 也⁽⁴⁹⁾。其 佐 以 或 酸

用 火之气味 而 制其胜 也⁽⁴⁹⁾。其 佐 以 或 酸

是用火的气味来制服燥邪的过盛。它的辅助药物或者用酸味

或 辛 者， 臨病 制 宜， 宜

或 辛 者， 临 病 制 宜， 宜

或者用辛味的原因，是面临疾病时制定的相宜措施，适宜

補則 佐 酸，宜瀉則 佐辛也⁽⁵⁰⁾。其下之亦

补则 佐 酸，宜泻则 佐辛也⁽⁵⁰⁾。其下之亦

补的就辅助酸味药物，适宜泻的就辅助辛味药物。它泻下也

以 苦溫 者， 如清 甚 生寒，

以 苦温 者， 如清 甚 生寒，

用苦味温性药物的原因，是如果清凉药物泻下太过便生寒邪，

留 而 不去，则 不當 用寒下，宜 以 苦溫

留 而 不去，则 不当 用 寒 下，宜 以 苦温

停留不去，便不应当用寒凉药物泻下，而宜用苦味温性药物

下之。即 氣 有餘，亦但 以 辛 瀉 之，不以

下之。即 气 有余，亦但 以 辛 泻 之，不 以

即使是邪气有余，也只用辛味药物泻下，而不用

寒 也⁽⁵¹⁾。要知 金性 畏热，燥 復 畏寒。有宜

寒 也⁽⁵¹⁾。要 知 金性 畏热，燥 复 畏寒。有 宜

(49)"内经"三句：《素问·至真要大论》："燥淫所胜，平以苦温。"王冰注："制燥之胜，必以苦温，是以火之气味也。"制其胜，克制偏胜之燥气。

(50)"其佐"四句：《素问·至真要大论》："佐以酸辛。"王冰注："宜补必以酸，宜泻必以辛。"

(51)"其下"八句：《素问·至真要大论》："以苦泻之。"王冰注："清甚生寒，留而不去，则以苦温下之。气有余，则以辛泻之。"

361

寒凉药物啊。要知道金的性质怕热，而燥病又怕寒。有适宜

用 平寒　　　而 佐 以 苦甘　　者⁽⁵²⁾，必 以 冷热

用 平寒　　　而 佐 以 苦甘　　者⁽⁵²⁾，必 以 冷热

用平和寒性药物而用苦味甘味药物辅助的，必定要用寒热

和平 为方，制 乃 尽善 也⁽⁵³⁾。又 六气 凡

和平 为方，制 乃 尽善 也⁽⁵³⁾。又 六气 凡

平和的药物组方，配伍才尽善尽美。再者，六气当中凡是

见 下 承之气，方 制 即 宜 少变。如 金位

见 下 承之气，方 制 即 宜 少变。如 金位

出现下边承接之气的，方剂配伍就应当稍加变动。例如金气

之下，火气承之，则　　苦温 之属 宜　减，

之下，火气承之，则　　苦温 之属 宜　减，

的下边是火气承接，那么方剂中苦味温性的药物便应当减少，

恐 其 以火济火也。即 用 下，亦当 变 苦温 而 从

恐 其 以火济火也。即 用 下，亦当 变 苦温 而 从

怕它用火助火啊。即使用泻下法，也应当改变苦味温性而用

寒　　下也。此《内经》治 燥淫 之旨，可 赞

寒　　下也。此《内经》治 燥淫 之旨，可 赞

寒凉药物泻下。这是《内经》治疗燥邪的主旨，是可以赞颂

一辞 者 也⁽⁵⁴⁾。至于肺气膹郁，痿 喘 呕咳，皆

一辞 者 也⁽⁵⁴⁾。至于肺气膹郁，痿 喘 呕咳，皆

一句话的。　至于肺气奔迫满闷、痿废气喘呕逆咳嗽，都是

伤燥 之剧病，又 非 制胜一法　　所能 理 也。

伤燥 之剧病，又 非 制胜一法　　所能 理 也。

被燥邪伤害的重病，又非单凭五行生克一种方法所能治疗的。

兹　并入 燥门，　细商 良治，　学者

兹　并入 燥门，　细商 良治，　学者

注释

(52)平：《素问校讹》作"辛"。

(53)制：法度。此指方药组成的法度。

(54)赞：称颂。

这些都合并到燥邪一门中，详细商讨完善的治法，学医的人

精 心 求 之，罔 不 獲 矣。若 但 以 潤 治 燥，

精 心 求 之，罔 不 获 矣。若 但 以 润 治 燥，

细心探求，没有得不到收获的。如果只用润法来治疗燥病，

不 求 病 情，不 適 病 所⁽⁵⁵⁾，猶 未 免 涉 於 麄 疎 耳⁽⁵⁶⁾。

不 求 病 情，不 适 病 所⁽⁵⁵⁾，犹 未 免 涉 于 粗 疏 耳⁽⁵⁶⁾。

不探求病情，到不了病处，还是不免流于粗疏啊。

(55)适病所：谓药力到达病
处。适，往。
(56)麄："粗"的异体字。

秦医缓和

【提要】

本文节选自《左传》成公十年和昭公元年，据清嘉庆二十一年（1816）阮元校刻《十三经注疏》整理点校。《春秋左氏传》，或称《左氏春秋》，简称《左传》，是我国古代一部叙事详细的编年体史书，其作者据传是鲁国人左丘明，与《公羊传》《谷梁传》合称"春秋三传"。在中国古代经学典籍中，"传"是对"经"的解释。全书以鲁国纪年为纲，记载了由鲁隐公元年（前722）至鲁哀公二十七年（前468）间鲁国和各国的历史事实，较真实地反映了春秋时代各国的政治、经济、军事和文化等方面的事件，是研究中国古代社会的很有价值的历史文献。《左传》在文学上和语言上成就很大，长于描绘战争，善于铺叙辞令，为后代历史著作和叙事散文树立了典范。为《左传》作注解者较多，现存晋代杜预之注最古，另有唐孔颖达正义、陆德明释文，均编入《十三经注疏》，清代有刘文祺的《春秋左氏传旧注疏证》。

这两则文献，是我国古代医史的重要资料。前一则反映了医缓诊断的正确及治疗方法的多样，文中提到的"膏肓""二竖"等语，为后世广为传诵和引用；后一则描写了医和对"蛊"病的见解，其中的"六气"和"情志"致病说，对中医理论的形成有一定影响。

秦医缓和

晋侯 梦大厉[1]， 被髮及地[2]， 搏膺而踊[3]，曰：

晋侯 梦大厉[1]， 被发及地[2]， 搏膺而踊[3]，曰：

晋侯梦见一个大恶鬼，长发披散拖到地上，捶胸跳跃，说：

"殺 余 孫[4]， 不義。 余 得請於帝矣[5]！"

"杀 余 孙[4]， 不义。 余 得请于帝矣[5]！"

"你杀害我的子孙后代，是为不义。我请求报仇已得到天帝允许了！"

壞 大門 及 寢門 而入[6]。公 懼， 入於 室[7]。

坏 大门 及 寝门 而入[6]。公 惧， 入于 室[7]。

大恶鬼毁坏宫门和寝门而闯入。晋侯畏惧，躲入内室，

又 壞戶[8]。 公 覺[9]， 召 桑田巫[10]。

又 坏户[8]。 公 觉[9]， 召 桑田巫[10]。

大恶鬼又毁坏内室的门。晋侯惊醒过来，召见桑田巫人解梦。

巫言 如夢。 公曰： "何如？"

巫言 如梦。 公曰： "何如？"

巫人的话跟晋侯的梦境一样。晋侯说："怎么样？"

曰： "不食新 矣[11]。"

曰： "不食新 矣[11]。"

巫人说："吃不上新麦了！"

公疾 病[12]，求醫於秦。秦伯 使醫緩為之[13]。

公疾 病[12]，求医于秦。秦伯 使医缓为之[13]。

晋侯病重， 向秦国求医。秦伯派医缓来治病。

未至， 公夢疾為 二豎子[14]，曰：

未至， 公梦疾为 二竖子[14]，曰：

---

(1)晋侯：晋景公姬獳，前599～前581年在位。厉：恶鬼曰厉鬼，省称厉。

(2)被：同"披"。

(3)"搏膺"句：搏，击拍。膺，胸。踊，跳跃。

(4)"杀余孙"句：晋大夫赵朔死后，其叔赵婴与朔之寡妻赵庄姬(晋成公之女)私通，赵婴被其兄赵同、赵括所逐。庄姬因向兄弟景公进谗。鲁成公八年(前583)，景公杀赵同、赵括，灭其族。孙，泛指后代。

(5)"余得"句：我向天帝请求(允许报仇)已获准。

(6)大门：宫门。寝门：寝宫之门。

(7)室：指寝宫之内室。

(8)户：单扇的门。此指寝宫与室相通之门。

(9)觉：睡醒。此指惊醒。

(10)桑田巫：桑田地方之巫者。

(11)不食新矣：不能吃到新收获的麦子了。意为死于麦收之前。新，谓新收获之麦子。

(12)疾病：患病而且病重。

(13)秦伯：指秦桓公，前603～前577年在位。为：治疗。

(14)为：化为，变为。竖子：童子。后人称疾病为"二竖"本此。

医缓还未到达,晋侯又梦见疾病变成两个童子,其中一个说:

"彼 良醫 也。　　懼 傷我,　　焉 逃 之⁽¹⁵⁾?"

"彼 良医 也。　　惧 伤我,　　焉 逃 之⁽¹⁵⁾?"

"他是个高明的医生,恐怕会伤害我们,该逃到哪里去?"

(15)"惧伤我"二句:据《经典释文》引一说读作"惧伤我焉。逃之。"

其一 曰:"居 肓之上, 膏之下⁽¹⁶⁾, 若 我 何?"

其一 曰:"居 肓之上, 膏之下⁽¹⁶⁾, 若 我 何?"

另一个说:"到肓的上面膏的下面去,他能把我们怎么样?"

(16)肓、膏:杜预注为"肓,鬲也;心下为膏"。

醫至,曰:"疾不可为也,肓之上, 膏之下;攻之

医至,曰:"疾不可为也,肓之上, 膏之下;攻之

医缓到达,说:"病不能治了,它在肓的上面膏的下面,灸法

不可⁽¹⁷⁾, 達之不及⁽¹⁸⁾, 藥不至焉⁽¹⁹⁾, 不可为也。"

不可⁽¹⁷⁾, 达之不及⁽¹⁸⁾, 药不至焉⁽¹⁹⁾, 不可为也。"

不能用, 针刺达不到, 药力也够不着,不能治了。"

(17)攻:指用灸法攻治。
(18)达:指用针刺疗病。
(19)药:指服药的效力。

公曰:"良醫也!"　厚 为 之 禮 而 歸 之。

公曰:"良医也!"　厚 为 之 礼 而 归 之。

晋侯说:"真是高明的医生啊。"备办了丰厚的礼物赠给他。

(20)六月:杜注体例"周六月,今四月。麦始熟。"周历六月。相当夏历四月。

(21)欲麦:要吃新麦。

(22)甸人:甸人亦称甸师,为天子、诸侯管理籍田并供给猎获野物的官员。

六月丙午⁽²⁰⁾,晋侯欲麥⁽²¹⁾, 使 甸人獻麥⁽²²⁾, 饋人

六月丙午⁽²⁰⁾,晋侯欲麦⁽²¹⁾, 使 甸人献麦⁽²²⁾, 馈人

六月丙午日, 晋侯想吃麦食,令甸人献上新麦,馈人

为之⁽²³⁾。召 桑田巫, 示

为之⁽²³⁾。召 桑田巫, 示

烹饪。又召来桑田的巫人,把用新麦子做好的食物给他看过,

(23)馈人:为诸侯办理饮食的官员。

(24)示而杀之:因桑田巫预言晋侯"不食新矣",故向其出示新麦做的食物而后杀之以泄愤。

而 殺之⁽²⁴⁾。 將 食, 張⁽²⁵⁾, 如 廁⁽²⁶⁾, 陷

而 杀之⁽²⁴⁾。 将 食, 张⁽²⁵⁾, 如 厕⁽²⁶⁾, 陷

而后杀死了他。晋侯将要进食,感到腹胀,上厕所去,气陷

而 卒⁽²⁷⁾。小臣 有 晨 夢 負公以登天⁽²⁸⁾, 及 日中,

(25)张:通"胀"。

(26)如:往也。

(27)陷而卒:指陷入厕所而死。但"陷"似当释为气陷之陷,较为符合情理。

(28)小臣:地位卑微的宦官。

而 卒(27)。小臣 有 晨 梦 负公以登天(28)，及 日中，

而死。　到了中午，有个在早晨梦见背负晋侯登天的小臣，

负 晋侯 出 诸 厕，　遂 以 为 殉(29)。(成公十年)

负 晋侯 出 诸 厕，　遂 以 为 殉(29)。(成公十年)

把晋侯从厕所中背了出来，于是把小臣拿来殉葬。

(29)殉：殉葬，陪葬。此指殉葬的人。

晋侯 求医于秦(30)，秦伯 使医和视之(31)，曰：

晋侯 求医于秦(30)，秦伯 使医和视之(31)，曰：

晋平公向秦国求医，秦景公派医和去诊治疾病。医和说：

"疾 不可为也，是谓 近女室，疾如蛊(32)。非鬼非食，

"疾 不可为也，是谓 近女室，疾如蛊(32)。非鬼非食，

"病不能治了，这叫作亲近女色，患的病有如蛊惑。不是鬼神也不是饮食造成的，

惑 以 丧志(33)。　良臣 将 死，天命 不 佑(34)。"

惑 以 丧志(33)。　良臣 将 死，天命 不 佑(34)。"

是受了惑乱而丧失心志。良臣将要死亡，天命不能保佑。"

公 曰："女不可近乎？" 对曰："节之(35)。先王 之

公 曰："女不可近乎？" 对曰："节之(35)。先王 之

晋侯说："女子不能亲近吗？"回答说："要节制它。先王的

乐(36)，所以 节 百事 也，故 有 五节(37)。迟速

乐(36)，所以 节 百事 也，故 有 五节(37)。迟速

音乐，是用来节制百事的，所以有五声的节奏。或快或慢

本 末 以 相及，中声 以 降(38)。　五降之后，

本 末 以 相及，中声 以 降(38)。　五降之后，

从本到末递相连及，音声和谐便降下节奏。五声都降过以后，

不容弹矣(39)。于是　　　有 烦手 淫声，

不容弹矣(39)。于是　　　有 烦手 淫声，

(30)晋侯：晋平公姬彪，前557～前532年在位。

(31)秦伯：秦景公。视：指诊治疾病。

(32)"是谓"两句：王念孙以为"室"乃"生"之误，当作"是谓近女，生疾如蛊"。女与蛊为韵，下文食、志、佑为韵。可从。蛊者，心志惑乱之疾。若今昏狂失性，其疾名之为蛊。

(33)惑以丧志：迷惑于女色而丧失心志。以，而，连词。

(34)"良臣"二句：杜注："良臣不匡救君过，故将死而不为天所祐。"良臣，指晋大夫赵孟。

(35)节：节制。

(36)先王：谓前代帝王。

(37)五节：指宫商角徵羽五声之节奏。

(38)"迟速"二句：意为奏乐时，或快或慢，自本至末递相连及，音调达到和谐，一曲终了，然后降低声音，停止奏乐。中声，中正和谐之声。

(39)"五降"二句：意为五声下降止息之后，即不容再弹奏。降，罢退。

不可再弹奏。如在这时再继续弹奏，会有繁杂的手法和不正之音，

惛 堙 心 耳，　　乃 忘 平 和，君子弗聽也⁽⁴⁰⁾。

惛 堙 心 耳，　　乃 忘 平 和，君子弗听也⁽⁴⁰⁾。

使心神动荡耳际烦乱，就失去和谐平正，君子是不听的。

物 亦如之⁽⁴¹⁾。至於煩⁽⁴²⁾，乃 捨 也 已，無 以 生疾。

物 亦如之⁽⁴¹⁾。至于烦⁽⁴²⁾，乃 舍 也 已，无 以 生疾。

事情也是这样。一到过度，就当休止，不要因此造成疾患。

君子 之 近 琴瑟⁽⁴³⁾，以 儀節 也⁽⁴⁴⁾，非 以 惛 心 也。

君子 之 近 琴瑟⁽⁴³⁾，以 仪节 也⁽⁴⁴⁾，非 以 惛 心 也。

君子接近女色，是要用礼仪节制的，不是用来惑乱心神的。

天有六氣⁽⁴⁵⁾，降生五味⁽⁴⁶⁾，發為五色⁽⁴⁷⁾，徵為五聲⁽⁴⁸⁾。

天有六气⁽⁴⁵⁾，降生五味⁽⁴⁶⁾，发为五色⁽⁴⁷⁾，征为五声⁽⁴⁸⁾。

天有六种气象，降生为五味，表现为五色，应验为五声。

淫　　　生 六疾⁽⁴⁹⁾。六氣 曰 陰、陽、風、雨、

淫　　　生 六疾⁽⁴⁹⁾。六气 曰 阴、阳、风、雨、

一旦超过限度就会滋生六种疾患。六气叫作阴、阳、风、雨、

晦、明也。分 為 四時⁽⁵⁰⁾，序 為 五節⁽⁵¹⁾，　　過

晦、明也。分 为 四时⁽⁵⁰⁾，序 为 五节⁽⁵¹⁾，　　过

晦、明。　它又区分为四时，依次有五行之节律，过度了

則 為 菑⁽⁵²⁾：陰 淫 寒疾⁽⁵³⁾，陽 淫 熱疾⁽⁵⁴⁾，風 淫

则 为 菑⁽⁵²⁾：阴 淫 寒疾⁽⁵³⁾，阳 淫 热疾⁽⁵⁴⁾，风 淫

就会造成灾祸：阴过度生寒疾，　阳过度生热疾，风 过度

末疾⁽⁵⁵⁾，　雨 淫 腹疾⁽⁵⁶⁾，晦　淫　惑疾⁽⁵⁷⁾，

末疾⁽⁵⁵⁾，　雨 淫 腹疾⁽⁵⁶⁾，晦　淫　惑疾⁽⁵⁷⁾，

成四肢之疾，雨湿过度成腹疾，夜晚活动过度成惑乱之疾，

明 淫　　　心疾⁽⁵⁸⁾。　女，陽物 而 晦時⁽⁵⁹⁾，

(40)"于是"四句：惛，使惑乱。堙，填塞。平和，指平正和谐之声，即"中声"。

(41)物亦如之：杜注："言百事皆如乐，不可失节。"

(42)烦：谓烦数过度。

(43)琴瑟：原喻夫妇和合，此借指女色。

(44)仪节：礼仪节度。

(45)六气：即阴、阳、风、雨、晦、明六种气象。

(46)降生五味：孔疏："五味，为五行之味也。是阴阳风雨晦明合杂共生五味。"

(47)发：现；表现。

(48)征：验证；应验。

(49)淫生六疾：杜注："淫，过也。滋味、声、色所以养人，然过则生害。"

(50)四时：四季。一说，四时指朝、昼、夕、夜四个时段。

(51)序：依次序。五节：杨伯峻说，杜预谓五节为五行之节，后人解为金木水火配春夏秋冬，每时七十二日，余日配土，是为五节。

(52)菑："灾"的异体字。

(53)阴淫寒疾：杜注："寒过则为冷。"

(54)阳淫热疾：杜注："热过则喘渴。"

(55)风淫末疾：杜注："末，四肢也。风为缓急。"孔疏："人之身体，头为元首，四肢为末，故以末为四肢，谓手足也。风气入身，则四肢有缓急。"

(56)腹疾：杜注："雨湿之气为洩注。"

(57)晦淫惑疾：杜注："晦，夜也，为宴寝，过节则心惑乱。"

明 淫　　心疾(58)。　女, 阳物 而　晦时(59),

白昼操劳过度则成为心疾。女子其性属阳,其时主夜,

淫　　则　生 内热惑蛊之疾。今　君　不節

淫　　则　生 内热惑蛊之疾。今　君　不节

亲近过度就会生成内热蛊惑的疾病。如今您不加节制

不時,　能無 及 此 乎?"

不时,　能无 及 此 乎?"

不按时间,能不达到这种地步吗?"

(58)明淫心疾:思虑烦多,心劳生疾。

(59)"女"两句:杜注:"女常随男,故言阳物。家道当在夜,故言晦时。"女阴男阳,女侍男而成室家,育子孙,故女为阳之事。物,事。男女通常于夜间同寝,故言晦时。

出,　告 赵孟(60)。赵孟曰:"誰 當 良臣?"

出,　告 赵孟(60)。赵孟曰:"谁 当 良臣?"

医和告辞出来,告诉赵孟。赵孟说:"谁相当于良臣?"

(60)赵孟:即赵武,其父赵括为屠岸贾所杀,武赖程婴、公孙杵臼得救。晋平公时任正卿。

對曰:　"主是謂矣。主 相 晉國, 於 今 八年,

对曰:　"主是谓矣。主 相 晋国, 于 今 八年,

医和回答说:"说的就是您啊。您辅相晋国,至今已有八年,

晉國 無 亂, 諸侯 無 闕, 可謂良矣。和 聞之:

晋国 无 乱, 诸侯 无 阙, 可谓良矣。和 闻之:

晋国无动乱,诸侯间相处无缺失,可说是良了。我曾听说:

國 之 大臣, 榮 其 寵禄(61),　　　任 其 大節(62)。

国 之 大臣, 荣 其 宠禄(61),　　　任 其 大节(62)。

国家的大臣, 荣幸地得到国家的信任和爵位俸禄,承担国家重任。

(61)荣其宠禄:光荣地受到国家的信任和享受爵禄。

(62)任其大节:担任国家之大事。大节,谓关系国家安危存亡之大事。

有 菑禍　興, 而 無 改焉, 必 受 其 咎。

有 灾祸　兴, 而 无 改焉, 必 受 其 咎。

一旦国有灾祸发生,却不能去改变制止,必定自受其祸。

今 君 至於　淫 以 生疾, 将 不能 圖

今 君 至于　淫 以 生疾, 将 不能 图

如今国君已到了因没有节制而患病的地步，势将不能图谋

恤 社稷⁽⁶³⁾，祸 孰 大 焉？　　　主 不 能 禦⁽⁶⁴⁾，吾

恤 社稷⁽⁶³⁾，祸 孰 大 焉？　　　主 不 能 御⁽⁶⁴⁾，吾

考虑国事，　还有什么比这更大的灾祸？您不能禁止，我

是 以 云 也。"赵孟曰："何 谓 蛊？"對曰：

是 以 云 也。"赵孟曰："何 谓 蛊？"对曰：

因此这样说呵。"　赵孟说：　"什么叫作蛊？"医和回答说：

"淫溺惑亂 之 所生 也⁽⁶⁵⁾。於文，皿蟲 为 蠱⁽⁶⁶⁾。

"淫溺惑乱 之 所生 也⁽⁶⁵⁾。于文，皿虫 为 蛊⁽⁶⁶⁾。

"这是沉迷惑乱所造成的。就文字来分析，器皿中有虫害就

成为蛊字。

谷之飛 亦 为 蠱⁽⁶⁷⁾。在《周易》，女 惑男、風 落山

谷之飞 亦 为 蛊⁽⁶⁷⁾。在《周易》，女 惑男、风 落山

积谷中的飞虫也是蛊。在《周易》，长女迷惑少男、大风刮落
树叶

謂 之 蠱⁽⁶⁸⁾。皆 同 物 也。"赵孟曰："良醫也。"

谓 之 蛊⁽⁶⁸⁾。皆 同 物 也。"赵孟曰："良医也。"

叫作蛊。这些都是同类之物。"赵孟说："真是高明的医生啊。"

厚 其 禮　　而 歸 之。（昭公元年）

厚 其 礼　　而 归 之。（昭公元年）

便置办丰厚的礼物赠给他并送他回去。

(63)图恤社稷：为国家图谋、
体恤。

(64)御：禁止。《尔雅•释言》：
"御，禁也。"

(65)"淫溺"句：沉迷惑乱所
造成的疾病。

(66)皿虫为蛊：杜注："皿，
器也。器受虫害者为蛊。"

(67)"谷之飞"句：谓积谷生
虫而能飞者亦称为蛊。

(68)"在周易"两句：意为在
《周易》说，长女迷惑少
男，劲风吹落树叶叫做
蛊。

精神训

【提要】

本文节选自《淮南子·精神训》,据上海书店1986年影印世界书局《诸子集成》本排印。《淮南子》,亦称《淮南鸿烈》,由西汉淮南王刘安及其门客苏非、李尚、伍被等集体撰写而成。《汉书·艺文志》将之列入杂家,计内篇二十一,外篇三十三。今存内篇二十一。全书以道家思想为主,糅合了儒、法、阴阳等家的学说,在阐明哲理时,注意联系当时的自然科学知识,保存了不少自然科学史和神话的材料,反映了远古人民的生活和思想。注本有东汉高诱《淮南鸿烈解》等。

本文着重讨论精神的起源和作用,认为人的精神与形体各有其来源,人的形体、精神与血气互相依赖,密不可分,主张减省嗜欲,要求精神内守,并且过分强调精神对形体的支配作用,甚至认为精神可独立存在,与天地俱生,因此本文既有科学的内容,与当时的医学理论有相似之处,又有精神不灭等特色之观点。

精神训

古 未有天地 之 时，惟象 无形(1)，

远古未有天地的时候，　想那景象并没有具体的形态，

窈窈冥冥(2)，　芒芠 漠闵(3)，澒濛 鸿洞(4)，莫 知

只是深远幽冥，混沌迷茫，　灵气弥漫，　没有人知道

其 门(5)。 有 二神 　混生(6)，经天 营地，

它从何产生。后有阴阳二气同时出现，经营构造形成天地，

孔乎 　　莫 知 其 所 终极，滔乎 　莫

时间上悠久得没有人知道它的尽头，空间上广阔得没有人

知 其 所 止息(7)。于是 乃 别为 阴阳，离为 八极(8)，

了解它的止境。　于是才区别为阴阳，划分成四面八方，

刚 柔 相成(9)，万物 乃 形。 烦气 为

阳刚阴柔相辅相成，万物才逐渐形成。重浊之气成为

虫(10)，　　精气 为人。是 故 精神，天之有也，

鸟兽之类，精气则成为人。因此精神　属天所有，

而 骨骸 者，地之有 也。精神 入 其 门，而 骨骸

骸骨　　　　　为地所属。 人的精神归于天，　骸骨

反 其 根，我 尚 何 存(11)！

(1)"惟象"句：高诱注："惟，思也。念天地未成形之时，无有形，生有形，故天地成焉。"

(2)窈窈冥冥：深远奥秘貌。

(3)芒芠：幽暗不明貌，形容宇宙未形成时的混沌状态。漠闵：混沌不分貌。

(4)澒濛：犹芒芠漠闵。鸿洞：云气相连貌。

(5)门：喻产生的途径。

(6)二神混生：阴阳俱生。

(7)"孔乎"二句：意为时间久远得无人知其终端尽期，空间宽广得无人知其止息之境。孔，高注："深貌"。滔，广大貌。

(8)离：分。八极：八方之极，即四方及四隅。

(9)刚柔：高注："阴阳也"。

(10)烦气：重浊之气。虫：泛指鸟兽之类。

(11)"精神入其门"三句：高注："精神无形，故能入天门；骨骸有形，故返其根，归土也。言人死各有所归，我何犹尚存。"

反 其 根，我　尚 何 存⁽¹¹⁾！

归于地，　我们人最后还存在什么呢？

夫 天地之道，至 紘 以 大⁽¹²⁾，尚 猶 節 其 章 光⁽¹³⁾，

夫 天地之道，至 紘 以 大⁽¹²⁾，尚 犹 节 其 章 光⁽¹³⁾，

天地之道，　　最广而大，　还需要节制它的光亮，

愛 其 神明；人之耳目，曷 能 久 熏 勞 而 不 息 乎⁽¹⁴⁾？

愛 其 神明；人之耳目，曷 能 久 熏 劳 而 不 息 乎⁽¹⁴⁾？

爱护它的神明；人们的耳目，怎能长期劳累而不得休息？

精 神 何 能 久 馳 騁 而 不 既 乎⁽¹⁵⁾？是 故 血 氣 者，

人 之 華 也，而 五 藏 者，人 之 精 也。

精 神 何 能 久 驰 骋 而 不 既 乎⁽¹⁵⁾？是 故 血 气 者，

人 之 华 也，而 五 藏 者，人 之 精 也。

精神怎能永久驰驱而不会衰竭？这是因为血气和五脏，是人身之精华。

夫 血 氣 能 專 於 五 藏⁽¹⁶⁾，而 不 外 越，則 胸腹 充 而 嗜欲

夫 血 气 能 专 于 五 藏⁽¹⁶⁾，而 不 外 越，则 胸腹 充 而 嗜欲

血气能专注于五脏　　而不外散，　胸腹就充实 而嗜欲

省 矣⁽¹⁷⁾。胸腹 充 而 嗜欲 省，則 耳目 清，聽 視

省 矣⁽¹⁷⁾。胸腹 充 而 嗜欲 省，则 耳目 清，听 视

就简约了。胸腹充实嗜欲简约，耳目就清明而听力视觉

達 矣⁽¹⁸⁾。耳目 清，聽 視 達，謂 之 明。五 藏 能 屬

达 矣⁽¹⁸⁾。耳目 清，听 视 达，谓 之 明。五 藏 能 属

就聪达了。耳目听视清明聪达，称之为"明"。五脏能专属

於 心 而 無 乖，則 悖 誌 勝 而 行 不 僻 矣⁽¹⁹⁾。

于 心 而 无 乖，则 悖 志 胜 而 行 不 僻 矣⁽¹⁹⁾。

(12)紘：通"宏"。广大。

(13)章光：明光。章，明。

(14)熏劳：据孙诒让说，当作"勤劳"。

(15)既：尽。谓竭尽。

(16)专：专一。

(17)省：简约。

(18)达：通畅。

(19)悖志胜：谓悖乱之志被克服。僻：邪僻，不正。

于心主而不乖违，悖乱之志就会被克服而行动就不会邪僻。

悖誌勝 而 行 不 僻， 則 精神盛 而 氣 不 散 矣。

悖志胜 而 行 不 僻， 则 精神盛 而 气 不 散 矣。

悖乱之志被克服行动不邪僻，精神就旺盛而真气就不散失了。

精神盛 而 氣 不 散 則 理， 理 則 均[20]，

精神盛 而 气 不 散 则 理， 理 则 均[20]，

精神旺盛真气不散身体就安定正常，身体安定就能调匀，

均 則 通， 通 則 神， 神 則 以

均 则 通， 通 则 神， 神 则 以

调匀就能通达，通达就能神明，到了神明的境界，用之于

視 無不見 也， 以 聽 無不聞 也， 以

视 无不见 也， 以 听 无不闻 也， 以

观视就能无所不见，用之于听察就能无所不闻，用之于

爲 無不成 也。 是故憂患不能入也，而邪氣不能襲。

为 无不成 也。 是故忧患不能入也，而邪气不能袭。

行动举事就能无所不成。因此忧患不能入身，邪气不能侵体。

故 事 有 求之 於 四海之外 而 不能 遇[21]，

故 事 有 求之 于 四海之外 而 不能 遇[21]，

所以有些事物到四海之外去寻求而不能遇到，

或 守之 於 形骸之内 而 不見 也[22]。 故 所求

或 守之 于 形骸之内 而 不见 也[22]。 故 所求

往往在自身形骸之内就持有却不能发现。因而要追求的事物

多者，所得 少， 所見 大 者， 所知 小。

多者，所得 少， 所见 大 者， 所知 小。

越多，而所得却很少，所见的范围越大，而所了解的却很小。

夫 孔竅 者，精神 之 戶牖 也， 而 氣志 者[23]，

(20)均：调匀；不偏倾。

(21)遇：得到。

(22)或：恒常。守：守当作得，言求之于四海之外而不能遇者，或得之于形骸之内也。求与得文义相应。

(23)气志：王念孙《读书杂志》十三谓：据下文"五藏摇动而不定，则血气滔荡而不休矣"，则此"气志"当作"血气"。可从。

夫 孔窍 者，精神 之 户牖 也，而 气志 者[23]，

人身的孔窍，像是精神的门户和窗口，而血气，

五藏 之 使候 也[24]。 耳目 淫於聲色之樂，則 五藏

五藏 之 使候 也[24]。 耳目 淫于声色之乐，则 五藏

像是五脏的随丛和守卫。耳目被声色之欢娱所乱，五脏

搖動 而 不定矣。五藏搖動 而 不定，則 血氣滔蕩

摇动 而 不定矣。五藏摇动 而 不定，则 血气滔荡

就动摇不安定了。 五脏动荡而不安定，血气则泛滥激荡

而 不休 矣[25]。血氣滔蕩 而 不休，則精神馳騁於外

而 不休 矣[25]。血气滔荡 而 不休，则精神驰骋于外

而不能休止。血气如泛滥激荡而不能休止，精神就奔驰在外

而 不守 矣。 精神馳騁於外 而 不守，則 禍福之至

而 不守 矣。 精神驰骋于外 而 不守，则 祸福之至

而不能内守了。精神奔驰在外而不内守，那么祸福之来临

雖 如 邱山[26]，無 由 識之矣。使 耳目 精明 玄 達

虽 如 邱山[26]，无 由 识之矣。使 耳目 精明 玄 达

即使大如丘山，都无从识别它了。假使耳目清明玄妙通达

而 無 誘慕[27]，氣志 虛靜 恬愉 而 省 嗜欲[28]，五藏

而 无 诱慕[27]，气志 虚静 恬愉 而 省 嗜欲[28]，五藏

而不受外物诱慕，血气虚静恬淡安愉而能减省嗜欲，五脏

定 寧 充盈 而 不泄，精神 内守形骸

定 宁 充盈 而 不泄，精神 内守形骸

安定宁静血气充实盈满而不外泄，精神内守于形体之中

而 不外越，則 望於往世之前 而 視於來事之後，

而 不外越，则 望于往世之前 而 视于来事之后，

而不外散，就能前瞻远古之前的往事和预见今后的未来之事，

猶 未足為也， 豈直 禍福之閑 哉！

[24]使候：指随从与守卫者。

[25]"滔荡"五字：谓如洪水之泛滥激荡而不可抑遏。

[26]邱山：高注："喻大"。

[27]诱慕：指不被外物诱惑。
[28]恬愉：安闲愉悦。

犹 未足为也，　　　　岂 直　祸福之闲　哉!

做起来尚且算不上什么，难道仅仅是眼前的祸福之分啊!

故曰：其出 彌遠 者(29)，其知 彌少。以 言

故曰：其出 弥远 者(29)，其知 弥少。以 言

古语说：精神散越得越遥远，他的所知越少。这是用来说明

夫 精神之不可使外淫也。是故 五色亂目，使目不明；

夫 精神之不可使外淫也。是故 五色乱目，使目不明；

精神不可使它外用过度的。因此五色迷乱眼睛，使双目不明；

五聲嘩耳，　　使耳不聰；五味亂口，　　使口爽傷(30)；

五声哗耳，　　使耳不聪；五味乱口，　　使口爽伤(30)；

五声喧闹耳际，使两耳不聪；五味混杂口舌，使口舌败坏不能辨味；

趣捨滑心(31)，　　　　使行飛揚(32)。　此 四者，

趣舍滑心(31)，　　　　使行飞扬(32)。　此 四者，

趋舍进退的选择扰乱心神，使行动越轨失常。这四件事物，

天下 之 所 養性 也(33)，然　　皆 人 累也。

天下 之 所 养性 也(33)，然　　皆 人 累 也。

本是天下的养生手段，可是超过限度都成为人们的牵累。

故曰：嗜欲者，使 人之氣越；而 好憎者，使 人之

故曰：嗜欲者，使 人之气越；而 好憎者，使 人之

所以说，嗜欲能 使人的血气散失；而爱憎 又能使人的

心勞(34)；弗疾 去 則 志氣日耗(35)。夫 人之所以不能

心劳(34)；弗 疾 去 则 志气日耗(35)。夫 人之所以不能

心神疲敝；不从速去掉，血气就将一天天地耗竭。人们不能

終其壽命，而 中道夭於刑戮者，　　　何也?

终其寿命，而 中道夭于刑戮者，　　　何也?

享尽天年，　而往往中途受惩罚就夭亡的原因，为什么呢?

(29)出：指精神驰骋散越。

(30)爽伤：败坏。

(31)趣：同"趋"。滑(gǔ)：惑乱。
(32)飞扬：指不遵循轨度。

(33)养性：养生。

(34)心劳：心病。劳，患病。
(35)耗：谓耗乱。

以　其　生　生之厚⁽³⁶⁾。　　　　　夫　惟能

以　其　生　生之厚⁽³⁶⁾。　　　　　夫　惟能

是因为他们想使生命获得过多的物质生活享受。　只有

無以生為　者，　　　　　則　所以修得生也⁽³⁷⁾。

无以生为　者，　　　　　则　所以修得生也⁽³⁷⁾。

没什么生活享受要追求的人，才可以长久地获得生存啊。

夫　癲者趨不變,狂者形不虧,神　將有所遠徙⁽³⁸⁾。

夫　癫者趋不变,狂者形不亏,神　将有所远徙⁽³⁸⁾。

癫者步趋不变,狂人形体不损,但精神将远离其形魂不守舍。

孰暇知其　所為?　故形有摩⁽³⁹⁾，而神

孰暇知其　所为?　故形有摩⁽³⁹⁾，而神

谁能知道狂人的所作所为?形骸固有磨灭之时，而精神

未嘗化者⁽⁴⁰⁾。　以不化應化⁽⁴¹⁾,千變萬捻⁽⁴²⁾，

未尝化者⁽⁴⁰⁾。　以不化应化⁽⁴¹⁾,千变万捻⁽⁴²⁾，

是不曾有变化而消失的。以不变去应变，即使有千变万化，

而　未始有極。　化者，　　復歸於無形也；

而　未始有极。　化者，　　复归于无形也；

而精神也未始有穷尽的。要变化的形体,最后又会归于无形；

不化者，　　與　天地　俱　生　也。夫　木之死　也，

不化者，　　与　天地　俱　生　也。夫　木之死　也，

不变化的精神，将与天地一起共存。　树木枯死之时，

青　青　　去　之　也⁽⁴³⁾。夫使木生者，豈

青　青　　去　之　也⁽⁴³⁾。夫使木生者，岂

茂盛的青枝绿叶也凋落离去。　使树木存活的，　难道是

木　也⁽⁴⁴⁾?　猶　充形者之非形也⁽⁴⁵⁾。　故

(36)生生之厚：谓贪求丰厚的物质生活享受。

(37)"夫惟"二句：高注："无以生为者，轻利害之乡，除情性之欲，则长得生矣。"

(38)"癫者"三句：高注："言病癫者形生神在，故趋不变也。或作介。介，被甲者。礼，介者不拜，而能趋于步，故曰不变也。狂，体具存，故曰不亏，但精神散越耳，故曰神有所远徙也"。

(39)摩：高注："灭，犹死也。"

(40)神未尝化：高注："神变归于无形，故曰未尝化。化，犹死也"。

(41)不化：谓精神。化：谓形骸。

(42)捻：指转换变化。

(43)青青：指茂盛的枝叶。

(44)岂木也：高注："使木生者，天地。故曰岂木也。"

(45)"充形"句：高注："充形者，气也。故曰非形也。"

木 也⁽⁴⁴⁾? 犹 充形者 之 非形也⁽⁴⁵⁾。 故

树木本身吗?也好像充盈形体的并不是形体本身。所以

生 生 者， 未尝 死 也⁽⁴⁶⁾；其 所生⁽⁴⁷⁾，

生 生 者， 未尝 死 也⁽⁴⁶⁾；其 所生⁽⁴⁷⁾，

使生命能生存的精神，是不曾死灭的；而它所生的万物，

则 死 矣。 化 物 者，未尝 化 也⁽⁴⁸⁾；

则 死 矣。 化 物 者，未尝 化 也⁽⁴⁸⁾；

则是要消逝的。使万物发生变化的道，是不曾有变化的；

其 所 化， 则 化 矣⁽⁴⁹⁾。轻 天下， 则 神

其 所 化， 则 化 矣⁽⁴⁹⁾。轻 天 下， 则 神

而它所化生的万物，则是要变化的。把天下看得轻微，精神

无累 矣⁽⁵⁰⁾； 细 万物， 则 心 不 惑 矣⁽⁵¹⁾；

无累 矣⁽⁵⁰⁾； 细 万物， 则 心 不 惑 矣⁽⁵¹⁾；

就没有牵累了；认为万物微不足道，心志就不会迷乱了；

齐 死生， 则 志 不 慑 矣⁽⁵²⁾。同 变化⁽⁵³⁾，

齐 死生， 则 志 不 慑 矣⁽⁵²⁾。同 变 化⁽⁵³⁾，

认为死和生一样，意志就无所畏惧了；认为变与不变都相同，

则 明 不 眩 矣。

则 明 不 眩 矣。

神明就不会眩惑了。

(46)"生生者"二句：高注："生生者，道。论道之人若天，气未尝死也。"前一"生"字为使动用法。

(47)所生：指天地间之万物。

(48)"化物者"二句：高注："化物者，道也。道不化，故未尝化也。"

(49)"其所化"二句：高注："所化者，万物也。万物有变，故曰则化。"

(50)"轻天下"二句：高注："轻薄天下宠势之权者，许由是也。故其精神无留累于物也。"轻，意动用法。

(51)"细万物"二句：高注："以万物为小事而勿欲，故心不惑物也。"细，意动用法。

(52)"齐死生"二句：高注："齐，等也。不畏义死，不乐不义生，其意志无所慑惧，故曰等也。"齐，意动用法。

(53)同变化：以变化与不变化为相同。

尽数

【提要】

本文选自《吕氏春秋·季春纪》，据1955年文学古籍刊行社《吕氏春秋集释》排印。《吕氏春秋》又称《吕览》，是战国末期秦相吕不韦召集诸门客共同编写的。全书共二十六卷，分为十二纪、八览、六论，凡一百六十篇。其属性以儒、道两家思想为主，兼探名、墨、法、农和阴阳各家之说，保存了有关医学、农学、天文和历数等许多有价值的数据。

尽数就是享尽天年的意思。作者认为终其天年贵在"去害""知本"。顺应四时阴阳万物的变化、安神定志、保养精气、经常运动、选择环境、调节饮食，是人体保健之本；而卜筮、祷祠、巫医、药物是人体保健之末。人们只有重本，才能享尽天年。指出"流水不腐，户枢不蝼"，强调"生命在于运动"的养生理念。

尽数

天 生 陰陽、寒暑、燥濕⁽¹⁾，四時之化，萬物之

天 生 阴阳、寒暑、燥湿⁽¹⁾，四时之化，万物之

自然界生成阴阳寒暑干燥润湿，四时的变更，万物的

變⁽²⁾，莫 不為利，莫 不為 害⁽³⁾。

变⁽²⁾，莫 不为利，莫 不为 害⁽³⁾。

化生，没有什么不会带来益处，也没有什么不会带来害处的。

聖人 察 陰陽 之宜，辨 萬物之 利 以

圣人 察 阴阳 之宜，辨 万物之 利 以

圣人明察阴阳变化的时宜和辨别万物的有利之处，而

便 生⁽⁴⁾， 故 精神 安乎形，而 年壽 得 長 焉⁽⁵⁾。

便 生⁽⁴⁾， 故 精神 安乎形，而 年寿 得 长 焉⁽⁵⁾。

使生命得益，因此精神安守于形骸之中，寿命就能长久。

長 也 者，非 短而續之 也， 畢其數 也⁽⁶⁾。

长 也 者，非 短而续之 也， 毕其数 也⁽⁶⁾。

所谓长，不是因为短促而把它延长，而是享尽它的自然寿命。

畢數 之 務⁽⁷⁾，在乎去害。何謂去害？大甘、大酸、

毕数 之 务⁽⁷⁾，在乎去害。何谓去害？大甘、大酸、

享尽天年的要务，在于去害。怎样叫作去害？过甘、过酸、

大苦、大辛、大鹹⁽⁸⁾，五者 充形，則 生害 矣⁽⁹⁾。

大苦、大辛、大咸⁽⁸⁾，五者 充形，则 生害 矣⁽⁹⁾。

过苦、过辛、过咸，这五种滋味充斥形体，生命就受到危害。

大喜、大怒、大憂、大恐、大哀、五者 接 神，

大喜、大怒、大忧、大恐、大哀、五者 接 神，

过度的喜、怒、忧、恐、哀， 这五种情志交接精神，

則 生害矣⁽¹⁰⁾。大寒、大熱、大燥、大濕、大風、大霖、

---

(1)燥湿：《吕览·重己篇》高诱注："燥谓炎阳，湿谓雨露。"

(2)"四时之化"二句：化、变二字疑误倒置。《素问·天元纪大论》："物生谓之化"。《易·象传》："四时变化"。

(3)"莫不为利"两句：高诱注："顺者利时，逆者害时。"

(4)便生：使生命有利。便，利也。

(5)"精神安乎形"二句：高注："精神内守，无所贪欲，故形性安；形性安则寿命长也。"

(6)毕其数：谓享尽其自然的寿数。

(7)务：事务。

(8)大：指过分。以下诸"大"同此。

(9)"五者充形"二句：《灵枢·五味论》："酸走筋，多食之令人癃；咸走血，多食之令人渴；辛走气，多食之令人洞心；苦走骨，多食之令人变呕；甘走肉，多食之令人悗心。"

(10)"五者接神"二句：谓过度的喜怒忧恐哀，与精神交接，即会生害。

则 生害矣(10)。大寒、大热、大燥、大湿、大风、大霖、

生命也遭受危害。大寒、大热、大燥、大湿、大风、大霖、

大雾(11)，七者　　　　動精(12)，　　　则生害矣。

大雾(11)，七者　　　　动精(12)，　　　则生害矣。

大雾,这七种异常的气候动摇体内的精气,生命也遭受危害。

故 凡 養生，莫 如 知 本；　　　　　　知本

故 凡 养生，莫 如 知 本；　　　　　　知本

所以大凡养生,没有什么比了解这个根本道理更重要;如能知本,

则 疾 無 由 至 矣(13)。

则 疾 无 由 至 矣(13)。

疾病就无从导致了。

精氣 之 集 也(14)，必 有 入 也。　集於羽鳥

精气 之 集 也(14)，必 有 入 也。　集于羽鸟

精气汇集成万物,必有与万物密切结合的。成于鸟类

與為飛揚(15)，集於走獸 與為流行(16)，集於珠玉 與為

与为飞扬(15)，集于走兽 与为流行(16)，集于珠玉 与为

便是高高飞扬,成于走兽便是驰走奔行,　成于珠玉便是

精朗(17)，集於樹木 與為茂長，集於聖人 與為夐明(18)。

精朗(17)，集于树木 与为茂长，集于圣人 与为夐明(18)。

晶莹美良,成于树木便是繁茂生长,成于圣人便是渊博明达。

精氣之來也，因 輕　　　而揚之(19)，因 走

精气之来也，因 轻　　　而扬之(19)，因 走

精气来临时,　依附着质轻的就能使之飘扬,依附着驰走的

而 行 之， 因　美 而 良 之，　因　長

而 行 之， 因　美 而 良 之，　因　长

---

(11)霖:久雨。
(12)精:身体内部的精气。

(13)"知本"句:高注:传曰:"人受天地之中以生,所谓命也。"

(14)精气:指形成万物的精微物质。集:成就;造成。

(15)与:句中语气词。亦可释为助。扬:高飞。
(16)流行:行走。

(17)精朗:陈昌齐《吕氏春秋正误》:"精朗,据下文(因美而良之),当作精良"。
(18)夐明:指品行学问渊博而明达。
(19)因轻而扬之:因,依,顺。"扬"及以下各句的"行、良、养(长)、明"均为使动用法。

就能使之奔行，依附着美好的就能使之精良，依附着性善的

而 養 之⁽²⁰⁾，因 智 而 明 之。

而 养 之⁽²⁰⁾，因 智 而 明 之。

就能使之高尚，依附着智慧的就能使之聪明光大。

流水 不 腐⁽²¹⁾，戶 樞 不 螻⁽²²⁾，動 也。	
流水 不 腐⁽²¹⁾，户 枢 不 蝼⁽²²⁾，动 也。	

流水 不 腐，户枢不蠹，这是因为它们在不停地运动。

形氣　亦 然。形 不 動 則 精 不 流，精 不 流

形气　亦 然。形 不 动 则 精 不 流，精 不 流

人的形气也如此。形体不动精气就不流通，精气不流通

則 氣郁。 郁 處頭 則 為 腫為風⁽²³⁾，處耳 則 為 挶

则 气郁。 郁 处头 则 为 肿为风⁽²³⁾，处耳 则 为 挶

气机就郁结。郁结处于头就酿成肿和风疾，处于耳就酿成挶

為 聾⁽²⁴⁾， 處目 則 為 篾為盲⁽²⁵⁾，處鼻 則 為 鼽為室⁽²⁶⁾，

为 聋⁽²⁴⁾， 处目 则 为 篾为盲⁽²⁵⁾，处鼻 则 为 鼽为室⁽²⁶⁾，

和聋疾， 处于目就酿成篾和盲疾，处于鼻就酿成鼽和窒疾，

處腹 則 為 張為疛⁽²⁷⁾，處足 則 為 痿為蹷⁽²⁸⁾。輕水 所⁽²⁹⁾，

处腹 则 为 张为疛⁽²⁷⁾，处足 则 为 痿为蹷⁽²⁸⁾。轻水 所⁽²⁹⁾，

处于腹就酿成胀和疛疾，处于足就成为痿和蹷疾。缺水之处，

多 禿與瘿 人⁽³⁰⁾；重水 所⁽³¹⁾，多 尰與躄 人⁽³²⁾；甘水

多 秃与瘿 人⁽³⁰⁾；重水 所⁽³¹⁾，多 尰与躄 人⁽³²⁾；甘水

多患秃疾瘿疾的人；多水之处，多患尰疾躄疾的人；水甘

所⁽³³⁾，多 好與美 人⁽³⁴⁾；辛水 所，多 疽與痤 人⁽³⁵⁾；

所⁽³³⁾，多 好与美 人⁽³⁴⁾；辛水 所，多 疽与痤 人⁽³⁵⁾；

之处，多育容貌美好的人；水辛之处，多患痈疽疮痤的人；

苦水 所， 多 尪與傴 人⁽³⁶⁾。

（20）因长而养之：扬、行、良、长、明都重复上文各句末字为韵。

（21）腐：高注："臭败也"。

（22）户枢不蝼：蝼，指蝼蛄的气味。

（23）肿：指头肿而有沉重感。风：指面肿。

（24）挶：指耳疾。

（25）篾：指目疾。

（26）鼽：此当指鼻塞而言。室，指鼻道气室不通。

（27）疛（zhǒu）：指心腹胀满病。

（28）痿：谓肢体枯萎，活动不便。蹷当指足逆冷之疾

（29）轻水所：少水之处。轻与多对文，是轻即少的意思。

（30）瘿：颈瘤。

（31）重水所：多水之处。

（32）尰：高注："肿足曰尰"。躄：高注："不能行也"。指瘸腿。

（33）甘水：可口的水，甜水。

（34）好：谓容貌美好。

（35）"多疽"句：高注："疽痤，皆恶疮也。"《太素·调阴阳》杨上善注："痤，痈之类，然小也，俗谓之疖子。久壅陷骨者，谓痤疽也。"

（36）尪：类似鸡胸病。

苦水 所， 多 尪与伛 人⁽³⁶⁾。

水苦之处，多患尪疾曲背的人。

凡 食， 無 强 厚味⁽³⁷⁾， 無 以 烈味重酒，

凡 食， 无 强 厚味⁽³⁷⁾， 无 以 烈味重酒，

凡是饮食，不要用肥浓的厚味，不要用性猛的烈酒，

是 以 謂 之疾 首⁽³⁸⁾。食 能 以 時⁽³⁹⁾，身 必 無

是 以 谓 之疾 首⁽³⁸⁾。食 能 以 时⁽³⁹⁾，身 必 无

因这类饮食可说是致病之祸首。饮食能有节度，身体必没有

災。凡 食之道，無 饑 無 飽，是 之 謂 五藏之葆⁽⁴⁰⁾。

灾。凡 食之道，无 饥 无 饱，是 之 谓 五藏之葆⁽⁴⁰⁾。

损害。饮食的原则，不要过饥过饱，这就可称为五脏至宝。

口 必 甘 味⁽⁴¹⁾，和精 端容⁽⁴²⁾，將 之 以 神氣⁽⁴³⁾，

口 必 甘 味⁽⁴¹⁾，和精 端容⁽⁴²⁾，将 之 以 神气⁽⁴³⁾，

口必以所食之味为甘美，使精神谐和仪容端正，用神气养助，

百節 虞歡⁽⁴⁴⁾，鹹 進受氣⁽⁴⁵⁾。 飲 必

百节 虞欢⁽⁴⁴⁾，咸 进受气⁽⁴⁵⁾。 饮 必

使周身百节愉快舒适，都能受纳水谷之精气。饮食时必须

小 咽⁽⁴⁶⁾，端 直 無 戾⁽⁴⁷⁾。

小 咽⁽⁴⁶⁾，端 直 无 戾⁽⁴⁷⁾。

小口吞咽，坐的姿态要端正，不能暴饮暴食。

今 世 上 蔔筮禱祠⁽⁴⁸⁾，故 疾病 愈 來。譬之若

今 世 上 卜筮祷祠⁽⁴⁸⁾，故 疾病 愈 来。譬之若

如今社会上崇尚占卜祈祷，所以疾病来得愈甚。譬如

射者， 射 而不中，反 修 於 招⁽⁴⁹⁾，

---

(37)无强厚味：不食丰盛厚味。

(38)疾首：毕沅云："犹言致疾之端。"

(39)食能以时：谓进食有节度。

(40)葆：高注："安也"。指安定。一说，通"宝"。

(41)甘味：谓以所食之味为甘美。甘，意动用法。

(42)和精：谓进食时使精神谐和(不分心)。端容：使仪容端正。

(43)将：高注："养。"亦谓将助。指以神气养助饮食的纳入和运化。

(44)百节：统称全身关节。此指周身。虞：通"娱"。

(45)气：指饮食水谷之精气。

(46)小咽：小口咽下。

(47)戾：暴戾。此指暴饮。

(48)上：通"尚"。崇尚。祷祠：求神报福。

(49)修：治。谓调整。招：箭靶。

射者，　　射　而　不　中，　反　修　于　招⁽⁴⁹⁾，

射箭的人，射箭而不能命中，反去移动改装箭靶子，

何　益　於　中?　　　夫　以　湯　止　沸，　沸　愈

何　益　于　中?　　　夫　以　汤　止　沸，　沸　愈

对于射中箭靶有什么益处?用热汤制止水的沸腾，沸腾越

不　止，　去　其　火　　　则　止　矣。　故　巫醫

不　止，　去　其　火　　　则　止　矣。　故　巫医

不能止住，去掉它下面的火，沸腾就止住了。使用巫医、

毒藥⁽⁵⁰⁾，逐　除　治　之，　　　故　古　之　人　賤　之　也，

毒药⁽⁵⁰⁾，逐　除　治　之，　　　故　古　之　人　贱　之　也，

药物，　只能消极地驱除病魔，所以古人轻视他(它)们，

為　其　末　也⁽⁵¹⁾。

为　其　末　也⁽⁵¹⁾。

因为那是舍本逐末的办法。

(50)故：使也。

(51)"故古之人"二句：高注：
"古之人，治正性保天命者
也。不然，则邪气乘之以疾
病。使巫医毒药除逐治之，
谓贱之也。若止沸以汤，不
去其火。故曰为其末也。"

荀子·解蔽

【提要】

　　《解蔽》是由战国时赵人荀况撰，二十卷，今存三十二篇。荀子(约前 313—前 238)，名况，字卿，汉族，因避西汉宣帝刘询讳，因"荀"与"孙"二字古音相通，故又称孙卿。战国末期赵国人。著名思想家、文学家、政治家，儒家代表人物之一，时人尊称"荀卿"。曾三次出任齐国稷下学宫的祭酒，后为楚兰陵(今山东兰陵)令。荀子对儒家思想有所发展，提倡性恶论，常被用来与孟子的性善论比较。对重整儒家典籍也有相当的贡献。

　　《荀子》全书共三十二篇，今存《劝学篇》《修身篇》《成相篇》及《赋篇》等三十篇。西汉刘向首先整理校订荀子及其弟子书论，定为三十二篇，唐杨惊注、清王先谦集解。此书本儒家崇礼、正名之说而主性恶，为先秦重要的哲学思想著作，也是重要的散文集。《成相篇》是以民歌形式写成，共有五十六段，每段采三、三、七、十一的句式，有说有唱，文字通俗易懂，刘师培在《论文偶记》中说："观荀卿作《成相篇》，已近赋体，而其考列往迹，阐明事理，已开后世之联珠。"《赋篇》包括五篇短赋，是一种散文的赋体，常在中国文学史中被提及，被学者认为是中国辞赋文体的来源之一。

　　本文是荀子阐述认识论思想的重要文章。作者指出，人认识问题的最大毛病是不全面，"蔽于一曲而暗于大理"。不能全面认识问题就会受殃，反之则有福。治国的关键在于了解和掌握真理(即"道")。人必须靠心才能认识真理，因为心是人形神的主宰，它能做到空灵、专一、不乱，即"虚壹而静"。能做到虚壹而静，则能明察秋毫，万物无不毕现于目前，当然也就认识了"道"。文中提出"人生而有知"的观点，即人生来就有认识问题的能力。"虚壹而静"的观点在哲学史上影响甚大。荀子认为，能够透彻了解一类事物的事理就很好了，所以智者专一从事一种工作，而君子则致力于道。了解事物要做到自信、静定、清晰，否则就无法判断事物的是非真伪。

荀子·解蔽

凡 人 之 患，　　　　蔽 於 一 曲[1]，

凡 人 之 患，　　　　蔽 于 一 曲[1]，

人们在认识上的通病，是被事物的一个片面所掩蔽，

而 闇 於 大 理。 治 　 则 　 復 經[2]，

而 暗 于 大 理。 治 　 则 　 复 经[2]，

而不明于全面的道理。纠正了，就会回复认识上的正常之道，

两 疑 　 则 惑 矣[3]。 天 下 　　　　無 二 道，

两 疑 　 则 惑 矣[3]。 天 下 　　　　无 二 道，

如仍三心二意就会怀疑迷惑。天下（除正道外）没有二道，

聖 人 無 两 心。

圣 人 无 两 心。

圣人对道坚信而不怀两心。

心 者， 形 之 君 也， 而 神 明 之 主 也， 出 令

心 者， 形 之 君 也， 而 神 明 之 主 也， 出 令

心这个器官是身体和精神的主宰，　它对全身发出指令

而 無 所 受 令[4]。自 禁 也[5]，自 使 也，自 奪 也[6]，

而 无 所 受 令[4]。自 禁 也[5]，自 使 也，自 夺 也[6]，

而不接受任何命令。它可以自行决定禁制、使用、放弃、

自 取 也， 自 行 也， 自 止 也。 故 口 可 劫 而 使 墨

自 取 也， 自 行 也， 自 止 也。 故 口 可 劫 而 使 墨

受取、行动与停止等等行为。所以对口能施加强力使它缄默

云[7]，　　　形 可 劫 而 使 詘 申[8]，　　心 不 可

云[7]，　　　形 可 劫 而 使 诎 申[8]，　　心 不 可

或出声说话，对身体可以强使它或屈或伸，对心却不能

(1)一曲：杨倞注："一端之曲说。"《释名·释言语》："曲，局也。"一曲，犹言一隅，片面。

(2)治：整理。指纠正。复经：杨注："复经常之正道。"

(3)"两疑"句：据下文"心枝则无知，倾则不精，贰则疑惑"，此句似当作"两则疑惑"。谓于"大理"正道有两心不专一，则导致疑惑。

(4)"心者"四句：杨注："心出令，可以使百体，不为百体所使也。"按：荀子于强调心之认识作用重要性时，以为它可"出令而无所受令"，不受任何制约，为所欲为，使思维成为主观自生之物，则是错误的。

(5)自禁：自我约束。禁，限制。

(6)自夺：自己决定弃去。夺，谓舍弃。

(7)"口可劫"句：郝懿行说："墨，同'默'。云者，言也。或默或语，皆可力劫而威使之。"

(8)诎申：同"屈伸"。诎，通"屈"。

劫　　　而 使 易 意⁽⁹⁾。是 之　　　 则 受，非 之

劫　　　而 使 易 意⁽⁹⁾。是 之　　　 则 受，非 之

施加强力使它改变意愿。心认为正确的就接受，认为错误的

则 辭，　 故 曰　　　 心 容⁽¹⁰⁾。其 擇 也 無 禁

则 辞，　 故 曰　　　 心 容⁽¹⁰⁾。其 择 也 无 禁

就加以拒绝，古语说这就是"心容"。它对是非的选择没有禁止，

必 自 見⁽¹¹⁾，　其 物 也 雜 博⁽¹²⁾，

必 自 见⁽¹¹⁾，　其 物 也 杂 博⁽¹²⁾，

必会自主地表现出来，它接遇事物既多又广，

其 情 之 至 也　　　 不 貳⁽¹³⁾。《詩》云⁽¹⁴⁾：

其 情 之 至 也　　　 不 贰⁽¹³⁾。《诗》云⁽¹⁴⁾：

它用心至极时就不会分心不专注。《诗经》上说：

"采 采 卷 耳⁽¹⁵⁾，不 盈 頃 筐⁽¹⁶⁾。嗟 我

"采 采 卷 耳⁽¹⁵⁾，不 盈 顷 筐⁽¹⁶⁾。嗟 我

"采啊采啊采卷耳，浅浅顷筐装不满。啊，我

懷 人⁽¹⁷⁾，　實 彼 周 行⁽¹⁸⁾。"　　　 頃 筐，易 滿 也；

怀 人⁽¹⁷⁾，　寘 彼 周 行⁽¹⁸⁾。"　　　 顷 筐，易 满 也；

想念那心中人，卷耳不采把筐放在大路边。"顷筐容易装满，

卷 耳，易 得 也；然 而 不 可 以 貳 周 行⁽¹⁹⁾。

卷 耳，易 得 也；然 而 不 可 以 贰 周 行⁽¹⁹⁾。

卷耳是容易采得的；可是不能在大路上三心二意想心事。

故 曰：心 枝 则 無 知⁽²⁰⁾，　　 傾　　 则

故 曰：心 枝 则 无 知⁽²⁰⁾，　　 倾　　 则

所以说：心思分散就不能获得真知，心思偏倾不正就

不　　 精⁽²¹⁾，　貳 则　 疑 惑。

不　　 精⁽²¹⁾，　贰 则　 疑 惑。

---

(9)"心不可劫"句：心不可强迫使它改变意愿。

(10)心容：梁启雄说："心容，犹言心灵状态也。"王先谦则说："此承上文心者形之君也云云，而引古言以明之。心自禁使，自夺取，自行止，是容其自择也。"

(11)"其择也"句：谓心对是非的选择无禁止，必自然表现出"心容"的真实情况。

(12)"其物也"句：谓心接遇事物繁而广。物，用如动词，接物。

(13)情：通"精"。专一。《荀》书情、精两字常互通。

(14)诗：引诗见《诗经·周南·卷耳》。

(15)卷耳：又名苓耳，即菊科植物苍耳子，其入药名亦称枲耳。

(16)顷筐：毛传："畚属，易满之器。"

(17)怀人：怀念中的亲爱之人。

(18)寘：同"置"。周行：大路。

(19)"顷筐"三句：杨注："采易得之物，实易满之器，以怀人真周行之心贰之，则不能满，况乎难得之正道而可以它术贰之乎？"郝懿行说："言所怀在乎真周行，意不在于事采，故虽易盈之器而不盈也。"

(20)"心枝"句：谓心思分散则不能获得知识。

(21)倾则不精：谓心思另有偏倾则不能专精。

不会有精深的认识，三心二意就会疑惑不解。

以　赞　　　　　　稽之⁽²²⁾，　萬物　可　兼　知　也。

以　赞　　　　　　稽之⁽²²⁾，　万物　可　兼　知　也。

以专一于道的精神为凭借来考察事物，万物就都能被认识的。

身　　盡　其　故　　　則　美⁽²³⁾，類　　不可

身　　尽　其　故　　　则　美⁽²³⁾，类　　不可

人们自身能完全做到上述事理就完美，对任何事类都不能

兩　也⁽²⁴⁾。故　知者　择一　　　而　壹　焉⁽²⁵⁾。

两　也⁽²⁴⁾。故　知者　择一　　　而　壹　焉⁽²⁵⁾。

三心二意。所以明智的人能选定某一件事并且专心一意地去研究它。

凡　觀　物　有　疑，中　心　　不　定，　則　外物

凡　观　物　有　疑，中　心　　不　定，　则　外物

凡观察物象有局限时，人的感官即不正不定，对外物

不清⁽²⁶⁾；吾　慮　不清，则　未可定然否也。冥冥而行

不清⁽²⁶⁾；吾　虑　不清，则　未可定然否也。冥冥而行

认识不清；我们的认识不清，就不能判定是非。　黑夜赶路

者，　見　寢石　　　以　為　伏虎　也，　　見

者，　见　寝石　　　以　为　伏虎　也，　　见

的人，遇见横卧的巨石会误作俯伏着的猛虎，遇见

植林　　以　為　立人　也⁽²⁷⁾；冥冥　蔽　其　明　也⁽²⁸⁾。

植林　　以　为　立人　也⁽²⁷⁾；冥冥　蔽　其　明　也⁽²⁸⁾。

竖立的林木会误当作站立着的人；这是黑夜蒙蔽了他的视觉。

醉者　越　百步之溝，　以　為　蹞步　之　澮也⁽²⁹⁾，

醉者　越　百步之沟，　以　为　跬步　之　浍也⁽²⁹⁾，

醉汉在跨越百步的沟渠时，会误当作一两步宽的小水沟；

(22)以赞稽之：杨注："赞，助也。稽，考也。以一而不贰之道助考之，则可兼知万物；若博杂，则愈不知也。"此言专一于道以帮助考察万物。

(23)"身尽"句：谓己身能完全实行"壹于道以赞稽之"之道，则为完美。故，事理，道理。

(24)类：事类。两：指心不专一，即三心二意。

(25)"故知者"句：杨注："凡事类皆不可两，故知者精于一道而专一焉，故异端不能蔽也。"知，同"智"。择一，谓选定一件事物。

(26)"观物"三句：谓观察物象有局限时，人之感官即不正不定，对外物的认识就不清。疑，约束，局限。

(27)立人：原作"后人"，疑原文本作'立人'，立与植正相应。

(28)冥冥：杨注："暮夜也。"明：指视觉。

(29)蹞步：蹞，同"跬"。古人以半步(即今之一步)为蹞。左右脚各迈一步，古人谓之步(即今之两步)。

俯 而 出 城門，以 為 小之闈 也(30)；酒亂其神 也。

俯 而 出 城门，以 为 小之闺 也(30)；酒乱其神 也。

俯首走出城门，会误当作小的户门；这是酒性乱了他的神志。

(30)闈：此指上圆下方之小门。

厭目 而 視者(31)，視 一 以為 兩，掩耳 而 聽者，

厌目 而 视者(31)，视 一 以为 两，掩耳 而 听者，

用手指按压眼睛去看，一个物件会误当作两个；掩塞耳朵听，

(31)厭目：以手指按目。擪(yè)，通"厭"。

聽 漠漠 而 以 為 呴呴(32)；勢 亂 其 官 也(33)。

听 漠漠 而 以 为 呴呴(32)；势 乱 其 官 也(33)。

寂静无声却误以为喧闹不绝；这是外力搅乱了他的感觉器官。

(32)漠漠：杨注："无声也。"
呴呴：杨注："喧声也。"
(33)官：感觉器官。

故 從山上望 牛者若羊， 而 求羊者 不 下

故 从山上望 牛者若羊， 而 求羊者 不 下

所以从山上远望山下的牛像羊一样，可是寻羊的人不会下去

牽 也； 遠 蔽 其 大 也。從山下望

牵 也； 远 蔽 其 大 也。从山下望

牵它； 这是因为距离远而掩饰了牛体之大。 从山下远望

木 者， 十仞之木若箸， 而 求箸者 不

木 者， 十仞之木若箸， 而 求箸者 不

山上林木，数丈高的树像筷子一样，可是找筷子的人也不会

上 折 也； 高 蔽 其 長 也。水 動

上 折 也； 高 蔽 其 长 也。水 动

上山去折取；这是因为山高而掩饰了树干之长。水晃动，

而 景 搖(34)，人 不 以 定 美惡；

而 景 摇(34)，人 不 以 定 美恶；

水中的影子也摇荡，人们不会以此时的影像判断美丑；

(34)景：同"影"。

水勢 玄 也(35)。瞽者仰視 而 不見 星， 人

水势 玄 也(35)。瞽者仰视 而 不见 星， 人

(35)玄：通"眩"。杨注："读为眩。"动摇不定。

这是因为水势变幻不定。盲人仰视看不见天空的星辰，人们

不 以 　　定 有無； 　　用 精

不 以 　　定 有无； 　　用 精

也不会根据他的感觉决定星辰的有无；这是因为盲人的视力

惑 也⁽³⁶⁾。 有人焉， 以 此 時 定物， 則 世

惑 也⁽³⁶⁾。 有人焉， 以 此 时 定物， 则 世

是迷乱不明的。假如有人在这种时刻判断事物，那就是世上

之 愚者 也。彼 愚者 之 定物， 以 疑

之 愚者 也。彼 愚者 之 定物， 以 疑

的蠢人了。 那些愚昧之人判定事物，是以片面有限的感觉

决 疑⁽³⁷⁾， 决 必 不當。夫 苟 不當，

决 疑⁽³⁷⁾， 决 必 不当。夫 苟 不当，

来决断疑惑不明之事，其判断必不恰当。如判断是不恰当的，

安 能 無過 乎？

安 能 无过 乎？

怎么能没有错误呢？

(36)精：指视力。

(37)以疑决疑：以有限的材料决断疑难之事物。上"疑"为"疑止"(局限、限制)之"疑"。

夏首之南有人焉⁽³⁸⁾，曰涓蜀梁，其为人也，愚而

夏首之南有人焉⁽³⁸⁾，曰涓蜀梁，其为人也，愚而

夏首之南有个人， 名叫涓蜀梁，他的为人，愚蠢而

善 畏⁽³⁹⁾。明月 而 宵行，俯 見 其 影，以 為

善 畏⁽³⁹⁾。明月 而 宵行，俯 见 其 影，以 为

多疑惧。在明亮的月下赶夜路，低头看见自身的影子，以为

伏鬼 也； 卬 視 其 髮⁽⁴⁰⁾，以 為 立魅 也⁽⁴¹⁾。

伏鬼 也； 仰 视 其 发⁽⁴⁰⁾，以 为 立魅 也⁽⁴¹⁾。

是伏在身旁的鬼物；抬眼看自己的头发，以为是站着的怪物。

背 而 走⁽⁴²⁾，比 至 其 家，失氣而死⁽⁴³⁾。岂不哀哉!

(38)夏首：夏水之河口。在今湖北荆州附近。

(39)善畏：多畏；易畏。

(40)卬：同"仰"。
(41)魅：鬼怪。

(42)背而走：谓背影而走。
(43)失气：断气。

背　　而　走⁽⁴²⁾，比　至其家，失气而死⁽⁴³⁾。岂不哀哉！

吓得转身就奔逃，等到逃奔至家，气断而死。难道不可悲吗！

凡　人　之　有　鬼　也，必　以　其　感忽之闲　疑玄之时

凡　人　之　有　鬼　也，必　以　其　感忽之闲　疑玄之时

大凡人在认定身边有鬼之际，必然在他精神恍惚情志迷惑时

正　之⁽⁴⁴⁾。　　此　人　之　所　以　無　有　而　有　無　之　時

正　之⁽⁴⁴⁾。　　此　人　之　所　以　无　有　而　有　无　之　时

作出错误的判断。这正是人们出现以有为无和以无为有

也⁽⁴⁵⁾，　而　己　以　　　正事⁽⁴⁶⁾。　故　　伤於濕

也⁽⁴⁵⁾，　而　己　以　　　正事⁽⁴⁶⁾。　故　　伤于湿

的原因，可是自己却在此时去判定事物。人被水湿所伤而患痹证，

而　　　擊鼓　鼓痹，则　必有　敝鼓　喪豚

而　　　击鼓　鼓痹，则　必有　敝鼓　丧豚

患了痹证却去打鼓烹猪祈求鬼神，就必有使鼓击破使猪丧失

之　費　矣，而　未有　俞疾　之　福　也⁽⁴⁷⁾。

之　费　矣，而　未有　俞疾　之　福　也⁽⁴⁷⁾。

的白白耗费，而不会有使疾病痊愈的好运道的。

故　　　　　雖　不在　夏首之南，则　無以異　矣。

故　　　　　虽　不在　夏首之南，则　无以异　矣。

所以类似这样的人，即使不在夏首之南，但跟涓蜀梁也没有什么不同。

(44)"凡人"二句：大凡人们以为有鬼之时，必于精神恍惚疑惑不清之际作出的错误判断。感忽，杨注："犹恍惚也。"疑玄，谓神志迷眩不清。

(45)无有：以有为无。有无：以无为有。

(46)己以正事：杨注："谓人以此时定事也。"梁启雄以为此下疑有佚文，或为"岂不惑哉"等句。

(47)"伤于湿"三句：杨注："痹，冷疾也。伤于湿则患痹，反击鼓烹豚以祷神，何益于愈疾乎？……俞，读为愈。"王念孙说：自"鼓痹"以下脱误不可读。似当作"故伤于湿而痹，痹而击鼓烹豚，则必有敝鼓丧豚之费矣，而未有俞疾之福也。"杨注是其明证。

鉴药

【提要】

本文选自《刘宾客文集》卷六，据上海古籍出版社1993年影印文渊阁《四库全书》本排印。作者刘禹锡(772—842)，字梦得，洛阳(今属河南)人。唐代著名文学家、哲学家。贞元九年(793)进士，后授监察御史。永贞元年，他参加王叔文领导的改革活动，失败后，贬为朗州(今湖南常德)司马，继迁州刺史，辗转连州(今属广东)、夔州(今属重庆)、和州(今属安徽)、苏州(今属江苏)等地。晚年任太子宾客，加检校礼部尚书。世称刘宾客。刘禹锡诗文并茂，文章简练深刻，诗歌通俗清新，善用比兴手法寄托政治内容。作品有《刘宾客文集》共四十卷。刘氏对医学也有所研究，集有《传信方》。

本文为"因论七篇"中的首篇。系作者谪居夔州时所撰。通过叙述刘子在服药过程中因"狃既效"而发生的变故，揭示了"循往以御变"必酿恶果的道理，意在讽谏因循守旧的朝廷弊政。

鉴药

劉子 閑 居⁽¹⁾，有負薪之憂⁽²⁾，食 精良 弗知其旨，

刘子 闲 居⁽¹⁾，有负薪之忧⁽²⁾，食 精良 弗知其旨，

我独居，感染疾患，吃美好的食物也不觉它味道鲜美，

血氣 交 沴⁽³⁾，煬 然 焚 如⁽⁴⁾。 客 有 謂 予：

血气 交 沴⁽³⁾，炀 然 焚 如⁽⁴⁾。 客 有 谓 予：

血气皆不通畅，体温高得像火烧一般。朋友中有人告诉我：

"子病，病 積日矣。乃今 我里 有方士 淪跡於醫⁽⁵⁾，

"子病，病 积日矣。乃今 我里 有方士 沦迹于医⁽⁵⁾，

"您患病，病了多天了。现在我的乡里有位方士隐迹医林，

厲者 造 焉 而美肥⁽⁶⁾， 輒者 造 焉

厉者 造 焉 而美肥⁽⁶⁾， 辄者 造 焉

生恶疮的人到他那里肌肤就漂亮丰腴，患足疾的人到他那里

而 善馳⁽⁷⁾， 矧 常 病 也。將 子 詣 諸⁽⁸⁾？"

而 善驰⁽⁷⁾， 矧 常 病 也。将 子 诣 诸⁽⁸⁾？"

就善于奔跑，何况一般的病呢。请您到他那里去吧？"

予 然之， 之 醫所。 切脈 觀色

予 然之， 之 医所。 切脉 观色

我认为朋友的话正确，就去医生的处所。医生切脉、望色、

聆聲，參合 而後 言曰："子之病 其 興居 之

聆声，参合 而后 言曰："子之病 其 兴居 之

听声，并加以综合考虑后说道："您的病大概是由于起居的

節 舛、衣食 之 齊 乖 所由致也⁽⁹⁾。今 夫 藏 鮮能

节 舛、衣食 之 齐 乖 所由致也⁽⁹⁾。今 夫 藏 鲜能

常规混乱、衣食的调适不当所引起的啊。现在五脏很少能

(1)闲：独居。

(2)负薪之忧："病"的婉词。

(3)沴：不和。

(4)炀然焚如：皆火烧貌。然、如，皆词尾。

(5)方士：古代求仙、炼丹，自言能长生不死的人。沦迹：隐居。沦，隐没。

(6)厉：通"癞"。恶疮。

(7)辄：《谷梁传·昭公二十年》："两足不能相过。齐谓之綦，楚谓之踂，卫谓之辄。"

(8)将(qiāng)：《诗经·卫风·氓》："将子无怒，秋以为期。"郑玄笺："将，请也。"诸："之乎"的合音词。

(9)齐：整治；调理。

安谷，　　　　府　鲜能母氣，　　　徒　為

安谷，　　　　府　鲜能母气，　　　徒　为

受纳水谷的精微，六腑也难以运输水谷的养分，只是成为

美疢　之　囊橐　耳⁽¹⁰⁾！我　能　攻　之。"　乃　出　藥　一丸，

美疢　之　囊橐　耳⁽¹⁰⁾！我　能　攻　之。"　乃　出　药　一丸，

疾病的滋生处罢了！　我能治疗它。"　于是取出一丸药，

可　兼　方寸⁽¹¹⁾，以　授予曰："服　是　　足以　瀹

可　兼　方寸⁽¹¹⁾，以　授予曰："服　是　　足以　瀹

大约两方寸左右，把它交给我说："服用这种药能够疏治

昏　煩　而　鉏　蘊結⁽¹²⁾，銷　蠹　慝　而　歸　耗氣⁽¹³⁾。　然

昏　烦　而　锄　蕴结⁽¹²⁾，销　蠹　慝　而　归　耗气⁽¹³⁾。　然

昏烦而且除去郁结，消除病害而且使耗损的正气恢复。但是

中　有　毒，　須　其　疾瘳而止⁽¹⁴⁾，過　當　　則

中　有　毒，　须　其　疾瘳而止⁽¹⁴⁾，过　当　　则

药中有毒性，等到病患痊愈就停服，超过适当的剂量就要

傷　和，　是　以　微其齊　也。"　予　受藥　以　餌。過

伤　和，　是　以　微其齐　也。"　予　受药　以　饵。过

伤害正气，因此要使剂量少一些。"我接过药就服。　过了

信　而　骹能輕⁽¹⁵⁾，痹能和；　涉　旬　而　苛癢絕　焉⁽¹⁶⁾，

信　而　腿能轻⁽¹⁵⁾，痹能和；　涉　旬　而　苛痒绝　焉⁽¹⁶⁾，

两天双腿于是轻便，痹证于是缓和；经过十天疥痒就停止了，

抑搔罷　焉；　　逾　月　而　視分纖，

抑搔罢　焉；　　逾　月　而　视分纤，

抓搔自然便作罢了；超过一月双目就能分辨细小之物，

聽　察微，　　蹈危如平⁽¹⁷⁾，

听　察微，　　蹈危如平⁽¹⁷⁾，

---

(10)美疢：指疾病。疢，病。囊橐：口袋。这里喻疾病滋生处。

(11)可：大约。兼：两倍。

(12)瀹：疏导；治理。鉏："锄"的异体字。

(13)销：通"消"。蠹慝(tè)：灾害。

(14)须：待。

(15)信：再宿。即两晚。骹："腿"的异体字。能：乃；于是。

(16)"苛痒"八字：《礼记·内则上》："以适父母舅姑之所。及所，下气怡声，向衣燠寒，疾痛苛痒，而敬抑搔之。"郑玄注："苛，疥也；抑，按；搔，摩也。"

(17)危：高地。

两耳便可觉察微弱之声，登高如同在平地上行走一般稳健，

嗜 糲 如 精⁽¹⁸⁾。

嗜 粝 如 精⁽¹⁸⁾。

吃粗粮好比吃细粮一样香甜。

(18)粝：粗劣的米。精：纯净的米。

　　或 聞 而 慶 予，且 哄 言 曰⁽¹⁹⁾："子 之 獲 是 藥

　　或 闻 而 庆 予，且 哄 言 曰⁽¹⁹⁾："子 之 获 是 药

有人听说此事就来庆贺我，并怂恿我说："您获得这种药

幾 神 乎， 誠 難 遭 已。 顧 醫 之 態⁽²⁰⁾， 多

几 神 乎， 诚 难 遭 已。 顾 医 之 态⁽²⁰⁾， 多

多么神妙啊，实在是难以遇到的。只是医生的习气，大多

嗇 術 以 自 貴， 遺 患 以 要 財。

啬 术 以 自 贵， 遗 患 以 要 财。

保留一手医术以便抬高自己，遗留部分病患以便索取钱财。

盍 重 求 之⁽²¹⁾？ 所 至 益 深 矣。"

盍 重 求 之⁽²¹⁾？ 所 至 益 深 矣。"

为什么不再求取此药呢？得到的疗效必然就更大了。"

予 昧 者 也，泥 通 方 而 狃 既 效⁽²²⁾， 猜

予 昧 者 也，泥 通 方 而 狃 既 效⁽²²⁾， 猜

我是个糊涂人，拘泥于一般的道理而贪求已有的疗效，怀疑

至 誠 而 惑 勦 說⁽²³⁾，卒 行 其 言。 逮

至 诚 而 惑 剿 说⁽²³⁾，卒 行 其 言。 逮

医生的一片诚心而被哄言迷惑，终于按旁人的话去做。等到

再 餌 半 旬， 厥 毒 果 肆，岑 岑 周 體⁽²⁴⁾，如 痁

再 饵 半 旬， 厥 毒 果 肆，岑 岑 周 体⁽²⁴⁾，如 痁

又服了五天药，药中的毒性果然发作，全身烦胀，仿佛疟疾

作 焉⁽²⁵⁾。 悟 而 走 諸 醫。醫 大 吒 曰⁽²⁶⁾：

作 焉⁽²⁵⁾。 悟 而 走 诸 医。医 大 吒 曰⁽²⁶⁾：

(19)哄言：怂恿。

(20)顾：只是。态：习气。

(21)盍：何不。兼词。

(22)狃：贪求。

(23)勦说：窃取他人的言论为己说。此指上文的"哄言"。勦，"剿"的异体字。

(24)岑岑：烦闷。
(25)痁：疟疾之一种。其证只热不寒。
(26)吒："咤"的异体字。怒声。

395

作 焉⁽²⁵⁾。悟 而 走 诸 医。医 大 咤 曰⁽²⁶⁾：

发作一般。这时方才醒悟，就跑到医生那儿。医生大怒说：

"吾 固 知 夫子 未達 也!"促 和 蠲毒者 投 之，

"吾 固 知 夫子 未达 也!"促 和 蠲毒者 投 之，

"我本来料到您不晓药理啊!"急忙调配解毒的药物给我服，

濱 於 殆⁽²⁷⁾，而 有 喜⁽²⁸⁾。異日 進 和 藥，乃 復初。

滨 于 殆⁽²⁷⁾，而 有 喜⁽²⁸⁾。异日 进 和 药，乃 复初。

方才转危为安。 他日进服平和的药物，才恢复了健康。

(27)滨：临近。
(28)喜：可庆贺之事。

劉子 慨然 曰：善哉 醫 乎! 用 毒 以 攻疹，

刘子 慨然 曰：善哉 医 乎! 用 毒 以 攻疹，

我感慨地说：医生真高明啊!用性味猛烈的药物来攻治病患，

用 和 以 安神，易 則

用 和 以 安神，易 則

用性味平和的药物来调养精神，如果变更它们，那么

兩 躓⁽²⁹⁾， 明 矣。 苟 循 往 以 禦

两 踬⁽²⁹⁾， 明 矣。 苟 循 往 以 御

两者都要失败，是很明白的事。假使依照过去的成法来处理

(29)踬(zhì)：绊倒；跌倒。引申为行事不利、失败。

變， 昧 於 節 宣⁽³⁰⁾，

变， 昧 于 节 宣⁽³⁰⁾，

变化了的情况，对于调节与宣散的道理模糊不清，

(30)节宣：调节和宣散。节谓用和药调节，宣谓用攻药宣散。

奚 獨 吾 儕 小人 理身之 弊 而 已!

奚 独 吾 侪 小人 理身之 弊 而 已!

这哪里只是我们这些小人物养身的弊端呢!

抱朴子·极言

【提要】

本文节选自 1980 年中华书局《抱朴子内篇校释·极言》。作者葛洪(283—363)，字稚川，自号抱朴子，丹阳郡句容(今江苏句容)人，东晋道教理论家、著名炼丹家和医药学家，世称小仙翁。所著《抱朴子》继承和发展了东汉以来的炼丹法术，对之后道教炼丹术的发展具有很大影响，为研究中国炼丹史以及古代化学史提供了宝贵的史料。葛洪还撰有医学著作《玉函方》一百卷(已佚)、《肘后备急方》三卷，内容包括各科医学，其中有世界上最早治天花等病的记载。《正统道藏》和《万历续道藏》收有其著作十余种。

《抱朴子》为道教名著。书分内外篇。内篇二十卷（篇），述"神仙方药，鬼怪变化，养生延年，禳邪却祸之事"，为现存体系最完整的"神仙家言"。外篇五十卷（篇），论"人间得失，世事臧否"。据史书记载，葛洪的医学著作有七种，现仅存《肘后备急方》一书。本文认为经过长期不懈的内修外养可以延长寿命，其中所述具体的养生方法有借鉴作用。

抱朴子·极言

或 問曰：古之仙人者，皆 由 學 以 得 之？

或 问曰：古之仙人者，皆 由 学 以 得 之？

有人问道： 古代的仙人， 都是由学习而成功的呢？

将 特 稟異氣 耶(1)？

将 特 禀异气 耶(1)？

还是只因为禀受异常之气而成功的呢？

(1)将：还是。选择连词。

抱樸子 答曰：是 何 言 歟？彼莫 不 負笈

抱朴子 答曰：是 何 言 欤？彼莫 不 负笈

抱朴子回答道：这是什么话呢？他们中没有谁不是背着书箱

(2)笈：竹制的书箱。

隨師(2)， 積 其 功 勤，蒙霜 冒險，

随师(2)， 积 其 功 勤，蒙霜 冒险，

跟随老师，积累着功德与勤劳，蒙受冰霜，冒着危险，

櫛風沐雨(3)， 而 躬親 灑 掃，契闊 勞 藝(4)，始

栉风沐雨(3)， 而 躬亲 洒 扫，契阔 劳 艺(4)，始

不避风雨，奔波劳碌，并且亲自洒水扫地，艰辛劳作， 起初

(3)栉风沐雨：用风梳发，用雨洗头。喻不避风雨，奔波劳苦。栉(zhì)，梳理头发。
(4)契阔劳艺：勤苦地劳动。契阔，勤苦。艺，劳作。

見 之 以 信行， 終被 試 以 危困， 性

见 之 以 信行， 终被 试 以 危困， 性

让诚实的品行显现出来，最终在危险困厄中被测试，性格

篤 行貞，心 無 怨 貳，乃 得 升堂以入於室(5)。

笃 行贞，心 无 怨 贰，乃 得 升堂以入于室(5)。

笃实，行为坚贞，内心没有抱怨，没有二心，才能造诣精深。

(5)"心无怨贰"二句：内心无怨恨怀疑，才能造诣精深。升堂入室，语出《论语·先进》："由也升堂矣，未入于室也。"比喻学识造诣由浅而至精深。
(6)造：急忙。

或 有 怠厭 而中止，或 有 怨恚 而造退(6)，或 有

或 有 怠 厌 而中止，或 有 怨恚 而造退(6)，或 有

有人懈怠厌烦而中途停止，有人埋怨忿怒而急忙退缩，有人

誘 於 榮 利　　　而 還 修 流俗之事，或 有

诱 于 荣 利　　　而 还 修 流俗之事，或 有

为荣华利益所诱惑，而又去修习世俗的事务，有人

敗 於 邪 說　　　而 失 其 淡泊之誌，　或 朝

败 于 邪 说　　　而 失 其 淡泊之志，　或 朝

被邪僻的流言所破坏，从而失去恬淡虚无的意志，有的早上

為　　而 夕 欲其成，或 坐 修　　而 立 望其效。

为　　而 夕 欲其成，或 坐 修　　而 立 望其效。

才修炼，晚上就盼着成功，有的一坐下修炼就想马上见成效。

若夫　　睹 財 色 而 心不戰[7]，聞 俗言 而 誌 不

若夫　　睹 财 色 而 心不战[7]，闻 俗言 而 志 不

至于那些看到钱财美色而心无所动，听到世俗言论而志向不

沮 者，萬夫 之 中　　有 一人 為 多 矣。 故

沮 者，万夫 之 中　　有 一人 为 多 矣。 故

沮丧的人，一万个男子中间，有一个都算是多的了。所以，

為 者 如 牛 毛，獲 者 如 麟 角 也。

为 者 如 牛 毛，获 者 如 麟 角 也。

修道的人多如牛毛，获道的人却如凤毛麟角。

夫 彀 勁 努 者[8]，效 力 於 發箭；涉大川者，保全

夫 彀 劲 努 者[8]，效 力 于 发箭；涉大川者，保全

拉硬弓的人，用力于发射利箭；横渡大江的人，保全自身

於 既濟。 井 不 達 泉，則 猶 不 掘 也；一步

于 既济。 井 不 达 泉，则 犹 不 掘 也；一步

以到达彼岸；挖井不到泉源，那就好比没有挖；只要有一步

未 至，則 猶 不 往 也。 修 塗 之 累[9]，非 移 晷 所 臻[10]；

（7）心不战：心不为之所动。战，颤动。

（8）彀（gòu）：张满弓弩。

（9）修：长。
（10）移晷：一会儿。晷，日影。

未 至,则 犹 不往 也。修涂之累⁽⁹⁾,非移晷所臻⁽¹⁰⁾;

达不到,那就像没有出发。长途跋涉的劳顿,不是一会儿就导致的;

凌霄之高⁽¹¹⁾, 非 一簣 之 積。然升峻者,

凌霄之高⁽¹¹⁾, 非 一簣 之 积。然升峻者,

接近霄汉的高度,并非靠一箩筐土的积累。然而登高的人,

(11)凌霄:犹言接天。

患 於 垂上 而 力不足;為 道者, 病 於 方

患 于 垂上 而 力不足;为 道者, 病 于 方

忌讳将要到达顶峰却力气不足,修练道术的人,担心将要

成 而 誌不遂⁽¹²⁾。 千倉 萬箱, 非 一

成 而 志不遂⁽¹²⁾。 千仓 万箱, 非 一

成功而志向不能顺利实现。千仓万箱的粮食,并不是一次

(12)遂:达。

耕 所 得; 幹天 之 木, 非 旬日 所 長。

耕 所 得; 干天 之 木, 非 旬日 所 长。

耕作的收获;高耸入云的树木,绝非十天半月所能长成。

不測 之 淵 起於 汀瀅⁽¹³⁾, 陶朱 之 資

不測 之 渊 起于 汀瀅⁽¹³⁾, 陶朱 之 资

不可测量的深渊,由小小的水流汇合而成;陶朱公的资财,

(13)汀瀅:小水流。

必 積 百千⁽¹⁴⁾。 若 乃 人退 己進,

必 积 百千⁽¹⁴⁾。 若 乃 人退 己进,

一定要积累成百上千次。至于人人后退而自己前进,

(14)陶朱:春秋之时,越国大夫范蠡辅佐越王勾践灭吴后从商,富甲天下,人称陶朱公。事见《史记·货殖列传》。

陰子 所 以 窮 至道 也⁽¹⁵⁾; 敬 卒 若

阴子 所 以 穷 至道 也⁽¹⁵⁾; 敬 卒 若

这就是阴子达到最高道术境界的原因;小心对待终结如对待

(15)"人退"十一字:阴子,阴长生,东汉新野人,从马鸣生学道。"鸣生不教其度世之法……如此十余年,长生不懈。同时共事鸣生者十二人,皆悉归去,唯长生执礼弥肃。鸣生以其'真能得道',授以《太清神丹经》。"

始, 羨門 所 以 致 雲龍也⁽¹⁶⁾。我 志 誠堅, 彼何人哉?

始, 羨门 所 以 致 云龙也⁽¹⁶⁾。我 志 诚坚, 彼何人哉?

开始,这就是羡门得以成仙的原因。自己心诚志坚,其他人

(16)"羨门"句:谓羨门成仙,驾龙而去。羨门,见《养生论》注。云龙,即龙。

又算什么呢？

抱樸子曰：俗 民　既　不能 生　生，而　務

抱朴子曰：俗 民　既　不能 生　生，而　务

抱朴子又说：凡俗百姓既已不能保养生命，却追求

所以煞生⁽¹⁷⁾。夫 有盡之物，不能給無已之耗；江河

所以煞生⁽¹⁷⁾。夫 有尽之物，不能给无已之耗；江河

损害生命的途径。有限的事物，不能供给无边的消耗，江河

之流，不能盈無底之器也。凡 人 利入少而費用多者，

之流，不能盈无底之器也。凡 人 利入少而费用多者，

的流水，无法装满无底的器皿。凡是获利少而花费多的人，

猶　不　供 也，　況　無鐳銖之來⁽¹⁸⁾，而 有千百之

犹　不　供 也，　况　无锱铢之来⁽¹⁸⁾，而 有千百之

尚且不能供应充足，何况没有丝毫的收入，却有成百上千的

往　乎？人 無 少長，莫 不有疾，但 輕重 言 之 耳。

往　乎？人 无 少长，莫 不有疾，但 轻重 言 之 耳。

支出呢？人无论长幼，没有谁不生疾病，只是病有轻重而已。

而 受氣 各有多少，多者 其 盡 遲，少者 其 竭 速。

而 受气 各有多少，多者 其 尽 迟，少者 其 竭 速。

而所禀先天之气，各有多少，多的耗尽迟缓，少的竭尽快速。

其　知 道 者，補而救之，必 先　復 故，

其　知 道 者，补而救之，必 先　复 故，

那些懂得道术的人要去补救，一定先恢复到原先的状态，

然後 方 求 量表之益⁽¹⁹⁾。若 令　服 食終日，　則

然后 方 求 量表之益⁽¹⁹⁾。若 令　服 食终日，　则

然后才追求遍布表面的收益。如果让人成天服食丹药，就能

肉飛骨騰⁽²⁰⁾，導引 改朔⁽²¹⁾，則 羽翮參差⁽²²⁾，則 世間無

(17)煞：损伤。

(18)锱铢：锱、铢都是古代很小的重量单位。喻极微小的数量。

(19)表：指体表。
(20)肉飞骨腾：喻身体轻捷，能飞腾上天。肉、骨，都指身体。
(21)改朔：一个月时间。朔，农历每月初一。
(22)羽翮：鸟翼。

肉飞骨腾[20]，导引 改朔[21]，则羽翮参差[22]，则世间无

身轻飞腾， 练一个月导引，就羽翼齐备，那么世间就没有

不信道 之 民 也。患 乎 昇勺之利 未 堅[23]，而

不信道 之 民 也。患 乎 升勺之利 未 坚[23]，而

不通道术的人了。令人担心的是这些小的利益还未落实，而

鍾石之費 相 尋[24]；根柢之據 未 極， 而 冰霜

锺石之费 相 寻[24]；根柢之据 未 极， 而 冰霜

巨大的耗费便接踵而至；根柢的生长还未达到最深，而冰霜

之毒 交 攻。 不 知 過 之 在己， 而 反 云

之毒 交 攻。 不 知 过 之 在己， 而 反 云

的毒害就交相攻击。不知道过错在自己身上，却反倒说

道 之 無 益， 故 捐 丸散 而 罷 吐納 矣。

道 之 无 益， 故 捐 丸散 而 罢 吐纳 矣。

学习道术没有好处，于是抛弃仙丹，中止修炼吐纳之术。

故曰： 非 長生 難 也，聞道 難 也；非 聞道

故曰： 非 长生 难 也，闻道 难 也；非 闻道

所以说，并非长生困难，是学习道术困难；并非学习道术

難 也，行之 難 也；非 行之 難 也，終之 難 也。

难 也，行之 难 也；非 行之 难 也，终之 难 也。

困难，是施行道术困难；并非施行道术困难，是善始善终困难。

良匠 能 與 人 規矩， 不能 使人 必 巧 也；

良匠 能 与 人 规矩， 不能 使人 必 巧 也；

优秀的工匠能教给人运用规矩，却不能让人一定灵巧；

明師 能 授人方書， 不能 使人 必 為 也。

明师 能 授人方书， 不能 使人 必 为 也。

聪明的教师能给人讲授方术的书籍，却不能让人一定实行。

(23)升勺：古容量单位。此言其少。勺，十分之一合。

(24)锺石：古容量单位。此言其多。钟，说法不一，杜预说一钟为“六斛四斗”。

夫 修道 猶如播谷也，成之 猶收積也。厥 田 雖 沃，

夫 修道 犹如播谷也，成之 犹收积也。厥 田 虽 沃，

修炼道术好比播种谷物，成功好比收割囤积。那田地虽肥沃，

水澤 雖 美，而 為之 失 天時，耕鋤 又 不至，

水泽 虽 美，而 为之 失 天时，耕锄 又 不至，

水源泽畔虽然充足，但耕作贻误天时，耕地锄草又不进行；

登 稼 被 壟(25)，不積 不刈(26)，頃苗雖多，猶無獲也。

登 稼 被 垄(25)， 不积 不刈(26)，顷苗虽多，犹无获也。

成熟的庄稼覆盖地垄，却不收割，田土虽多，还是没有收获。

(25)登：成熟。
(26)刈：割。

凡夫不徒 不知 益 之 為 益 也，又 不知

凡夫不徒 不知 益 之 为 益 也，又 不知

平庸之辈不仅不知道收益的措施会带来益处，还不知道

損 之 為 損 也。夫 損 易知 而 速 焉，益

损 之 为 损 也。夫 损 易 知 而 速 焉，益

损害的行为会带来危害。 损害容易知晓而且迅疾， 收益

難知 而 遲 焉，人 尚 不悟 其 易， 安 能

难知 而 迟 焉，人 尚 不悟 其 易， 安 能

难以明白而且迟缓，人们对容易明白的尚且不觉悟，又怎能

識 其 難 哉？夫 損 之 者，如 燈火 之 消 脂，莫

识 其 难 哉？夫 损 之 者，如 灯火 之 消 脂，莫

认识困难的呢？损害身体的行为如同灯火消融油脂，没有

之 見 也，而 忽 盡 矣；益之 者， 如 禾苗 之 播

之 见 也，而 忽 尽 矣；益之 者， 如 禾苗 之 播

看清它却突然用光了灯油；对身体有益的措施如同禾苗播撒

殖，莫 之 覺 也，而 忽 茂 矣。故 治身 養 性，

殖，莫 之 觉 也，而 忽 茂 矣。故 治身 养 性，

繁殖，没有觉察它却忽然茂盛。所以，保养身体，修养性情，

<u>务　谨　其　细。　不可 以 小益 为 不平 　而</u>

务　谨　其　细。　不可 以 小益 为 不平 　而

务必注意那细小的事，不能认为益处小而不足以重视，从而

<u>不 修，不可　以 小损　为 无伤　　而 不防。</u>

不 修，不可　以 小损　为 无伤　　而 不防。

不修养；也不能认为小的损伤不会带来灾害，因而不提防。

<u>凡　聚小所以就大，积一所以至亿也。若能爱之于微，</u>

凡　聚小所以就大，积一所以至亿也。若能爱之于微，

凡物，聚小才能成大，积一才能到亿。如果在细微之时就懂得爱惜，

<u>成之于著，　　　则　几乎知道 矣⁽²⁷⁾。</u>

(27)几乎：接近于。

成之于著，　　　则　几乎知道 矣⁽²⁷⁾。

在显著时做出成绩，那么，这就近乎懂得道术了。

<u>或 问曰：世 有 服食药物，　行气导引⁽²⁸⁾，</u>

(28)行气导引：古代保健养生活动的两种方法。尤其在秦汉时期，行气、导引是常人健身养生的主要形式。

或 问曰：世 有 服食药物，　行气导引⁽²⁸⁾，

有人问：世上有的人虽服食丹药，修炼行气导引之术，

<u>不免死 者，　何也？</u>

不免死 者，　何也？

却不免于死亡，这是为什么呢？

<u>抱朴子答曰：不得金丹⁽²⁹⁾，但服草木之药，及 修</u>

(29)金丹：古代方士所炼的金石之药。道家认为服后可以长生不老。

抱朴子答曰：不得金丹⁽²⁹⁾，但服草木之药，及 修

抱朴子回答说：得不到金丹，光服用草木类药物和修炼

<u>小术 者，　可以　　延年　迟死 耳，　不得</u>

小术 者，　可以　　延年　迟死 耳，　不得

小道术的人，只不过能够延续年寿，推迟死亡而已，还不能

仙 也。 或　 但知 服草藥，而 不知 還年之要術，

仙 也。 或　 但知 服草药，而 不知 还年之要术，

成为神仙。有的人只知道服食草药，却不知返老还童的要诀，

則 終 無 久生之理 也。 夫 木槿 楊柳⁽³⁰⁾，斷，

则 终 无 久生之理 也。 夫 木槿 杨柳⁽³⁰⁾，断，

就始终没有长久生存的依据。那木槿和杨柳　　折断后

(30)木槿：木名。杨柳：杨与柳均木名，同科异属，但古诗文中杨柳通用。

殖 之 更 生⁽³¹⁾，　 倒之 亦 生，横之 亦 生。

殖 之 更 生⁽³¹⁾，　 倒之 亦 生，横之 亦 生。

种在土里，又重新获得生命。倒着种也再生，横着种也再生。

(31)殖：种植。

生 之 易 者，莫 過 斯 木 也。　 然　 埋之既淺，

生 之 易 者，莫 过 斯 木 也。　 然　 埋之既浅，

生长容易的，没有能超过这些树木的了。但如果埋得既浅，

又 未 得 久，乍 刻 乍 剝，或 搖　 或 拔，

又 未 得 久，乍 刻 乍 剥，或 摇　 或 拔，

种得又不长久，时而雕刻，时而剥皮，时而摇动，时而拔起，

雖 壅 以 膏壤⁽³²⁾， 浸 以 春澤⁽³³⁾，　 猶 不

虽 壅 以 膏壤⁽³²⁾， 浸 以 春泽⁽³³⁾，　 犹 不

虽然用肥沃的土壤培壅它，拿春天的雨露滋润它，还是不能

(32)壅：用土壤或肥料培在植物根部。

(33)浸：灌溉。

脫 於 枯瘁者，　 以　 其 根荄不固⁽³⁴⁾，不 暇

脱 于 枯瘁者，　 以　 其 根荄不固⁽³⁴⁾，不 暇

摆脱枯萎憔悴的命运，那是因为其根柢还不牢固，没有时间

(34)根荄：根部。荄，草根。

吐 其 萌芽，津液　 不得 遂 結其 生氣 也。

吐 其 萌芽，津液　 不得 遂 结其 生气 也。

吐出新芽，　营养的汁液还不能直接强化它的生命之气。

人生 之 為 體，易 傷 難 養，

人生 之 为 体，易 伤 难 养，

人的生命作为一种实体，容易受到伤害而难以保养，

方 之 二木⁽³⁵⁾， 不及遠矣。而 所以 攻 毁 之 者，

方 之 二木⁽³⁵⁾， 不及远矣。而 所以 攻 毁 之 者，

与前两种树木相比，相差远了。但是攻击毁坏它的各种因素

(35)方：比方。

過 於 刻 剥， 劇乎 搖 拔 也。 濟之者 鮮，

过 于 刻 剥， 剧乎 摇 拔 也。 济之者 鲜，

又超过了雕刻剥皮，也比摇动拔起厉害得多。补益它的少，

壞之者 眾， 死 其 宜 也。

坏之者 众， 死 其 宜 也。

损害它的多，死亡是理所当然的了。

夫 吐故 納新 者，因氣 以 長氣，而 氣大衰

夫 吐故 纳新 者，因气 以 长气，而 气大衰

吐出旧气，吸进新气的人，是从气分补气，而元气大伤

者，則 難長 也；服食 藥物 者，因血 以 益血，而 血垂竭

者，则 难长 也；服食 药物 者，因血 以 益血，而 血垂竭

的人就难补了；服食药物的人，从血分来补血，而血将枯竭

者，則 難 益 也。夫 奔驰 而 喘逆， 或 咳

者，则 难 益 也。夫 奔驰 而 喘逆， 或 咳

的人就难补了。 奔跑就气喘吁吁，手脚冰凉，有时咳嗽，

或 滿， 用 力 役 體， 汲汲 短乏者⁽³⁶⁾，

或 满， 用 力 役 体， 汲汲 短乏者⁽³⁶⁾，

有时烦闷，用尽力气，劳役肌体，急急忙忙就短气乏力，

(36)汲汲：心情急切。此形容呼吸急促的样子。

氣損 之候也；面無 光色，皮膚 枯 蠟⁽³⁷⁾，

气损 之候也；面无 光色，皮肤 枯 蜡⁽³⁷⁾，

这就是元气耗损的症候；脸上没有光彩颜色，皮肤干燥皲裂，

(37)蜡：皮肤干燥皲裂。

唇 焦 脈 白⁽³⁸⁾，腠理 萎 瘁 者，血減 之 證也。

(38)脉白：表露的经脉颜色浅淡，意指脉象无力。

406

唇　焦　　脉　白⁽³⁸⁾，腠理　萎　瘁　者，血　减　之　证　也。

嘴唇枯焦，脉象无力，腠理萎缩憔悴，这是血脉衰减的病状。

二　證　　既　衰　於　外，則　　靈根　　亦　凋　於　中　矣⁽³⁹⁾。

二　证　　既　衰　于　外，則　　灵根　　亦　凋　于　中　矣⁽³⁹⁾。

这两种症状表现于体外，那么气血生化基础就在体内凋亡了。

(39)灵根：气血生化之源。

如　此　　　則　不　得　　上藥，　　不　能　救　也。

如　此　　　則　不　得　　上药，　　不　能　救　也。

像这样的话，那么如果得不到好的药物，就不能得救了。

凡　　为道　而　不成，營生　　而　得死　者，其　人　非

凡　　为道　而　不成，营生　　而　得死　者，其　人　非

凡是修炼道术却不成功，谋求长生却获得死亡者，他并非

不有氣血也，然　身中之所以为氣为血者，根源已丧，

不有气血也，然　身中之所以为气为血者，根源已丧，

没有气血，　　但身体内那些制造气和血　的根源已经丧失，

但　餘　其　枝流　也。譬猶　入水之燼⁽⁴⁰⁾，　　　　火

但　余　其　枝流　也。譬犹　入水之烬⁽⁴⁰⁾，　　　　火

只剩下那分枝末流了。譬如放入水中的燃烧的物体，火焰

(40)烬：物体燃烧后剩下的部分。此指燃烧着的物体。

滅　而　煙　不　　即　息，　　　既　斷　之　木，柯葉

灭　而　烟　不　　即　息，　　　既　断　之　木，柯叶

熄灭了但烟　不会　马上消失；已经断了的树木，　枝叶

猶　生⁽⁴¹⁾。　　二者　　非　不　有煙，非　不　有葉，

犹　生⁽⁴¹⁾。　　二者　　非　不　有烟，非　不　有叶，

还会继续生长。这两种东西并非没有余烟，并非没有叶子，

(41)柯：草木的枝茎。

而　其　所以为煙为葉者，已先亡矣。世人　以　覺病

而　其　所以为烟为叶者，已先亡矣。世人　以　觉病

但它们那生烟长叶的因素已先行消亡。世人认为发觉疾病

之　日，始　作為　疾，猶　以氣絕之日，為　身喪之候也。

之日，始 作为 疾，犹 以气绝之日，为 身丧之候也。

的那一天，才算是有病，好比把断气的那天当成死亡的征兆。

唯怨 風冷與暑濕，不知風冷暑濕不能傷壯實之人也。

唯怨 风冷与暑湿，不知风冷暑湿不能伤壮实之人也。

只埋怨风寒暑湿，却不知这风寒暑湿并不能伤害壮实的人，

徒 患 體 虛 氣 少 者，不能 堪 之，故 為 所 中 耳。

徒 患 体 虚 气 少 者，不能 堪 之，故 为 所 中 耳。

只担心体质虚弱、元气缺少的人不能经受，所以被它们伤害罢了。

何 以 較 之？ 設 有 數人，年紀 老壯 既 同，

何 以 较 之？ 设 有 数人，年纪 老壮 既 同，

凭什么知道这个道理呢？假设有几个人，年纪大小相似，

服 食 厚 薄 又 等， 俱 造 沙漠之地，並 冒

服 食 厚 薄 又 等， 俱 造 沙漠之地，并 冒

衣服厚薄、食物好坏又都相同，一起到沙漠中去，同时触冒

虛寒之夜，素雪 墮於上， 玄冰 結於下[42]，寒風

虚寒之夜，素雪 堕于上， 玄冰 结于下[42]，寒风

严寒的夜气，白雪在天上飘落，深厚的冰在地下凝结，寒风

(42)玄冰：厚冰。

摧條 而 宵 駭， 咳唾 凝沍於唇吻[43]，則 其中

摧条 而 宵 骇， 咳唾 凝沍于唇吻[43]，则 其中

吹折枝条，令人夜间惊骇，咳出的口水在嘴唇边冻结，其中

(43)沍：冻寒。

將 有 獨 中冷 者，而 不必 盡病也。非

将 有 独 中冷 者，而 不必 尽病也。非

想必有独独为寒邪所中的人，而不一定每人都生病。并非

冷氣 之 有 偏，人體 有 不耐者 耳。故 俱 食

冷气 之 有 偏，人体 有 不耐者 耳。故 俱 食

冷气有偏向，只因为是有的人体质不能抵抗罢了。所以都吃

一 物，　　或 獨　　 以 結 病 者，非 此 物 之 有

一 物，　　或 独　　 以 结 病 者，非 此 物 之 有

同一种食物，有的人却偏偏因此造成疾病，并非这些食物有

偏 毒 也；　鈞 器 齊 飲⁽⁴⁴⁾，而 或 醒 或 醉 者，

偏 毒 也；　钧 器 齐 饮⁽⁴⁴⁾，而 或 醒 或 醉 者，

偏向某人的毒素；同样的容器一齐饮酒，而有人清醒，有人
沉醉，

非 酒 勢 之 有 彼 此 也；同 冒　炎 暑，　　而 或

非 酒 势 之 有 彼 此 也；同 冒　炎 暑，　　而 或

并非酒的作用有彼此的区分；同样触冒炎热酷暑，但有人

獨 以 暍 死 者⁽⁴⁵⁾，非 天 熱　之 有 公 私 也；齊 服

独 以 暍 死 者⁽⁴⁵⁾，非 天 热　之 有 公 私 也；齐 服

独独中暑而亡，　　并非上天的炎热有公私之别；一起服用

一 藥，而　或 昏 瞑 煩 悶 者，非 毒 烈 之 有 愛 憎 也。是 以

一 药，而　或 昏 瞑 烦 闷 者，非 毒 烈 之 有 爱 憎 也。是 以

同一类药物，有人昏迷烦闷，并非毒性有爱憎的不同。所以，

沖 風 赴 林⁽⁴⁶⁾，而 枯 柯 先 摧；洪 濤 淩 崖⁽⁴⁷⁾，

冲 风 赴 林⁽⁴⁶⁾，而 枯 柯 先 摧；洪 涛 凌 崖⁽⁴⁷⁾，

猛烈的风奔赴森林，枯朽的枝条先断；洪大的波涛拍上山崖，

而 拆 隙　　首 頹⁽⁴⁸⁾；烈 火 燎 原，而 燥 卉 前 焚；

而 拆 隙　　首 颓⁽⁴⁸⁾；烈 火 燎 原，而 燥 卉 前 焚；

有裂缝的地方先就崩塌；大火燎原，　　干燥的草卉先燃；

龍 椀　　墮 地⁽⁴⁹⁾，而 脆 者 獨 破。由 茲 以 觀，

龙 椀　　堕 地⁽⁴⁹⁾，而 脆 者 独 破。由 兹 以 观，

一笼子的碗落在地上，唯独脆弱的破裂。　由此看来，

則 人 之 無 道，體 己 素 病，因 風 寒 暑 濕 者 以　發 之

(44)钧器：用同等的器。钧，通"均"，同等。

(45)暍：中暑。

(46)冲风：猛烈的风。

(47)凌：亦作"凌"。逾越。此犹言漫过。

(48)拆隙：裂缝。拆，通"坼"，裂开。

(49)龙：当作"笼"。椀："碗"的异体字。

则 人之无道， 体 己 素病，因风寒暑湿者 以 发之

人们若没有道术，身体已经有了病，只是风寒暑湿诱发出来

耳。 苟 能 令 正氣不衰，形 神 相衞， 莫 能

耳。 苟 能 令 正气不衰，形 神 相卫， 莫 能

罢了。如果能使正气不衰，形体和精神相卫护，就没有谁能

傷也。 凡 為 道 者， 常 患 於 晚，

伤也。 凡 为 道 者， 常 患 于 晚，

伤害他了。凡是修炼道术的人，常常担心的是觉悟得太晚，

不 患 於 早 也。 恃 年 紀 之 少 壮、體 力 之 方 剛

不 患 于 早 也。 恃 年 纪 之 少 壮、体 力 之 方 刚

而不担心预防得过早。但自恃年纪还轻，身体力气正值刚强

者， 自 役 過 差⁽⁵⁰⁾，百 病 兼 結，命 危 朝 露，

者， 自 役 过 差⁽⁵⁰⁾，百 病 兼 结，命 危 朝 露，

的人，自己劳役过度，百病交集，性命就像早晨的露珠一样
不能长久，

(50)过差：过度。

不 得 大 藥， 但 服 草 木， 可 以 差 於 常 人，

不 得 大 药， 但 服 草 木， 可 以 差 于 常 人，

得不到金丹大药，只是服食草木之药，可以略胜于常人，

不 能 延 其 大 限 也⁽⁵¹⁾。故 仙 經 曰⁽⁵²⁾：養 生 以 不 傷

不 能 延 其 大 限 也⁽⁵¹⁾。故 仙 经 曰⁽⁵²⁾：养 生 以 不 伤

但不能延长他的寿数。所以仙经说："养生要以不伤害身体

(51)大限：寿数。
(52)仙经：指道教经典。

為 本。 此 要 言 也。 神 農 曰：百 病

为 本。 此 要 言 也。 神 农 曰：百 病

作为根本。"这是重要的养生格言。神农说："各种疾病

不 愈，安 得 長 生？ 信 哉 斯 言 也!

不 愈，安 得 长 生？ 信 哉 斯 言 也!

不治愈，怎么能长生不死呢?"这话是很确实的啊!

或 問 曰:所謂 傷 之 者,豈 非 淫欲 之 閑 乎?

或 问 曰:所谓 伤 之 者,岂 非 淫欲 之 闲 乎?

有人问道:所谓伤害身体的因素,难道不是指男女间的淫欲吗?

抱樸子 曰: 亦 何 獨 斯 哉? 然 長生之要,

抱朴子 曰: 亦 何 独 斯 哉? 然 长生之要,

抱朴子说:又哪只是淫欲一种原因呢?长生不死的关键

在 乎 還年之道。 上士 知 之, 可以

在 乎 还年之道。 上士 知 之, 可以

在于懂得延年益寿的道术。上士懂得了这一点,就可以

延年 除病, 其次 不以 自伐者 也。

延年 除病, 其次 不以 自伐者 也。

延长年寿,消除疾病;其次可以不因淫欲而伤害自己的身体。

若 年 尚 少壮 而 知 還年, 服陰丹 以 補腦(53),

若 年 尚 少壮 而 知 还年, 服阴丹 以 补脑(53),

如果年纪还轻就懂得延年益寿,服食阴丹,补益大脑,

采玉液 於 長谷 者(54),不服藥物, 亦 不失三百歲也,

采玉液 于 长谷 者(54),不服药物, 亦 不失三百岁也,

在深谷中采集琼浆玉液,虽不服食药物,也不会少于三百岁,

但 不 得 仙 耳。不 得 其術 者,

但 不 得 仙 耳。不 得 其术 者,

只是不能成为神仙罢了。不能得到这种方术[而淫欲]的人,

古人 方 之 於 冰盃 之 盛湯, 羽苞 之

古人 方 之 于 冰盃 之 盛汤, 羽苞 之

古人比喻为在冰做成的杯子里盛沸水,在羽毛制作的包裹中蓄火也(55)。且 又 才所不逮而困思之,傷也;力所

(53)阴丹:即金丹。

(54)玉液:玉精,琼浆。古代传说饮之能使人升仙。

(55)羽苞:羽毛做的包。苞,通"包"。

蓄火 也⁽⁵⁵⁾。且 又 才所不逮而困思之，伤也；力所

蓄烈火。　　才能所不及，却苦苦思索，会受到伤害；力气所

不勝而強舉 之，傷也；　　　　悲哀憔悴，傷也；

不胜而强举 之，伤也；　　　　悲哀憔悴，伤也；

不及，却勉强抬举，会受到伤害；悲哀憔悴，会受到伤害；

喜樂 過差，傷也；　　汲汲所欲，傷也；　　　久

喜乐 过差，伤也；　　汲汲所欲，伤也；　　　久

喜乐过度，会受到伤害；奔波于所欲，会受到伤害；长久地

談言笑，傷也；　　寢息 失時，　傷也；

谈言笑，伤也；　　寝息 失时，　伤也；

言谈说笑，会受到伤害；入寝休息失去定时，会受到伤害；

挽弓 引弩，傷也；　　沈醉 嘔吐，傷也；　　飽食

挽弓 引弩，伤也；　　沉醉 呕吐，伤也；　　饱食

拉强弓硬弩，会受到伤害；酒醉呕吐，会受到伤害；吃饱了

即 臥，傷也；　　跳 走 喘 乏，　傷也；

即 卧，伤也；　　跳 走 喘 乏，　伤也；

就睡，会受到伤害；跳跃跑步，喘息乏力，会受到伤害；

歡呼哭泣，傷也；　　陰陽不交⁽⁵⁶⁾，傷也。

欢呼哭泣，伤也；　　阴阳不交⁽⁵⁶⁾，伤也。

欢呼哭泣，会受到伤害；男女不交媾，会受到伤害；

積 傷 至盡 則 早亡， 早 亡

积 伤 至尽 则 早亡， 早 亡

积累起各种伤害到极点，人就会早早死亡，早早死亡

非 道 也。　是以 養生之方，唾 不及遠，　　行

非 道 也。　是以 养生之方，唾 不及远，　　行

并不合乎规律。所以养生的方法是，吐唾沫不到远处，行走

不疾步， 耳 不極聽， 目 不久視， 坐 不至

(56)阴阳不交：此谓禁绝房事。

不疾步，耳 不极听， 目 不久视， 坐 不至

不要快步，耳朵不听得太累，眼睛不看得太久，坐着不至于

久， 卧 不及 疲，先寒 而衣，

久， 卧 不及 疲，先寒 而衣，

太长，躺倒不至于很困，在寒冷之前就穿起衣服，

先热 而解。 不欲 极饮 而食，食 不过饱；

先热 而解。 不欲 极饮 而食，食 不过饱；

在炎热之前就解开衣裳。不宜太饿才吃，吃了也不过分的饱，

不欲 极渴 而饮，饮 不过多。 凡 食 过

不欲 极渴 而饮，饮 不过多。 凡 食 过

不宜太渴才喝水，喝水也不过分的多。凡是过分进食的，

则 结 积聚， 饮 过 则 成 痰癖(57)。不欲 甚劳

则 结 积聚， 饮 过 则 成 痰癖(57)。不欲 甚劳

就会造成积食，过分饮水的，就会造成痰症。不要太劳顿

甚逸， 不欲 起晚，不欲 汗流，不欲 数数 沐浴(58)，

甚逸， 不欲 起晚，不欲 汗流，不欲 数数 沐浴(58)，

太安逸，不要起床很晚，不要汗流浃背，不要频繁洗浴，

不欲 广志 远愿，不欲 规 造 异巧(59)。

不欲 广志 远愿，不欲 规 造 异巧(59)。

不要极目远望，不要志向过广，愿望过大，不要谋划奇异之
策，造作精巧之物。

冬 不欲 极温，夏 不欲 穷凉，不 露 卧 星下，

冬 不欲 极温，夏 不欲 穷凉，不 露 卧 星下，

冬季不要太温暖，夏天不要太凉快，不在星空下暴露躺卧，

不 眠中 见 肩。大寒大热，大风大雾，皆 不欲冒之。

不 眠中 见 肩。大寒大热，大风大雾，皆 不欲冒之。

不在睡眠时露出肩头，大寒大热，大风大雾，都不要触冒。

(57)痰癖：水饮久停，化而为
痰，流移两胁之间，以致胁
痛的病证。

(58)数数：频繁。

(59)规：谋画。

413

五味入口 不 欲 偏多，故 酸 多 傷脾， 苦 多

五味入口 不 欲 偏多，故 酸 多 伤脾， 苦 多

五味进口，不要偏多，因为酸味太重会伤害脾脏，苦味太重

傷肺， 辛 多 傷肝， 鹹 多 则 傷心，

伤肺， 辛 多 伤肝， 咸 多 则 伤心，

会伤害肺脏，辣味太重会伤害肝脏，咸味太重会伤害心脏，

甘 多 则 傷腎，此 五行自然之理也。凡 言 傷 者，

甘 多 则 伤肾，此 五行自然之理也。凡 言 伤 者，

甜味太重会伤害肾脏，这是五行基本道理。凡上述所言伤害，

亦 不 便 覺 也，謂 久 则 壽 損 耳。 是 以

亦 不 便 觉 也，谓 久 则 寿 损 耳。 是 以

是不会立即被发现，而是说时间长了会损伤寿命罢了。所以，

善攝生者， 臥起 有 四時之早晚， 與居

善摄生者， 卧起 有 四时之早晚， 与居

善于养生的人，起居依四季不同而各有早晚的差异，生活

有 至和 之 常制， 調利 筋骨 有 偃仰之方，

有 至和 之 常制， 调利 筋骨 有 偃仰之方，

有最调适的常规； 调整、通利筋骨，有俯体仰身的方法；

杜疾 閑邪 有吞 吐之術(60)， 流行榮衛

杜疾 閑邪 有吞吐之术(60)， 流行荣卫

杜绝疾病，隔离邪气，有吞吐气息的道术；畅达荣卫之气，

(60)闲：防御。

有 補 瀉 之 法，節宣 勞逸 有 與 奪

有 补 泻 之 法，节宣 劳逸 有 与 夺

有进补泻下的方法；节制劳逸，宣散其气，有允许或禁止

之 要(61)。忍怒 以 全陰氣，抑喜 以 養陽氣(62)，然後

之 要(61)。忍怒 以 全阴气，抑喜 以 养阳气(62)，然后

(61)节宣：劳逸有节，以宣散其气。与夺：谓调制。

(62)"忍怒"二句：《素问·阴阳应象大论》："暴怒伤阴，暴喜伤阳。"

的要领。忍住怒气去保全阴气，抑制喜悦去保养阳气，然后，

先 将 服草木 以 救 虧缺， 後 服金丹 以 定 無窮，

先 将 服草木 以 救 亏缺， 后 服金丹 以 定 无穷，

先服食草木药物来补救亏损，再服食金丹来获得长寿。

長生 之 理　　盡於此 矣。 若 有 欲 決意任懷，

长生 之 理　　尽于此 矣。 若 有 欲 决意任怀，

长生不死的道理，至此就说完了。如果有人想任情肆意，

自 謂 達識知命， 不 泥 異端， 極 情 肆 力，

自 谓 达识知命， 不 泥 异端， 极 情 肆 力，

自认为通晓命运，不拘泥于异端，放纵情怀，竭尽精力，

不 營 久生 者，聞此言也，雖 風之 過耳，電之 經目，

不 营 久生 者，闻此言也，虽 风之 过耳，电之 经目，

不求长生，听到这些话，虽用疾风吹过耳朵，闪电掠过眼睛，

不足 論 也。　　　雖　 身 枯於流連之中(63)，

不足 论 也。　　　虽　 身 枯于流连之中(63)，

也不足以比喻他们的态度。这种人虽然身体在流连忘返的玩乐中衰弱，

氣 絕於紈綺之閒(64)， 而 甘 心 焉， 亦 安 可

气 绝于纨绮之闲(64)， 而 甘 心 焉， 亦 安 可

气息在美人堆里断绝，也心甘情愿，又怎么可以

告 之 以 養生之事 哉? 不惟 不納， 乃 謂

告 之 以 养生之事 哉? 不惟 不纳， 乃 谓

拿养生的事理告诉他们呢?不仅是不被采纳，还说是

妖訛 也， 而 望 彼 信之， 所謂　　以 明鑒 給

妖讹 也， 而 望 彼 信之， 所谓　　以 明鉴 给

妖谬之言呢!如果希望他们相信，正如常言所说拿明镜 给

蒙瞽，　　 以 絲竹 娛 聾夫 也。

(63)流连：乐而忘返。

(64)纨绮：指代美女。纨，细绢。绮，有花纹的丝织品。

蒙瞽，　　以 丝竹 娱 聋夫 也。

瞎子使用，拿音乐让聋子欣赏一样了。

汗下吐三法该尽治病诠

【提要】

本文选自《儒门事亲》卷二，据嘉靖辛丑(1541)步月楼本，参校《四库医学丛书》本排印。作者张从正(约1156—1228)，字子和，号戴人，睢州考城(今河南兰考)人，金代著名医学家，金元四大家之一，攻下派代表人物。张氏学宗刘完素，强调外邪是致病之因，治疗用汗下吐三法，以去邪为主，用药偏于寒凉。金宣宗兴定间(1217—1221)补任太医，不久辞去，与麻知己、常仲明讨论医学，以平日闻见及其治病的经验撰成《儒门事亲》三卷，后友人及弟子又整理成《直言治病百法》三卷、《十形三疗》三卷、《杂记九门》一卷等内容，总成《儒门事亲》十五卷，为张氏医学理论和经验的总结。

本文即是对汗、下、吐三法的解释文章。他认为疾病分风、寒、暑、湿、火、燥六门，外邪致病为其因，治疗以汗下吐三法祛邪为主，邪去正自安。

汗下吐三法该尽治病诠

人身 不过 表裏(1)，氣血 不过 虚 實。表實者

人身 不过 表里(1)，气血 不过 虚 实。表实者

人体不外乎表和里，气血不外乎虚和实。体表邪实的

裏 必 虚(2)，裏實者 表 必 虚， 經實者 絡必虚(3)，

里 必 虚(2)，里实者 表 必 虚， 经实者 络必虚(3)，

内里必定虚，内里邪实的体表必定虚，经脉邪实的络脉必定虚，

絡實者 經必虚， 病之常 也(4)。 良工 之 治病，

络实者 经必虚， 病之常 也(4)。 良工 之 治病，

络脉邪实的经脉必定虚，这是疾病的一般规律。良医治病，

先 治其實， 後 治其虚， 亦有 不 治

先 治其实， 后 治其虚， 亦有 不 治

首先治疗病人的实证，然后再治疗他的虚证，也有不治疗

其 虚 時。 粗工 之 治病， 或 治其虚(5)，

其 虚 时。 粗工 之 治病， 或 治其虚(5)，

他的虚证的时候。粗疏的医生治病，有时治疗病人的虚证，

或 治其實， 有時 而 幸中，有時 而 不中。

或 治其实， 有时 而 幸中，有时 而 不中。

有时治疗病人的实证，有时侥幸治愈，有时不能治愈。

謬工 之 治病，實 實 虚 虚(6)，其 誤人 之

谬工 之 治病，实 实 虚 虚(6)，其 误人 之

荒谬的医生治病，使实证更实，使虚证更虚，他贻误病人的

跡 常 著， 故 可 得 而 罪 也。惟 庸工 之 治病，

迹 常 著， 故 可 得 而 罪 也。惟 庸工 之 治病，

形迹常常显著，所以可以抓住证据怪罪他们。只有庸医治病，

純 補其虚(7)， 不敢 治其實， 舉世 皆

（注释）

(1)过：外乎。

(2)表实：谓表邪盛实。以下四句言邪实是因，正虚为果。

(3)经实：谓经脉邪盛。

(4)常：指一般规律。

(5)或：有时。以下四句，"有时而不中"承"或治其虚"，"有时而幸中"承"或治其实"，是为分承。意为：有时治疗病人的虚证，就不能治愈；有时治疗病人的实证，就侥幸治愈。

(6)实实虚虚：言谬工误治，使实证更实，使虚证益虚。

(7)纯：完全。

纯 补其虚(7),　　　　不敢 治其实,　举世 皆

完全补益病人的虚证，不敢攻治病人的实证，全社会的人都

曰 平 穩, 誤人　而 不見　其跡。渠亦 不 自

曰 平 稳, 误人　而 不见　其迹。渠亦 不 自

说他平和稳当，贻误病人却不显出他的形迹。他也不自己

省 其　過(8), 雖 終老 而 不悔(9), 且 曰: "吾用

省 其　过(8), 虽 终老 而 不悔(9), 且 曰: "吾用

反省自己的过失，即使老死也不知悔改，并且说："我使用

(8)渠：他。指代庸工。
(9)终老：年老；到老。

補藥 也, 何罪 焉?"　病人 亦 曰: "彼 以 補藥

补药 也, 何罪 焉?"　病人 亦 曰: "彼 以 补药

补养药物，有什么罪过呢？"病人也说："他用补养药物

補 我, 彼 何罪 焉?"　雖 死 而 亦 不 知 覺。

补 我, 彼 何罪 焉?"　虽 死 而 亦 不 知 觉。

补养我，他有什么罪过呢？"即使被治死也不知道醒悟。

夫 粗工 之 與 謬工, 非 不 誤人,　惟 庸工 誤

夫 粗工 之 与 谬工, 非 不 误人,　惟 庸工 误

粗疏的医生和荒谬的医生并非不贻误病人，唯独庸医贻误

人 最深,　　如 鯀 湮 洪水(10), 不知 五行之道。

人 最深,　　如 鲧 湮 洪水(10), 不知 五行之道。

病人最严重，如同鲧堵塞洪水，不懂得五行的道理。

(10)鲧湮洪水：鲧，亦作"鲧"，传说为原始时代的部落首领，封崇伯，奉尧命治水。他采取筑堤之法，九年未平，被舜杀死在羽山。湮，阻塞。

夫 補 者 人所喜, 攻 者 人所惡,　醫者 與其

夫 补 者 人所喜, 攻 者 人所恶,　医者 与其

补法是人们喜爱的治法，攻法是人们厌恶的治法，医生与其

逆病人之心 而 不見 用, 不若 順病人之心 而 獲

逆病人之心 而 不见 用, 不若 顺病人之心 而 获

违背病人的心意而不被邀用,倒不如顺着病人的心意而获得

利 也, 岂 复 计 病者之死生 乎? 呜呼! 世 无

利 也, 岂 复 计 病者之死生 乎? 呜呼! 世 无

利益, 哪里还计较病人的死活呢? 唉! 社会上没有

真實, 誰能別之? 今余著此吐

真实, 谁能别之? 今余著此吐

真才实学的人,谁能辨别他们呢?现在我撰写这篇吐法、

汗 下 三法 之 詮⁽¹¹⁾, 所以 该 治病之法 也⁽¹²⁾,

汗 下 三法 之 诠⁽¹¹⁾, 所以 该 治病之法 也⁽¹²⁾,

汗法、下法三种方法的诠释,就是用来概括治疗疾病的方法,

庶幾 來者 有所 憑 藉 耳⁽¹³⁾。

庶几 来者 有所 凭 藉 耳⁽¹³⁾。

希望后来学医的人有所依据啊。

夫 病之一物, 非 人身素有之也。或 自外而入,

夫 病之一物, 非 人身素有之也。或 自外而入,

疾病这种东西,不是人的身体本来就有的,有的从外部侵入,

或 由内而生, 皆 邪氣 也。邪氣 加 諸 身⁽¹⁴⁾, 速

或 由内而生, 皆 邪气 也。邪气 加 诸 身⁽¹⁴⁾, 速

有的从内里滋生,都是邪气造成的。邪气侵袭到人体,迅速

攻 之 可 也, 速 去 之 可 也, 攬而留之⁽¹⁵⁾, 可乎?

攻 之 可 也, 速 去 之 可 也, 揽而留之⁽¹⁵⁾, 可乎?

攻治它是可以的,迅速除去它是可以的,挽留它,是可以的
吗?

雖 愚夫 愚婦, 皆 知 其 不可 也。及 其

虽 愚夫 愚妇, 皆 知 其 不可 也。及 其

即使是愚笨的男女,也都知道那是不行的。然而等到他们

(11)诠:说明解释。此用作名
词,指文章。
(12)该:包括。

(13)庶几:希冀。

(14)诸:于。介词,到。

(15)揽:持。

闻 攻 则 不 悦， 闻 补 则 乐 之。 今 之 医 者 曰：

听到攻法就不高兴，听到补法便喜欢它。如今的医生说：

"当 先 固 其 元 气， 元 气 实， 邪 自 去。"

"应当首先固护他的元气，元气充实，邪气自然离去。"

世间 如 此 妄 人， 何 其 多 也!

社会上像这样愚妄的人，是何等的多啊！

夫 邪 之 中人， 轻 则 传 久 而 自 尽，

邪气侵入人体，如果轻浅，流传时间长了，就自行消失，

颇 甚 则 传 久 而 难 已[16]， 更 甚

如果稍微严重，流传时间长了，就难以治愈，更加严重，

则 暴 死。 若 先 论 固 其 元 气， 以 补 剂

病人就会突然死亡。如果首先讲固护其元气，用补益的方剂

补 之， 真 气 未 胜[17]，而 邪 已 交 驰 横 骛 而 不 可 制 矣[18]。

补益他，那么元气尚未充实，而邪气已盛实扩散不能控制了。

惟 脉 脱、 下 虚、 无 邪、 无 积 之 人[19]，

只有血脉虚脱、下元亏虚、没有实邪、没有积聚的病人，

始可 议 补[20]；其 余 有 邪 积 之 人 而 议

[16]颇：稍。

[17]真气：由藏于肾的元气、从自然界吸入的大气和饮食水谷之气结合而成，维持全身组织、器官生理功能的基本物质与活动能力。后世亦泛称其为元气。

[18]交驰横骛：谓邪气盛实扩散。横骛，纵横奔驰。

[19]脉脱：谓脉息微弱将绝。

[20]始：方才。

始可 议 补[20]；其余 有 邪 积 之 人 而 议

才可以考虑补法，其他有实邪、有积聚的病人，却考虑

補 者， 皆 鯀 湮 洪水之徒 也。

补者， 皆 鯀 湮 洪水之徒 也。

用补法的，都是像鯀堵塞洪水一类的人。

今 余 論 吐、汗、下 三法， 先 論 攻

今 余 论 吐、汗、下 三法， 先 论 攻

现在我论述吐法、汗法、下法三种治疗方法，首先论述攻治

其 邪， 邪 去 而 元氣 自 復 也。況 予 所 論 之

其 邪， 邪 去 而 元气 自 复 也。况 予 所 论 之

病人的邪气，邪气离去了，元气自然恢复。况且我所论述的

三法， 識 練 日 久， 至 精 至 熟，有 得

三法， 识 练 日 久， 至 精 至 熟，有 得

三种方法，认识习练的时间很久了，最精当，最纯熟，只有

成功，

無 失， 所以 敢 為 來者 言 也。

无 失， 所以 敢 为 来者 言 也。

没有失败，因此才敢对后来人谈论。

天之六氣，風、暑、火、濕、燥、寒；地之六氣，

天之六气，风、暑、火、湿、燥、寒；地之六气，

天的六种气，是风、暑、火、湿、燥、寒；地的六种气，

霧、露、雨、雹、冰、泥[21]；人之六味，酸、苦、甘、

雾、露、雨、雹、冰、泥[21]；人之六味，酸、苦、甘、

是雾、露、雨、雹、冰、泥；人的六种味，是酸、苦、甘、

辛、鹹、淡。故 天邪 發病， 多 在乎 上；

辛、咸、淡。故 天邪发病， 多 在 乎 上；

辛、咸、淡。故天的邪气造成的疾病，大多在于人体的上部；

地邪發病， 多 在 乎 下； 人 邪

地邪发病， 多 在 乎 下； 人 邪

地的邪气造成的疾病，大多在于人体的下部；人的邪气

發病， 多 在 乎 中。 此 為 發病之三 也。

发病， 多 在 乎 中。 此 为 发病之三 也。

造成的疾病，大多在于人体中部。这是造成疾病的三种情况。

處 之 者 三， 出 之 者 亦 三 也⁽²¹⁾。 諸

处 之 者 三， 出 之 者 亦 三 也⁽²¹⁾。 诸

寄居疾病的部位有三处，驱除疾病的道路也有三条。各种

風寒之邪，結搏皮膚之間，藏於經絡之內，留而不去，

风寒之邪，结搏皮肤之间，藏于经络之内，留而不去，

风寒类病邪，郁结在皮肤当中，躲藏在经络里边，停留不去，

或 發 疼痛走註⁽²²⁾， 麻痹不仁⁽²³⁾， 及 四肢 腫 癢

或 发 疼痛走注⁽²²⁾， 麻痹不仁⁽²³⁾， 及 四肢 肿 痒

有的造成游走性疼痛，或者麻木不觉，以及四肢肿胀发痒

拘攣⁽²⁴⁾，可 汗 而 出 之⁽²⁵⁾；風痰宿食⁽²⁶⁾， 在 膈

拘挛⁽²⁴⁾，可 汗 而 出 之⁽²⁵⁾；风痰宿食⁽²⁶⁾， 在 膈

痉挛的，可以用发汗法驱除它；风痰宿食一类病邪，在膈膜

或上脘， 可 湧 而 出 之； 寒濕固冷⁽²⁷⁾，

或上脘， 可 涌 而 出 之； 寒湿固冷⁽²⁷⁾，

或上脘部位的，可以用涌吐法来驱除它；寒湿痼冷一类病邪，

熱客下焦， 在 下 之 病， 可 泄

热客下焦， 在 下 之 病， 可 泄

或者是热邪留止在下焦，凡是在下部的病邪，可以用泻下法

而 出 之。《內經》 散 論 諸病⁽²⁸⁾，非 一 狀 也；

(21)"处之"二句：《周易·系辞上》："或出或处。"处之者三，即上文所言天邪、地邪、人邪发病，分别多在于上、下、中三部。处，居止。出之者亦三，即下文所言在表之病，汗而出之，在上之病，涌而出之，在下之病，泄而出之。

(22)走注：为风痹的别称，又叫行痹。

(23)不仁：谓肢体丧失感觉或感觉迟钝。

(24)拘挛：证名。表现为四肢牵引拘急，活动不能自如。

(25)汗：用汗法。下文的"涌""泄"用法同此。

(26)风痰：病证名。痰证的一种。宿食：即宿食病。指饮食停积于胃肠的病症。

(27)固冷：即痼冷。指真阴不足、阴寒之邪久伏体内所致的病症。

(28)散：分别。下文"流"义同。

423

而 出 之。《内经》 散 论 诸病⁽²⁸⁾，非 一 状 也；

来驱除它。《内经》分别论述各种疾病，不止一种情况；

流 言 治法，非 一 階 也⁽²⁹⁾。《至真要大論》等 數篇 言

流 言 治法，非 一 阶 也⁽²⁹⁾。《至真要大论》等 数篇 言

分别论述治法，也不只一条途径。《至真要大论》等几篇讲

運氣 所 生 諸 病，各 斷 以 酸 苦 甘 辛 鹹 淡

运气 所 生 诸 病，各 断 以 酸 苦 甘 辛 咸 淡

五运六气造成的各种疾病，分别用酸、苦、甘、辛、咸、淡

以 總 括 之⁽³⁰⁾。其 言 補，時 見 一 二； 然

以 总 括 之⁽³⁰⁾。其 言 补，时 见 一 二； 然

来概括其治法。其中讲到补的，有时见到一二处；但是

其 補，非 今 之 所 謂 補 也， 文 具

其 补，非 今 之 所 谓 补 也， 文 具

那里所讲的补，不是现在所说的补，这方面的论述文字详备

於《補論》條 下⁽³¹⁾，如 辛 補 肝⁽³²⁾，鹹 補 心，甘 補 腎，

于《补论》条 下⁽³¹⁾，如 辛 补 肝⁽³²⁾，咸 补 心，甘 补 肾，

在《补论》篇中， 例如辛味补肝，咸味补心，甘味补肾，

酸 補 脾，苦 補 肺。若 此 之 補，乃 所 以 發 腠 理，

酸 补 脾，苦 补 肺。若 此 之 补，乃 所 以 发 腠 理，

酸味补脾，苦味补肺。像这样的补，乃是用来开发腠理，

致 津 液， 通 血 氣。 至 其 統 論 諸 藥⁽³³⁾，則曰：

致 津 液， 通 血 气。 至 其 统 论 诸 药⁽³³⁾，则曰：

滋生津液，疏通气血。至于它概括地论述各种药物，则说：

辛 甘 淡 三 味 為 陽，酸 苦 鹹 三 味 為

辛 甘 淡 三 味 为 阳，酸 苦 咸 三 味 为

辛味、甘味、淡味三味属于阳，酸味、苦味、咸味三味属于

陰。辛 甘 發 散， 淡 滲 泄，酸

（29）阶：道。

（30）"至真"二句：《素问·至真要大论》对此多有言及。断，分别。

（31）具：陈述。

（32）辛补肝：按中医五行理论，辛味入肺，肺属金，肝属木，金能克木。因作者认为"有余者损之"也属补，故云。下文"咸补心""甘补肾"等仿此。

（33）至：至于。统：概括。

阴。辛　甘　发散，　　　淡　　　渗泄，酸

阴。辛味、甘味的作用是发散，淡味的作用是渗泄，酸味、

苦　鹹　　湧泄。發散者歸於汗，湧者歸於吐，泄者

苦　咸　　涌泄。发散者归于汗，涌者归于吐，泄者

苦味、咸味的作用是涌泄。发散归于汗法，涌归于吐法，泄

歸於下。滲為解表，歸於汗；泄為利小溲，歸於下。

归于下。渗为解表，归于汗；泄为利小溲，归于下。

归于下法。渗是解表，归于汗法；泄是利小便，归于下法。

殊　不言補(34)。乃　知　聖人止有三法，無第四法也。

(34)殊：完全。

殊　不言补(34)。乃　知　圣人止有三法，无第四法也。

完全不讲补法。这才知道圣人只有汗、吐、下三种方法，没
有第四种方法啊。

然　則，聖人　不言補　乎(35)？曰：蓋　汗　下　　吐，

(35)然则：这样，那么。

然　则，圣人　不言补　乎(35)？曰：盖　汗　下　　吐，

这样，那么圣人就不讲补了吗？我说：汗法、下法、吐法，

以　若　草木治病者也(36)。補者，以　穀　肉　果　菜

(36)若：此。近指代词。草木：
指药物。

以　若　草木治病者也(36)。补者，以　谷　肉　果　菜

是用草木治病的方法。补法，是用谷物、肉类、水果、蔬菜

養口體者也(37)。　夫　穀　肉　果菜之屬，猶

养口体者也(37)。　夫　谷　肉　果菜之属，犹

调适口味营养身体的方法。谷物、肉类、水果、蔬菜之类，
好比是

(37)"补者"二句：《素问·藏
气法时论》载"五谷为养，五
果为助，五畜为益，五菜为
充，气味合而服之，以补精
益气"。口，此处指口味。

君　之　德教　也(38)；汗　下　　吐　之屬，猶　君之刑罰　也。

(38)德教：道德教化。

君　之　德教　也(38)；汗　下　　吐　之属，犹　君之刑罚　也。

国君的道德教化；汗法、下法、吐法之类，好比国君的刑罚。

故曰：　德　教，　興平　　　之粱　肉，　　刑罰，

故曰：德教， 兴平 之粱肉， 刑罚，
所以说，道德教化，是昌盛太平时代的谷物肉类；刑罚，

治 乱之药石。 若人无病， 粱肉
治 乱之药石。 若人无病， 粱肉
是治理乱世的药物砭石。如果人们没有疾病，只需粮食肉类

而已(39)；及其有病(40)，当先诛伐有过(41)。 病
而已(39)；及其有病(40)，当先诛伐有过(41)。 病
罢了； 如果他们有病，应当首先攻伐有罪过的病邪。疾病

(39)已：完了；完毕。
(40)及：如果。
(41)过：明代马莳注："过者，病也。"

之去也，粱肉补之， 如世已治矣(42)，刑
之去也，粱肉补之， 如世已治矣(42)，刑
祛除后， 用粮食肉类补养他，好比社会已经太平，刑罚

(42)治：正常。

措 而不用(43)。岂可以药石为补哉？必欲
措 而不用(43)。岂可以药石为补哉？必欲
便搁置不用一样。怎么能把药物砭石当作是补呢？如果要

(43)刑措：谓刑罚弃置不用。

去大病大瘵(44)，非吐汗下末由也已(45)。
去大病大瘵(44)，非吐汗下末由也已(45)。
除去大病， 除了吐法、汗法、下法，就没有别的途径。

(44)瘵(zhài)：瘵，病也。
(45)末由：无从。

然 今之医者，不得尽汗下吐法，各立
然 今之医者，不得尽汗下吐法，各立
但是现在的医生不能完全了解汗法、下法、吐法，各自设立

门墙(46)，谁肯屈己之高而一问哉？且予之三法，能兼
门墙(46)，谁肯屈己之高而一问哉？且予之三法，能兼
师门，谁肯屈尊前来问一问啊？况且我的三种治法，能概括

(46)门墙：指师门。

众法，用药之时，有按有蹻，有揃有导(47)，有减有增，
众法，用药之时，有按有蹻，有揃有导(47)，有减有增，

(47)有按有蹻，有揃有导：按蹻，推拿的古称。揃，揃搣，即按摩。导：导引。此句泛指古代的养生方法。

426

多种方法，使用药物的同时，又有推拿、有按摩、导引，有增减，

有續有止。今之醫者，不得 予 之 法， 皆 仰面

有续有止。今之医者，不得 予 之 法， 皆 仰面

有续止。现在的医生，还没有掌握我的治病方法，就都昂头

傲笑曰⁽⁴⁸⁾：“吐者，瓜蒂而已 矣；汗者，麻黄、升麻

傲笑曰⁽⁴⁸⁾：“吐者，瓜蒂而已 矣；汗者，麻黄、升麻

嘲笑说： “吐法， 瓜蒂罢了； 汗法，麻黄、升麻

(48)傲笑：嘲笑。

而已 矣；下者，巴豆、牽牛、樸硝、大黃、甘遂、

而已 矣；下者，巴豆、牵牛、朴硝、大黄、甘遂、

罢了； 下法， 巴豆、 牵牛、 朴硝、 大黄、 甘遂、

芫花而已矣。”既 不得其術， 從而 誣之，予 固

芫花而已矣。”既 不得其术， 从而 诬之，予 固

芫花罢了。” 既然没有掌握我的医术，进而蔑视它，我实在

難 與 之 苦 辯， 故 作 此 詮。

难 与 之 苦 辩， 故 作 此 诠。

很难同他们竭力争辩，所以撰写这篇解释性文章。

所謂 三法可以兼眾法者，如 引涎、漉涎、嚏氣、

所谓 三法可以兼众法者，如 引涎、漉涎、嚏气、

所说三种治法可以兼有众多治法，例如引涎、漉涎、嚏气、

追淚⁽⁴⁹⁾，凡 上行 者， 皆吐法也；炙、蒸、熏、渫、

追泪⁽⁴⁹⁾，凡 上行 者， 皆吐法也；炙、蒸、熏、渫、

追泪， 凡是往上走的方法，都属于吐法；炙、蒸、熏、渫、

(49)漉涎：使唾液渗出。漉，渗出，润湿。嚏气：将药吹入鼻孔取嚏，以通气开窍。追，逐出。

洗、熨、烙、針刺、砭射、導引、按摩，凡 解表 者，

洗、熨、烙、针刺、砭射、导引、按摩，凡 解表 者，

洗、熨、烙、针刺、砭射、导引、按摩，凡是解表的方法，

皆汗法也；催生下乳、磨積逐水、破經洩氣，凡下行

427

皆汗法也；催生下乳、磨积逐水、破经泄气，凡下行

都属于汗法；催生下乳、磨积逐水、破经泄气，凡是往下走

者，　　皆下法也。以 余 之 法，所以 该 众法 也。

者，　　皆下法也。以 余 之 法，所以 该 众法 也。

的方法，都属于下法。这便是我的治法可以概括众多治法的
原因。

然 予 亦 未尝 以 此 三法，遂 弃 众法，

然 予 亦 未尝 以 此 三法，遂 弃 众法，

但是我也不曾因为这三种治法，便抛弃其他治法，

各 相 其病 之 所宜 而 用 之(50)。以 十分 率 之(51)，

各 相 其病 之 所宜 而 用 之(50)。以 十分 率 之(51)，

而是分别观察病人疾病的适宜来采用它。拿十分来比例它们，

此 三法 居 其 八九，而 众法 所 当 纔 一二 也。

此 三法 居 其 八九，而 众法 所 当 才 一二 也。

这三种治法占据其中的八九分，其他治法所占才一二分。

或 言《内经》多 论 针 而 少 论 药 者，

或 言《内经》多 论 针 而 少 论 药 者，

有人说《内经》大多论述针刺而很少论述药物的原因，

盖 圣人 欲 明 经络。岂 知 针 之 理，即 所谓 药

盖 圣人 欲 明 经络。岂 知 针 之 理，即 所谓 药

是因为圣人要阐明经络。哪里知道用针的道理　就是用药

之 理。即今 著 吐 汗 下 三篇，各 条 药 之 轻 重 寒 温 于 左(52)。

之 理。即今 著 吐 汗 下 三篇，各 条 药 之 轻 重 寒 温 于 左(52)。

的道理。现在撰写吐法、汗法、下法三篇，各自在后面分条
列举药剂的轻重和药性的寒温。

仍 于 三法 之 外，　　别 著《原补》一篇(53)，使

(50)"各相"句：《儒门事亲》有八不可吐(见"凡在上者皆可吐式")、七不可下(见"凡在下者皆可下式")和"表虚亡阳，发汗则死"(见"凡在表者皆可汗式")之说，可知其并未滥用三法，而是"各相其病之所宜而用之"。相(xiàng)，视，观察。

(51)率(lǜ)：一定的标准和比率。此用作动词，意为比例。

(52)条：分条列举。左：下面。

(53)原补：《儒门事亲》卷二中的一篇，全名为《推原补法利害非轻说》。

仍 于 三法之外，　　　别 著《原补》一篇[53]，使

还在论述三法的文章以外，另外撰写一篇《原补》，使它

不 预 三法[54]。 恐 後 之 醫者 泥 於 補，故

不 预 三法[54]。 恐 后 之 医者 泥 于 补，故

不参与三法之中。恐怕后来的医生被补法拘泥，所以

置 之 三篇 之 末，使用藥者 知 吐中 有 汗，

置 之 三篇 之 末，使用药者 知 吐中 有 汗，

把它放在三篇的后面，让使用药物的人知道吐法中包含着汗法，

下中 有 補，　　止 有 三法。《内經》曰："知 其

下中 有 补，　　止 有 三法。《内经》曰："知 其

下法中包含着补法，只有三种方法。《内经》说："懂得其中

要 者， 一言 而 終[55]。" 是 之 謂 也！

要 者， 一言 而 终[55]。" 是 之 谓 也！

要领的，一句话便说尽了。"就是讲这个道理啊！

(54)预：参与。

(55)一言：一句话。

大医精诚

【提要】

本文选自《备急千金要方》卷一，据1955年人民卫生出版社影印宋刊本排印。作者孙思邈（约581—682），京兆华原（今陕西耀县）人，唐代著名医药学家。事迹见本书《孙思邈传》。他精通诸子百家，善言老庄，兼通佛典，精于医药，著有《备急千金要方》和《千金翼方》各三十卷。《备急千金要方》简称《千金要方》《千金方》，作者认为"人命至重，贵于千金，一方济之，德逾于此"，故名之。全书分二百三十二门，包括内、外、妇、儿各科病证及治法，载方论五千三百首，保存了唐代以前许多珍贵的医学文献资料，是我国现存最早的一部临床实用百科全书，至今仍具有重要价值。

本文以"精""诚"二字论述了医德修养的准则。一要"精"，即技术精湛。因为医道是"至精至微之事"，所以学医的人要"博极医源，精勤不倦"。二要"诚"，即品德高尚。具体从心、体、法三个方面要求医生做一个"苍生大医"。

大医精诚

張湛曰[1]:"夫 經方 之 難 精[2],由 來 尚 矣[3]。"

張湛曰[1]:"夫 经方 之 难 精[2],由 来 尚 矣[3]。"

张湛说:"经方难以精通,这种情况的存在已经很久了。"

今 病 有 内 同 而 外 異[4],亦 有 内 異 而 外

今 病 有 内 同 而 外 异[4],亦 有 内 异 而 外

有的病本质相同但是现象不一,也有的病本质不同但是现象

同, 故 五藏六腑 之 盈虛,血脈榮衛 之 通塞,固

同, 故 五藏六腑 之 盈虚,血脉荣卫 之 通塞,固

一致,所以五脏六腑的虚或实,血脉荣卫的通或塞,本来

非 耳目 之 所 察, 必 先 診候以 審 之。而

非 耳目 之 所 察, 必 先 诊候以 审 之。而

不是耳目能察辨得到的,必须先诊察证候来判定它。可是

寸口關尺[5], 有 浮沈絃緊之亂[6];俞穴流註[7], 有

寸口关尺[5], 有 浮沉弦紧之乱[6];俞穴流注[7], 有

寸口的脉象, 有浮沉弦紧的混杂; 穴位的气血流注,有

高下淺深之差;肌膚筋骨,有厚薄剛柔之異。唯用心

高下浅深之差;肌肤筋骨,有厚薄刚柔之异。唯用心

高低深浅的区别;肌肤筋骨,有强壮柔弱的差异。只有用心

精微 者,始 可 與 言 於 茲 矣。今 以 至精至微之

精微 者,始 可 与 言 于 兹 矣。今 以 至精至微之

精细的人,才可同他谈论这些道理啊。如果对非常精微的

事[8], 求 之 於 至麤至淺之思,其不殆哉! 若

事[8], 求 之 于 至粗至浅之思,其不殆哉! 若

医学道理,用极其粗浅的想法去推求,难道不危险吗?假使

盈 而 益 之[9],虛 而 損 之,通 而 徹 之[10], 塞

---

(1)张湛:东晋学者,晓养生之术。

(2)经方:一般指《伤寒杂病论》中的方剂。此指医道。

(3)尚:久远。

(4)今:语首助词,犹夫。

(5)寸口关尺:寸口又名气口、脉口,为诊脉部位。

(6)浮沉弦紧:皆脉象名。

(7)俞穴:即穴位,俗称穴道,为人体脏腑经络气血输注出入之处。流注:谓经络气血运行灌注。

(8)今:若。假设连词。

(9)盈而益之:谓实证却用补法。下句反此。

(10)通而彻之:谓泄泻证却用通利法。下句反此。

盈 而 益之⁽⁹⁾，虚 而 损之，通 而 彻之⁽¹⁰⁾，塞

实证却补益它，虚证却损耗它，泄泻证却用通利法，壅塞证

而 壅 之，寒 而 冷 之⁽¹¹⁾，热 而 温 之，

却用固涩法，寒证却用寒凉药，热证却用温热药，

(11)寒而冷之：谓寒证却用清热法。下句反此。

是 重 加 其 疾，而 望 其 生⁽¹²⁾，

这种治法只是加重病人的病情，这类庸医还期望病人痊愈，

(12)而：你。对称代词，指采用上述误治法的庸医。与下文"吾"对举。

吾 见 其 死 矣。故 医方卜筮⁽¹³⁾，艺能之难精者也⁽¹⁴⁾，

我却预见病人将要死亡。所以医方占卜，是难以精通的技艺，

(13)卜筮：占卜。

(14)"艺能"句：谓难以精通的技能。定语后置句。艺能，技能。

既 非 神授，何 以 得 其 幽微？

既然不是神仙传授，凭什么来了解其中精深微妙的道理呢？

世 有 愚者，读方 三年，便 谓 天下无病可治；

社会上有些愚蠢的人，读了三年医方，就认为天下的方剂已全部掌握，再没有什么病值得一治；

及 治病 三年，乃 知 天下 无方 可 用。

等到治了三年疾病，方才知道天下的疾病实在太多，竟然没有什么方剂可以使用。

故 学 者 必须 博 极 医源，精 勤 不倦，

所以学医的人必须全面地穷尽医学的本源，专心勤奋，毫不懈怠，

(15)道听途说：《论语·阳货》："道听而涂说，德之弃也。"邢昺疏："言闻之于道路，则于道路传而说之，必多谬妄。"

不得 道听途说⁽¹⁵⁾，而 言 医道已了⁽¹⁶⁾，深 自 误 哉！

(16)了：穷尽。

不可轻信传闻，就说医道已经完全掌握，否则将严重地贻误自己啊！

凡　大醫　　　　　　治病⁽¹⁷⁾，必　當　安神定誌，

凡　大医　　　　　　治病⁽¹⁷⁾，必　当　安神定志，

大凡品德高尚、技术精湛的医生治病，必要安定神志，

無欲　無求，　　　　先　發　大慈惻隱之心⁽¹⁸⁾，誓　願　普

无欲　无求，　　　　先　发　大慈恻隐之心⁽¹⁸⁾，誓　愿　普

没有任何私欲和贪求，首先生发慈悲怜悯之心，决心广泛

救　含靈之苦⁽¹⁹⁾。若　有　疾厄來求救者⁽²⁰⁾，不得　問　其

救　含灵之苦⁽¹⁹⁾。若　有　疾厄来求救者⁽²⁰⁾，不得　问　其

解脱人民的苦难。如果有因疾苦来求治的人，不要管他

貴賤　　貧富，　　長幼　　　妍蚩⁽²¹⁾，怨親善友⁽²²⁾，

贵贱　　贫富，　　长幼　　　妍蚩⁽²¹⁾，怨亲善友⁽²²⁾，

地位高低，家境贫富，年龄长幼，容貌美丑，关系疏密，

華夷　　愚智⁽²³⁾，普　同　一等，皆　如　至親之想，

华夷　　愚智⁽²³⁾，普　同　一等，皆　如　至亲之想，

汉族异族，聪明愚笨，都应一视同仁，完全如至亲一样对待，

亦　不得　　瞻前顧後⁽²⁴⁾，　自　慮　吉兇，　　護惜

亦　不得　　瞻前顾后⁽²⁴⁾，　自　虑　吉凶，　　护惜

也不可顾虑重重，犹豫不决，忧虑个人的得失祸福，顾惜

身命。　　見　彼　苦惱，　若　己　有之，

身命。　　见　彼　苦恼，　若　己　有之，

自己的身家性命。看到病人痛苦烦恼，好像亲身遭受一般，

深心悽愴⁽²⁵⁾，勿避　嶮巇、晝夜、寒暑、饑渴、疲勞⁽²⁶⁾，

深心凄怆⁽²⁵⁾，勿避　险巇、昼夜、寒暑、饥渴、疲劳⁽²⁶⁾，

内心悲戚，　　不回避艰险、黑夜、严寒、酷暑、饥渴、疲劳，

(17)大医：指品德高尚、技术精湛的医生。

(18)大慈：佛教用语。谓心肠极其慈悲。

(19)普救：犹普度。谓广施法力，使众生皆得解脱。含灵：人类。

(20)疾厄：疾苦。

(21)妍蚩：美丑。妍，姣美。蚩，同"媸"，丑陋。

(22)怨亲：谓怨恨的、亲近的。善友：谓交往一般的、过从密切的。

(23)华夷：中外。华指汉族，夷泛指异族。

(24)瞻前顾后：谓顾虑重重，犹豫不决。

(25)深心：内心。凄怆悲戚。

(26)嶮巇：同"险巇"。艰险崎岖。

一心 赴 救， 無 作 功夫 形跡 之 心⁽²⁷⁾。

一心 赴 救， 无 作 功夫 形迹 之 心⁽²⁷⁾。

全心全意地去解救，不要产生耽搁时间、婉言推托的想法。

如此 可为蒼生大醫⁽²⁸⁾，反此 则是 含靈巨贼。 自古

如此 可为苍生大医⁽²⁸⁾，反此 则是 含灵巨贼。 自古

这样便可成为民众的大医，与此相反就是人民的大贼。自古

名賢治病，多 用 生命以 濟 危急⁽²⁹⁾，雖 曰 賤 畜

名贤治病，多 用 生命 以 济 危急⁽²⁹⁾，虽 曰 贱 畜

名医治病，多用活物来救治危急的病人，虽说认为牲畜低贱，

貴 人⁽³⁰⁾， 至於 愛 命，人 畜 一 也⁽³¹⁾。損彼 益己，

贵 人⁽³⁰⁾， 至于 爱 命，人 畜 一 也⁽³¹⁾。损彼 益己，

认为人类贵重，至于爱命，人畜相同。损害对方来补益自己，

物 情 同患⁽³²⁾，況 於 人 乎！

物 情 同患⁽³²⁾，况 于 人 乎！

无论物理人情对这种做法都是厌恶的，何况对于人有损呢！

夫 殺 生 求 生⁽³³⁾，去 生 更遠⁽³⁴⁾。吾 今 此方

夫 杀 生 求 生⁽³³⁾，去 生 更远⁽³⁴⁾。吾 今 此方

杀害牲畜以求得生存，离开救生的本意更远。我现在编写的《千金要方》中

所以 不用生命为藥 者⁽³⁵⁾，良 由此 也。 其

所以 不用生命为药 者⁽³⁵⁾，良 由此 也。 其

不用活物作为药饵的原因，实在是出于这一番苦心啊。如果

蝱蟲、水蛭 之 屬⁽³⁶⁾，市 有先死者，则 市而用之⁽³⁷⁾，

虻虫、水蛭 之 属⁽³⁶⁾，市 有 先死者，则 市而用之⁽³⁷⁾，

虻虫、水蛭这一类活物，街市上有已死的，就购买并使用它，

不在此例。只 如 雞卵 一 物，以 其 混沌 未 分⁽³⁸⁾

不在此例。只 如 鸡卵 一 物，以 其 混沌 未 分⁽³⁸⁾，

---

(27)无：通"毋"。不可。作：产生。功夫：同"工夫"。时间。此谓耽搁时间。形迹：客套。此谓婉言推托。

(28)苍生：本指草木生长之处。

(29)生命：指活物。

(30)贱畜贵人：认为牲畜低贱，认为人类贵重。

(31)一：同一。

(32)物情：物理人情。患：厌恨。

(33)杀生求生：意为杀害牲畜以求得生存。前"生"，通"牲"，牲畜。后"生"，生存。

(34)去生更远：意为离开救生的本意更远。生，此指救生的本意。

(35)此方：指《千金要方》所载方剂。

(36)其：若。假设连词。蝱虫：即"虻虫"。

(37)市：购买。

(38)混沌：古人想象中的天地未分时的状态。此指鸡雏成形前的状态。

不在此例。只是像鸡蛋这一种物质，因为它一片混沌，尚未成形，

必　有　大段要急之處⁽³⁹⁾，不得已　隱忍而用之⁽⁴⁰⁾。能

必　有　大段要急之处⁽³⁹⁾，不得已　隐忍而用之⁽⁴⁰⁾。能

必定要有危急的时候，迫不得已而勉力含忍地施用它。能

不用　者，　斯　为　大哲，

不用　者，　斯　为　大哲，

不用的人，方是才识远超一般的人，而我还偶尔用它，

亦　　　所　不　及　也⁽⁴¹⁾。　其　有　患　瘖痍、下痢，

亦　　　所　不　及　也⁽⁴¹⁾。　其　有　患　疮痍、下痢，

这正是我比不上大哲的地方。假使　有　患　疮疡、泻痢，

臭穢　不可瞻视，人　所　恶　见　者，但　發

臭秽　不可瞻视，人　所　恶　见　者，但　发

污秽不堪入目，　人们厌恶看到的病人，只能萌发

慙愧凄憐憂恤　之　意⁽⁴²⁾，不得　起　一念　蒂芥之心⁽⁴³⁾，

惭愧凄怜忧恤　之　意⁽⁴²⁾，不得　起　一念　蒂芥之心⁽⁴³⁾，

羞愧、悲伤、同情、忧苦的想法，而不能产生些微不快之意，

是　吾之志　也。

是　吾之志　也。

这是我的心愿啊。

夫　大醫之體⁽⁴⁴⁾，欲　得　澄神内视⁽⁴⁵⁾，望之儼然⁽⁴⁶⁾，

夫　大医之体⁽⁴⁴⁾，欲　得　澄神内视⁽⁴⁵⁾，望之俨然⁽⁴⁶⁾，

大医的风度，要能精神安定，排除杂念，看上去庄重大方，

宽裕汪汪⁽⁴⁷⁾，不皎不昧⁽⁴⁸⁾。省病诊疾，至意深心⁽⁴⁹⁾，

宽裕汪汪⁽⁴⁷⁾，不皎不昧⁽⁴⁸⁾。省病诊疾，至意深心⁽⁴⁹⁾，

气度宽宏，　不亢不卑。　诊断疾病，　用心专一，

（39）大段：与下文"要急"同义复用。
（40）隐忍：勉力含忍。

（41）"能不用"三句：言大哲不用鸡卵，而自己偶尔用之，故云"不及"。大哲，才识远超常人的人。

（42）慙："惭"的异体字。
（43）一念：指极短促的时间。蒂芥：即"蒂芥"，又作"芥蒂"。细小的梗塞物，比喻郁积于心头的怨恨或不快。

（44）体：风度。
（45）澄神：使精神安定。内视：排除杂念。
（46）俨然：庄严貌。
（47）宽裕汪汪：气度宽宏之状。汪汪，水宽广貌。此状心胸之宽广。
（48）不皎不昧：谓不亢不卑。皎，明亮，引申为突出、傲慢。昧，昏暗，此谓卑微。
（49）至意深心：谓用心专一。

詳察形候，纖毫勿失，處判針藥，無得參差⁽⁵⁰⁾。雖曰

详察形候，纤毫勿失，处判针药，无得参差⁽⁵⁰⁾。虽曰

详察证候，丝毫勿误，处方治疗，不出差错。虽说

(50)参差：不齐貌。

病　宜　速　救，要　須　臨事不惑，唯　當　審　諦

病　宜　速　救，要　须　临事不惑，唯　当　审　谛

疾病应当尽快救治，但是必须遇事毫不慌乱，只应全面审察，

覃思⁽⁵¹⁾，　不得　於　性命之上，　率爾　　自逞

覃思⁽⁵¹⁾，　不得　于　性命之上，　率尔　　自逞

深入思索，不能在人命关天的大事上，草率诊治，炫耀自己

(51)审谛：全面审察。审，周密，全面。谛，审察。覃思：深思，静思。

俊　　　快⁽⁵²⁾，　邀射　名譽⁽⁵³⁾，　甚　不仁　矣！

俊　　　快⁽⁵²⁾，　邀射　名誉⁽⁵³⁾，　甚　不仁　矣！

医技出众，动作快速，这样地追求名声荣誉，就太不道德了！

(52)率尔：轻率貌。俊：才华出众。此指医技出众。
(53)邀射：猎取。

又　　到　病家，縱　綺羅　滿目⁽⁵⁴⁾，　　勿

又　　到　病家，纵　绮罗　满目⁽⁵⁴⁾，　　勿

再说医生到病人家中，即使闪光的丝织品举目皆是，也不要

(54)绮罗：有光纹的丝织品。

左右　顧眄⁽⁵⁵⁾，絲竹　湊耳⁽⁵⁶⁾，　　無得　似有所娱，

左右　顾眄⁽⁵⁵⁾，丝竹　凑耳⁽⁵⁶⁾，　　无得　似有所娱，

左右张望，美妙的乐曲声耳畔回响，亦不能似有欣喜之状，

(55)顾眄：回视；转眼。还视曰顾，斜视曰眄。
(56)丝竹：代称音乐声。凑耳：入耳。

珍羞　迭薦⁽⁵⁷⁾，食如無味，醽醁　兼陳⁽⁵⁸⁾，看有若無。

珍羞　迭荐⁽⁵⁷⁾，食如无味，醽醁　兼陈⁽⁵⁸⁾，看有若无。

佳肴频繁进献，食而无味，美酒同时陈列，视而不见。

(57)珍羞：同珍馐，贵重珍奇的食品。迭：交替。荐：进献。
(58)醽醁：美酒名。兼陈：同时陈列。

所以　爾者，　　夫　壹人向隅，滿堂不樂⁽⁵⁹⁾，而況

所以　尔者，　　夫　壹人向隅，满堂不乐⁽⁵⁹⁾，而况

抱这种态度的原因，是由于一人有病，全家不乐，何况

病人苦楚，不離斯須，而醫者安然懽娛⁽⁶⁰⁾，

病人苦楚，不离斯须，而医者安然欢娱⁽⁶⁰⁾，

(59)"壹人"二句：西汉·刘向《说苑·贵德》："今有满堂饮酒者，有一人独索然向隅而泣，则一堂之人皆不乐矣。"这里谓一人有病，全家不乐。
(60)欢娱：欢乐。懽，"欢"的异体字。

病人的痛苦，片刻不息， 医生却心安理得地寻欢作乐，

傲然自得， 兹 乃 人 神 之 所 共 耻，至人

傲然自得， 兹 乃 人 神 之 所 共 耻，至人

目空一切地自鸣得意，这是人神都认为可耻的行为，大医

之 所 不 为(61)， 斯 盖 醫 之 本 意 也。

之 所 不 为(61)， 斯 盖 医 之 本 意 也。

不应做出的举动。这是医生的基本道德啊。

(61)至人：指思想、道德等方面达到最高境界的人。这里指大医。

夫 为醫 之 法(62)，不得 多语调笑，谈谑諠譁(63)，

夫 为医 之 法(62)，不得 多语调笑，谈谑喧哗(63)，

做医生的标准， 不可多言取乐， 高声谈笑，

道說是非，議論人物，炫燿聲名(64)，訾毁諸醫，自矜

道说是非，议论人物，炫耀声名(64)，訾毁诸医，自矜

说长道短， 非议他人， 炫耀声名， 诽谤众医，自己夸耀

己德(65)，偶然 治差一病(66)，则 昂頭戴面(67)，而 有自

己德(65)，偶然 治差一病(66)，则 昂头戴面(67)，而 有自

自己的德行，偶然治愈一病， 就昂头仰面， 流露出自我

許 之 貌，謂 天下無雙，此 醫人 之 膏肓 也(68)。

许 之 貌，谓 天下无双，此 医人 之 膏肓 也(68)。

欣赏的神态，认为天下无双，这是医生难以去除的恶劣习气啊。

(62)法：标准。
(63)谈谑：谈笑。谑，开玩笑。諠譁：即"喧哗"。大声说笑或喊叫。

(64)炫燿：夸耀。燿，"耀"的异体字。

(65)矜：自负贤能。引申为夸耀。
(66)差：同"瘥"。愈。
(67)戴面：仰面。

(68)膏肓：喻难以去除的恶劣习气。

老君曰(69)："人 行 陽德(70)， 人 自 報 之；

老君曰(69)："人 行 阳德(70)， 人 自 报 之；

老君说："人公开做有德于人的事，他人会自行报答他；

人 行 陰德(71)， 鬼神 報 之。 人 行 陽惡，

人 行 阴德(71)， 鬼神 报 之。 人 行 阳恶，

(69)老君：即老子。
(70)阳德：公开做的有德于人的事。

(71)阴德：暗中做的有德于人的事。

人暗中做有德于人的事，鬼神会报答他。人公开做恶事，

人 自 報 之； 人 行 陰惡，鬼神 害 之。" 尋

人 自 报 之； 人 行 阴恶，鬼神 害 之。" 寻

他人会自行报复他；人暗中做恶事，鬼神会报复他。" 探求

此 貳途(72)，陰陽報施(73)， 豈 誣 也 哉(74)?

此 贰途(72)，阴阳报施(73)， 岂 诬 也 哉(74)?

这两条路，阳施则有阳报，阴施则有阴报，难道是骗人的吗？

(72)寻：探求。

(73)阴阳报施：指上文所说阳施则有阳报，阴施则有阴报。

(74)诬：欺骗。

所以 醫人 不得 恃己所長， 專心 經略財物(75)，但

所以 医人 不得 恃己所长， 专心 经略财物(75)，但

所以医生不可凭借自己擅长的本领，一心谋求钱财，而只能

(75)经略：谋取。

作 救苦之心，於 冥運道 中(76)，自感 多 福 者 耳。

作 救苦之心，于 冥运道 中(76)，自感 多 福 者 耳。

产生拯救苦难的心意，这样在阴间世界上，便会自感多福了。

(76)冥运道：迷信者称人死后所处的阴间世界。

又 不得 以 彼 富貴，處 以 珍貴之藥，令 彼 難

又 不得 以 彼 富贵，处 以 珍贵之药，令 彼 难

又不能因为病人富贵，就随意用珍贵药物处方，使他们难以

求， 自 炫 功能， 諒 非 忠恕之道(77)。

求， 自 炫 功能， 谅 非 忠恕之道(77)。

求取，以此来炫耀自己的功绩才能，这实在违背忠恕之道。

(77)谅：确实。一说谓料想。忠恕之道：儒家的一种伦理思想。"忠"谓待人尽忠，"恕"谓推己及人。

志 存 救濟， 故 亦 曲碎 論 之(78)，

志 存 救济， 故 亦 曲碎 论 之(78)，

我怀有救世济民的心意，所以也就琐碎地谈论这些道理，

(78)曲碎：琐碎。

學 者 不可 恥 言 之 鄙俚 也(79)。

学 者 不可 耻 言 之 鄙俚 也(79)。

学医的人可不要因我讲得粗鄙俚俗而感到耻辱啊。

(79)鄙俚：粗鄙俚俗。

不治已病治未病论

【提要】

本文选自《丹溪心法》卷前。作者朱震亨(1281—1358)，字彦修，号丹溪，婺州义乌(今浙江义乌)人，元代著名医学家，金元四大家之一。早年好医学，继从许谦学理学，后得名医罗知悌之传。他潜心研读《内经》等古典医书，并受刘完素、李杲、张从正诸家学说的影响，提出"阳常有余、阴常不足"及"相火易动"等观点，主张滋阴降火，成为滋阴学派的代表人物。著有《格致余论》《局方发挥》《素问纠略》《本草衍义补遗》等书。《丹溪心法》系后人整理而成，共五卷，分为以内科杂病为主的各科疾病一00门，较全面地反映了朱氏的学术思想和临证经验。该书卷前有医论六篇，卷后附传文二篇。

本文对《内经》中"不治已病治未病"的预防为主的思想加以发挥，说明了顺应四时气候的变化，注意饮食起居的规律，可以预防疾病、保障健康的道理。

不治已病治未病论

與其救療於有疾之後，不若攝養於無疾之先，蓋

与其救疗于有疾之后，不若摄养于无疾之先，盖

与其在有病之后救治，　　不如在无病之前保养，因为

疾　成　而　後藥　者，徒勞　而已。是　故　已　病　而

疾　成　而　后药　者，徒劳　而已。是　故　已　病　而

疾病已经形成然后治疗，徒劳罢了。　因此已经罹患重病就

不　治，　所以　為　醫家之法；未病　而　先治，　所以

不　治，　所以　为　医家之法；未病　而　先治，　所以

不加治疗，是作为医家的法规；　没有患病便先作预防，是

明　攝生　之　理。夫　如　是，則　思患　而　预防　之　者，

明　摄生　之　理。夫　如　是，则　思患　而　预防　之　者，

明白养生的道理。如果这样，想到病患就预防它的人，

何　患　之　有　哉？　此　聖人　不治已病治未病之意也。

何　患　之　有　哉？　此　圣人　不治已病治未病之意也。

还有什么病患呢？　　这就是圣人不治已病治未病的意思啊。

嘗謂　備土以防水也，苟　不以　閉塞其涓涓之流，

尝谓　备土以防水也，苟　不以　闭塞其涓涓之流，

曾经说储备泥土来预防水患，假使不用来堵塞那微小的水流，

則　滔天之勢　不能　遏；備水　以　防火　也，若　不　以

则　滔天之势　不能　遏；备水　以　防火　也，若　不　以

漫天的水势就不能遏止；储备湖水来预防火灾，倘若不用来

撲滅其熒熒之光，則燎原之焰不能止[1]。其　水火既盛，

扑灭其荧荧之光，则燎原之焰不能止[1]。其　水火既盛，

扑灭那微小的火花，燎原的火焰便不能遏止。那水火已旺盛，

(1)"尝谓"六句：涓涓，细水缓流貌。滔天，漫天，形容水势盛大。荧荧，微火闪烁貌。

尚 不能止遏，况 病之已成， 豈 能 治歟？ 故

尚 不能止遏，况 病之已成， 岂 能 治欤？ 故

尚且不能遏止，何况疾病已经形成，怎么能够治愈呢?所以

宜 夜臥早起於發陳之春⁽²⁾，早起夜臥於蕃秀之夏⁽³⁾，

宜 夜卧早起于发陈之春⁽²⁾，早起夜卧于蕃秀之夏⁽³⁾，

应在万物发陈的春天晚睡早起，在万物茂盛的夏天早起晚睡，

以之 　　　缓形 　　無怒而 遂其誌⁽⁴⁾，

以之 　　　缓形 　　无怒而 遂其志⁽⁴⁾，

在春日、夏季要使形体舒缓，心平气和，让志意顺遂自然，

以之 食涼食寒而養其陽⁽⁵⁾，聖人春夏治未病者如此；

以之 食凉食寒而养其阳⁽⁵⁾，圣人春夏治未病者如此；

要食用寒凉的食物来保养阳气，圣人在春日、夏季像这样地治未病；

與雞俱興 於 容平之秋⁽⁶⁾，必待日光 於 閉藏之冬⁽⁷⁾，

与鸡俱兴 于 容平之秋⁽⁶⁾，必待日光 于 闭藏之冬⁽⁷⁾，

在万物成熟的秋天早睡早起，在万物潜藏的冬天早睡晚起，

以之 　　　　斂神 匿志 而 私其意⁽⁸⁾，

以之 　　　　敛神 匿志 而 私其意⁽⁸⁾，

在秋日、冬季要收敛神气，蓄藏志意，不让神志外泄，

以之 食溫食熱 而 養其陰，聖人秋冬治未病者如此。

以之 食温食热 而 养其阴，圣人秋冬治未病者如此。

要食用温热的食物来保护阴气，圣人在秋日、冬季时就像这样地治未病。

或 曰："見肝之病， 　先 實其脾臟之虛，

或 曰："见肝之病， 　先 实其脾脏之虚，

有人说："发现肝木的疾病，首先补益脾土的不足，

(2)发陈之春：万物发散、敷陈的春天。

(3)蕃秀之夏：万物茂盛、华美的夏季。

(4)缓形：使形体舒缓。遂其志：使自己的志意顺遂自然。

(5)养其阳：调养育人体的阳气。

(6)容平之秋：万物成熟的秋天。容平，容状平定，谓成熟。

(7)闭藏之冬：万物潜藏的冬季。

(8)敛神：谓收敛神气，不使发散。匿志：谓蓄藏志意，不使外泄。私其意：谓使志意归于己身，也是不外泄之意。

则 木 邪 不能 传⁽⁹⁾； 见 右颊之赤，先 泻

肝木的邪气就不能传入脾土；发现右颊红赤，首先要清泻

其 肺经之热，则 金邪不能盛⁽¹⁰⁾。此乃 治未病之法。

肺经的热邪，使肺金的邪气不能旺盛。这是治未病的方法。

今 以 顺 四时 调养神志 而 为 治未病 者，是 何

如今把顺从四时阴阳调养神志作为治未病的方法，是什么

意 邪？" 盖 保身长全者⁽¹¹⁾，所以为圣人之道；治病

用意啊？"因为保养身体，长久健康，是圣人的方法；治病

十全者⁽¹²⁾，所以为上工之术。不治已病治未病之说，

全部痊愈， 是高明医师的医术。 不治已病治未病的说法，

著于《四气调神大论》，厥 有 旨 哉！昔 黄帝 与

著录在《四气调神大论》，那是有用意的啊！从前黄帝同

天师 难疑答问之书⁽¹³⁾， 未 尝 不 以 摄养 为

岐伯天师质疑问答的《素问》一书，未曾不把保养作为

先， 始 论 乎《天真》⁽¹⁴⁾， 次

首要的问题，首先在《上古天真论》中论述，其次

论 乎 《调神》⁽¹⁵⁾。 既 以 法于阴阳，

---

(9)"见肝之病"三句：因肝属木，脾属土，木能克土，故肝病，应先补脾，以免肝亢侮脾。

(10)"见右颊之赤"三句：因右颊属肺经，赤色属火，右颊呈赤色，为火烁肺经之征，故应先泻肺经之热，其邪便会减弱。

(11)保身长全：《伤寒论•序》："上以疗君亲之疾，下以救贫贱之厄，中以保身长全，以养其生。"

(12)治病十全：语出《周礼•天官•冢宰》。

(13)天师：对岐伯的尊称。书：指《素问》。

(14)天真：《素问•上古天真论》的简称。

(15)调神：《素问•四气调神大论》的简称。

在《四气调神大论》中论述。既说取法于四时阴阳的变化，

而 繼 之 以 調於四氣；　　　　既 曰 食飲有節，

而 继 之 以 调于四气；　　　　既 曰 食饮有节，

又接着说随四时的寒热温凉来调适自身；既说饮食要有节制，

而 又繼之以起居有常⁽¹⁶⁾。諄諄然 以養生為急務者⁽¹⁷⁾，

而 又继之以起居有常⁽¹⁶⁾。谆谆然 以养生为急务者⁽¹⁷⁾，

又接着说起居要有规律。　　恳切地把养生作为急需办的事，

意 欲 治 未然之病，無 使 至於 已病 難 圖 也。

意 欲 治 未然之病，无 使 至于 已病 难 图 也。

用意是要预防尚未形成的疾病，不使达到重病的程度而难以
救治啊。

(16)"既以"四句：《素问·上古天真论》："上古之人，其知道者，法于阴阳，和于术数，食饮有节，起居有常。"调于四气，本于"四气调神大论"篇名。

(17)急务：急需办的事。

厥 後 秦緩 達 乎 此⁽¹⁸⁾，見 晉侯 病 在

厥 后 秦缓 达 乎 此⁽¹⁸⁾，见 晋侯 病 在

其后秦国医师缓知道这一用意，诊断晋景公疾病已经蔓延到

膏肓，語 之 曰："不可為 也。"扁鵲 明 乎 此，

膏肓，语 之 曰："不可为 也。"扁鹊 明 乎 此，

膏肓，告诉人说："不可治疗了。"扁鹊也明白这一用意，

視 齊侯病 至 骨髓，斷 之 曰："不可救也。"

视 齐侯病 至 骨髓，断 之 曰："不可救也。"

观察齐桓侯的疾病已经深入到骨髓，判断说："不可救治了。"

噫! 惜 齊 晉 之 侯 不知 治未病之理。

噫! 惜 齐 晋 之 侯 不知 治未病之理。

唉!可惜齐桓侯与晋景公不懂得治未病的道理。

(18)秦缓：秦国医师缓。

不失人情论

【提要】

本文选自《医宗必读》卷一，据上海科学技术出版社 2000 年《中国医学大成续集》影印明刻本排印。作者李中梓（1588—1655），字士材，号念莪，南汇（今上海市）人，明末清初著名医学家。著有《内经知要》《医宗必读》《本草征要》《药性解》《伤寒括要》等书。《医宗必读》共十卷，成书于 1637 年，是作者"究心三十余年"所成，内容包括医论、内经图说、诊断、本草、病机，并有三十六种病症的诊治及病案，是一部简要通俗的医学入门著作。

本文系作者对《素问·方盛衰论》中的"不失人情"一句加以发挥而成。文中剖析了病人之情、旁人之情、医人之情三种人情，指出了医疗过程中种种人为困难，告诫人们要了解这些人情，并且"勿为陋习所中"。同时又感叹医生处在不能迁就的病情与不得不迁就的人情之间的尴尬处境，因而发出了"戞戞乎难之矣"的感慨。

不失人情论

嘗 讀《内經》至《方盛衰論》，而 殿[1]之 曰

尝 读《内经》到《方盛衰论》，而 殿[1]之 曰

每次阅读《内经》到《方盛衰论》，这篇文章的最后说

"不失人情[2]。"未曾 不瞿然起[3]，喟 然 嘆 軒 岐

"不失人情[2]。"未曾 不瞿然起[3]，喟 然 叹 轩 岐

"不失人情"， 没有不震惊而起， 感慨地叹服黄帝、岐伯

之 入人深 也[4]! 夫 不失人情， 醫家 所 甚 亟[5]，

之 入人深 也[4]! 夫 不失人情， 医家 所 甚 亟[5]，

深入人心啊! 不违背人之常情，是医生的常情，

然 戛戛乎難之矣[6]。大約人情之類有三：一曰病人之

然 戛戛乎难之矣[6]。大約人情之类有三：一曰病人之

但是 很难 啊。大约人情的类别有三种：第一种是病人的

情， 二 曰 旁人之情， 三 曰 醫人之情。

情， 二 曰 旁人之情， 三 曰 医人之情。

常情，第二种是旁人的常情，第三种是医生的常情。

所謂 病人之情 者，五藏各有所偏，七情各有

所谓 病人之情 者，五藏各有所偏，七情各有

所谓病人的常情， 五脏各有偏失， 七情各有

所勝[7]。陽藏者 宜 涼[8]， 陰藏者 宜 熱；

所胜[7]。阳藏者 宜 凉[8]， 阴藏者 宜 热；

偏盛。阳盛的体质适宜寒凉方剂，阴盛的体质适宜温热方剂；

耐毒者 緩劑 無 功[9]， 不

耐毒者 缓剂 无 功[9]， 不

耐受药物毒性的人，使用性味平和的方剂便没有功效；不能

(1)殿：行军走在最后。引申为置于最后。

(2)人情：指人的病情，而李中梓则加以发挥，既指人的体质、性格、思想、好恶等，又指人的恶俗习气。

(3)瞿然：惊视貌。引申为震惊之态。

(4)喟然：叹声。轩岐：轩辕氏和岐伯。入人深：谓深入人心。

(5)亟：迫切。

(6)戛戛：困难貌。

(7)七情：人的七种感情，中医学指喜、怒、忧、思、悲、恐、惊。

(8)阳藏：即"阳脏"。指阳盛的体质。下文"阴藏"义仿此。

(9)缓剂：性味和缓的方剂。

耐毒者　　　峻劑　　　有害⁽¹⁰⁾：此

耐毒者　　　峻劑　　　有害⁽¹⁰⁾：此

耐受药物毒性的人，使用性味猛烈的方剂便有危害：这是

藏氣之不同　也⁽¹¹⁾。動靜　各有　欣　厭⁽¹²⁾，飲食各有

藏气之不同　也⁽¹¹⁾。动静　各有　欣　厌⁽¹²⁾，饮食各有

五脏之气的不同。人们的动静各有喜好和厌恶，饮食也各有

愛　　憎；性好吉者　危言　見　非，

爱　　憎；性好吉者　危言　见　非，

爱好和厌恶；性情喜吉利的人，直说病情就会遭到非难，

意多憂者　慰安　云　偽⁽¹³⁾；未信　者

意多忧者　慰安　云　伪⁽¹³⁾；未信　者

心中多忧虑的人，慰问安抚就被当成虚假；不相信的人，

忠告　　難行，善疑者　深　言則忌⁽¹⁴⁾：

忠告　　难行，善疑者　深　言则忌⁽¹⁴⁾：

诚恳的劝告难被奉行，多怀疑的人，深切坦率的言语就受忌惮：

此　好惡之不同也。富者多任性而禁戒

此　好恶之不同也。富者多任性而禁戒

这是爱好和憎恶的不同。富裕的人大多任性，因而禁忌告诫

勿　遵，貴者　多自尊而　驕恣　悖理：

勿　遵，贵者　多自尊而　骄恣　悖理：

就不遵守，尊贵的人大多自大，因而骄傲放纵不讲道理：

此　交際之不同也⁽¹⁵⁾。貧者　衣食　不周⁽¹⁶⁾，

此　交际之不同也⁽¹⁵⁾。贫者　衣食　不周⁽¹⁶⁾，

这是处境的不同。　　贫困的人吃饭穿衣尚且不能周全，

況乎　藥餌？賤者焦勞　不適⁽¹⁷⁾，　懷抱可知⁽¹⁸⁾：

況乎　药饵？贱者焦劳　不适⁽¹⁷⁾，　怀抱可知⁽¹⁸⁾：

---

(10)峻剂：性味猛烈的方剂。

(11)藏气：五脏之气。指五脏的机能活动。
(12)欣厌：喜好和厌恶。

(13)"性好吉"二句：危言，直言，指直陈病情危急之言。见，被。非，责怪。

(14)深言：深切坦率之言。忌：忌惮。

(15)交际：指处境。
(16)周：周全。

(17)焦劳：忧急劳苦。
(18)怀抱：胸襟。

何况药物呢?卑贱的人忧急辛劳不得安适,其胸襟便可想而知。

此 调 治 之 不 同 也。有 良 言 甫 信⁽¹⁹⁾,谬 说

此 调 治 之 不 同 也。有 良 言 甫 信⁽¹⁹⁾,谬 说

这是调适治疗的不同。有正确的话语刚刚相信,错误的言论

(19)甫:方才。

更新⁽²⁰⁾, 多 歧 亡 羊⁽²¹⁾,

更新⁽²⁰⁾, 多 歧 亡 羊⁽²¹⁾,

又使他改换新的主意,好比岔路一多就找不回遗失的羊,

(20)更新:改换新的主意。
(21)多歧亡羊:比喻事理复杂多变,缺乏正确的方向,因而不能找到真理。

终 成 画饼⁽²²⁾: 此 无 主 之 为 害 也⁽²³⁾。

终 成 画饼⁽²²⁾: 此 无 主 之 为 害 也⁽²³⁾。

终于像画饼充饥一样没有效果:这是没有主见造成的危害。

(22)画饼:喻虚名没有实用,这里喻毫无效果。
(23)主:主见。

有 最 畏 出奇⁽²⁴⁾, 惟求 稳当,车薪杯水⁽²⁵⁾,

有 最 畏 出奇⁽²⁴⁾, 惟 求 稳当,车薪杯水⁽²⁵⁾,

有最怕运用不寻常的治法,只是贪求稳当,好比用一杯水扑救一车柴的火焰,

(24)出奇:谓运用不寻常的治法。
(25)车薪杯水:用一杯水企图浇灭一车柴的火焰,比喻无济于事。

难免 败亡:此 过慎之为害也。有境遇不偶⁽²⁶⁾,营求

难免 败亡:此 过慎之为害也。有境遇不偶⁽²⁶⁾,营求

难免失败:这是过分谨慎造成的危害。有处境不顺利,谋求

(26)偶:和谐,顺利。

未遂⁽²⁷⁾,深情 牵掛,良药 难医: 此 得失

未遂⁽²⁷⁾,深情 牵挂,良药 难医: 此 得失

不成功,内心牵挂,再好的药物也难以医治:这是患得患失

(27)营求:谋求。遂:成功。

之 为 害 也。有 性急者 遭 迟病, 更 医 而 致

之 为 害 也。有 性急者 遭 迟病, 更 医 而 致

造成的危害。有性情急躁的人遇到慢性病,更换医生就造成

杂投⁽²⁸⁾; 有 性缓者 遭 急病, 濡滞 而 成

杂投⁽²⁸⁾; 有 性缓者 遭 急病, 濡滞 而 成

杂乱用药;有性情迟缓的人碰上急性病,拖延时间便导致

(28)杂投:谓乱用药。

难挽⁽²⁹⁾:此 缓 急 之 为害也。有 参 术

(29)濡滞:迟延;拖延。

难挽⁽²⁹⁾：此 缓　　急 之 为害 也。有 参 术

难以挽救：这是性情急躁和迟缓造成的危害。有人参、白术

沾唇 懼補⁽³⁰⁾，心 先 痞塞⁽³¹⁾；硝 黄 入口

沾唇 惧补⁽³⁰⁾，心 先 痞塞⁽³¹⁾；硝 黄 入口

一沾嘴唇就怕补，心口先堵塞；有芒硝、大黄方才入口

畏 攻⁽³²⁾，神 即 飄揚⁽³³⁾：此 成心之为害也⁽³⁴⁾。 有

畏 攻⁽³²⁾，神 即 飘扬⁽³³⁾：此 成心之为害也⁽³⁴⁾。 有

便畏攻，精神即涣散： 这是对药物的偏见造成的危害。有

諱 疾 不言⁽³⁵⁾，有 隱情 難 告，甚 而 故隱病状，

讳 疾 不言⁽³⁵⁾，有 隐情 难 告，甚 而 故隐病状，

隐瞒疾病不说，有隐蔽之情难诉， 甚至 故意隐瞒病情，

試 醫 以 脈。不知 自古神聖⁽³⁶⁾，未有 捨 望、聞、

试 医 以 脉。不知 自古神圣⁽³⁶⁾，未有 舍 望、闻、

用脉象测试医生。不知即使古代名医，也没舍弃望诊、闻诊、

問，而 獨 憑 一脈 者⁽³⁷⁾。且如 氣口脈盛⁽³⁸⁾，則 知

问，而 独 凭 一脉 者⁽³⁷⁾。且如 气口脉盛⁽³⁸⁾，则 知

问诊，而单独凭借一项脉诊的。假如寸口脉盛，便知道是

傷食，至於 何日 受傷，所傷 何物，豈 能 以 脈

伤食，至于 何日 受伤，所伤 何物，岂 能 以 脉

伤食，至于哪一天受伤，被什么食物伤害，难道能从脉诊中

知 哉? 此 皆 病人之情， 不可 不察 者 也。

知 哉? 此 皆 病人之情， 不可 不察 者 也。

知道吗?这些都是病人的常情，不可不明察啊。

所謂 旁人之情 者，或 執 有據之論， 而

所谓 旁人之情 者，或 执 有据之论， 而

(30)参术：人参、白术。
(31)痞(pǐ)塞：阻塞。

(32)硝黄：芒硝、大黄。
(33)飘扬：谓涣散。
(34)成心：偏见。

(35)讳：隐瞒。

(36)自：即使。神圣：指古代
名医。

(37)脉：指脉诊。
(38)且如：如果。

所谓旁人的常情，　　　有的抓住有根据的理论，但是

病情　未必　相符；　　或　興　無本之言，　　而

病情　未必　相符；　　或　兴　无本之言，　　而

病人的实际情况未必符合；有的发表没有根基的言论，可是

醫理　何曾　夢見?　或　操　是非之柄⁽³⁹⁾，　同我　者

医理　何曾　梦见?　或　操　是非之柄⁽³⁹⁾，　同我　者

医理何尝梦见?有的把持判定是非的权柄，与己相同的意见

是　之，　　　　異己者　　　　非之⁽⁴⁰⁾，　而

是　之，　　　　异己者　　　　非之⁽⁴⁰⁾，　而

便认为是正确的，与己不同的看法就认为是错误的，然而

真是　真非　莫　辨⁽⁴¹⁾；　或　執　膚淺之見，頭痛　者

真是　真非　莫　辨⁽⁴¹⁾；　或　执　肤浅之见，头痛　者

没有人能辨别真对真错；有的坚持浮浅的见解，患头痛的就

救頭，腳痛　者　救腳，而　孰本　孰標　誰知⁽⁴²⁾?　或

救头，脚痛　者　救脚，而　孰本　孰标　谁知⁽⁴²⁾?　或

治头，患脚痛的就治脚，然而谁知哪是病因哪是症状?有时

尊貴　　執言　難抗⁽⁴³⁾，或　密戚　　偏見

尊贵　　执言　难抗⁽⁴³⁾，或　密戚　　偏见

尊贵之人的固执言论难以违抗，有时亲近之人的片面看法

難　回⁽⁴⁴⁾。又若　薦醫，　動關　生死⁽⁴⁵⁾。　有

难　回⁽⁴⁴⁾。又若　荐医，　动关　生死⁽⁴⁵⁾。　有

不易扭转。又比如推荐医生，往往关系到病人的死活。有

意氣之私厚　而　薦者⁽⁴⁶⁾，有　庸淺之偶效　而　薦

意气之私厚　而　荐者⁽⁴⁶⁾，有　庸浅之偶效　而　荐

因私人感情深厚而推荐的，　有因平庸医生偶然取效而推荐

者⁽⁴⁷⁾，有　信其利口　而　薦　者⁽⁴⁸⁾，有　食其酬報　而

者⁽⁴⁷⁾，有　信其利口　而　荐　者⁽⁴⁸⁾，有　食其酬报　而

(39)柄：权力。

(40)"同我者"二句：意为与自己相同的意见就认为它正确，与自己不同的看法便认为它错误。是，认为……正确，意动用法。非，认为……错误，意动用法。

(41)"真是"句：即莫辨真是真非。宾语前置句。下文"孰本孰标谁知"句式同此。

(42)本：指病因。标：指症状。

(43)尊贵：指尊贵的人。

(44)密戚：亲近的人。"密"与"戚"皆有"亲近"义。回：扭转。

(45)动：常常。

(46)意气：情谊。

(47)庸浅：指技术平庸浅陋的医生。

(48)利口：能言善辩。

的，有因相信医生能言善辩而推荐的，有因接受医生酬谢而

荐者⁽⁴⁹⁾。甚 至 薰 莸 不 辨⁽⁵⁰⁾，妄 肆 品 评⁽⁵¹⁾，誉 之

荐 者⁽⁴⁹⁾。甚 至 薰 莸 不 辨⁽⁵⁰⁾，妄 肆 品 评⁽⁵¹⁾，誉 之

推荐的。甚而至于香臭不分，放肆地评论医生，称誉某医生，

则 跖 可 为 舜⁽⁵²⁾，毁

则 跖 可 为 舜⁽⁵²⁾，毁

那么像跖那样的大盗都可以吹捧成像舜那样的圣人，诋毁

之 则 凤 可 作 鸮⁽⁵³⁾，

之 则 凤 可 作 鸮⁽⁵³⁾，

某医生，那么像凤凰那样的美鸟都可以诬蔑为像猫头鹰那样
的恶鸟。

致 怀奇之士⁽⁵⁴⁾，拂衣而去⁽⁵⁵⁾， 使 深危之病，

致 怀奇之士⁽⁵⁴⁾，拂衣而去⁽⁵⁵⁾， 使 深危之病，

致使高明的医生 愤怒地拂袖而去， 使得危重的病人

坐 而 待 亡⁽⁵⁶⁾。 此 皆 旁人之情，不可不察者也。

坐 而 待 亡⁽⁵⁶⁾。 此 皆 旁人之情，不可不察者也。

无辜地等待死亡。这些都是旁人的常情，不可不明察啊。

所谓 医人之情者，或 巧语 诳人⁽⁵⁷⁾，或

所谓 医人之情者，或 巧语 诳人⁽⁵⁷⁾，或

所谓 医生的常情， 有的用花言巧语哄骗病人，有的

甘言 悦听⁽⁵⁸⁾，或 强辩 相欺⁽⁵⁹⁾，或

甘言 悦听⁽⁵⁸⁾，或 强辩 相欺⁽⁵⁹⁾，或

用甜言蜜语迷惑病人，有的用善辩的口才欺诈病人，有的

危言 相恐⁽⁶⁰⁾：此 便佞之流 也⁽⁶¹⁾。

危言 相恐⁽⁶⁰⁾：此 便佞之流 也⁽⁶¹⁾。

用惊惧的言语恐吓病人：这是擅长耍弄嘴皮的一类医生。

---

(49)食：接受。

(50)薰莸：香草与臭草。这里指医生的优劣。

(51)品评：评论。

(52)跖：人名。旧时被诬称为盗，以"盗跖"名之。

(53)鸮：鸟名。亦叫猫头鹰。

(54)怀奇之士：此指具有高超技术的医生。

(55)拂衣：犹拂袖，表示决绝、愤怒的情感。

(56)坐：无故。

(57)巧语：巧言。表面上好听而实际上虚伪的话。诳：欺骗。

(58)甘言：指甜言蜜语。悦听：此谓迷惑人。

(59)强辩：能言善辩。相欺：欺骗人。相，表单相，即一方对另一方有所作为。下文"相恐"之"相"同此。

(60)危言：惊惧之言。

(61)便(pián)佞：花言巧语。

或　结纳　亲知⁽⁶²⁾，　或　修好　僮仆⁽⁶³⁾，　或求营

有的结交病人的亲友，有的笼络病人的仆人，有的谋求

上　　　　荐⁽⁶⁴⁾，或不邀自赴：此

地位高的人推荐，有的不经邀请便自己登门：这是

阿谄之流也⁽⁶⁵⁾。　有　腹无藏墨⁽⁶⁶⁾，诡言神授，

善于曲意逢迎的一类医生。有的腹中没学问，诈称神仙传授，

目不识丁⁽⁶⁷⁾，　假托　秘传：此　欺诈之流也。

不认识一个字，假托祖上秘传：这是惯行诈骗的一类医生。

有　　望　闻　问　切，漫不关心⁽⁶⁸⁾，枳朴

有的对望诊、闻诊、问诊、脉诊全不留意，枳实、厚朴、

归　芩⁽⁶⁹⁾，到手　便摄⁽⁷⁰⁾，妄谓人愚我明，人

当归、黄芩，随手便抓，还胡说别人愚笨自己聪明，别人

生　我熟：此　孟浪之流也⁽⁷¹⁾。有　嫉妒性成，

生疏自己熟练：这是行事鲁莽的一类医生。有的嫉妒成性，

排挤　　为事，阳若　同心⁽⁷²⁾，阴为浸润⁽⁷³⁾，

以排挤别人为能事，表面上好像志同道合，暗地里却恶语中
伤，

是非颠倒，朱紫混淆⁽⁷⁴⁾：此　谗妒之流也。　有

---

(62)结纳：结交。亲知：亲友。此指病人的亲友。

(63)修好：谋求和好。此谓笼络。

(64)上：指地位高的人。

(65)阿(ē)谄：曲意逢迎。

(66)腹无藏墨：比喻腹中空空，没有真才实学。

(67)目不识丁：谓不识一个字。

(68)漫：完全。

(69)枳朴归芩：枳实、厚朴、当归、黄芩，为常用中药。

(70)摄：持取。

(71)孟浪：鲁莽。

(72)阳：表面上。

(73)阴：暗地里。浸润：谗言；说坏话。

(74)朱紫：喻以假乱真或是非混淆。

是非颠倒，真假混淆： 这是嫉贤妒能的一类医生。有的

贪得　　无知，　轻忽人命。　如 病在危疑，

贪得　　无知，　轻忽人命。　如 病在危疑，

贪图财利，没有知识，拿人命作儿戏。如果疾病在危重疑难之时，

良 醫　　　難 必(75)，　極 其 詳 慎，　猶

良 医　　　难 必(75)，　极 其 详 慎，　犹

即使是高明的医生也难有把握，必须非常仔细谨慎，还

(75)必：决定。

冀 回春(76)；若 輩 貪功(77)，妄輕投劑(78)，至於 敗壞，

冀 回春(76)；若 辈 贪功(77)，妄轻投剂(78)，至于 败坏，

有希望治愈；这等人贪图功利，随意用药，等到病情恶化，

(76)回春：喻痊愈。
(77)若：此。
(78)轻：随意。

嫁　　謗　　自文(79)：此 貪 幸 之 流 也(80)。　有

嫁　谤　　自文(79)：此 贪 幸 之 流 也(80)。　有

便转嫁谤言，掩饰自己：这是贪得无厌的一类医生。有的

(79)嫁谤自文：转嫁谤言，掩饰自己。谤，责备之言。文，掩饰。
(80)贪幸：贪求。幸，非分所得。

意见 各 持，異 同 不 决，曲高 者　　　和 寡(81)，

意见 各 持，异 同 不 决，曲高 者　　　和 寡(81)，

各持己见，异同不决，好比乐曲的格调越高，能跟着唱和的人便越少，

(81)曲高者和(hè)寡：意为乐曲的格调越高，能跟着唱的人就越少。比喻知音难得。

道高 者　　　謗多(82)。　　　一齊之傅

道高 者　　　谤多(82)。　　　一齐之傅

医术越高明的人，招来的批评也越多。一个人的教育

(82)"道高"句：言对医道高明的人，毁谤的言论就很多。

幾 何?　　　眾楚之咻　易 亂(83)：此 膚淺之流 也。

几 何?　　　众楚之咻　易 乱(83)：此 肤浅之流 也。

能有多少作用?许多人的喧哗容易扰乱：这是平庸浅薄的一类医生。

(83)"一齐"二句：言一个齐人教楚人学齐语，许多楚人喧扰，便不能取效。咻，喧扰。成语"一傅众咻"本此。

有　素 所 相知，　苟且　　圖 功(84)；有

有　素 所 相知，　苟且　图 功(84)；有

有的同病人一向熟悉，就草率地贪求功效；有的

(84)苟且：草率。

素不相識，　　　遇 延 辨 癥， 病家 既　不識醫，

素不相识，　　　遇 延 辨 症， 病家 既　不识医，

同病人从来不认识，遇到请去看病，病家既然不了解医生，

则 倏 趙　　　倏 錢⁽⁸⁵⁾，　　醫家 莫 肯 任 怨，

则 倏 赵　　　倏 钱⁽⁸⁵⁾，　　医家 莫 肯 任 怨，

便忽而请赵姓医生，忽而请钱姓医生，医生不肯承受埋怨，

则　惟 芩 惟 梗⁽⁸⁶⁾。　　或　　延醫 眾多，

则　惟 芩 惟 梗⁽⁸⁶⁾。　　或　　延医 众多，

就只用黄芩、桔梗之类的普通药物。有的病家请来很多医生，

互 為 觀望；或 利害 攸 系，　　　彼此 避 嫌。

互 为 观望；或 利害 攸 系，　　　彼此 避 嫌。

大家就互相观望；有的医生之间有利害关系，彼此之间避免
嫌疑。

惟　　求 免 怨， 誠然 得 矣， 坐　失

惟　　求 免 怨， 诚然 得 矣， 坐　失

医生们只是追求避免埋怨，确实达到目的了；徒然地失去

機宜⁽⁸⁷⁾，　誰之 咎 乎? 此 由　　知 醫 不 真，

机宜⁽⁸⁷⁾，　谁之 咎 乎? 此 由　　知 医 不 真，

治疗的时机，是谁的罪过呢?这些都是由于了解医生不透彻，

任 醫 不 專　　也。

任 医 不 专　　也。

任用医生不专一的缘故啊。

凡 若此 者， 孰　非 人情? 而 人情 之 詳，

凡 若此 者， 孰　非 人情? 而 人情 之 详，

凡是像这些情况，哪一条不是人情? 然而人情的详细情况，

尚 多　難 盡。 聖人 以 不失 人情 為 戒，

(85)倏：忽然。 赵、钱：犹
言"张三、李四"。泛指一般
的医生。

(86)芩、梗：黄芩、桔梗。泛
指普通的药物。

(87)机宜：时宜。此指治病的
时机。

尚 多　难 尽。圣人 以 不失人情 为 戒，

还有很多，难以尽说。黄帝、岐伯用不违背人情作为告诫，

欲 令 學 者 思 之　慎 之，　勿 為陋習所中 耳⁽⁸⁸⁾。

欲 令 学 者 思 之　慎 之，　勿 为陋习所中 耳⁽⁸⁸⁾。

是希望学医的人思考它，慎重对待它，不被愚陋的习俗侵蚀。

(88)中(zhòng)：侵蚀。

雖 然，　　必 期 不 失⁽⁸⁹⁾，未 免 遷就。但 遷就

虽 然，　　必 期 不 失⁽⁸⁹⁾，未 免 迁就。但 迁就

虽然这样，但是一定要求不违背，不免要迁就。　但　迁就

(89)必期：必定。期，必。

既 礙於病情，不遷就　又 礙於人情，有 必不可遷就

既 碍于病情，不迁就　又 碍于人情，有 必不可迁就

就对病情有妨碍，不迁就又对人情有妨碍，有决不能迁就

之病情，而　復有 不得不遷就之人情，且奈之何哉⁽⁹⁰⁾!

之病情，而　复有 不得不迁就之人情，且奈之何哉⁽⁹⁰⁾!

的病情，　又有　不能不迁就的人情，　将对它怎么办呢？

(90)奈……何：对……怎么办。

故曰：戞戞 乎 難 之 矣!

故曰：戞戞 乎 难 之 矣!

所以说：非常困难啊!

病家两要说

【提要】

本文选自《景岳全书》，据1959年上海科学技术出版社影印岳峙楼本排印。作者张介宾（1563—1640），字景岳，又字会卿，山阴（今浙江绍兴）人，明代著名医家。张氏宗《内经》"阴平阳秘，精神乃治"，反对朱震亨的"阳常有余、阴常不足"的观点，提出"阳非有余，而阴则常不足"的理论，倡温补，是温补派的代表人物。《景岳全书》六十四卷，撰于1624年。全书分传忠录、脉神章、伤寒典、杂证谟、妇人规、小儿则、麻疹论、痘疹诠、外科钤、本草正、新方、古方、外科方等。择取诸家精要，对辨证论治作了较系统的分析，充分阐发他"阳非有余、真阴不足"的学说和经验。治法以温补为主，创制新方二卷，立论和治法均有独到之处。

本文提出病家需要注意的两件要事：一是忌浮言，二是知真医。分析了相信浮言的危害和延请真医的重要性，并提出了解真医的方法。

病家两要说

醫 不貴於能愈病，而貴於能愈難病；病 不貴於

医 不贵于能愈病，而贵于能愈难病；病 不贵于

医生不贵在能治愈病，而贵在能治愈难病；病人不贵在

能延醫， 而 貴於能延真醫。 夫 天下事，我 能 之，

能延医， 而 贵于能延真医。 夫 天下事，我 能 之，

能请医生，而贵在能请真正的医生。天下的事，我胜任它，

人 亦 能 之，非 難事 也；天下病，我 能愈之，人

人 亦 能 之，非 难事 也；天下病，我 能愈之，人

别人也胜任它，就不是难事；天下的病，我能治愈它，别人

亦 能愈之，非 難病 也。惟 其 事之難也，斯 非 常

亦 能愈之，非 难病 也。惟 其 事之难也，斯 非 常

也能治愈它，便不是难病。只有那难办的事，才不是一般的

人 之 可知；病之難也，斯 非 常醫 所能 療。

人 之 可知；病之难也，斯 非 常医 所能 疗。

人可以解决的；难治的病，才不是普通的医生能够治疗的。

故 必 有 非常之人，而 後 可 為 非常之事；

故 必 有 非常之人，而 后 可 为 非常之事；

所以必然要有不平常的人，然后可以干出不平凡的事；

必 有 非常之醫， 而 後 可療 非常之病。第

必 有 非常之医， 而 后 可 疗 非常之病。第

一定要有不平常的医生，然后可以治愈不一般的病。只是

以醫之高下[1]，殊有相懸[2]。譬之升高者，上一層有一

以医之高下[1]，殊有相悬[2]。譬之升高者，上一层有一

由于医生水平的高低大有不同。譬如登高的人，上一层有一

層之見， 而 下一層者不得而知之；行遠者，進一

(1)第：只是。
(2)殊有相悬：谓相差甚大。

层之见， 而 下一层者不得而知之；行远者，进一

层的见识，而下一层的人不能了解它；行远路的人，前进一

步有一步之闻， 而 近一步者不得而知之。是 以

步有一步的见闻，而靠近一步的人就不能知道它。因此

错節盤根， 必 求 利器(3)，《陽春》、

错节盘根， 必 求 利器(3)，《阳春》、

树木的根干枝节盘屈交错，必定要借助锐利的刀斧，《阳春》

《白雪》， 和 者 為 誰(4)? 夫 如 是，

《白雪》， 和 者 为 谁(4)? 夫 如 是，

《白雪》这一类高雅的歌曲，能唱和的有什么人？像这样，

是 醫之於醫 尚 不能 知， 而 矧 夫 非醫 者!

是 医之于医 尚 不能 知， 而 矧 夫 非医 者!

就是医生之间尚且不能了解，又何况那些不当医生的人呢!

昧 真中之有假， 執 似是而實非。 鼓 事外 之

昧 真中之有假， 执 似是而实非。 鼓 事外 之

他们不明真中有假之证，坚持似是实非之论。掉弄局外人的

口吻(5)，發言 非 難；撓 反掌之安危(6)，惑亂 最 易。

口吻(5)，发言 非 难；挠 反掌之安危(6)，惑乱 最 易。

口舌，发表意见不难；扰乱极易变化的病情，迷惑人心最易。

使 其 言而是， 則 智者所見略 同， 精

使 其 言而是， 则 智者所见略 同， 精

假使他们的看法正确，那么聪明的人所见大略相同，而精细

切 者 已 算 無 遺策(7)， 固 無待其言 矣。

切 者 已 算 无 遗策(7)， 固 无待其言 矣。

周密的真医早已考虑得毫无失策，本来就不需要他们说了；

言 而 非， 則 大 隳 任事之心(8)，

(3)"错节盘根"二句：此谓繁难复杂的疾病定须求助高明的医生才可治愈。错节盘根，喻事物繁难复杂，亦作"盘根错节"。利器，锐利的器具，喻杰出的才能。

(4)"阳春、白雪"二句：此谓高明的医技，能识别的人寥寥无几。阳春、白雪，古代楚国高雅的歌曲。

(5)"鼓事外"句：鼓，拨弄。事外，此指上文"常医"和"非医者"。口吻，口舌。

(6)"挠反掌"句：意为扰乱极容易变化的病情。挠，扰乱。反掌，同"反手"，喻事情之极其容易。安危，此指变化于安危之间的病情。

(7)精切者：精细周密的人。指所谓真医。遗策：失策。

(8)隳：毁坏。任事：任以医事。此指任以医事的病家。

医古文选读

言 而 非， 则 大 隳 任事之心(8)，

如果他们的见解错误，就大大地伤害了任以医事的病家之心，

　　　　見幾　　　　者　寧　袖手　　自珍(9)，

　　　　见几　　　　者　宁　袖手　　自珍(9)，

这样，能洞察疾病征兆的真医宁可袖手旁观，自爱自重，

其 為 害　豈 小 哉! 斯 時 也，使 主者不有定見，

其 为 害　岂 小 哉! 斯 时 也，使 主者不有定见，

那造成的祸害难道还小吗?在这种时候，倘若病家没有主见，

能無不被其惑而致誤事者，鮮矣，此浮言之當忌也(10)。

能无不被其惑而致误事者，鲜矣，此浮言之当忌也(10)。

能不被他们迷惑以至误事的，就很少了!这是没有事实根据
的言论必须忌讳的原因啊。

　　又若 病家之要，雖在擇醫，然而 擇醫非難也，

　　又若 病家之要，虽在择医，然而 择医非难也，

　　又如病家的大要，虽在于选择医生，但是选择医生不难，

而難於任醫；任醫非難也，而難於臨事不惑，確有主

而难于任医；任医非难也，而难于临事不惑，确有主

而难在任用医生；任用医生不难，而难在遇事不惑，确有主

持(11)，而 不致朱紫混淆者 之 為 更難也。倘不知此，

持(11)，而 不致朱紫混淆者 之 为 更难也。倘不知此，

张，而不致是非颠倒才是更难的啊。如果不懂得这个道理，

而 遍聽 浮議(12)，　　廣集 群醫，則　　騏驥

而 遍听 浮议(12)，　　广集 群医，则　　骐骥

完全听取没有根据的议论，广泛召请医生，那就好比良驹

不 多得(13)，何非　冀北 駑群? 帷幄　有神籌，

不 多得(13)，何非　冀北 驽群? 帷幄　有神筹，

(9) 见几(jī)：事前洞察事物
细微的征象。几，细微的迹
象，此指疾病的征兆。袖手：
缩手于袖，谓不过问其事。
自珍：自爱。

(10)浮言：没有事实根据的
话。

(11)主持：主见。

(12)浮议：流传而没有根据
的议论。

(13)骐骥：良马。

不可多得，怎么不都是冀北的劣马？　虽说军帐之中有妙计，

幾　見　圯橋傑豎⁽¹⁴⁾？　　危急之際，奚

几　见　圯桥杰竖⁽¹⁴⁾？　　危急之际，奚

却何曾见到像张良那样杰出的人物？　病情危急之际，怎么

堪　庸妄之誤投？　疑似之秋⁽¹⁵⁾，豈　可　紛紜之錯亂？

堪　庸妄之误投？　疑似之秋⁽¹⁵⁾，岂　可　纷纭之错乱？

忍受庸医误施药石？证候疑似之时，哪里许可众多的错乱？

一着　之　謬⁽¹⁶⁾，此生　付之矣。以　故　議多者　無成，

一着　之　谬⁽¹⁶⁾，此生　付之矣。以　故　议多者　无成，

一步之差，病人的生命就断送了。因此议论一多就不能成功，

醫多者　必敗。　多，　　何以　　敗也？

医多者　必败。　多，　　何以　　败也？

医生一多便必然失败。议论多，医生多，为什么反而失败呢？

君子　　　　不多也。欲辨　　此多，

君子　　　　不多也。欲辨　　此多，

因有真才实学的人不多啊。要辨别纷纷的议论和济济的医生，

誠　非　易　也。然而　尤有　不易者，

诚　非　易　也。然而　尤有　不易者，

实在不是容易的事情啊。虽然这样，但是更有不易之事，

則　正在　知醫　一節　耳。

则　正在　知医　一节　耳。

原来正在了解医生这一方面啊。

夫　任醫　如　任将⁽¹⁷⁾，皆　安危之所關。察　之

夫　任医　如　任将⁽¹⁷⁾，皆　安危之所关。察　之

任用医生如任用将领一样，都是安危相关之事。考察医生

之　方，豈　無　其　道？第　欲　以　慎重與否　觀

---

(14)"帷幄"二句：以喻夸夸其谈的庸医多，而技艺精湛的良医少。帷幄，军帐。筹，计谋，谋划。圯桥杰竖，指张良，字子房，刘邦的重要谋士，汉初大臣。圯桥，故址在今江苏睢宁县古邳镇。竖，小子。

(15)秋：时。

(16)一着：一步。喻计策或手段。

(17)"任医"五字：南朝齐·褚澄《褚氏遗书·除疾》："用药如用兵，用医如用将。"

之 方，岂 无 其 道？ 第 欲 以 慎 重 与 否 观

的方法，难道没有一定的规律？只是要按照是否慎重来观察

其 仁， 而 怯 懦 者 實 似 之；

其 仁， 而 怯 懦 者 实 似 之；

医生的仁心，那么胆怯懦弱的人确实与此相似；

颖 悟 與 否 觀 其 智， 而 狭 詐 者 實

颖 悟 与 否 观 其 智， 而 狭 诈 者 实

按照是否聪明来观察医生的才智，那么促狭诈伪的人确实

似 之[18]； 果 敢 與 否 觀 其 勇， 而 猛 浪

似 之[18]； 果 敢 与 否 观 其 勇， 而 猛 浪

与此相似；按照是否果断来观察医生的勇气，那么鲁莽粗率

者 實 似 之；淺 深 與 否 觀 其 博[19]，而

者 实 似 之；浅 深 与 否 观 其 博[19]，而

的人确实与此相似；按照是否渊深来观察医生的博闻，那么

强 辯 者 實 似 之。執 拗 者 若 有 定 見[20]，

强 辩 者 实 似 之。执 拗 者 若 有 定 见[20]，

能言善辩的人确实与此相似。固执倔强的人好像很有主见，

誇 大 者 若 有 奇 謀。熟 讀 幾 篇，便 見 滔 滔 不 竭；

夸 大 者 若 有 奇 谋。熟 读 几 篇，便 见 滔 滔 不 竭；

夸夸其谈的人仿佛很有奇谋。熟读几篇文章，便见口若悬河滔滔不竭；

道 聞 數 語， 謂 非 鑿 鑿 有 憑[21]？ 不 反 者[22]，

道 闻 数 语， 谓 非 凿 凿 有 凭[21]？ 不 反 者[22]，

道听途说只言片语，就说难道不是确实有据？执迷不悟的人，

臨 涯 已 晚；自 是 者， 到 老

临 涯 已 晚；自 是 者， 到 老

面临危险境地追悔已晚；自以为是的人，直到老朽

(18)狭诈：促狭诈伪。狭，促狭，犹俗语"促刻"。

(19)浅深：义偏于"深"。

(20)执拗：固执倔强。拗，"抝"的异体字。

(21)凿凿：确实。
(22)不反：谓执迷不悟。反，同"返"。

無 能； 執兩端者⁽²³⁾，冀 自然之天功⁽²⁴⁾；廢 四診 者，

无 能； 执两端者⁽²³⁾，冀 自然之天功⁽²⁴⁾；废 四诊 者，

也毫无成就；模棱两可的人，企求当然的大功；废弃四诊的人，

猶 瞑行 之 瞎馬⁽²⁵⁾。得穩當之名者，有 躭閣之誤⁽²⁶⁾；

犹 瞑行 之 瞎马⁽²⁵⁾。得稳当之名者，有 耽搁之误⁽²⁶⁾；

如夜晚奔跑的瞎马。获取稳当名声的人，有延误病情的危害；

昧經權之妙者⁽²⁷⁾， 無 格致之明⁽²⁸⁾。 有 曰

昧经权之妙者⁽²⁷⁾， 无 格致之明⁽²⁸⁾。 有 曰

不晓权变妙用的人，缺乏获得真知的本领。有的说

專門⁽²⁹⁾， 決 非 通達， 不明 理性⁽³⁰⁾，

专门⁽²⁹⁾， 决 非 通达， 不明 理性⁽³⁰⁾，

自己从事的是专科，那他绝不是通达的人，不明修养品性，

何物神聖⁽³¹⁾？ 又 若 以己之心 度 人 之

何物神圣⁽³¹⁾？ 又 若 以己之心 度 人 之

谁能成为圣明的人呢？又如按照自己的心意来测度他人的

心 者， 誠 接物 之 要道⁽³²⁾， 其 於醫 也 則

心者， 诚 接物 之 要道⁽³²⁾， 其 于医 也 则

心意，实在是与人交际的重要方法，它对于医生来说却

不可， 謂 人 己 氣血 之 難符⁽³³⁾；三人

不可， 谓 人 己 气血 之 难符⁽³³⁾；三人

不可采用，因为别人和自己的气血难以符合。 三人之间

有疑 從 其 二同 者， 為 決斷 之

有疑 从 其 二同 者， 为 决断 之

有不同看法便依从其中两人相同的意见，可算作用以决断的

妙方， 其 於醫 也亦不可，謂 愚 智

妙方， 其 于医 也亦不可，谓 愚 智

(23)执两端：此谓处方施治模棱两可。

(24)天功：大功。

(25)"瞑行"五字：夜晚奔跑的瞎马。此喻不进行诊断便贸然施治的危险性。

(26)耽阁：同"耽搁"。躭，"耽"的异体字。阁，通"搁"。

(27)经权：义偏于"权"。权变。

(28)格致："格物致知"的省称。谓穷究事理而获得知识。

(29)专门：指专科。

(30)理性：修养品性。

(31)何物神圣：意为谁能成为圣明之人。何物，哪一个。

(32)接物：与人交际。

(33)谓：通"为"。因为。

巧妙手段，它对于医生来说也不可采用，因为愚蠢和明智

寡 多 之 非 類。凡 此 之 法，何 非 徵 醫 之 道⁽³⁴⁾?

寡 多 之 非 类。凡 此 之 法，何 非 征 医 之 道⁽³⁴⁾?

的多少不相一致。所有这些方法，难道不是考察医生的途径?

而 徵 醫 之 難，於 斯 益 見。

而 征 医 之 难，于 斯 益 见。

而考察医生的困难，从这里就更加反映出来。

然 必 也 小大方圆全其才⁽³⁵⁾，仁聖工巧全其用⁽³⁶⁾，

然 必 也 小大方圆全其才⁽³⁵⁾，仁圣工巧全其用⁽³⁶⁾，

这样看来，必定要才识广博，望闻问切综合运用，才能诊断全面，

能 會精神於相與之際⁽³⁷⁾，燭幽隱於玄冥之間者⁽³⁸⁾，

能 会精神于相与之际⁽³⁷⁾，烛幽隐于玄冥之间者⁽³⁸⁾，

在接触病人时能集中精神，在病情暗昧不清时能洞悉隐微的征象，

斯 足 謂 之 真醫，而 可以 當 性命之任 矣。惟是

斯 足 谓 之 真医，而 可以 当 性命之任 矣。惟是

方能称他为真医， 而可以担当拯救性命的重任。 只是

皮質 之 難窺⁽³⁹⁾，心口 之 難辨⁽⁴⁰⁾，守中 者 無言⁽⁴¹⁾，

皮质 之 难窥⁽³⁹⁾，心口 之 难辨⁽⁴⁰⁾，守中 者 无言⁽⁴¹⁾，

医生的德性难以看出，心地不易辨别，笃守正道的人不乱说，

懷玉 者 不衒⁽⁴²⁾，此 知醫 之所以為難 也。故

怀玉 者 不炫⁽⁴²⁾，此 知医 之所以为难 也。故

怀藏真才的人不炫耀，这是了解医生不容易的原因啊。所以

非熟察於平時，不足以識其蘊蓄⁽⁴³⁾；不傾信於臨事⁽⁴⁴⁾，

非熟察于平时，不足以识其蕴蓄⁽⁴³⁾；不倾信于临事⁽⁴⁴⁾，

不在平时仔细观察，就不能识别他胸藏的才能；不在临证时完全信任，

(34)征：察辨。

(35)"小大"七字：喻才识广博。小大方圆，即"心细胆大行方智圆"之意。

(36)"仁圣"七字：喻诊断全面。仁圣工巧，犹神圣工巧，谓望、闻、问、切四诊。

(37)会：集中。相与：相接触。此谓接触病人。

(38)烛：洞悉。幽隐：隐微。同义词复用。此指隐微的征象。玄冥：暗昧不清。

(39)皮质：偏义为"质"。本质。此指德行。

(40)心口，偏义为"心"。

(41)守中：犹守正。笃守正道。

(42)怀玉：喻怀才。

(43)蕴蓄：积聚。这里指胸藏的才能。

(44)倾信：完全信任。倾，竭尽。临事：指临证。

不足 以 盡 其 所 長。使 必 待 渴 而

不足 以 尽 其 所 长。使 必 待 渴 而

便不能穷尽他擅长的本领。假使一定要等到口干唇焦了才去

穿井, 門　　而 鑄 兵[45],

穿井, 门　　而 铸 兵[45],

挖掘井泉,战斗发生了才去制造兵器,而不及时地识别医生,

则 倉 卒 之 間, 何 所 趨 賴[46]? 一旦 有 急,

则 仓 卒 之 间, 何 所 趋 赖[46]? 一旦 有 急,

那么匆忙之时,依赖什么人呢? 一旦发生危急之病,

不得 已 而 付 之 庸 劣 之 手,　　最 非 計 之 得 者。

不得 已 而 付 之 庸 劣 之 手,　　最 非 计 之 得 者。

不得已地把生命交到庸医手中,那就是最不合算的做法。

子 之 所 慎, 齋 戰 疾[47]。 凡 吾

子 之 所 慎, 斋 战 疾[47]。 凡 吾

孔子一生最为谨慎的,是斋戒、战争、疾病三事。大凡我们

儕 同 有 性命之慮 者[48], 其 毋 忽 於 是 焉[49]! 噫!

侪 同 有 性命之虑 者[48], 其 毋 忽 于 是 焉[49]! 噫!

这些都有病患忧虑的人,对于这件大事应当不要忽视啊!唉!

惟 是 伯牙　　　　常 有 也,而 鍾 期 不 常 有[50];

惟 是 伯牙　　　　常 有 也,而 钟 期 不 常 有[50];

只是伯牙这类擅长弹琴的人经常出现,可是钟子期这般善于
听声的人很少存在;

夷吾　　　常 有 也,而 鮑 叔　　　　不 常 有[51]。

夷吾　　　常 有 也,而 鲍 叔　　　　不 常 有[51]。

管仲这类卿相之才经常出现,可是鲍叔牙这般知人之士很少
存在。

此 所以 相知之難, 自古苦之,　　誠 不 足 為

(45)"渴而穿井"八字:喻不
及时处置。

(46)趋赖:依赖。

(47) 斋:古人于祭祀或举行
典礼前整洁身心,以示虔诚。

(48)吾侪:我辈。
(49)其:语气副词,表祈求,
相当于"当"。

(50) "伯牙"二句:伯牙、
钟期(即钟子期),皆春秋时
人。

(51)"夷吾"二句:夷吾,即
管仲,名夷吾,字仲;鲍叔,
即鲍叔牙。两人皆春秋时齐
国人。

此 所以 相知之难，自古苦之， 诚 不足 为

这是知人之难，从古都为此事所苦的原因，实在不足以成为

今日 怪。倘 亦 有 因 予 言 而 留意於未然 者，

今日 怪。倘 亦 有 因 予 言 而 留意于未然 者，

今日的罕事。如果也有因为我这一番话而在疾病尚未形成之前就加以注意的，

又孰非不治已病治未病、不治已亂治未亂之明哲乎(52)！

又孰非不治已病治未病、不治已乱治未乱之明哲乎(52)！

又怎么不是疾病没有发生时就防止它的出现，国家动乱没有发生时就去预防的洞察事理的人呢！

(52)明哲：犹言"明智"，谓洞察事理。

惟 好生者 略 察 之(53)！

惟 好生者 略 察 之(53)！

希望爱护生命的人稍微察辨这一点！

(53)好生：爱护生命。

标幽赋

【提要】

本文选自《针灸大成》卷二,据上海科学技术出版社2000年《中国医学大成续集》影印扫叶山房本排印。作者窦杰(1196—1280),字汉卿,后改名默,字子声,广平肥乡(今属河北)人,金代针灸学家。元世祖时历任昭文馆大学士、太师等职,故有"窦太师"之称,封魏国公,谥文正。为人博通文史,尤精针灸并擅长外科。著有《针经指南》一卷,内容包括《标幽赋》《通玄指要赋》以及经络气血、针灸方法等方面的论述,文字简要切用而颇富文采,现有《针灸四书》本传世。《普济方》,明·朱橚等编撰,四二六卷,广辑明朝以前医籍及其他有关著作,是我国古代最大的医学方书,《针灸四书》收于其中第四〇九—四一三卷。

《标幽赋》是历来针灸歌赋中最负盛名的佳作之一,一直深受重视,广为传诵。全赋1600余字,结合医经的奥义和作者多年的临床体验,全面而简要地论述了针灸与自然、阴阳、五行、经络、脏腑、气血的关系和取穴的方法、针刺的手法、禁忌、注意事项等重要问题,举例说明了针灸的奇妙作用,对《内经》以来的针刺理论有所总结和发展,对学习针灸有着重要的指导作用,对现代针灸的理论研究和临床工作也有一定的指导意义。

标幽赋

拯救　之法，妙用者　針。

拯救　　之法，妙用者　针。

拯救病人的方法，能巧妙使用的是针灸。

察 歲時 於天道(1)，　　　定 形氣 於予心(2)。

察 岁时 于天道(1)，　　　定 形气 于予心(2)。

从自然界的变化规律中察辨时令季节，在我们医师的心中判定病人的体质情况。

> (1)天道：此指自然界的变化规律。
> (2)形气：指形体的肥瘦、正气的虚实。

春夏 瘦而刺 淺，　　　秋冬 肥而刺深(3)。

春夏 瘦而刺 浅，　　　秋冬 肥而刺深(3)。

对瘦瘠的病人要使用春夏季节的浅刺法，对肥胖的病人要使用秋冬季节的深刺法。

> (3)"春夏"二句：《灵枢·终始》："春气在毛，夏气在皮肤，秋气在分肉，冬气在筋骨。刺此病者，各以其时为齐。故刺肥人者，以秋冬之齐，刺瘦人者，以春夏之齐。"
> (4)刺禁：针刺禁忌。

不 窮 經絡陰陽，　　多 逢 刺禁(4)；　　既 論

不 穷 经络阴阳，　　多 逢 刺禁(4)；　　既 论

不能完全掌握经络阴阳，便经常遭遇针刺禁忌；既已探讨

藏府 虛實，須　向 經 尋。

藏府 虚实，须　向 经 寻。

脏腑的虚实，就必须从经络上寻求。

原 夫 起自中焦(5)，水 初 下 漏(6)。太陰為始(7)，

原 夫 起自中焦(5)，水 初 下 漏(6)。太阴为始(7)，

推究肺经从中焦出发，计时循行。十二经脉是以手太阴肺经为始，

> (5)原：推求。
> (6)漏：漏壶。古代的一种滴水计时器。
> (7)太阴：指手太阴肺经。
> (8)厥阴：指足厥阴肝经。
> (9)云门：经穴名。
> (10)期门：经穴名。

至 厥陰 而 方 終(8)；穴 出雲門(9)，抵期門 而 最後(10)。

至 厥阴 而 方 终(8)；穴 出云门(9)，抵期门 而 最后(10)。

而以足厥阴肝经为终；穴位是以云门穴为始，以期门穴为终。

正經十二，別絡 走三百餘支(11)；正側仰伏(12)，氣血 有

> (11)"正经"二句：言十二条经脉及与之相连接的络脉线上，散布着三百六十五个孔穴。
> (12)正侧仰伏：言经络布满于人体的正侧上下。

正经十二，别络 走三百余支⁽¹¹⁾；正侧仰伏⁽¹²⁾，气血 有

十二条经脉，分布着三百多个穴位；人体各部分，总共有

六百餘候⁽¹³⁾。 手 足 三陽， 手 走 頭

六百余候⁽¹³⁾。 手 足 三阳， 手 走 头

六百多处穴位。手足三阳六条经脉，手三阳从手走向头，

而頭走足； 手 足 三陰， 足 走 腹

而头走足； 手 足 三阴， 足 走 腹

足三阳从头走向足；手足三阴六条经脉，足三阴从足走向腹，

而 胸 走 手。

而 胸 走 手。

手三阴从胸走向手。

要 識 迎 隨， 須 明 逆 順⁽¹⁴⁾。 況乎

要 识 迎 随， 须 明 逆 顺⁽¹⁴⁾。 况乎

要识别各种补泻刺法，必须明白经脉循行的走向。况且

陰陽氣血，多少 為 最⁽¹⁵⁾。 厥陰

阴阳气血，多少 为 最⁽¹⁵⁾。 厥阴

阴阳气血的多少是最首要的。手厥阴心包经、足厥阴肝经

太陽， 少氣 多血；太陰

太阳， 少气 多血；太阴

与手太阳小肠经、足太阳膀胱经，少气多血；手太阴肺经、
足太阴脾经

少陰， 少血 多氣；而 又 氣多 血少 者，

少阴， 少血 多气；而 又 气多 血少 者，

与手少阴心经、足少阴肾经，少血多气；而又有气多血少的，

少陽 之 分； 氣盛 血多 者，

少阳 之 分； 气盛 血多 者，

(14)"要识"二句："迎"即针
尖逆经气运行的方向，为泻
法；"随"即针尖顺经气运行
的方向，为补法。

(15)最：首要。

是手少阳三焦经、足少阳胆经；气多血多的，

陽明 之 位。　　　　　先 詳 　多少

阳明 之 位。　　　　　先 详 　多少

是手阳明大肠经、足阳明胃经。首先详辨各条经脉气血多少

之宜， 次察 應至 之氣⁽¹⁶⁾。 輕滑

之宜， 次察 应至 之气⁽¹⁶⁾。 轻滑

（16）气：指针气。即针感。

适宜的刺法，其次察别应当到来的针感。针刺的感觉轻、滑、

慢 而 未來， 　　沈澀緊而已至。

慢 而 未来， 　　沉涩紧而已至。

慢，反映针感未到，针刺的感觉沉、涩、紧，反映针感已至。

既至也， 量寒熱而 留疾⁽¹⁷⁾；

既至也， 量寒热而 留疾⁽¹⁷⁾；

（17）"量寒热"句：留，谓久留针。刺寒证而欲使其热，应久留而徐出。疾，谓速出针。刺热证而欲使其寒，当暂留而疾出。

针感已经来到，依据寒热而有久留针与速出针的不同；

未至也， 據 虛實 而候氣⁽¹⁸⁾。氣之至也，

未至也， 据 虚实 而候气⁽¹⁸⁾。气之至也，

（18）"未至"二句：言尚未出现针感时，应根据证候的虚实，采取不同的针法，以引针气。

针感尚未来到，依据证候的虚实采用引气的针法。针感到来，

如 魚吞鉤餌之浮沈； 氣未至也，似燕　處

如 鱼吞钩饵之浮沉； 气未至也，似燕　处

如同游鱼吞食浮沉的钩饵；针感未至，如同燕子悠闲地身处

幽堂之深邃⁽¹⁹⁾。氣速至 而速效， 氣遲至

（19）幽堂：深邃的厅房。

幽堂之深邃⁽¹⁹⁾。气速至 而速效， 气迟至

深邃的厅房。 针感迅速到来，疗效就迅疾，针感迟缓不至，

而 不治。

而 不治。

便不能治愈。

觀 夫 九針之法⁽²⁰⁾，毫針 最 微。

（20）九针：九种针形。

观 夫 九针之法⁽²⁰⁾，毫针 最 微。

观看　　九种针具，　　毫针最为纤细。

七星 上 應⁽²¹⁾，眾穴 主 持⁽²²⁾。　　本 形 金 也⁽²³⁾，

七星 上 应⁽²¹⁾，众穴 主 持⁽²²⁾。　　本 形 金 也⁽²³⁾，

毫针适宜人体面部七窍和全身各个穴位。针是由金属制成的，

有 蠲邪扶正之道；短 長 水 也⁽²⁴⁾，　　有

有 蠲邪扶正之道；短 长 水 也⁽²⁴⁾，　　有

具有祛邪扶正的作用；针的长短如同坎卦之水，具有

決凝開滯之機⁽²⁵⁾。定 刺 像 木，或斜 或正⁽²⁶⁾；口 藏

决凝开滞之机⁽²⁵⁾。定 刺 像 木，或斜 或正⁽²⁶⁾；口 藏

疏通淤滞的机巧。进针犹如树枝，有斜正的区别；口中含针

比 火⁽²⁷⁾，　　進陽 補贏。 循 機

比 火⁽²⁷⁾，　　进阳 补赢。 循 机

如同火能使针温，可以增进阳气补益赢弱。抚摩气血循行的
通道，

捫 而可塞 以像 土⁽²⁸⁾，

扪 而可塞 以像 土⁽²⁸⁾，

针刺结束立即闭塞穴位，犹如用土填塞。

實應 五行 而 可知。

实应 五行 而 可知。

以上所说，可以知道实在是应用了五行学说。

然 是 一寸六分⁽²⁹⁾，包含 妙 理；雖 細擬 於

然 是 一寸六分⁽²⁹⁾，包含 妙 理；虽 细拟 于

此长一寸六分的毫针，包含着精妙的道理。虽然精细比拟于

毫髮⁽³⁰⁾，同 貫 多岐⁽³¹⁾。　　可 平

毫发⁽³⁰⁾，同 贯 多岐⁽³¹⁾。　　可 平

毫发，但是能够贯通各条经脉血气的道路。可以平定

五臟 之 寒熱，能 調 六腑 之 虛實(32)。拘攣閉塞，

五脏 之 寒热，能 调 六腑 之 虚实(32)。拘挛闭塞，

五脏六腑的寒热，能调治五脏六腑的虚实。拘挛凝滞的病证，

遣 八邪 而 去 矣(33)；寒熱痛痹， 開 四關

遣 八邪 而 去 矣(33)；寒热痛痹， 开 四关

针刺八邪穴位就能祛除；寒热麻痹的病证，针刺四关穴位

而 已 之(34)。凡 刺 者，使 本神 朝 而 後 入(35)；既

而 已 之(34)。凡 刺 者，使 本神 朝 而 后 入(35)；既

便可治愈。 大凡针刺，使病人的精神集中然后刺入；已经

刺 也， 使 本神 定 而 氣隨。 神 不

刺 也， 使 本神 定 而 气随。 神 不

刺入了，使病人的精神安定然后运用刺法。病人的精神没有

朝 而 勿 刺，神 已 定 而 可 施。定腳處(36)，

朝 而 勿 刺，神 已 定 而 可 施。定脚处(36)，

集中就不要进针，病人的精神已经安定便可以进针。进针时，

取 氣血 為 主意(37)；下手處，調 水木 是 根基(38)。

取 气血 为 主意(37)；下手处，调 水木 是 根基(38)。

要以病人的气血为主旨， 以补泻手法为根基。

天地人 三才 也(39)，湧泉 同 璇璣 百會(40)；

天地人 三才 也(39)，涌泉 同 璇玑 百会(40)；

人身的上中下部位，是涌泉与璇玑、百会穴；

上中下 三部 也，大包 與 天樞 地機(41)。陽蹻 陽維

上中下 三部 也，大包 与 天枢 地机(41)。阳跷 阳维

躯干的上中下部位，是大包与天枢、地机穴。 阳跷、阳维

並 督 帶(42)， 主肩背腰腿 在表之病；陰蹻 陰維

并 督 带(42)， 主肩背腰腿 在表之病；阴跷 阴维

(32)"可平"二句：言毫针能调治五脏六腑的寒热虚实。

(33)八邪：为手背五指缝间八个穴位的总称。

(34)四关：指肘膝关节以下的五俞穴。

(35)本神：精神。朝：聚集。

(36)定脚处：指下针时。下文"下手处"义同。

(37)主意：犹"主旨"。下文"根基"义同。

(38)水木：指补泻手法。因水生木，故水为母，木为子，济母为补，夺子为泻，故云。

(39)"天地人"句：这里分别指人体部位的上下中。

(40)涌泉、璇玑、百会：经穴名。

(41)大包、天枢、地机：经穴名。

(42)阳跷：即申脉穴。阳维：杨继洲注为外关。督：杨继洲注为后溪。后溪，经穴名。带：杨继洲注为临泣。临泣，这里指足临泣，经穴名。

与督脉、带脉，主治肩背腰腿在体表的病证；阴跻、阴维

任　　冲脉⁽⁴³⁾，去 心腹脅肋 在裏之疑⁽⁴⁴⁾。二陵 二躋

任　　冲脉⁽⁴³⁾，去 心腹胁肋 在里之疑⁽⁴⁴⁾。二陵 二跻

与任脉、冲脉，祛除心腹胁肋在体内的病证。二陵、二跻、

二交⁽⁴⁵⁾，似續 而交五大⁽⁴⁶⁾；兩間 兩商 兩井⁽⁴⁷⁾，相 依

二交⁽⁴⁵⁾，似续 而交五大⁽⁴⁶⁾；两间 两商 两井⁽⁴⁷⁾，相 依

二交，经穴相连而遍布全身；两间、两商、两井，相互依存

而 别兩支⁽⁴⁸⁾。

而 别两支⁽⁴⁸⁾。

而分别于两个上肢。

大抵 取穴之法，　必 有 分寸。　　先　審

大抵 取穴之法，　必 有 分寸。　　先　审

大抵选取穴位的方法，必定具有分寸长度。首先要明白

自　意，　次 觀　肉分。　　　　或　伸

自　意，　次 观　肉分。　　　　或　伸

自己的意图，其次须观察病人的身形条件。有的或伸直

屈　而 得之，　　　或 平 直 而 安定⁽⁴⁹⁾。在

屈　而 得之，　　　或 平 直 而 安定⁽⁴⁹⁾。在

或屈曲选取穴位，有的或平卧或正坐掌握穴位。属于

陽部　　筋骨之側，　陷下 為真；在　陰分

阳部　　筋骨之侧，　陷下 为真；在　阴分

阳经的穴位取筋骨的外侧，下陷部位为准；属于阴经的穴位

郄腘之間，　　動脈 相應⁽⁵⁰⁾。取 五穴 用 一穴 而

郄腘之间，　　动脉 相应⁽⁵⁰⁾。取 五穴 用 一穴 而

取筋骨的内侧，有动脉可以触及。点五穴之中而取一穴，就

必 端⁽⁵¹⁾，取 三經　用 一經　　　而 可正。

（右列注释）

(43)阴跻：即照海穴。阴维：
杨继洲注为内关。内关，经
穴名。任：杨继洲注为列缺。
列缺，经穴名。冲：杨继洲
注为公孙。公孙，经穴名。

(44)疑：同"凝"。凝滞。与上
文"病"对举，也指病。

(45)二陵：阴陵泉、阳陵泉两
穴。二跻：阴跻、阳跻两穴。
二交：阴交、阳交两穴。

(46)五大：五体。即两手足和
头。

(47)两间：二间、三间两穴。
两商：少商、商阳两穴。两
井：天井、肩井两穴。

(48)两支：指两上肢。支，同
"肢"。

(49)平：指卧式。直：指坐式。

(50)"在阳部"四句：杨继洲
注："阳部者，诸阳之经也，
如合谷、三里、阳陵泉等穴，
必取侠骨侧指陷中为真也。
阴分者，诸阴之经也，如手
心、脚内、肚腹等穴，必以
筋骨郄腘动脉应指，乃为真
穴也。"腘，膝后弯。

必 端⁽⁵¹⁾，取 三经　用 一经　　而 可正。

必定适中；点三条经脉之中而取一条经脉，也必定准确。

头部 与 肩部　　详 分，　督脉 与 任脉　易

头部 与 肩部　　详 分，　督脉 与 任脉　易

头部与肩部经络穴位要仔细分辨，督脉与任脉选取穴位容易

定。明 标与本，论　刺浅刺深之经；住 痛 移 疼，

定。明 标与本，论　刺浅刺深之经；住 痛 移 疼，

确定。明察标本，可以论及刺深刺浅的经穴；消除疼痛，

取 相交相贯之迳⁽⁵²⁾。　　岂 不闻 脏腑病，

取 相交相贯之径⁽⁵²⁾。　　岂 不闻 脏腑病，

应当在经脉交会处选取穴位。难道未曾听说脏腑的病证，

而 求 门 海　　　俞 募 之微⁽⁵³⁾，经络滞，

而 求 门 海　　　俞 募 之微⁽⁵³⁾，经络滞，

要选用"门""海"命名的穴位与背腧、募穴，经络阻滞，

而 求 原 别 交会之道⁽⁵⁴⁾？更　穷

而 求 原 别 交 会之道⁽⁵⁴⁾？更　穷

要选取原、别、交、会等穴位？　进一步探求

四根　　　三结⁽⁵⁵⁾，　　　依

四根　　　三结⁽⁵⁵⁾，　　　依

四肢末端的"四根"与头面、胸、腹的"三结"，依据

标本 而 刺 无不痊；但 用

标本 而 刺 无不痊；但 用

标本情况进行针刺，就没有不痊愈的；只要正确选用

八法　五门⁽⁵⁶⁾，　分 主 客 而 针

八法　五门⁽⁵⁶⁾，　分 主 客 而 针

针刺八法与五个特定穴位，分辨正气与邪气进行针刺，

无　 不 效⁽⁵⁷⁾。八脉 始终 连 八会⁽⁵⁸⁾，本是纪纲⁽⁵⁹⁾；

(51)"取五穴"句：意为点五穴之中而取一穴，就必定准确。端，正，谓取中。

(52)相交相贯之迳：此指经脉交会穴。迳，"径"的异体字。

(53)门海：指用"门"与"海"命名的穴位。

(54)原：皆足本经精气聚会之所。别：指十五别络。交：指两经或数经的相交穴。会：指八会穴，即脏、腑、气、血、筋、脉、骨、髓的聚会之所。

(55)四根三结：经脉以四肢末端为根(即起始)，头面、胸、腹为结(即终结)，故云。

(56)八法：指迎随、转针、手指、针投、虚实、动摇、提按、呼吸等用针八法。五门，即天干依序隔五相合，如甲与己合为土，乙与庚合为金，丙与辛合为水，丁与壬合为木，戊与癸合为火，以此来确定开穴的时间。

(57)主客：指正气与邪气。正气为主，邪气为客。

(58)八脉：督脉、任脉、冲脉、带脉、阴维、阳维、阴跷、阳跷。

(59)纪纲：法度。

无　　不　效⁽⁵⁷⁾。八脉　始终　连　八会⁽⁵⁸⁾，本是纪纲⁽⁵⁹⁾；

便没有不取效的。奇经八脉始终连接着八会穴，原为法度；

十二經　絡　十二原⁽⁶⁰⁾，　是為樞要。一日　取

十二经　络　十二原⁽⁶⁰⁾，　是为枢要。一日　取

十二条经脉的络穴与原穴，本是关键。　逐日选取

六十六穴之法⁽⁶¹⁾，　方見　　幽微；　　　一時　取

六十六穴之法⁽⁶¹⁾，　方见　　幽微；　　　一时　取

子午流注法中的刺法，方才显现针刺的深奥微妙，逐时选取

一十二經　之原，始　知　　　要妙。

一十二经　之原，始　知　　　要妙。

子午流注法中的原穴，方才知道针刺的要领妙用。

原　夫　補瀉之法，非　呼吸　　　而　在

原　夫　补泻之法，非　呼吸　　　而　在

探求针刺补泻的方法，不仅在于呼吸针法，尤其在于

手指⁽⁶²⁾；速效　之功，要　　交　　正

手指⁽⁶²⁾；速效　之功，要　　交　　正

针刺手法；迅速治愈的功效，要在十二正经与其交经的表里配合关系中，

而　識　本經⁽⁶³⁾。交經繆刺⁽⁶⁴⁾，左有病而右畔取；瀉络

而　识　本经⁽⁶³⁾。交经缪刺⁽⁶⁴⁾，左有病而右畔取；泻络

识别受病的经脉。缪刺法，就是左侧有病刺取右侧；泻络法

遠針⁽⁶⁵⁾，　　　頭有病而脚上針。　　巨刺　與　繆刺

远针⁽⁶⁵⁾，　　　头有病而脚上针。　　巨刺　与　缪刺

与远道取穴法，就是头部有病刺取脚上。巨刺法与缪刺法

各異⁽⁶⁶⁾，　微針　與　妙刺　相通⁽⁶⁷⁾。觀　部分

各异⁽⁶⁶⁾，　微针　与　妙刺　相通⁽⁶⁷⁾。观　部分

(60)十二原：指五脏及膏、肓的十二个原穴。

(61)"一日"句：即逐日按时取穴的子午流注法。

(62)"原夫"二句：杨继洲注："此言补泻之法，非但呼吸，而在乎手之指法也。法分十四者，循扪、提、按、弹、捻、搓、盘、推内、动摇、爪切、进、退、出、摄者是也。"

(63)交正：指十二正经与其交经的表里配合。本经：受病之经。

(64)交经缪刺：即缪刺。

(65)泻络远针：即泻络法和远道取穴法。

(66)巨刺：古刺法。指一侧病而刺另一侧经脉的交叉刺法，用以治疗经脉的病变。

(67)微针：即毫针。

各不相同，毫针与巧妙的刺法相通。察别人体各部的病征，

而 知 經絡之虛實，視 沈浮　而 辨 臟腑之寒溫⁽⁶⁸⁾。

而 知 经络之虚实，视 沉浮　而 辨 脏腑之寒温⁽⁶⁸⁾。

就能了解经络的虚实；辨识针气的缓急，便可分别脏腑的寒温。

(68)沉浮：指针气缓急。缓为浮，急为沉。

　　且 夫 先 令 針耀，而 慮 針損；次 藏口內，

　　且 夫 先 令 针耀，而 虑 针损；次 藏口内，

首先要使针具明亮，又要忧虑针具损坏；其次可把针具含在口中，

而 欲 針溫。目 無 外視，　手 如 握虎；心

而 欲 针温。目 无 外视，　手 如 握虎；心

以使针具温暖。医师要目不旁视，沉着果敢；　心中

無 內慕⁽⁶⁹⁾，如 待 貴人。　左手 重 而 多按⁽⁷⁰⁾，

无 内慕⁽⁶⁹⁾，如 待 贵人。　左手 重 而 多按⁽⁷⁰⁾，

不惦记他事，对待病人如同尊贵的人。压手要重按多按，

(69)内慕：谓惦记他事。
(70)左手：压手。

欲 令 氣散；　右手 輕　而 徐入⁽⁷¹⁾，

欲 令 气散；　右手 轻　而 徐入⁽⁷¹⁾，

使病人肌肉松弛；刺手要轻轻点穴慢慢进入，

(71)右手：刺手。即持针之手。

不痛之因。　　　　空心　恐怯⁽⁷²⁾，

不痛之因。　　　　空心　恐怯⁽⁷²⁾，

这是使病人不感觉痛苦的原因。空腹与有畏惧心理的病人，

(72)空心：空腹。

直立 側　　　而 多暈；　背目

直立 侧　　　而 多晕；　背目

直立与不适当侧卧体位，都容易造成晕针；背着病人的目光

沈掐⁽⁷³⁾，坐 臥平　而 沒昏。

沉掐⁽⁷³⁾，坐 卧平　而 没 昏。

(73)背目沉掐(qiā)：谓背着病人的目光重按。

重按，正坐或平卧的体位，便不会导致晕针。

推 於 十幹 十變(74)，　　知 孔穴之開闔；論

推 于 十干 十变(74)，　　知 孔穴之开阖；论

通过推算得知孔穴开阖的时间，以便适时进针；推论

其 五行 五臟，　　察 日時 之旺衰。伏

其 五行 五脏，　　察 日时 之旺衰。伏

五行与五脏的配伍关系，察辨每一时日病情的轻重。留针

如 橫弩(75)，　　　　應若發機(76)。

如 横弩(75)，　　　　应若发机(76)。

犹如张弓待发般地寻找进针部位，疗效犹如拨机发箭般应手而中。

陰交 陽別　　　　而 定血暈，陰蹻 陽維

阴交 阳别　　　　而 定血晕，阴跷 阳维

阴交、三阴交与阳池三穴可以安定血晕，照海、外关二穴

而 下胎衣。痺 厥 偏枯，　迎

而 下胎衣。痹 厥 偏枯，　迎

能够通下胎衣。痹证、厥证与偏枯，采用迎而夺之的泻法

隨　　　　俾 經絡 接續；　　漏崩 帶下，

随　　　　俾 经络 接续；　　漏崩 带下，

与随而济之的补法，使气血在经络中连续周流；崩漏与带下，

溫補　　使 氣血 依歸。静 以久留，停針待之。

温补　　使 气血 依归。静 以久留，停针待之。

采取温补的灸法，能使气血依旧回归。进针后久留而不动，等待症状缓解。

必準者， 取 照海 治 喉中之閉塞；

必准者， 取 照海 治 喉中之闭塞；

---

(74)"推于"二句：言通过推算得知孔穴开阖的时间，以便适时进针。十变，谓临时之变。其中的原理和算法相当复杂。

(75)伏如横弩：谓针刺前寻找目标。弩，用机械发射的弓，也叫"高弓"。

(76)应若发机：谓针刺后疗效迅疾。发机，拨动弩牙。机，弩牙，即发矢的机关。

诊断明确，刺取照海穴 治疗喉中闭塞，

端的處， 用 大鐘 治 心內之呆癡⁽⁷⁷⁾。

端的处， 用 大钟 治 心内之呆痴⁽⁷⁷⁾。

抓住关键，刺取大钟穴治疗心内呆痴。

(77)大钟：经穴名。

大抵 疼痛 實 瀉⁽⁷⁸⁾， 癢麻 虛 補。

大抵 疼痛 实 泻⁽⁷⁸⁾， 痒麻 虚 补。

大抵疼痛属于实证则用泻法，痒麻属于虚证则用补法。

(78)疼痛实泻：谓疼痛属实证则用泻法。下句仿此。

體重 節痛 而 俞居⁽⁷⁹⁾，心下痞滿

体重 节痛 而 俞居⁽⁷⁹⁾，心下痞满

身体重滞，骨节疼痛，要主刺俞穴，胸胁以下痞积胀满，

(79)俞居：谓主刺俞穴。俞，五腧穴中的俞穴。居，当，任，这里谓主刺。

而 井主⁽⁸⁰⁾。心脹 咽痛， 針 太沖 而 必 除⁽⁸¹⁾；

而 井主⁽⁸⁰⁾。心胀 咽痛， 针 太冲 而 必 除⁽⁸¹⁾；

须主刺井穴。胸胁胀满，咽喉疼痛，针刺太冲穴就必定消除；

(80)井：五腧穴中的井穴。
(81)太冲：经穴名。

脾冷 胃疼， 瀉 公孫 而 立 愈⁽⁸²⁾。胸滿

脾冷 胃疼， 泻 公孙 而 立 愈⁽⁸²⁾。胸满

脾阳不足，胃部疼痛，用泻法针刺公孙穴便立即痊愈。胸胀

(82)公孙：经穴名。

腹痛 刺 內關⁽⁸³⁾，脅痛肋疼 刺 飛虎⁽⁸⁴⁾。筋攣

腹痛 刺 内关⁽⁸³⁾，胁痛肋疼 刺 飞虎⁽⁸⁴⁾。筋挛

腹痛，针刺内关穴；胁肋疼痛，针刺飞虎穴。筋挛拘急，

(83)内关：经穴名。
(84)飞虎：支沟穴的别名。

骨 痛 而 補 魂門⁽⁸⁵⁾，體熱 勞嗽 而

骨 痛 而 补 魂门⁽⁸⁵⁾，体热 劳嗽 而

骨节酸痛，就用补法针刺魂门穴；身体发热，咳引胸背，便

(85)魂门：经穴名。

瀉 魄戶⁽⁸⁶⁾。頭風頭痛，刺申脈與金門⁽⁸⁷⁾；眼癢

泻 魄户⁽⁸⁶⁾。头风头痛，刺申脉与金门⁽⁸⁷⁾；眼痒

用泻法针刺魄户穴。头风头痛，针刺申脉穴与金门穴；眼痒

(86)魄户：经穴名。
(87)申脉、金门：经穴名。

眼疼， 瀉 光明 於 地五⁽⁸⁸⁾。瀉 陰郗

(88)光明：经穴名。地五：地五会穴。

眼疼，泻 光明　　　于　地五⁽⁸⁸⁾。泻　　　阴郄

眼疼，用泻法针刺光明穴与地五会穴。用泻法针刺阴郄穴

止盗汗⁽⁸⁹⁾，治小兒骨蒸⁽⁹⁰⁾；刺偏歷 利小便⁽⁹¹⁾，醫大人

止盗汗⁽⁸⁹⁾，治小儿骨蒸⁽⁹⁰⁾；刺偏历 利小便⁽⁹¹⁾，医大人

制止盗汗，治疗小儿骨蒸；针刺偏历穴通利小便，医治成人

水蠱⁽⁹²⁾。中風 環跳而宜刺⁽⁹³⁾，虛損 天樞而可取⁽⁹⁴⁾。

水蛊⁽⁹²⁾。中风 环跳而宜刺⁽⁹³⁾，虚损 天枢而可取⁽⁹⁴⁾。

水臟。　　中风适宜针刺环跳穴，虚损可以针刺天枢穴。

由　是　午前卯後⁽⁹⁵⁾，太陰　生

由　是　午前卯后⁽⁹⁵⁾，太阴　生

因此每天辰、巳两个时辰，相当于每月上半月月亮逐渐盈满，

而　疾　溫⁽⁹⁶⁾；離　左　酉　南⁽⁹⁷⁾，　　　月朔　死

而　疾　温⁽⁹⁶⁾；离　左　酉　南⁽⁹⁷⁾，　　　月朔　死

就应当使用补法；　每天未、申两个时辰，相当于下半月月亮逐渐亏损，

而　速冷⁽⁹⁸⁾。　　循捫　彈努⁽⁹⁹⁾，　留　吸　母

而　速冷⁽⁹⁸⁾。　　循扪　弹努⁽⁹⁹⁾，　留　吸　母

便应当使用泻法。循扪弹努等，属于虚则补其母的补法，

而　　堅　長⁽¹⁰⁰⁾；　　　爪下　伸提⁽¹⁰¹⁾，疾　呼　子

而　　坚　长⁽¹⁰⁰⁾；　　　爪下　伸提⁽¹⁰¹⁾，疾　呼　子

使病人的正气由弱转强；爪下伸提等，属实则泻其子的泻法，

而　　噓　短⁽¹⁰²⁾。動　退　　空歇⁽¹⁰³⁾，

而　　嘘　短⁽¹⁰²⁾。动　退　　空歇⁽¹⁰³⁾，

使病人的邪气由盛转衰。将针捻动而退，稍作停留，

迎　奪　　　右　　而　瀉涼⁽¹⁰⁴⁾；推內進搓⁽¹⁰⁵⁾，

迎　夺　　　右　　而　泻凉⁽¹⁰⁴⁾；推内进搓⁽¹⁰⁵⁾，

(89)阴郄：经穴名。椀侧缘，腕横纹上五分处。

(90)骨蒸：阴虚劳瘵证的一种症状。多见于结核性病变。

(91)偏历：经穴名。

(92)水蛊：病名。即水臌。

(93)环跳：经穴名。

(94)天枢：经穴名。

(95)午前卯后：指辰、巳两个时辰，即七至十一时。

(96)太阴生：言阴历每月初一开始，月亮由缺至半至圆。太阴，月亮。疾温：谓用补法。

(97)离左酉南：言午时之左、酉时之南，即午后酉前，为未、申两个时辰，十三至十七时。

(98)月朔死：言阴历每月十五以后，月亮由圆至半至缺。月朔，月亮。速冷：谓用泻法。

(99)循扪弹努：皆属补法。弹努，指弹穴，使脉络胀满。

(100)留吸母：虚则补其母的手法。留，谓久留针。吸，谓吸气时出针。

(101)爪下：谓进针前用左手拇指爪甲掐切穴位，以使该处皮肤感觉迟钝，而减少疼痛。伸提：谓将刺入的针上下提插。

(102)疾呼子：实则泻其子的手法。疾，谓疾出针。呼，谓呼气时出针。

(103)动退空歇：谓将刺入的针捻动后向上提起，稍作停留，再行提插。动退，谓将针捻动而退。空歇，谓停针。

(104)"迎夺右"句：谓逆经气运行的方向，将针右旋，是为泻其子的手法。

(105)推内进搓：谓将针推入后缓缓搓转。

逆经气循行的方向，将针右旋，属于凉泻法；将针推入后缓缓搓转，

| 随 | 济 | 左 | 而 | 補暖(106)。 |

| 随 | 济 | 左 | 而 | 补暖(106)。 |

顺经气循行的方向，将针左旋，属于温补法。

(106)"随济左"句：谓顺经气运行的方向，将针左旋，是为补其母的手法。

| 慎之！ | 大患 | 危疾， | 色 | 脉 | 不 | 顺 | 而 |

| 慎之！ | 大患 | 危疾， | 色 | 脉 | 不 | 顺 | 而 |

谨慎啊！对于危重的病人，病证与脉象不相符合，就

| 莫 | 針(107)； | 寒 | 熱 | 風 | 陰， | 饑 | 飽 |

| 莫 | 针(107)； | 寒 | 热 | 风 | 阴， | 饥 | 饱 |

不能针刺；大寒、大热、大风和阴雨天气，大饥、大饱、

(107)色脉不顺：谓病症与脉象不一致。

| 醉 | 勞 | 而 | 切忌(108)。望 | 不補 | 而 | 晦 |

| 醉 | 劳 | 而 | 切忌(108)。望 | 不补 | 而 | 晦 |

大醉与过度劳累的人，便切忌针刺。月半不用补法，月末

(108)"饥饱"句：《素问·刺禁论》有"无刺新饱人，无刺大饥人"之说。

| 不瀉(109)， | 弦 | 不奪 | 而 | 朔 | 不濟(110)。 | 精其心 |

| 不泻(109)， | 弦 | 不夺 | 而 | 朔 | 不济(110)。 | 精其心 |

不用泻法，上弦与下弦不用泻法，月初不用补法。医师用心要精细，

(109)望：阴历每月月中。晦：阴历每月月底。

(110)弦：上弦(阴历每月初七、八)和下弦(阴历每月二十二、二十三)。朔：阴历每月月初。

| 而 | 窮其法， | 無 | 灸艾 | 而 | 壞其皮； |

| 而 | 穷其法， | 无 | 灸艾 | 而 | 坏其皮； |

全面掌握针法，不可滥用灸法，使病人皮肉损伤；

| 正其理 | 而 | 求其原(111)， | 免 | 投针 | 而 | 失其位(112)。 |

| 正其理 | 而 | 求其原(111)， | 免 | 投针 | 而 | 失其位(112)。 |

医师要端正用针之理，探求疾病之原，以免用针错失穴位。

(111)理：指用针之理。原：指疾病之原。

(112)位：穴位。"投针而失其位"作"免"的实语。

| 避灸處 | 而 | 加 | 四肢(113)， | 四十有九； |

| 避灸处 | 而 | 加 | 四肢(113)， | 四十有九； |

(113)四肢：指四肢末梢部的井穴。

避灸的部位加上四肢末梢的井穴，共有四十九处；

禁刺處 而 除 六俞⁽¹¹⁴⁾，二十有二。

禁刺处 而 除 六俞⁽¹¹⁴⁾，二十有二。

禁刺的部位除了六俞穴，还有二十二处。

(114)六俞：六俞穴。

抑 又聞高皇抱疾未瘳⁽¹¹⁵⁾，李氏刺巨闕而得蘇⁽¹¹⁶⁾；

抑 又闻高皇抱疾未瘳⁽¹¹⁵⁾，李氏刺巨阙而得苏⁽¹¹⁶⁾；

又听说元世祖抱病未愈，李元针刺巨阙穴而使他苏醒；

(115)高皇：指元世祖忽必烈。
(116)李氏：疑指李元，字善长，曾为元世祖侍医。巨阙：经穴名。

太子 暴死 為 厥，越人 針 維會 而 復 醒⁽¹¹⁷⁾。

太子 暴死 为 厥，越人 针 维会 而 复 醒⁽¹¹⁷⁾。

虢太子突然死亡属尸厥，秦越人针刺维会穴而使虢太子复醒。

(117)越人：秦越人。即扁鹊。

肩井 曲池， 甄權 刺 臂痛 而 復射⁽¹¹⁸⁾；

肩井 曲池， 甄权 刺 臂痛 而 复射⁽¹¹⁸⁾；

甄权针刺肩井、曲池两穴，治愈库狄嶔的臂痛而使他又能射箭；

(118)"肩井"二句：甄权，唐代名医，尤擅针灸。肩井，经穴名。曲池，经穴名。

懸鐘 環跳， 華佗 刺 躄足 而 立 行⁽¹¹⁹⁾。

悬钟 环跳， 华佗 刺 躄足 而 立 行⁽¹¹⁹⁾。

华佗针刺悬钟、环跳两穴，治愈病人跛足而使他立即行走。

(119)"悬钟"二句：悬钟，经穴名。躄足，跛足。

秋夫 針 腰俞 而 鬼 起 沈痾⁽¹²⁰⁾；王纂針 交 俞

秋夫 针 腰俞 而 鬼 起 沉疴⁽¹²⁰⁾；王纂 针 交俞

徐秋夫针刺腰俞穴，而使鬼魂消除重病；王纂针刺交会穴，

(120)"秋夫"句：秋夫，徐秋夫，南朝宋医家。腰俞，经穴名。

而 妖精 立 出⁽¹²¹⁾。取肝俞與命門⁽¹²²⁾，使瞽士視秋

而 妖精 立 出⁽¹²¹⁾。取肝俞与命门⁽¹²²⁾，使瞽士 视秋

而使妖精立刻出逃。针刺肝俞穴与睛明穴，使盲人看到秋天

(121)"王纂"句：王纂，北宋医家，善针术。交俞，即交会穴。
(122)肝俞：经穴名。命门：两眼睛明穴部位的别称。

毫 之 末⁽¹²³⁾；刺少陽與交別⁽¹²⁴⁾，俾聾夫聽夏蚋之聲⁽¹²⁵⁾。

毫 之 末⁽¹²³⁾；刺少阳与交别⁽¹²⁴⁾，俾聋夫听夏蚋之声⁽¹²⁵⁾。

鸟兽毫毛的末梢；针刺听会穴与阳池穴，使聋子听到夏天蚊

(123)秋毫之末：喻极微细之物。
(124)少阳：指听会穴。交别：指阳池穴。
(125)蚋：蚊类昆虫。

虫发出的声音。

嗟夫！去聖逾遠，此道漸墜。或

嗟夫！去圣逾远，此道渐坠。或

可叹啊！距前代名医的时间遥远，针道逐渐衰落。有的

不得意而散其學(126)，或愆其能而犯禁忌(127)。

不得意而散其学(126)，或愆其能而犯禁忌(127)。

没有掌握针道的精髓而学习粗疏，有的丧失技能而触犯禁忌。

愚庸智淺，難契於玄言(128)；至道淵深，

愚庸智浅，难契于玄言(128)；至道渊深，

愚笨庸碌的人知识浅薄，难以符合玄妙针道；针道渊博深奥，

得之者有幾？偶述斯言，不敢示諸明達者焉，

得之者有几？偶述斯言，不敢示诸明达者焉，

掌握的有几人？不经意讲了这一番话，不敢向通达的人出示，

庶幾乎童蒙之心啟(129)。

庶几乎童蒙之心启(129)。

希望能够启发初学者的思想。

(126)意：指精髓。

(127)愆：失误。

(128)契：符合。玄言：指深奥的针刺学说。

(129)"庶几"句：意为希望能启发初学者的思想。童蒙，原指童幼无知。此指初学者。

鼻对

【提要】

本文选自《逊志斋集》卷六，据《四部丛刊》本排印。作者方孝孺(1357—1402)，字希直，又字希古，人称正学先生，宁海(今属浙江)人。宋濂弟子，明初著名散文家。惠帝时任翰林侍讲学士，曾力助惠帝削藩。燕王朱棣起兵攻破南京，夺取帝位，命其起草登基诏书，不从，遭磔刑，灭十族(宗亲九族及门人)，死者达八百余人。方孝孺文章醇深雄迈。有《逊志斋集》，今存明正德年间顾璘重编本二十四.卷，其中文二十二卷，诗二卷，另有附录一卷。

本文采取拟人化的手法，借助"鼻"的申辩之言，不但示人"服食以节，起处有常"，并应加强自我磨炼的治身之法，而且以"宗覆社圮"缘于"壅蔽之祸"的历史教训为鉴，昭示"上宣下畅"方能长治久安的治国之理。

鼻对

方子 病 鼻寒，鼻 室 不通。踞爐而坐[1]，火 燎 其裳[2]。

(1)踞：凭倚。

方子 病 鼻寒，鼻 室 不通。踞炉而坐[1]，火 燎 其裳[2]。

(2)燎：烧。裳：下衣。下句"裳"指被烧之裳。

我鼻受寒，鼻道阻塞不通。倚炉而坐，炉火烧着我的下衣。

裳 既 及膝，始 覺 而驚，引 而視 之[3]，

(3)引：拉起；撩起。

裳 既 及膝，始 觉 而惊，引 而视 之[3]，

下衣烧成灰烬又烧到膝部，方才感觉而大吃一惊，撩起下衣一看，

煜煜然红[4]， 蓋 裳之火 者 半 也。 於是

(4)煜煜：明亮貌。

煜煜然红[4]， 盖 裳之火 者 半 也。 于是

火苗闪闪发红，原来被火烧毁的下衣已有一半了。我于是

罵 鼻 曰："夫 十二官 各有 主司[5]，維 鼻 何 司[6]？

(5)"十二官"句：详见《素问·灵兰秘典论》。主司，主管。

骂 鼻 曰："夫 十二官 各有 主司[5]，维 鼻 何 司[6]？

(6)维：语气助词。鼻何司：鼻主管什么？

骂鼻说： "十二种器官各有主管的对象，鼻主管什么？

别臭 察微[7]。 臭 之 不察，何 以 鼻 為？

(7)臭(xiù)：气味。

别臭 察微[7]。 臭 之 不察，何 以 鼻 为？

无非是察别细微的气味。不能察别气味，还要鼻子做什么呢！

今 火帛之臭 亦 烈 矣[8]，而 爾 頑若不知[9]，遽 俾

(8)火帛：烧帛。火，动词义。帛，纺织品的总称。

今 火帛之臭 亦 烈 矣[8]，而 尔 顽若不知[9]，遽 俾

(9)顽若：愚钝貌。若，形容词词尾，用如"然"。

现在烧帛的气味够浓烈的了，但是你愚钝不知， 就使

火毒 爐裳及衣[10]。 雍蔽之禍[11]，豈不 大可悲乎？"

(10)烬裳：把下衣烧成了灰烬。烬，动词义。

火毒 烬裳及衣[10]。 雍蔽之祸[11]，岂不 大可悲乎？"

(11)雍蔽：蒙蔽。

火焰烧完下衣而蔓延上衣。蒙蔽的祸患，难道不是太可悲了吗？"

久之，鼻 忽 有 聲，聲 與 口 同。　　　　曰：

久之，鼻 忽 有 声，声 与 口 同。　　　　曰：

过了好久，鼻忽然发出声音，声音如同由嘴中出来一样。说：

"我 受命 為 子之鼻⁽¹²⁾，今 二十又二冬。 蘭

"我 受命 为 子之鼻⁽¹²⁾，今 二十又二冬。 兰

"我接受命令作您的鼻子，到现在已有二十二年了。泽兰、

蕑 椒 桂⁽¹³⁾，其 氣 苾芳⁽¹⁴⁾，我聞 我知，俾子

茞 椒 桂⁽¹³⁾，其 气 苾芳⁽¹⁴⁾，我闻 我知，俾子

蕲茞、椒聊、木樨，它们的气味芬芳，我能嗅闻得到，使您

佩 藏。 槁 蓲 腐 鮑⁽¹⁵⁾，風腥氣惡，我 覺

佩 藏。 槁 蓲 腐 鲍⁽¹⁵⁾，风腥气恶，我 觉

佩戴收藏。枯木、臭草、腐肉、鲍鱼，气味腥恶，我 知道

其 穢，俾 子 避匿。子 足不妄履 而 山不遇毒 者，

其 秽，俾 子 避匿。子 足不妄履 而 山不遇毒 者，

它们污浊，使您避藏。您脚不乱行、登山不遇毒物的原因，

皆 我之得職 也⁽¹⁶⁾。今 子 乃 昧於治身，宜煖而寒，

皆 我之得职 也⁽¹⁶⁾。今 子 乃 昧于治身，宜暖而寒，

都是由于我称职啊。现在您竟然不晓养身，应当保暖却受寒，

去袷 就單， 為 風 所 加，外 鑠 內 鬱，

去夹 就单， 为 风 所 加，外 铄 内 郁，

脱掉夹衣，穿上单衣，被风邪侵袭，体表高烧，体内郁滞，
气机不畅，

壅 我 鼻觀⁽¹⁷⁾，遂至 火燎切膚⁽¹⁸⁾，而不知其然，皆 子

壅 我 鼻观⁽¹⁷⁾，遂至 火燎切肤⁽¹⁸⁾，而不知其然，皆 子

使我的嗅觉受阻，以至于火烧切身，却毫无察觉，这都是您

之 過 也，於鼻何罪焉？ 假使 服食以節，

之 过 也，于鼻 何罪 焉？ 假使 服食 以节，

(12)受命：接受任务或命令。

(13)兰茞椒桂：皆芳香之物。兰，兰草，即泽兰，多年生草本，全草可供药用。椒，椒聊，木名桂，即木樨，木名，亦称桂花。

(14)苾芳：芬芳。苾，浓香。

(15)槁蓲腐鲍：皆恶臭之物。槁，枯木。蓲，臭草。腐，这里指腐肉。鲍，盐渍鱼，气腥臭。

(16)得职：不失其职，称职。

(17)鼻观：嗅觉。

(18)切肤：犹切身。迫切于身。

483

的过失，对于鼻子来说有什么罪过呢?假如衣着饮食有节度，

起處有常，順陰燮陽⁽¹⁹⁾，無所敗傷，寧有不聞馨香

乎⁽²⁰⁾?

起处有常，顺阴燮阳⁽¹⁹⁾，无所败伤，宁有不闻馨香

乎⁽²⁰⁾?

起居有规律，顺从阴阳，没有什么受伤，怎会闻不到气味呢?

且古之志士，至於耄老⁽²¹⁾，猶且居不求適，

且古之志士，至于耄老⁽²¹⁾，犹且居不求适，

再说古代的有志之士，到了老年， 尚且 生活不求舒适，

維道是奮，大雪皴肌⁽²²⁾，而爐不暇近⁽²³⁾，恐

维道是奋，大雪皴肌⁽²²⁾，而炉不暇近⁽²³⁾，恐

只是奋求学问，大雪使皮肤皲裂，也不悠闲地烤火，唯恐

適意之致毒⁽²⁴⁾，知炎上之生災⁽²⁵⁾，可不慎也?

适意之致毒⁽²⁴⁾，知炎上之生灾⁽²⁵⁾，可不慎也?

愉快自得会产生危害，知道向火能造成祸患，难道可以不谨慎吗?

今子當始弱之時⁽²⁶⁾，有荼毒之禍⁽²⁷⁾。方當茹冰嚼雪⁽²⁸⁾，

今子当始弱之时⁽²⁶⁾，有荼毒之祸⁽²⁷⁾。方当茹冰嚼雪⁽²⁸⁾，

现在您正处在青年时期，就遭受丧父之祸。正应吃冰嚼雪，

塊枕   草坐⁽²⁹⁾，愁思怵迫⁽³⁰⁾，凍餓摧挫⁽³¹⁾，猶

块枕   草坐⁽²⁹⁾，愁思怵迫⁽³⁰⁾，冻饿摧挫⁽³¹⁾，犹

以土块为枕头，以草荐为坐席，忧思惊惧，冻饿挫折， 还

恐   不可;   而乃放   不加思⁽³²⁾，

恐   不可;   而乃放   不加思⁽³²⁾，

恐怕不能表达对父亲的孝心;您却恣纵无已，不多思虑，

恣肆   颓惰。   當祁寒時⁽³³⁾，遽自溺於火，

恣肆   颓惰。   当祁寒时⁽³³⁾，遽自溺于火，

---

(19)燮:"变"的异体字。调和。

(20)馨香:香气。

(21)耄老:老年。耄，老。

(22)皴:皲裂。此为使动用法。
(23)暇:悠闲。

(24)适意:愉快自得。
(25)炎上:火。

(26)弱:弱冠，二十岁。
(27)荼毒:指丧父。
(28)茹:吃。

(29)块枕草坐:以土块作枕头，以草荐作坐席。古人居丧期间以此悼念父母。
(30)怵迫:惊惧不安。
(31)摧挫:挫折，挫败。同义词复用。
(32)放:恣纵。

(33)祁:大。

放肆无忌，颓废懒散。当大寒时，就自己沉迷在火炉旁，

為 身 計 者， 良 已 左 矣⁽³⁴⁾。不此之責，而

为 身 计 者， 良 已 左 矣⁽³⁴⁾。不此之责，而

为自身考虑的话，实在已经错了。不责怪自己，却为什么

反 誚我 為何哉！夫 壅蔽之禍，厥有攸自⁽³⁵⁾：秦亥蠱昏，

反 诮我 为何哉！夫 壅蔽之祸，厥有攸自⁽³⁵⁾：秦亥蛊昏，

反而责备我呢！蒙蔽的祸患，它是有所始的：秦二世胡亥昏惑，

趙高 乃 弑⁽³⁶⁾；彼梁 偏 任， 始 有

赵高 乃 弑⁽³⁶⁾；彼梁 偏 任， 始 有

赵高才能弑杀他；梁武帝萧衍只信任逢迎之徒，方才有

朱異⁽³⁷⁾； 隋 廣 淫酗，而 世基以

朱异⁽³⁷⁾； 隋 广 淫酗，而 世基以

朱异弄权而致城破之患；隋炀帝杨广沉迷酒色， 虞世基便

肆⁽³⁸⁾。 木 不虛中， 蟲 何 由 萃⁽³⁹⁾？ 此 三

肆⁽³⁸⁾。 木 不虚中， 虫 何 由 萃⁽³⁹⁾？ 此 三

放肆作恶。树木内部如不空虚，蚂蚁从哪里聚集呢？这三个

主 者⁽⁴⁰⁾，茍 以 至公 為 嗜好⁽⁴¹⁾，以 眾庶 為 耳鼻，

主 者⁽⁴⁰⁾，苟 以 至公 为 嗜好⁽⁴¹⁾，以 众庶 为 耳鼻，

君主， 如果把最大的公心作为嗜好，将百姓当作耳鼻，

上宣 下暢， 無所凝滯， 雖有 奸邪，

上宣 下畅， 无所凝滞， 虽有 奸邪，

政情就能上下通达，没有什么阻碍，即使有诈伪邪恶之人，

何 惡 之 遂？ 顧乃 偏僻猜忌⁽⁴²⁾，執一遺二⁽⁴³⁾，

何 恶 之 遂？ 顾乃 偏僻猜忌⁽⁴²⁾，执一遗二⁽⁴³⁾，

又有什么罪恶能得逞呢？反而偏狭猜忌，偏信个别邪恶之徒，弃置众多忠义之士，

以猶為薰， 椒蘭是棄； 由是 禍亂交興，

---

(34)左：错失。

(35)自：开始。

(36)"秦亥"二句：秦亥，秦二世胡亥，秦始皇少子，前210年即位，在位三年，被赵高杀害。蛊昏，昏惑。弑(shì)，古代以臣杀君、子杀父为弑。

(37)梁：指梁武帝萧衍，南朝梁的开国君王，502～549年在位。

(38)"隋广"二句：详见《隋书·虞世基传》。

(39)萃：聚集。

(40)三主：指上文所言秦二世胡亥、梁武帝萧衍、隋炀帝杨广。

(41)至公：极公正。

(42)顾乃：反而，却。同义词复用。偏僻：偏狭。

(43)执一遗二：执少弃多。此谓偏信个别邪恶之徒，弃置众多忠义之士。一，谓少；二，言多。

以莸为薰，　　椒兰是弃；　　由是 祸乱交兴，

把臭草当作香草，而抛弃芳香草木，从此祸乱不断产生，

宗覆社圮⁽⁴⁴⁾。今 子 不务自尤⁽⁴⁵⁾，　而 维鼻 是 訾。

宗覆社圮⁽⁴⁴⁾。今 子 不务自尤⁽⁴⁵⁾，　而 维鼻 是 訾。

以致国家倾败。现在您不着力责备自己，却一味訾骂鼻子。

一身之理 且 不达，　　况 于 政治 也 哉⁽⁴⁶⁾！"

一身之理 且 不达，　　况 于 政治 也 哉⁽⁴⁶⁾！"

自身的调理尚且不能明白，何况对于国事呢！"

(44)宗覆社圮：国家倾败。宗，宗庙；社，指社稷。皆用作国家的代称。圮，毁坏。

(45)自尤：自责。

(46)政治：指国事。

方子 仰而嗟，俯而愧，屏火捐爐⁽⁴⁷⁾，凝神養氣，

方子 仰而嗟，俯而愧，屏火捐炉⁽⁴⁷⁾，凝神养气，

我仰面叹息，低头愧思，弃去炉火，聚精会神，调养正气，

既 而 鼻疾 果 愈。

既 而 鼻疾 果 愈。

不久鼻疾果然痊愈。

(47)屏：除去。捐：舍弃。

医道同源篇

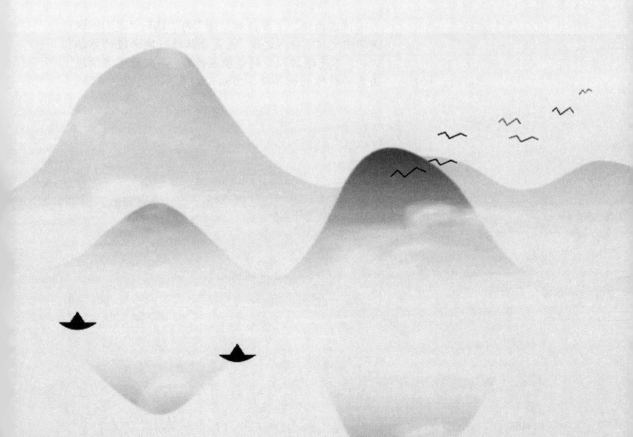

道德经

【提要】

《道德经》又称《老子》，是中国古代先秦诸子分家前的一部著作，为其时诸子所共仰，传说是春秋时期的老子李耳所撰写，是道家哲学思想的重要来源。道德经分上下两篇，原文上篇《德经》，下篇《道经》，不分章，后改为《道经》在前，《德经》在后，并分为八十一章，全文共约五千字，是中国历史上首部完整的哲学著作。

《道德经》常会被归属为道教学说。其实哲学上的道家，和宗教上的道教，是不能混为一谈的，但《道德经》作为道教基本教义的重要构成之一，被道教视为重要经典，其作者老子也被道教视为至上的三清尊神之一道德天尊的化身，又称太上老君，所以应该说道教吸纳了道家思想，道家思想完善了道教。同时，前面所说的哲学，并不能涵括《道德经》（修身立命、治国安邦、出世入世）的全貌。

《道德经》主要论述"道"与"德"："道"不仅是宇宙之道、自然之道，也是个体修行即修道的方法；"德"不是通常以为的道德或德行，而是修道者所应必备的特殊的世界观、方法论以及为人处世之方法。

道德经

(一)

道 可道⁽¹⁾，　　　　非 常道⁽²⁾；

道 可道⁽¹⁾，　　　　非 常道⁽²⁾；

可以用语言说出来的"道"，它就不是永恒的"道"；

名 可名⁽³⁾，　　　　非 常名⁽⁴⁾。 無 名 天地之

名 可名⁽³⁾，　　　　非 常名⁽⁴⁾。 无 名 天地之

可用言词说出来的"名"，不是永恒的"名"。"无"是天地的

始⁽⁵⁾，有 名 萬物 之 母⁽⁶⁾。故 常 無 欲 以 觀其妙⁽⁷⁾；

始⁽⁵⁾，有 名 万物 之 母⁽⁶⁾。故 常 无 欲 以 观其妙⁽⁷⁾；

本始，"有"是万物的根。所以经常从"无"中去观察"道"
的奥妙；

常 有　　欲 以 觀其徼⁽⁸⁾。 此兩者，

常 有　　欲 以 观其徼⁽⁸⁾。 此两者，

经常从"有"中去认识"道"的端倪。"无"和"有"这两者，

同出 而 異名，　　同 謂 之 玄⁽⁹⁾。

同出 而 异名，　　同 谓 之 玄⁽⁹⁾。

来源相同而具有不同的名称，它们都可以说是很幽深的。

玄之又玄，眾妙之門⁽¹⁰⁾。

玄之又玄，众妙之门⁽¹⁰⁾。

极远极深，是一切变化的总门。

(二)

天下 皆 知 美 之 為 美，斯 惡　　已⁽¹⁾；

天下 皆 知 美 之 为 美，斯 恶　　已⁽¹⁾；

天下的人都知道美之所以为美，这就有丑的观念同时存在了；

皆 知 善 之 為 善，斯 不善 已。　　故 有 無

---

(1)道可道：第二个"道"，作动词用，描述、称说、表达之意。第一个"道"，是老子哲学的专用名词和中心范畴，指宇宙万物的本始。

(2)非常道：非，不是；常，恒常、永远。说明了作为宇宙万物本原的"道"是不可描述的。

(3)名可名：第二个"名"为动词，称呼、称谓的意思。第一个"名"，也是老子哲学的专用名词，它指对"道"的具体称呼。

(4)非常名：如果"名"可以根据实物的内容而加以命名，就不是永恒的"名"。

(5)无名天地之始：名，动词，命名、称呼。无：形容"道"生成宇宙万物过程中混沌一片、无以名状的一种特殊的状态。

(6)有名万物之母：母，根本、根源。有，指天地形成以后，万物竞相生成的状况。

(7)故常无欲以观其妙：所以经常在对"无"的体味中观照"道"的奥妙。

(8)徼(jiǎo)：边界。

(9)玄：表示幽昧深远的意思。

(10)众妙之门：一切变化的总门，也就是关于宇宙本原的门径。

(1)天下皆知美之为美，斯恶已：正因为有"美"的观念产生，就说明同时有"丑"的观念产生，否则就无所谓美了，这是事物存在的相反相因、对立统一的关系。

皆 知 善 之 为 善，斯 不 善 已。　　　故 有 无

都知道善之所以为善，恶的观念也就同时产生了。有和无

相 生⁽²⁾，　　難 易　　相 成，長 短 相 形⁽³⁾，

相 生⁽²⁾，　　难 易　　相 成，长 短 相 形⁽³⁾，

相互对立而产生，难和易相互对立而完成，长和短相互对立
而形成，

高 下 相 傾⁽⁴⁾，　　音 聲 相 和⁽⁵⁾，　　前 後

高 下 相 倾⁽⁴⁾，　　音 声 相 和⁽⁵⁾，　　前 后

高和低相互对立而存在，音和声相互对立而和谐，前和后

相　　隨，　　恒 也⁽⁶⁾。　　　　　　是 以

相　　随，　　恒 也⁽⁶⁾。　　　　　　是 以

相互对立而随顺，这是永远不变的(对立统一体)。因此，

聖 人⁽⁷⁾ 處⁽⁸⁾ 無 為⁽⁹⁾之 事，　　行　不 言 之 教⁽¹⁰⁾；

圣 人⁽⁷⁾ 处⁽⁸⁾ 无 为⁽⁹⁾之 事，　　行　不 言 之 教⁽¹⁰⁾；

圣人以"无为"的态度去对待世事，实行"不言"的教导，

萬物　　作 焉　　而 弗 始⁽¹¹⁾，　　生　　而

万物　　作 焉　　而 弗 始⁽¹¹⁾，　　生　　而

(任凭)万物自然地生长变化而不去强为主宰，生养万物而

弗 有，　　為　　而 弗 恃⁽¹²⁾，　　功 成 而

弗 有，　　为　　而 弗 恃⁽¹²⁾，　　功 成 而

不据为己有，培育万物而不自恃自己的能力，功成业就而

弗 居⁽¹³⁾。　夫 唯 弗 居，　是 以 不 去⁽¹⁴⁾。

弗 居⁽¹³⁾。　夫 唯 弗 居，　是 以 不 去⁽¹⁴⁾。

不自我夸耀。正由于不自我夸耀，所以他的功绩不会泯灭。

(三)

不 尚 賢⁽¹⁾，　使 民 不 爭⁽²⁾；不 貴 難 得 之 貨⁽³⁾，

(2)有无相生：指的是自然界事物的存在或不存在。
(3)形：体现、显现的意思。
(4)倾：通行的本子都作"倾"，甲乙帛书本均作"盈"。"高下相倾"指高、低互相对立而存在。
(5)音声相和：乐器的音响和人的声音相应和。
(6)恒也：王弼本无此二字，此据帛书本补上。
(7)圣人：道家最高的理想人物。
(8)处：帛书本作"居"，处世行事的意思。
(9)无为：不做那些违背本性、背离自然意志、束缚心灵、异化人性的事。
(10)行不言之教：不言，就是不发号施令、不滥用政令的意思。行不言之教，即实行"不言"的教导。
(11)万物作而弗始：始、辞，都读作"司"，主宰的意思。
(12)生而弗有，为而弗恃：有，占有，据为己有；恃，自恃(有能耐)。
(13)居：居功、自我夸耀。
(14)是以不去：以，因为；是，指示代词，这。是以，因此。不去，指"圣人"的功绩不会消失。

(1)不尚贤：尚，崇尚、看重，贤，有才能的人。
(2)不争：不争夺功名利禄、权势地位。
(3)不贵难得之货：即不珍视稀罕的器物。

不 尚贤(1)， 使民 不争(2)；不贵 难得之货(3)，

不推崇有才干的人，使人民不争功名利禄；不看重稀有商品，

使 民 不為盜； 不 見 可欲(4)， 使

使 民 不为盗； 不 见 可欲(4)， 使

使人民不去偷盗；不显耀那些能诱发人贪欲的东西，使

民 心 不亂。 是以 聖人 之 治,虚 其 心(5)，

民 心 不乱。 是以 圣人 之 治,虚 其 心(5)，

人民的心性不被搅乱。所以，圣人治理天下，要简化人民的头脑，

(4)不见可欲：见，同"现"，显示、显耀的意思；可欲，指能诱发人贪欲的东西。不见可欲，即不显耀那些能够诱发人贪欲的东西。

(5)虚其心：简化人民的头脑。

實 其腹， 弱 其 志(6)， 強 其 骨。 常

实 其腹， 弱 其 志(6)， 强 其 骨。 常

填饱人民的肚子，削弱人民的意志，增强人民的体魄，永远

(6)弱其志：削弱他们的意志。

使 民 無 知 無 欲。 使夫 智者

使 民 无 知 无 欲。 使夫 智者

使人民没有知识、没有欲望。（这样）使一些自作聪明的人

不敢 為 也。 為 無為(7)， 則 無 不治。

不敢 为 也。 为 无为(7)， 则 无 不治。

不敢妄为。以"无为"的态度去处理世事，就没有办不好的事情。

(7)为无为：前一个为字，做、实行之意。即以符合自然的态度去治理人民。

（四）

道 冲(1)， 而 用 之 或 不盈(2)。

道 冲(1)， 而 用 之 或 不盈(2)。

"道"是虚而不见的，然而它的作用却无穷无尽。

淵兮， 似 萬物 之 宗。 挫 其 銳，

渊兮， 似 万物 之 宗。 挫 其 锐，

它是那样渊深呵，好像是万物的宗主。它不露锋芒，

解 其 紛， 和 其 光， 同 其 塵。 湛兮(3)，

(1)道冲：冲，古字为"盅"，引申为虚。道冲，指道是虚空而没有形体的。

(2)用之或不盈：用之，指宇宙万物都在使用"道"(宇宙万物靠它生成、运动和变化)。盈，读为"逞"，穷尽的意思。

(3)湛兮：湛，深、沉，形容"道"无形无象、深透难测的状态。

491

解 其 纷，和 其 光，同 其 尘。湛兮⁽³⁾，

化解纠纷，蕴蓄着光明，混合着尖埃。它是那样幽隐呵，

似 或 存。吾 不知 谁之子， 象 帝之先⁽⁴⁾。

似 或 存。吾 不知 谁之子， 象 帝之先⁽⁴⁾。

似无而实存。我不知道它是从哪里产生的，似乎在有天帝之前它就存在了。

(4)象帝之先：像，好像、好似；帝，天帝。好像在天帝之前就出现了。

（五）

天地 不仁⁽¹⁾，以 万物 为 刍狗⁽²⁾；圣人 不仁，

天地 不仁⁽¹⁾，以 万物 为 刍狗⁽²⁾；圣人 不仁，

天地无所私爱，任凭万物自然生灭； 圣人无所偏爱，

以 百姓 为 刍狗。天地之间，其犹橐籥⁽³⁾乎！虚 而 不

以 百姓 为 刍狗。天地之间，其犹橐籥⁽³⁾乎！虚 而 不

任由百姓自然生灭。天地间不正像风箱一样吗？空虚却不会

屈⁽⁴⁾，动 而 愈 出。多 言 数 穷⁽⁵⁾，

屈⁽⁴⁾，动 而 愈 出。多 言 数 穷⁽⁵⁾，

穷竭，越动，它的风量越大。议论太多，只会加速失败，

不如 守中⁽⁶⁾。

不如 守中⁽⁶⁾。

不如保持内心的虚静。

(1)天地不仁：仁，即儒家所谓的爱，这里是特指私爱、偏爱。天地不仁，是指天地无所偏爱。

(2)刍狗：用草扎成的狗，供祭祀时用。人们把草做成刍狗时，并不对它有什么偏爱或重视。

(3)橐籥：风箱。

(4)屈：竭、尽。

(5)多言数穷：数，速的假借字。

(6)守中：即守冲，保持虚静的意思。

（六）

谷 神⁽¹⁾ 不死⁽²⁾，

谷 神⁽¹⁾ 不死⁽²⁾，

"道"这个生养天地万物的神奇物，是永恒存在而不会消亡的，

是⁽³⁾ 谓 玄牝⁽⁴⁾。 玄牝 之 门⁽⁵⁾，

是⁽³⁾ 谓 玄牝⁽⁴⁾。 玄牝 之 门⁽⁵⁾，

(1)谷神：谷，指"道"这种无形的神奇物。

(2)不死：永恒存在而不会消亡。

(3)是：指示代词，这。

(4)玄牝：玄，用来形容事物微妙难知、幽深不测的状态；牝，一切动物的母性生殖器官。

(5)玄牝之门：幽微不测的母性之门，即母性的生殖器官，这里代指生育万物的"道"。

这就叫做形而上的微妙的母体，微妙深奥的母体的门户，

是 谓 天地根。 绵绵 若 存⁽⁶⁾， 用 之 不 勤⁽⁷⁾。

是 谓 天地根。 绵绵 若 存⁽⁶⁾， 用 之 不 勤⁽⁷⁾。

就叫做天地的根源。它冥冥地存在着，对宇宙万物的作用是无穷无尽的。

(6)绵绵若存：绵绵，即冥冥，形容无形、不可见的样子。形容"道"的渺渺冥冥，好像存在但又看不见、摸不着。

(7)勤：尽、穷竭。

(七)

天长 地久。 天地 所以 能 长且久 者⁽¹⁾，以

天长 地久。 天地 所以 能 长且久 者⁽¹⁾，以

天地是长久存在的。天地所以能够长久存在，是因为

(1)所以能长且久者：所以能够长久存在的原因。

其 不 自生⁽²⁾，故 能 长生⁽³⁾。是 以 圣人

其 不 自生⁽²⁾，故 能 长生⁽³⁾。是 以 圣人

它们的运行、存在不是为了自己，所以能够长久。因此圣人

(2)以其不自生：以，因为；其，代词，它的，它们的，指天地；自生，经营自己的生存、注重自己的生存。这句话是说天地的运行、存在，不是为了自己的生存。

(3)长生：长久存在。

后 其 身 而 身 先⁽⁴⁾， 外 其 身

后 其 身 而 身 先⁽⁴⁾， 外 其 身

把自己摆在后面，结果自己反而会占先；（危险时）把自己置之度外，

(4)后其身而身先：把自己放在后面，结果反而自己却能占先，得到别人的爱戴。

(5)外其身而身存：把自己置之度外，反而能生存下来。

而 身 存⁽⁵⁾。 非⁽⁶⁾ 以 其 无私 邪？ 故 能 成其私。⁽⁷⁾

而 身 存⁽⁵⁾。 非⁽⁶⁾ 以 其 无私 邪？ 故 能 成其私。⁽⁷⁾

结果反而能保全自己。不正因为他不自私吗？所以反倒成就了他自己的目的。

(6)非：帛书本作"不"。

(7)成其私：私，指个人的目的、理想等。成其私，即成就自己的目的。

(八)

上善 若 水⁽¹⁾。 水 善 利⁽²⁾万物 而 不争，

上善 若 水⁽¹⁾。 水 善 利⁽²⁾万物 而 不争，

最高的善就像水一样。水善于滋润万物却不与万物相争，

(1)上善若水：老子以水性比喻人性善的最高品格。

(2)善利：善于利物，即善于滋润万物。

处 众人 之 所恶⁽³⁾， 故 几 于 道⁽⁴⁾。

处 众人 之 所恶⁽³⁾， 故 几 于 道⁽⁴⁾。

(3)处众人之所恶：处，处在，居于。众人之所恶，众人厌恶的地方，指低下的地位。

(4)几于道：几，近，与……相似，几于道，最接近"道"。

它总是处于人们所厌恶的(低下)地方，所以最接近"道"。

居 善 地⁽⁵⁾，

居 善 地⁽⁵⁾，

(最高的善人)居住要(像水那样)善于选择(低下的)地方，

心 善 渊⁽⁶⁾，　　　与⁽⁷⁾ 善 仁⁽⁸⁾，　言 善 信⁽⁹⁾，

心 善 渊⁽⁶⁾，　　　与⁽⁷⁾ 善 仁⁽⁸⁾，　言 善 信⁽⁹⁾，

心境要保持深沉宁静，交友要真心相爱，说话要诚信可靠，

政 善 治⁽¹⁰⁾，　　事 善 能⁽¹¹⁾，　动 善 时⁽¹²⁾。

政 善 治⁽¹⁰⁾，　　事 善 能⁽¹¹⁾，　动 善 时⁽¹²⁾。

从政要有条有理，干事要利用特长，行动要抓住时机。

夫 唯 不 争，　　　　　故 无 尤⁽¹³⁾。

夫 唯 不 争，　　　　　故 无 尤⁽¹³⁾。

正因为他(像水那样)与世无争，才没有过失。

(九)

持 而 盈 之⁽¹⁾，不 如 其 已⁽²⁾。揣 而 锐 之⁽³⁾，

持 而 盈 之⁽¹⁾，不 如 其 已⁽²⁾。揣 而 锐 之⁽³⁾，

水碗已盛满，　　　不如停止下来。捶打(金属)使它尖利，

不 可 长 保⁽⁴⁾。　金玉满堂⁽⁵⁾，莫之能守⁽⁶⁾。富贵而骄，

不 可 长 保⁽⁴⁾。　金玉满堂⁽⁵⁾，莫之能守⁽⁶⁾。富贵而骄，

难保长久(必遭挫败)。金玉满堂，没有守得住的。富贵而骄傲，

自 遗 其 咎⁽⁷⁾。功 遂 身 退⁽⁸⁾，　天 之 道⁽⁹⁾ 也。

自 遗 其 咎⁽⁷⁾。功 遂 身 退⁽⁸⁾，　天 之 道⁽⁹⁾ 也。

自己招灾。　　功成业就，退位收敛，是合于自然规律的。

(十)

载⁽¹⁾ 营 魄⁽²⁾ 抱 一⁽³⁾，能 无 离 乎? 搏 气⁽⁴⁾ 致 柔，

(5)居善地:(最高的善人)居住要(像水那样)善于选择(低下的)地方。

(6)心善渊:渊，深的意思，在此形容心境深沉宁静。

(7)与:交友、待人。

(8)仁:帛书本作"人"，

(9)信:信实、真诚。

(10)政善治:为政要善于治理。

(11)事善能:做事要善于发挥特长。

(12)动善时:行动要善于把握住时机。

(13)夫唯不争，故无尤:尤，过失、错误。

(1)持而盈之:持，拿、端等意思;盈，满。

(2)已:停止。

(3)揣而锐之:揣，锤打的意思。锐之，使之锐。

(4)不可长保:不能够长久保持(它的锋利)。

(5)金玉满堂:帛书本作"金玉盈室"。

(6)莫之能守:没有能守得住的。

(7)自遗其咎:咎，灾祸。自己留下祸根。遗，若解为赠送(此义当读为 wěi)，自遗其咎就是自己招灾的意思，皆通。

(8)功遂身退:遂，完成，功成业就，应当退位收敛。

(9)天之道:道，在这里指一种普遍规律。即自然的规律。

494

载⁽¹⁾ 营 魄⁽²⁾ 抱一⁽³⁾，能 无离 乎？抟气⁽⁴⁾ 致 柔，

精神和身体合一，能不分离吗？结聚精气，致力柔和，

能 如 婴兒 乎⁽⁵⁾？滌⁽⁶⁾除 玄覽⁽⁷⁾，能 无疵 乎？

能 如 婴儿 乎⁽⁵⁾？涤⁽⁶⁾除 玄览⁽⁷⁾，能 无疵 乎？

能像无欲的婴儿吗？洗清杂念，深入静观，能没有瑕疵吗？

爱民治國，能 无為 乎？天門⁽⁸⁾ 開闔⁽⁹⁾，能 为雌乎⁽¹⁰⁾？

爱民治国，能 无为 乎？天门⁽⁸⁾ 开阖⁽⁹⁾，能 为雌乎⁽¹⁰⁾？

爱民治国，能自然无为吗？感观在进行生命运动，能守静吗？

明白 四達，能 无知⁽¹¹⁾ 乎？生之 畜之，生   而

明白 四达，能 无知⁽¹¹⁾ 乎？生之 畜之，生   而

明白四达，能不用心机吗？生万物，养万物，生养了万物而

不 有，   为   而 不 恃，   長

不 有，   为   而 不 恃，   长

不据为己有，推动了万物发展而不自恃其功绩，使万物生长

而 不宰，   是 謂 玄德。

而 不宰，   是 谓 玄德。

而不去主宰它们，这就叫最深远的"德"。

（十一）

三十輻 共 一轂⁽¹⁾，当其無，   有

三十辐 共 一毂⁽¹⁾，当其无，   有

三十根辐条汇集到一个毂上，有了毂中间的洞孔，才有

車 之用⁽²⁾。埏埴 以 为器⁽³⁾，当其無⁽⁴⁾，   有

車 之用⁽²⁾。埏埴 以 为器⁽³⁾，当其无⁽⁴⁾，   有

车的作用。揉捏黏土做成器皿，有了器皿中间的虚空，才有

器 之用。鑿 户牖⁽⁵⁾ 以 为室，当其無，

器 之用。凿 户牖⁽⁵⁾ 以 为室，当其无，

（1）载：语气助词，相当于"夫"。

（2）营魄：魂魄。

（3）抱一：合一。指魂和魄即精神和身体合而为一。

（4）抟气：抟，集中而不分散。气，精气，指生命的活力。

（5）能如婴儿乎：婴儿，这是老子经常使用的一个概念（或形象），指当人心灵处于自然柔顺、平和宁静的状态时，像无欲的婴儿一般真纯。

（6）涤：洗涤。"涤"帛书本作"修"。

（7）玄览：览，镜子。玄，指形而上的、微妙难识的。

（8）天门：即指人体感官。

（9）开阖：动静。即感官进行视、听、嗅、言、食等生命活动的动作。

（10）能为雌乎：像母性生殖器那样保持安静柔弱。

（11）知：同智，心机、心术的意思。

（1）三十辐，共一毂：辐，车轮上连接轴心和轮圈的木条；毂，车轮中心的圆孔，车轴从当中穿过。

（2）当其无，有车之用：无，指车毂中虚空的部分。

（3）埏埴以为器：埏，和，揉；埴，黏土。揉捏黏土作成器皿。

（4）当其无：无，指器皿中心空的地方。

（5）户牖：门窗。

器皿的作用。开凿门窗建造房屋,有了门窗四壁中间的空地,

<u>有 室之用。 故 有 之 以为利,</u>

<u>有 室之用。 故 有 之 以为利,</u>

才有了房屋的作用。所以"有"给人以便利,

<u>無 之 以為用⁽⁶⁾。</u>

<u>无 之 以为用⁽⁶⁾。</u>

(全靠)"无"使它发挥作用。

(6)有之以为利,无之以为用:有,指事物的实体(如车、房屋、器皿等);无,中空的地方。"有"给人以便利,"无"便发挥出它的作用。

(十二)

<u>五色⁽¹⁾ 令人目盲⁽²⁾;五音⁽³⁾ 令人耳聾⁽⁴⁾;</u>

<u>五色⁽¹⁾ 令人目盲⁽²⁾;五音⁽³⁾ 令人耳聋⁽⁴⁾;</u>

缤纷的色彩,使人眼花缭乱;纷繁的音乐,使人听觉不灵敏;

<u>五味⁽⁵⁾ 令人口爽⁽⁶⁾;馳騁畋獵⁽⁷⁾,令人心發狂⁽⁸⁾;</u>

<u>五味⁽⁵⁾ 令人口爽⁽⁶⁾;驰骋畋猎⁽⁷⁾,令人心发狂⁽⁸⁾;</u>

丰美的饮食,使人味觉迟钝;纵情围猎,使人内心疯狂;

<u>難得之貨,令人行妨⁽⁹⁾。是以聖人 為腹</u>

<u>难得之货,令人行妨⁽⁹⁾。是以圣人 为腹</u>

稀罕的器物,使人操行变坏。因此,有"道"的人只求安饱

<u>不為目⁽¹⁰⁾, 故去彼 取此⁽¹¹⁾。</u>

<u>不为目⁽¹⁰⁾, 故去彼 取此⁽¹¹⁾。</u>

而不追逐声色之娱,所以摈弃物欲的诱惑而吸收有利于身心自由的东西。

(1)五色:此指缤纷的色彩。
(2)目盲:比喻眼花缭乱。
(3)五音:即宫、商、角、徵、羽。这里代指纷繁的音乐。
(4)耳聋:比喻听觉不灵。
(5)五味:酸、苦、甘、辛、咸。这里代指丰美的食物。
(6)口爽:爽,伤。口爽,一种口病,这里比喻味觉差失。
(7)驰骋畋猎:驰骋,马奔跑。畋猎,即围猎。意即纵情玩乐。
(8)令人心发狂:使人内心放荡而不可抑止。
(9)行妨:妨,害,伤。行妨,破坏人的操行。
(10)为腹不为目:只为吃饱肚子,不求声色娱乐。
(11)去彼取此:摈弃物欲的诱惑,吸取有利于身心自由的东西。

(十三)

<u>寵 辱 若驚⁽¹⁾,貴 大患 若身⁽²⁾。</u>

<u>宠 辱 若惊⁽¹⁾,贵 大患 若身⁽²⁾。</u>

得宠和受辱都感到惊恐,重视身体就像重视大祸患一样。

<u>何謂寵辱若驚? 寵 為下⁽³⁾,</u>

(1)宠辱若惊:若,相当于乃,副词,于是的意思。受宠或受辱,就感到惊恐。
(2)贵大患若身:贵,重视;大患,大的祸患。重视身体好像重视大患一样。
(3)宠为下:得宠并不光荣,而是卑下的。

何谓 宠 辱 若 惊? 宠 为 下[3],

什么叫得宠和受辱都感到惊恐呢? 得宠(本质上)是卑下的,

得之 若 驚, 失之 若 驚, 是 謂

得之 若 惊, 失之 若 惊, 是谓

得到宠爱感到惊恐不安,失去宠爱也感到惊恐不安,这就叫

寵 辱 若 驚。 何謂 貴 大患 若 身?

宠 辱 若 惊。 何谓 贵 大患 若 身?

得宠和受辱都感到惊恐。什么叫重视身体像重视大祸患一样?

吾 所以 有 大患 者,為 吾 有身[4], 及 吾 無身,

吾 所以 有 大患 者,为 吾 有身[4], 及 吾 无身,

我所以有大祸患,是因为我有这个身体,如果没有这个身体,

吾 有 何 患? 故 貴 以身

吾 有 何 患? 故 贵 以身

我还会有什么祸患呢? 所以,能够看重自己的身体,

> (4)吾所以有大患者,为吾有身:我之所以有大患,是因为我有身体存在。

为 天下, 若 可 寄天下[5];

为 天下, 若 可 寄天下[5];

并以这种态度去处理事情的人,才可以把天下交付给他;

> (5)贵以身为天下,若可寄天下:寄,寄托,交付。以贵身的态度对待天下事,才可以把天下交托给他。

愛 以 身 為 天下,

爱 以 身 为 天下,

能够爱惜自己的身体,并以这种态度去处理事情的人。

若 可 托天下[6]。

若 可 托天下[6]。

才可以把天下托付给他。

> (6)爱以身为天下,若可托天下:以爱身的态度对待天下事,才可以把天下托付给他。

(十四)

視 之 不見, 名曰 夷[1];聽 之 不聞, 名曰 希;

視 之 不见, 名曰 夷[1];听 之 不闻, 名曰 希;

> (1)夷:帛书本作"微"。

看它看不见，叫作"夷"；　听它听不到，叫作"希"，

搏 之 不得，名曰微。此三者　不可 致 詰，

搏 之 不得，名曰微。此三者　不可 致 诘，

摸它摸不着，叫作"微"。这三者的形象无法追究下去，

故 混而为一(2)。其上 不 皦(3)，　其下 不 昧(4)，

故 混而为一(2)。其上 不 皦(3)，　其下 不 昧(4)，

它是浑为一体的。它上面不显得光明，下面也不显得昏暗，

繩繩兮 不可 名(5)，　　復 歸於 無物(6)。

绳绳兮 不可 名(5)，　　复 归于 无物(6)。

渺茫幽远不可名状，（一切的运动都）会回归到无形的状态。

是謂　無狀 之 狀，無物 之 象，是 謂

是谓　无状 之 状，无物 之 象，是 谓

这就叫作没有形状的形状，不见物体的形象，这就叫作

惚恍。　迎之 不见其首，　随之 不见其

惚恍。　迎之 不见其首，　随之 不见其

"恍惚。"迎着它，看不见它的前头；跟着它，看不见它的

後。 執 古之道(7)，　　以 禦(8) 今之有(9)。　能

后。 执 古之道(7)，　　以 御(8) 今之有(9)。　能

背后。根据早已存在的"道"，来驾驭现在的具体事物。能够

知 古始(10)，　是 謂 道紀(11)。

知 古始(10)，　是 谓 道纪(11)。

认识宇宙的起始，这就叫"道"的规律。

(十五)

古 之 善为士(1)者，　微 妙 玄 通，

古 之 善为士(1)者，　微 妙 玄 通，

古时候懂得"道"的人，细致、深邃而通达，

(2)此三者不可致洁，故混而为一：三者，指视之不见的"夷"、听之不见的"希"和搏之不得的"微"。这三者是老子用以描述不可感知的"道"的。致洁：究诘，追究。

(3)皦：明亮、清晰。

(4)昧：阴暗、不清楚。

(5)绳绳兮不可名：绳绳：渺茫、幽深、不可知。名：名状，描绘。

(6)复归于无物：指"道"复归于它无形无象、混沌不分的状态。

(7)执古之道：执，依据、根据；古之道，古来就存在的"道"。

(8)御：驾驭。在此当利用、使用解。

(9)今之有：眼前的具体事物。

(10)古始：宇宙的开端，"道"的起始。

(11)道纪：纪，纲纪，规律。道纪，"道"的纲纪，道的规律。

(1)士：指懂得"道"的人。

深　　不可識⁽²⁾。夫唯不可識，故强

深　　不可识⁽²⁾。夫唯不可识，故强

深刻到难以认识的地步。正因为难以认识，所以只好勉强地

為之容⁽³⁾：豫兮⁽⁴⁾若冬涉川⁽⁵⁾；猶兮⁽⁶⁾

为之容⁽³⁾：豫兮⁽⁴⁾若冬涉川⁽⁵⁾；犹兮⁽⁶⁾

形容他：　小心谨慎呵，像冬天踏冰过河；警惕疑惧呵，

若畏四鄰⁽⁷⁾；　儼兮⁽⁸⁾其若客⁽⁹⁾；渙兮⁽¹⁰⁾

若畏四邻⁽⁷⁾；　俨兮⁽⁸⁾其若客⁽⁹⁾；涣兮⁽¹⁰⁾

像提防着周围的攻击；庄重严肃呵，像在作客；融和疏脱呵，

其若凌釋⁽¹¹⁾；敦兮其若樸；　　曠兮⁽¹²⁾

其若凌释⁽¹¹⁾；敦兮其若朴；　　旷兮⁽¹²⁾

像冰柱消融；敦厚质朴呵，像未经雕琢的素材；空豁旷达呵，

其若谷；混兮　　其若濁；孰能濁以靜之

其若谷；混兮　　其若浊；孰能浊以静之

像深山幽谷；浑朴厚道呵，像江河的浑浊；谁能够在浑浊中安静下来，

徐清，　　孰能安以久動之　　　　徐生⁽¹³⁾。

徐清，　　孰能安以久动之　　　　徐生⁽¹³⁾。

慢慢地澄清？谁能在长久的安定中变动起来，慢慢地趋进？

保此道者，　　　　不欲盈⁽¹⁴⁾。夫唯不盈，

保此道者，　　　　不欲盈⁽¹⁴⁾。夫唯不盈，

保持这种"道"的人，他不要求圆满。正因为他不自求圆满，

故能蔽　　而不成⁽¹⁵⁾。

故能蔽　　而不成⁽¹⁵⁾。

所以虽然破败，却不会穷竭，不必制造新的东西去补充。

（十六）

(2)微妙玄通，深不可识：细致、深邃而通达，深刻到一般人不能认识。

(3)夫唯不可识，故强为之容：强，勉强；容，描绘、形容。

(4)豫兮：形容迟疑慎重的样子。

(5)若冬涉川：像冬天涉足江河。冬天过河，即在冰上走，不敢无所顾忌，必如履薄冰，小心慎重。

(6)犹兮：警惕戒备的样子。

(7)四邻：指周围邻国。

(8)俨兮：形容庄重严肃的样子。

(9)客：王弼本原作"容"，河上公本、傅奕本、景龙本及帛书本均作"客"，客、容字形相近，故疑王弼本为误写。

(10)涣兮：形容融和疏脱的样子。

(11)凌释：凌，冰。指冰的融化。

(12)旷兮：形容空豁开阔的样子。

(13)孰能浊以静之徐清，孰能安以久动之徐主：谁能够在浑浊中安静下来，慢慢地澄清，谁能够在长久的安定中变动起来，慢慢地趋进。

(14)不欲盈：盈，满。不要求圆满。

(15)蔽而不成：蔽，通"敝"。意思是虽破败但不会穷竭，不必作新补充。

致 虚 极， 守 静 笃(1)。

致 虚 极， 守 静 笃(1)。

尽量使心灵达到一种虚寂状态，牢牢地保持这种宁静。

萬 物 並 作， 吾 以 觀 復(2)。

万 物 并 作， 吾 以 观 复(2)。

万物都在蓬勃生长，我由此观察到了循环往复的规律。

夫 物 芸芸(3)， 各 復 歸 其 根(4)。 歸

夫 物 芸芸(3)， 各 复 归 其 根(4)。 归

万物纷繁茂盛，（最终）各自又会返回到它的出发点。归回

根 曰 静，静 曰(5) 覆命(6)。覆命 曰 常(7)，知 常

根 曰 静，静 曰(5) 复命(6)。复命 曰 常(7)，知 常

本原叫"静"，静叫作"复命"，复命叫作"常"，认识了常

曰 明(8)，不 知 常，妄 作 兇(9)。 知 常

曰 明(8)，不 知 常，妄 作 凶(9)。 知 常

叫做"明"。不了解"常"，轻举妄动就会出乱子。认识了"常"，

容(10)， 容 乃 公(11)， 公 乃 王(12)，

容(10)， 容 乃 公(11)， 公 乃 王(12)，

才能无所不包；无所不包就能坦然公正；坦然公正才能天下
归顺；

王 乃 天(13)， 天 乃 道，

王 乃 天(13)， 天 乃 道，

天下归顺才能符合自然；符合自然，才能符合"道"；

道 乃 久， 没 身 不 殆(14)。

道 乃 久， 没 身 不 殆(14)。

符合"道"，才能长久，到死都不会遭受危险。

(十七)

(1)致虚极，守静笃：尽量使心灵达到虚寂状态，牢牢地保持这种宁静。"虚""静"都是老子认为的心灵应该保持的状态。

(2)万物并作，吾以观复：万物都在蓬勃生长，我因此观察到了循环往复的规律。

(3)芸芸：纷繁茂盛的样子。常形容草木繁茂。

(4)各复归其根：根，根本，指事物本来具有的性质。复归其根，回归本原，即返回自然的本性。

(5)静曰：傅奕本、景龙碑本等作"静曰"，王弼本作"是谓"。

(6)复命：复归本性，这里指回到虚静的本性。老子认为，"道"的本质是虚静的，天地万物(包括人类)是由"道"这个根本所产生的，因此它们回归本原便是回到虚静的状态。

(7)常：指事物运动变化中不变的规律，也就是永恒的法则。

(8)明：事物的运动变化都依循着循环往复的规则，对这种规则的认识，就叫做"明"。

(9)不知常，妄作凶：对事物的运动变化规律不了解，轻举妄动就会出乱子。

(10)容：包容、宽容。

(11)公：公平。

(12)王：即天下归顺的意思。

(13)天：代指自然。

(14)没身不殆：没身，指死亡。殆，危险。

太上⁽¹⁾，不知 有 之⁽²⁾；　　　其次，

太上⁽¹⁾，不知 有 之⁽²⁾；　　　其次，

最好的政治，人民根本意识不到统治者的存在；其次的政治，

亲　而　誉 之⁽³⁾；　其次，　　畏 之；

亲　而　誉 之⁽³⁾；　其次，　　畏 之；

人民亲近君王、赞扬君王；再次一等的，人民害怕统治者；

其次，　　　侮 之。　　　信 不足 焉，

其次，　　　侮 之。　　　信 不足 焉，

更次一等的，人民轻侮统治者。统治者的诚信不足，

有 不信 焉⁽⁴⁾。　　　　悠 兮⁽⁵⁾，

有 不信 焉⁽⁴⁾。　　　　悠 兮⁽⁵⁾，

人民才对他不信任。（最好的统治者）是悠闲自如的呵，

其 贵言⁽⁶⁾。　　功成 事遂，百姓 皆 谓

其 贵言⁽⁶⁾。　　功成 事遂，百姓 皆 谓

他不轻易发号施令。事情办成功了，百姓都说：

我 自然⁽⁷⁾。

我 自然⁽⁷⁾。

"我们本来就该是这样的。"

（十八）

大道　　废，　有 仁义⁽¹⁾；

大道　　废，　有 仁义⁽¹⁾；

社会的公正被废弃了，才有所谓"仁义"存在；

智慧 出，　　有 大伪；　　六亲⁽²⁾ 不和，有

智慧 出，　　有 大伪；　　六亲⁽²⁾ 不和，有

出现了聪明智慧，才产生严重的虚伪；有家庭纠纷，才有

孝慈；　　　国家 昏乱，有 忠臣⁽³⁾。

(1)太上：最好的、至上的、第一流的。这里指最好的政治。

(2)不知有之：（人民）不知道有君主的存在。

(3)其次，亲而誉之：比这次一等的，（人民）亲近他而且赞扬。

(4)信不足焉，有不信焉：（统治者的）诚信不足，才会有（老百姓）不信任他的事情。以上一段表现出老子的政治理想，便是统治者行"无为而治"而使老百姓自由满足，心目中根本没有权威的压力与威胁，也就是说政权的威慑力完全消解，大家生活在安闲自适的氛围中。

(5)悠兮：悠闲的样子。

(6)贵言：以言为贵。意思是不轻易发号施令。

(7)自然：自然，自己本来的样子。

(1)大道废，有仁义：道，在此指一种准则。社会的公德、公正等被废弃，才有所谓的"仁义"产生。

(2)六亲：指父、子、兄、弟、夫、妻，这里指家庭关系。

(3)忠臣：帛书本作"贞臣"。

孝慈； 国家 昏乱， 有 忠臣(3)。

所谓的孝慈；国家陷于混乱，才显出所谓忠臣。

(十九)

絕聖 棄智(1)， 民 利 百倍(2)；

绝圣 弃智(1)， 民 利 百倍(2)；

抛弃聪明和智慧，人民才可以得到百倍的好处；

絕仁 棄義， 民 復(3) 孝慈； 絕巧 弃利，盗贼

绝仁 弃义， 民 复(3) 孝慈； 绝巧 弃利，盗贼

抛弃"仁"和"义"，人民才能回归孝慈；抛弃巧和利，盗贼

無有。 此三者 以 為 文 不足(4)。

无有。 此三者 以 为 文 不足(4)。

**自然消失。（圣智、仁义、巧利）这三样东西全是巧饰，不足
以治理天下。**

故 令 有 所屬(5)：

故 令 有 所属(5)：

所以，要（正面指出）使人的认识有所归属：

見素 抱樸(6)， 少私 寡欲(7)，

见素 抱朴(6)， 少私 寡欲(7)，

即外表单纯、内心质朴、减少私欲，

絕學 無憂(8)。

绝学 无忧(8)。

抛弃所谓（圣智礼法的）学问，达到没有忧虑的境地。

(二十)

唯之 與阿(1)，相去 幾何(2)？ 美之 與惡， 相去 若何(3)？

唯之 与阿(1)，相去 几何(2)？ 美之 与恶， 相去 若何(3)？

(1)绝圣弃智：绝，断绝。圣、智，都是聪明的意思。消除聪明，抛弃智慧。

(2)民利百倍：人民会得到百倍的好处。

(3)复：恢复。

(4)此三者以为文不足：帛书本作"此三言也，以为文未足"。三者，指"圣智""仁义""巧利"这三种东西。文，文饰，巧饰。这三种东西全是巧饰，不足以治理天下。

(5)故令有所属：所以要（正面指出），使人的认识有所归属。令，命令人民。

(6)见素抱朴：外表单纯，内心质朴。素，没有杂色的丝，白色，引申为单纯；朴，未经雕刻的木材，引申为质朴。见，同"现"，显现、显示；抱，抱持。

(7)少私寡欲：减少私心、减少欲望。

(8)绝学无忧：通行本此句在下章开头，此从高亨本提前。绝学，弃绝圣智之学。

(1)唯之与阿：唯，恭敬地答应的声音；阿，怠慢地答应的声音。

(2)相去几何：去，离开，指距离；几何，多少。

(3)恶：指丑恶。

应诺与呵声， 相差多少？ 美好与丑恶，又相差多少？

人之所畏， 不可不畏⁽⁴⁾。荒兮⁽⁵⁾，

人之所畏， 不可不畏⁽⁴⁾。荒兮⁽⁵⁾，

人们普遍所害怕的，就不能不怕。自古以来就是如此呵，

其 未央⁽⁶⁾ 哉！ 众人 熙熙⁽⁷⁾， 如

其 未央⁽⁶⁾ 哉！ 众人 熙熙⁽⁷⁾， 如

这种风气不知何时停止！众人都无忧无虑，兴高采烈，好像

享 太牢⁽⁸⁾， 如 春 登臺⁽⁹⁾。

享 太牢⁽⁸⁾， 如 春 登台⁽⁹⁾。

参加盛大的筵席，又好像春天登高远望（那样心旷神怡）。

我 独 泊兮， 其 未兆⁽¹⁰⁾；沌沌⁽¹¹⁾ 兮， 如

我 独 泊兮， 其 未兆⁽¹⁰⁾；沌沌⁽¹¹⁾ 兮， 如

我独自恬然淡泊而无动于衷；混混沌沌的样子呵，好像

婴儿 之 未 孩⁽¹²⁾； 儽儽兮⁽¹³⁾，若 无所归。众人

婴儿 之 未 孩⁽¹²⁾； 累累兮⁽¹³⁾，若 无所归。众人

一个还不会笑的婴儿；疲乏慵散地，好像无家可归。众人

皆 有余， 而 我 独 若 遗⁽¹⁴⁾。

皆 有余， 而 我 独 若 遗⁽¹⁴⁾。

都有多余的东西，唯独我却好像什么都不够。

我 愚人⁽¹⁵⁾之心 也 哉！俗人 昭昭⁽¹⁶⁾，

我 愚人⁽¹⁵⁾之心 也 哉！俗人 昭昭⁽¹⁶⁾，

我真是个愚人的心肠呵！一般人是那么清醒精明，

我 独 昏昏⁽¹⁷⁾。 俗人 察察⁽¹⁸⁾，

我 独 昏昏⁽¹⁷⁾。 俗人 察察⁽¹⁸⁾，

唯有我如此糊里糊涂。一般人是那么严厉苛刻，

我 独 闷闷⁽¹⁹⁾。 澹兮 其若海⁽²⁰⁾，

我 独 闷闷⁽¹⁹⁾。 澹兮 其若海⁽²⁰⁾，

---

(4)人之所畏，不可不畏：人们所畏惧的，（我）也不必去触犯。

(5)荒兮：指时间经历的长久。

(6)央：结束、完结。

(7)熙熙：形容兴高采烈的样子。

(8)如享太牢：乡、享通飨。太牢，指供祭祀用的牛、羊、豕。如享太牢，好像参加丰盛的筵席。

(9)如春登台：好像春天登高远望一样（心旷神怡）。

(10)我独泊兮，其未兆：泊，淡泊，恬静。兆，征兆，迹象；未兆，没有迹象，引申为不炫耀、无动于衷。

(11)沌沌：混混沌沌的样子，这里指纯真朴实到极点。

(12)如婴儿之未孩：孩同"咳"，咳的本义是指小孩的笑，这句意思是像婴儿还不会笑时那样（混混沌沌）。

(13)儽儽：儽通"累"，形容疲倦闲散的样子。

(14)遗：不足、不够。

(15)愚人：老子所谓的愚人，是一种与世俗之人不同的至高之人，这种"愚"是大智若愚的"愚"。

(16)昭昭：清楚、精明。这是一种俗人的聪明，为老子所不屑。

(17)昏昏：暗昧、糊涂的样子。

(18)察察：严厉苛刻的样子。

(19)闷闷：淳朴的样子。

(20)澹兮其若海：澹，辽远的意思。形容那种淳朴、自然的"愚人"，其思想境界像大海那样辽阔深远，非一般世俗之人所能理解和模仿。

唯有我如此淳厚质朴。辽阔深广呵，（我的心胸）像无边无际的大海一样；

飂 兮 若 無 止(21)。	眾人 皆 有 以(22)，
飂 兮 若 无 止(21)。	众人 皆 有 以(22)，

自由奔放呵，（我的心灵）像无止境随意吹荡的疾风。众人都有一套本领、有所作为，

而 我 獨 頑且鄙(23)。我 獨 異於人，而 貴 食母(24)。
而 我 独 顽且鄙(23)。我 独 异于人，而 贵 食母(24)。

唯独我却愚笨鄙陋。我偏偏与众人不同，而重视用"道"来滋养自己。

(21)飂：疾风。
(22)众人皆有以：以，用。众人都好像有作为、有本领。
(23)顽且鄙：形容愚笨、鄙陋。
(24)我独异于人，而贵食母：母，指"道"，对"食母"的解释，历来不一。有的说，食为动词，养的意思，食母就是食于母、养于"道"，即用"道"来滋养自己；有的说，食是用的意思，食母，就是使用"道"、利用"道"。

（二十一）

孔 德 之 容(1)，	惟 道 是 從(2)。
孔 德 之 容(1)，	惟 道 是 从(2)。

最高的"德"的运作、状态，是随着"道"而变化的。

道　之 為 物，	惟恍 惟惚(3)。
道　之 为 物，	惟恍 惟惚(3)。

"道"作为一种存在物，是恍恍惚惚、若有若无的。

惚兮 恍兮，	其中 有 象(4)；
惚兮 恍兮，	其中 有 象(4)；

它是那样的恍恍惚惚呵，恍惚之中却有形象；

恍兮 惚兮，	其中 有 物。
恍兮 惚兮，	其中 有 物。

它是那样的恍恍惚惚呵，其中却有实物。

窈兮 冥兮(5)，其中 有 精(6)；	其精 甚 真(7)，
窈兮 冥兮(5)，其中 有 精(6)；	其精 甚 真(7)，

它深远模糊中却含有极细微的精气，这精气是非常真实的，

其中 有 信(8)。 自今及古，其 名 不 去，

(1)孔德之容：孔，大的意思；容，指动作、状貌等。孔德之容，即大德的动作、状貌。
(2)惟道是从：惟即唯。只随顺着"道"。
(3)道之为物，惟恍惟惚："道"作为一种存在物，它是若有若无、闪烁不定的。

(4)象：形象。

(5)窈兮冥兮：窈，深远；冥，暗昧，不清楚。形容"道"的昏昏昧昧、深不可测。
(6)精：指极细微的物质性实体。精、气等概念，都是中国古代学说中特有的概念，指的是肉眼看不到的、极其微小的原质。
(7)其精甚真：这种极微小的原质是很真实地存在着的。

其中 有 信(8)。　　自今及古，其 名 不去，

并且是非常可靠的。从古到今，它的名字永远不能消失。

以 閱 眾甫(9)。　　　　吾 何以 知 眾甫之狀 哉!

以 阅 众甫(9)。　　　　吾 何以 知 众甫之状 哉!

根据它，才能认识万物的本始。我凭什么知道万物的起始呢?

以 此(10)。

以 此(10)。

就是根据"道"认识的。

(二十二)

曲 則全(1)，　　枉 則直(2)，　　窪 則盈(3)，

曲 则全(1)，　　枉 则直(2)，　　洼 则盈(3)，

委曲反而能保全，弯曲反而能伸直，低洼反而能充盈，

敝 則新(4)，　　少 則得，　　多 則惑(5)。　　是以

敝 则新(4)，　　少 则得，　　多 则惑(5)。　　是以

破旧反而能生新，少取反而能多得，贪多反而会迷惑。所以，

聖人 抱 一 為 天下式(6)。　　不自見(7)，

圣人 抱 一 为 天下式(6)。　　不自见(7)，

"圣人"用"道"作为观察天下命运的工具。不自我显示，

故 明；　　不自是，故 彰(8)；　　不自伐(9)，

故 明；　　不自是，故 彰(8)；　　不自伐(9)，

反而能显明；不自以为是，反而能显著；不自我夸耀，

故 有功；　　不自矜(10)，　　故 長。　夫 唯 不爭，

故 有功；　　不自矜(10)，　　故 长。　夫 唯 不争，

所以能有功劳；不自高自大，所以能长久。正因为不跟人争，

故 天下 莫能與 之 爭。　古 之 所謂 曲 則全 者，

故 天下 莫能与 之 争。　古 之 所谓 曲 则全 者，

(8)信：信实、可靠。

(9)以阅众甫：众甫，指万物的起始。以阅众甫，即根据(那极微的)精气，才能认识万物的起始。

(10)以此：此，指道。从"道"(认识万物起始的)。

(1)曲则全：委曲反而能保全。

(2)枉则直：枉，弯曲。弯曲反而能伸展。

(3)洼则盈：低洼之处反而能充盈，

(4)敝则新：破旧反而能产生崭新。

(5)少则得，多则惑：指人对于财物，少则可多得，贪多反而迷惑或都失掉。

(6)圣人抱一为天下式：一，指"道"，式，即栻，是古代占卜用的一种迷信工具，根据它转动的结果来判断占卜者的凶吉祸福。

(7)自见：自现，自我显示。

(8)彰：明显、显著。

(9)伐：夸赞。

(10)矜：骄傲。

所以天下没有谁能争得赢他。古人所说的"委曲反能保全"等话，

豈 虛言⁽¹¹⁾ 哉！ 誠 全而歸之。

岂 虚言⁽¹¹⁾ 哉！ 诚 全而归之。

哪里能是假话呢？它实实在在是能够做到的。

(11)言：帛书乙本作"语"。

(二十三)

希言 自然⁽¹⁾。　　故　飄風 不終朝，　骤雨

希言 自然⁽¹⁾。　　故　飘风 不终朝，　骤雨

少施政令是合于自然的。所以，狂风刮不了一早晨，暴雨

不終日⁽²⁾。　孰 為 此 者？　天地。　天地

不终日⁽²⁾。　孰 为 此 者？　天地。　天地

下不了一整天。是谁使它这样的？是天地。天地（的狂暴）

尚不能 久，而況於人乎？ 故 從事於道者，同於道⁽³⁾；

尚不能 久，而况于人乎？ 故 从事于道者，同于道⁽³⁾；

都不能持久，何况人呢？　　所以，从事于"道"的，就与"道"相同；

德者，　　　　同於德；　　　　失者，

德者，　　　　同于德；　　　　失者，

从事于"德"的，就与"德"相同；表现失"道"、失"德"的，

同於失。　　　同於道者，　　　道亦樂得之；

同于失。　　　同于道者，　　　道亦乐得之；

行为就是暴戾恣肆。与"道"相同的人，"道"也乐于得到他；

同於德者，　　德亦樂得之；同於失者，

同于德者，　　德亦乐得之；同于失者，

与"德"相同的人，"德"也乐于得到他；与失"道"、失"德"相同的人，

(1)希言自然：希言，即稀言，少说话。其深一层的意思是少施加政令。

(2)飘风不终朝，骤雨不终日：狂风刮不了一个早晨，暴雨下不了一整天。狂风、暴雨，比喻暴政。

(3)从事于道者，同于道：求"道"的人，就与"道"相同。

失 亦 樂 得 之⁽⁴⁾。　　　　信 不 足 焉，

失 亦 乐 得 之⁽⁴⁾。　　　　信 不 足 焉，

就会承受失"道"、失"德"的后果。统治者不值得信任，

有 不 信 焉⁽⁵⁾

有 不 信 焉⁽⁵⁾。

人民自然就不信任他。

（4）失亦乐得之：失，指失道、失德，也就是指"飘风"、"骤雨"式的暴政。

（5）信不足焉，有不信焉：这两句已见于十七章。

(二十四)

企 者 　　　　不 立⁽¹⁾；跨 者

企 者 　　　　不 立⁽¹⁾；跨 者

踮起脚想站得高一点，反而站不稳；急切地大跨步前行，

不 行⁽²⁾；　自 見 者 不 　　明；自 是 者

不 行⁽²⁾；　自 见 者 不 　　明；自 是 者

反而走不快；自我显示的人，反而不能显闻；自以为是的人，

不 　　彰；　自 伐 者 　　無 　　功；

不 　　彰；　自 伐 者 　　无 　　功；

反而不能彰显；自我夸耀的人，反而不会被认为有功劳；

自 矜 者 不 　　長⁽³⁾。其 在 道 也，

自 矜 者 不 　　长⁽³⁾。其 在 道 也，

自高自大的人，反而不能持久。从"道"的观点来衡量，

曰：　　　　　　餘 食 贅 行⁽⁴⁾，

曰：　　　　　　余 食 赘 行⁽⁴⁾，

（以上这些急躁炫耀的行为）可以说都是剩饭　赘瘤，

物 或 惡 之，故 有 道 者 　　　不 處⁽⁵⁾。

物 或 恶 之，故 有 道 者 　　　不 处⁽⁵⁾。

惹人厌恶，　　　所以有"道"的人是不这样做的。

（1）企者不立：企，抬起脚后跟、踮起脚。

（2）跨者不行：跨，跃、越的意思。

（3）自见者不明；自是者不彰；自伐者无功；自矜者不长：这是老子以退为进的辩证思想的具体化。

（4）余食赘行：剩饭、赘瘤。行，即形，赘，长出、凸现在外的东西，故称赘形。

（5）有道者不处：有"道"的人是不这样做的。处，处世行事。

507

(二十五)

有 物 混 成，　　　先 天 地 生(1)。

有 物 混 成，　　　先 天 地 生(1)。

有一个浑然一体的东西，在天地产生以前就存在了，

寂兮 寥兮(2)，獨立 而 不 改(3)，周行 而 不 殆(4)，

寂兮 寥兮(2)，独立 而 不 改(3)，周行 而 不 殆(4)，

它无声又无形，独立长存永不衰竭，循环运行而生生不息，

可 以 為 天地母(5)。　　　吾 不 知 其 名，

可 以 为 天地母(5)。　　　吾 不 知 其 名，

它可以算做天下万物的根源。我不知道它的名字，

強 字 之 曰 道(6)，強 為 之 名 曰 大(7)。

强 字 之 曰 道(6)，强 为 之 名 曰 大(7)。

勉强叫它为"道"，再勉强给它取个名字叫"大"。

大 曰 逝(8)，　　　逝 曰 遠，　　　遠 曰 反(9)。

大 曰 逝(8)，　　　逝 曰 远，　　　远 曰 反(9)。

它广大无边而周流不息，周流不息而伸展辽远，伸展辽远而返回本原。

故　道大，天大，地大，人亦大(10)。域 中 有 四大(11)，

故　道大，天大，地大，人亦大(10)。域 中 有 四大(11)，

所以(说)，"道"大，天大，地大，人也大。宇宙空间有四大，

而 人 居 其 一 焉。人 法地，　地 法天，　　天

而 人 居 其 一 焉。人 法地，　地 法天，　　天

而人是四大之一。人以地为法则，地以天为法则，天

法道，　　　道 法自然(12)。

法道，　　　道 法自然(12)。

以"道"为法则，"道"则纯任自然，以它自己的样子为法则。

(1)有物混成，先天地生：有这么一个东西，它是处于浑朴状态的，在天、地产生之前就已产生。

(2)寂兮寥兮：寂，没有声音；寥，空虚、无形。

(3)独立而不改：形容"道"的绝对性、永存性。

(4)周行而不殆：周是环绕的意思，周行就是循环运行。不殆：不息，不停的意思。

(5)可以为天地母：天地母，一般通行本作"天下母"。

(6)强字之日"道"：勉强把它叫做"道"。由于"道"是无声无形、不可体察的，所以本来是不该立名的，但为了使用时方便，还是得给它一个名称，故只好勉强叫它为"道"。

(7)强为之名曰大：勉强再给它取一个名字叫做"大"。大，形容"道"是没有边际、无所不包的，它既指"道"幅度的辽阔，又指"道"的高于一切(万物之母)。

(8)大日逝：日，当"而"或"则"讲。逝，指"道"的运行，周流不息。

(9)反：同"返"，指"道"循环运行后返回到原点、返回到原状。

(10)人亦大：王弼本"人"作"王"，注解为人。傅奕本、范应元本作"人"。

(11)域中有四大：帛书本"域中"作"国中"，意思是宇宙中有四大。

(12)道法自然：自然，指"道"的自然状态。

(二十六)

重 為 輕 根⁽¹⁾，靜 為 躁 君⁽²⁾。是以君子終日行

重 为 轻 根⁽¹⁾，静 为 躁 君⁽²⁾。是以君子终日行

厚重是轻率的基础，宁静是躁动的主宰。因此君子整天行走

不 離 輜重⁽³⁾。 雖 有 榮觀⁽⁴⁾， 燕處⁽⁵⁾ 超然⁽⁶⁾。

不 离 辎重⁽³⁾。 虽 有 荣观⁽⁴⁾， 燕处⁽⁵⁾ 超然⁽⁶⁾。

不离开载重的车辆。虽然有华丽的生活，却不沉溺在里面。

奈何 萬乘之主⁽⁷⁾， 而 以身輕天下⁽⁸⁾?

奈何 万乘之主⁽⁷⁾， 而 以身轻天下⁽⁸⁾?

为什么身为大国的君主，却以轻率躁动的行为来治理天下呢?

輕 則 失根， 躁 則 失君。

轻 则 失根， 躁 则 失君。

轻率就失去了根基，躁动就必然丧失主宰。

(二十七)

善行 無 轍跡⁽¹⁾，善言 無 瑕讁⁽²⁾；善數⁽³⁾

善行 无 辙迹⁽¹⁾，善言 无 瑕谪⁽²⁾；善数⁽³⁾

善于行走的，不留痕迹；善于言谈的，没有错话；善于计算的，

不用 籌策⁽⁴⁾；善閉 無 關楗⁽⁵⁾ 而 不可 開；善結

不用 筹策⁽⁴⁾；善闭 无 关楗⁽⁵⁾ 而 不可 开；善结

不用筹策；善于关闭的，不用栓梢却使人不能打开；善于捆缚的，

無 繩約⁽⁶⁾ 而 不可 解。是以 聖人 常

无 绳约⁽⁶⁾ 而 不可 解。是以 圣人 常

不用绳索却使人不能解除。因此，有"道"的"圣人"总是

---

(1)重为轻根：厚重是轻率的基础。根，根本、基础。

(2)静为躁君：宁静是躁动的主宰。君，主宰。

(3)君子终日行不离辎重：王弼本"君子"作"圣人"，此从帛书本。辎重，军队运载器械粮食的车。

(4)荣观：贵族游玩享乐的地方，这里代指华丽的生活。

(5)燕处：有两说：一说燕为安的意思，燕处就是安居；一说燕处是贵族日常生活享受。今从后说。

(6)超然，不陷在里面。

(7)万乘之主：一两兵车叫做一乘，具有一万辆兵车的国家，在当时是实力强大的国家，故"万乘之主"就是指大国的君主。

(8)以身轻天下：用轻率躁动来治理天下。

---

(1)善行无辙迹：辙，车轮压出的痕迹；迹，脚步、马蹄等留在地上的痕迹。善行无辙迹，意思是善于走路的，不留痕迹在地面上。

(2)瑕谪：瑕、谪都是玉上面的疵病，此引申为过失。

(3)数：计算。

(4)筹策：古代计算时所使用的一种工具，用竹制成，其功能相当于今天的珠算。

(5)关楗：关锁门户所用的栓梢，多用木头制成。

(6)绳约：约，绳、索的意思。绳约，就是指绳索。

善　救人，　　　故　无　弃人⁽⁷⁾；　常　善

善　救人，　　　故　无　弃人⁽⁷⁾；　常　善

善于做到人尽其才。所以，没有被遗弃的人。总是善于做到

（7）是以圣人常善救人，故无弃人：常，总是、永远。

救物，　　故　无　　弃物。　　是　谓　袭⁽⁸⁾明。

救物，　　故　无　　弃物。　　是　谓　袭⁽⁸⁾明。

物尽其用，所以，没有被废弃的东西。这就叫作内藏着聪明智慧。

（8）袭：随袭，有保持、含藏的意思。

故　　善人者，不善人之师⁽⁹⁾；不善人者，善人之资⁽¹⁰⁾。

故　　善人者，不善人之师⁽⁹⁾；不善人者，善人之资⁽¹⁰⁾。

所以，善人可以做恶人的老师，恶人可以做善人的借鉴。

（9）善人者，不善人之师：善人是恶人的老师。

（10）不善人者，善人之资：恶人是善人的借鉴。

不　贵其师，　　　不　爱其资，　　　虽　智

不　贵其师，　　　不　爱其资，　　　虽　智

（如果）不尊重他的老师，不爱惜他的借鉴，虽然自以为聪明，

大迷，　　　　是　谓　要妙⁽¹¹⁾。

大迷，　　　　是　谓　要妙⁽¹¹⁾。

其实是大糊涂。这就叫作精要深奥的道理。

（11）要妙：精要玄妙。

（二十八）

知　其　雄，　　守　其　雌⁽¹⁾，　　为　天　下　谿⁽²⁾。

知　其　雄，　　守　其　雌⁽¹⁾，　　为　天　下　谿⁽²⁾。

深知什么是强雄，却安于柔雌的地位，甘做天下的溪涧。

（1）知其雄，守其雌：雄，比喻刚劲、躁进；雌，比喻柔静、谦卑。深知什么是雄强，却安于柔雌的地位。

（2）谿：同"溪"。在此象征谦卑。

为　天　下　谿，　　常　德　　　不　离，　　复　归　于

为　天　下　谿，　　常　德　　　不　离，　　复　归　于

甘做天下的溪涧，永恒的"德"就不会离失，而回复到

婴儿⁽³⁾。　　　知　其　白，　　守　其　黑，

婴儿⁽³⁾。　　　知　其　白，　　守　其　黑，

（3）婴儿：象征纯真质朴。

婴儿似的单纯质朴状态。深知什么是光彩，却安于暗昧的地位，

為 天下 式⁽⁴⁾。	為 天下 式，	常 德
为 天下 式⁽⁴⁾。	为 天下 式，	常 德

(4)式：同"栻"，古代占卜用的工具。

甘做预测天下的工具。甘做预测天下的工具，永恒的"德"

不 忒⁽⁵⁾，	復 歸 於 無極⁽⁶⁾。	知 其 榮⁽⁷⁾，
不 忒⁽⁵⁾，	复 归 于 无极⁽⁶⁾。	知 其 荣⁽⁷⁾，

(5)忒：差错。
(6)复归于无极：回复到最后的真理。
(7)知其荣：以上六句不少人怀疑是后人添入的，理由是除开这六句，其余句子的组合合乎逻辑，且与上一段相对应。

就不会有过错，而回复到最后的真理。深知什么是荣耀，

守 其 辱，	為 天下 谷⁽⁸⁾。	為 天下 谷，
守 其 辱，	为 天下 谷⁽⁸⁾。	为 天下 谷，

(8)谷：川谷。象征宽容谦卑。

却安于卑辱的地位，甘做天下的川谷。甘做天下的川谷，

常 德乃 足。	復 歸 於 樸⁽⁹⁾。	樸
常 德乃 足。	复 归 于 朴⁽⁹⁾。	朴

(9)朴：纯朴、质朴、真朴。

永恒的"德"才得以充足，而回复到真朴的状态。真朴的"道"

散 則 為 器⁽¹⁰⁾，	聖人 用 之，則 為 官長⁽¹¹⁾，
散 则 为 器⁽¹⁰⁾，	圣人 用 之，则 为 官长⁽¹¹⁾，

(10)朴散则为器：真朴的"道"分散就形成万物。器，指现象世界具体的实物。
(11)官长：一说指百官的首长，即君主；一说官为管理，长为领导的意思，今从前者。

分散形成万物，有"道"的"圣人"沿用真朴，则成为百官的首长。

故 大制 不 割⁽¹²⁾。
故 大制 不 割⁽¹²⁾。

(12)大制不割：完善的政治制度是自然天成、不能随意割裂的。这是本章包含的另一个意思。

所以完善的政治制度是自然天成、不能割裂的。

(二十九)

將 欲 取天下 而 為 之， 吾 見 其 不得已⁽¹⁾。
将 欲 取天下 而 为 之， 吾 见 其 不得已⁽¹⁾。

(1)将欲取天下而为之，吾见其不得已：取，治理的意思；为，指有所作为，治理天下成功；不得已，已为语气助词，不能达到而已。

（如果有人）想要治理天下并取得成功，我看他是不能达到目的的了。

天下 神 器⁽²⁾， 不可 為 也， 不可 執 也⁽³⁾。

天下 神器⁽²⁾，　不可 为 也，　不可 执 也⁽³⁾。

天下这个神圣的东西，不可以有所作为，也不可以用强力来掌握。

为者　　败之，执者　　失之⁽⁴⁾。

为者　　败之，执者　　失之⁽⁴⁾。

如果想有所作为，就要搞糟；如果用强力来掌握，就会失去。

故 物　或 行　　或 随，

故 物　或 行　　或 随，

所以一切事物，有的走在前面，有的跟在后面；

或 歔⁽⁵⁾　或 吹⁽⁶⁾，　或 强　　或 羸⁽⁷⁾，

或 歔⁽⁵⁾　或 吹⁽⁶⁾，　或 强　　或 羸⁽⁷⁾，

有的气势火红，有的处境寒凉；有的势力强大，有的软弱无力；

或 挫⁽⁸⁾　或 隳⁽⁹⁾。　是 以 圣 人

或 挫⁽⁸⁾　或 隳⁽⁹⁾。　是 以 圣 人

有的乘坐在车上，有的坠于车下。因此"圣人"

去 甚⁽¹⁰⁾，去 奢⁽¹¹⁾，去 泰⁽¹²⁾。

去 甚⁽¹⁰⁾，去 奢⁽¹¹⁾，去 泰⁽¹²⁾。

要去掉极端的、奢侈的、过分的东西。

(三十)

以 道 佐⁽¹⁾ 人主⁽²⁾ 者，不 以 兵 强 天下⁽³⁾。

以 道 佐⁽¹⁾ 人主⁽²⁾ 者，不 以 兵 强 天下⁽³⁾。

用"道"去辅佐君主的人，不靠武力在天下逞强。

其 事　　好 还⁽⁴⁾。　师⁽⁵⁾ 之 所 处，

其 事　　好 还⁽⁴⁾。　师⁽⁵⁾ 之 所 处，

使用武力这种事，是必定有报应的。军队所到之处，

荆棘 生 焉。　　　大 军 之 后，必 有 凶 年⁽⁶⁾。

(2)天下神器：器，器物、东西。天下这个神圣的东西。

(3)不可执也：王弼本没有这一句，各种通行本也没有这一句。《文选》于今升《晋纪总论》李善注引《文子》述老子语时有此句。刘师培《老子斠补》也持此说。

(4)为者败之，执者失之：帛书本作"为之者败之，执之者失之"。

(5)歔：有的版本作"呴"，温暖、温热的意思；有的版本作"嘘"，出气缓慢的意思。

(6)吹：寒凉。或说出气急就是吹。

(7)羸：瘦弱。

(8)挫：王弼本作"挫"，河上公本作"载"。意思是安坐在车上。

(9)隳(huī)：即堕、坠。与挫(或载)相对，即坠下车去。

(10)甚：极端的。

(11)奢：奢侈的。

(12)泰：即太，过度的、过分的。

(1)以道佐：用"道"去辅佐。

(2)人主：国君、君主。

(3)不以兵强天下：不依靠武力在天下逞强。

(4)其事好还：其事，指用兵这件事。还，还报，报应。

(5)师：指军队。

(6)大军之后，必有凶年：大战过后，必然有灾荒年。

荆 棘 生 焉。　　　大 军 之 后，必 有 凶 年[6]。

（民生凋敝，田地荒芜），荆棘丛生。大战过后，必定是灾荒年。

善　　　　　有 果[7]　　　　而 已，

善　　　　　有 果[7]　　　　而 已，

善于用兵打仗的人，只求达到救济危难的目的就是了，

不 敢 以 取 强，　　　果[8]　而 勿 矜，

不 敢 以 取 强，　　　果[8]　而 勿 矜，

不敢用兵力来逞强于天下。达到目的而不自高自大，

果　　　而 勿 伐，　果　　而 勿 驕，　果

果　　　而 勿 伐，　果　　而 勿 骄，　果

达到目的而不自我夸耀，达到目的而不自以为是，达到目的

而 不 得 已，　　　　果　　而 勿 强。

而 不 得 已，　　　　果　　而 勿 强。

而要认为这是出于不得已，达到目的而不要逞强。

物 壮 则 老，

物 壮 则 老，

（无论国家还是个人）凡是气势强盛之后就会趋于衰老，

是 谓 不 道，　　　　　不 道 早 已[9]。

是 谓 不 道，　　　　　不 道 早 已[9]。

（因此逞强气盛）是不合于"道"的。不合于"道"，必然很快就会死亡。

（三十一）

夫 唯 兵 者[1]，不 祥 之 器，物 或 恶 之[2]，故

夫 唯 兵 者[1]，不 祥 之 器，物 或 恶 之[2]，故

战争呵，　　这是不吉利的东西。大家都厌恶它，所以

有 道 者　不 處[3]。　君 子 居 则 貴 左，

---

(7)果：有几种解释。一说是胜利的意思；一说是救济危难的意思。今从后一解。

(8)果：以后几个"果"都是达到目的意思。

(9)早已：早死。这一章表现了老子对残酷战争的反对和谴责。

(1)夫唯兵者：兵，兵器，也指兵事、战争。

(2)物或恶之：大家都厌恶它。物，指人。

(3)有道者不处：有"道"的人不接近它。

有道者   不处⁽³⁾。   君子 居 则 贵左，

有"道"的人是不去接近它的。君子平时以左边为尊贵，

用兵 则 贵右⁽⁴⁾。   兵者 不详 之 器，非 君子

用兵 则 贵右⁽⁴⁾。   兵者 不详 之 器，非 君子

打仗时以右边为尊贵。战争是不吉利的东西，不是君子

之 器，   不得已 而 用 之，恬淡⁽⁵⁾ 为上，

之 器，   不得已 而 用 之，恬淡⁽⁵⁾ 为上，

所使用的东西。万不得已而使用它，最好是淡然处之。

胜   而 不 美，   而 美 之 者，

胜   而 不 美，   而 美 之 者，

**胜利了也不要得意洋洋、自以为了不起，如果洋洋得意、自
以为了不起，**

是 乐杀人⁽⁶⁾。夫 乐杀人 者，则 不可得志于天下⁽⁷⁾ 矣。

是 乐杀人⁽⁶⁾。夫 乐杀人 者，则 不可得志于天下⁽⁷⁾ 矣。

**就是以杀人为快乐。以杀人为快乐的人，就不能在天下取得
成功。**

吉 事 尚 左，   兇 事 尚 右。   偏将军 居 左，

吉 事 尚 左，   凶 事 尚 右。   偏将军 居 左，

**吉庆的事以左边为上，凶丧的事以右边为上。偏将军站在左
边，**

上将军 居 右， 言 以 丧礼 处 之。

上将军 居 右， 言 以 丧礼 处 之。

上将军站在右边，这就是说出兵打仗用丧礼的仪式来处理，

杀人 之 众，以 悲哀 泣⁽⁸⁾ 之， 战胜 以 丧礼 处之。

杀人 之 众，以 悲哀 泣⁽⁸⁾ 之， 战胜 以 丧礼 处之。

**战争杀伤众多，带着哀痛的心情去参加，打了胜仗要用丧礼
的仪式去处理。**

---

(4)君子居则贵左，用兵则贵右：古人认为左阳右阴，阳生而阴杀。后面的所谓"贵左""贵右""尚左""尚右""居左""居右"等，都是古时的礼仪。

(5)恬淡：淡然、安静。老子以此代表有道的人在发动或进行"不得已"的战争时所应当表现出的迫不得已、并不喜欢战争的无可奈何心态，这种心态与尚武、好战者在战争中兴奋、激昂的精神状态是迥乎不同的。

(6)而美之者，是乐杀人：(如果胜利之后)自以为了不起，这是以杀人为快乐。这是老子对尚武者心理状态的精妙概括。

(7)不可得志于天下：不可能在天下得到成功。

(8)泣：一说哭泣，一说泣为莅的误写，今从后者。莅临、到场、参加的意思。

(三十二)

道 常 　 無名(1)、樸(2)。 　 雖 小，

道 常 　 无名(1)、朴(2)。 　 虽 小，

"道"永远处于无名而质朴的状态。它虽然幽微不可见，

天下 莫 能 臣(3)。侯王 若能守之，萬物 将 自賓(4)。

天下 莫 能 臣(3)。侯王 若能守之，万物 将 自宾(4)。

天下却没有人能支配它。侯王如果能保有它，万物将会自动地服从。

天地 　 相合， 　 　 以 降 甘露，民莫之令

天地 　 相合， 　 　 以 降 甘露，民莫之令

天地之间（阴阳之气）相合，就降下甘露，人民没有令它均匀，

而 　 自均(5)。 始 制 　 有 名(6)， 名 亦 既 有，

而 　 自均(5)。 始 制 　 有 名(6)， 名 亦 既 有，

它却自然均匀。万物兴作，就产生了各种名称，各种名称已经产生，

夫 亦 将 知 止(7)，知 止 　 可 以 不 殆(8)。

夫 亦 将 知 止(7)，知 止 　 可 以 不 殆(8)。

就要知道适可而止；知道适可而止，就可以避免危险。

譬 道 之 在 天下， 猶 川谷之於江海(9)。

譬 道 之 在 天下， 犹 川谷之于江海(9)。

道为天下所归， 　 正如江海为一切小河流所归一样。

(三十三)

知人者 智， 　 　 自知者 明(1)。 勝人者 有力，

知人者 智， 　 　 自知者 明(1)。 胜人者 有力，

认识别人的叫作机智，了解自己的才算聪明。战胜别人的是有力，

自勝者 　 強(2)。 知足者 　 富。 　 强行(3)者

(1)道常无名：道永远是没有名称的。

(2)朴：质朴。这是用来指称道的。这一句还有一种读法：道常无名，朴虽小。意思相同。

(3)天下莫能臣：臣，名词作动词用，使为臣、使服从的意思。天下没有能使它服从的。

(4)自宾：自将宾服于道。宾，宾服、服从。

(5)民莫之令而自均：人民没有令它均匀，它却自然均匀。老子认为道的功用是均调普及，具有一种平等精神。

(6)始制有名：始，指天地万物的开始；制，作的意思。始制有名，万物兴作，于是产生了各种名称。

(7)止：止境、限度。

(8)可以不殆：殆，危险，失误。

(9)譬道之在天下，犹川谷之于江海：这句是以江海比喻道，以川谷比喻天下万物，说明道的统领性，意即：道为天下所归，正如江海为一切小河流所归一样。

(1)明：高明、聪明的意思。

(2)强：这是老子使用的特殊概念，含有果决的意思。

(3)强行：努力不懈的意思。

自胜者　　　强⁽²⁾。　　知足者　　　富。　　　强行⁽³⁾者

战胜自己的才算做刚强。知道满足的就是富有。努力不懈的

有誌。　　不失其所者　　久。　　　　死而不亡⁽⁴⁾者　　壽。

有志。　　不失其所者　　久。　　　　死而不亡⁽⁴⁾者　　寿。

就是有志。不离失根基的才能持久。身死而精神长存的才是真正的长寿。

(4)死而不亡：身体已经死亡，但其精神依然被世人遵循。

(三十四)

大道　　泛兮⁽¹⁾，　　　　　　　　其可左右。

大道　　泛兮⁽¹⁾，　　　　　　　　其可左右。

大"道"像泛滥的河水一样广泛流溢、无所不到，

萬物　恃之以⁽²⁾生　而　　不　辭⁽³⁾，　功成　而

万物　恃之以⁽²⁾生　而　　不　辞⁽³⁾，　功成　而

万物依靠它生存，而它对万物却从不干涉，大功告成却

不　有⁽⁴⁾。　　　衣養⁽⁵⁾萬物　而　不　為　主⁽⁶⁾。常

不　有⁽⁴⁾。　　　衣养⁽⁵⁾万物　而　不　为　主⁽⁶⁾。常

不自以为有功。（它）养育了万物却不自以为主宰，总是

無　欲⁽⁷⁾，　　　可名於小⁽⁸⁾；　　萬物　歸焉

无　欲⁽⁷⁾，　　　可名于小⁽⁸⁾；　　万物　归焉

没有自己的私欲，可以说是很渺小了；万物归附于它

而　不為　主，　　可名為　大⁽⁹⁾。　以　其　終

而　不为　主，　　可名为　大⁽⁹⁾。　以　其　终

而它不自以为主宰，可以算得上是伟大。正由于它始终

不　自為大，　故　能　成其大⁽¹⁰⁾。

不　自为大，　故　能　成其大⁽¹⁰⁾。

不自以为伟大，所以才造就了自己的伟大。

(1)大道泛兮：泛，水向四处漫流，叫做泛滥。

(2)以：王弼本作"而"字。傅奕本、景龙本、苏辙本、林希逸本、范应元本及众多古本均作"以"字。

(3)辞：当读为"司"，管理、干涉的意思。

(4)功成而不有：有所成就而不自以为有功。老子在此借河水以描述"道"的性质（生养万物，却不加以丝毫的主宰）。

(5)衣养：养育。

(6)不为主：不自以为主宰。

(7)常无欲：有些古本无此三字。有人怀疑是衍文。

(8)可名于小：可以称它为小。由于道生养万物而不自以为主宰，也就是说，万物由道生养，却不知道是由道所生养，好像这个"道"是不存在的一样，因此可以说它是"小"。

(9)万物归焉而不为主，可名为大：万物归附于"道"而它不自以为主宰，因此可以说它是伟大的。

(10)以其终不自为大，故能成其大：以，由于，因为；成，成就、成全。由于"道"不自以为伟大，所以才成就了它的伟大。

(三十五)

執 大 象⁽¹⁾，　　天 下 往⁽²⁾。

执 大 象⁽¹⁾，　　天 下 往⁽²⁾。

如果谁执守大"道"，天下的人就都会向他投靠。

往　　　　而 不 害⁽³⁾，　安 平 太⁽⁴⁾。

往　　　　而 不 害⁽³⁾，　安 平 太⁽⁴⁾。

（即使大家向它）投靠也不会互相妨害，于是大家都平和安泰。

樂 與 餌⁽⁵⁾，過 客　　止⁽⁶⁾。　道 之 出 口⁽⁷⁾，

乐 与 饵⁽⁵⁾，过 客　　止⁽⁶⁾。　道 之 出 口⁽⁷⁾，

音乐和美食，能使过路的行人停下脚步。而"道"要说出来，

淡 乎 其 無味，視 之 不足見，聽之 不足聞，

淡 乎 其 无味，视 之 不足见，听之 不足闻，

就淡得没有味道。看它，看不见；听它，又听不到；

用 之 不足既⁽⁸⁾。

用 之 不足既⁽⁸⁾。

用它，却用不完。

(三十六)

將欲歙之，必固張之⁽¹⁾；將欲弱⁽²⁾之，必固強⁽³⁾之；

将欲歙之，必固张之⁽¹⁾；将欲弱⁽²⁾之，必固强⁽³⁾之；

将要收拢的，必定先扩张；将要削弱的，必定先强盛；

將欲廢⁽⁴⁾之，必固興⁽⁵⁾之；將欲奪⁽⁶⁾之，必固與⁽⁷⁾之。

将欲废⁽⁴⁾之，必固兴⁽⁵⁾之；将欲夺⁽⁶⁾之，必固与⁽⁷⁾之。

将要废弃的，必定先兴起；　将要夺取的，必定先给予。

是謂 微明⁽⁸⁾。　柔弱 勝 剛強。魚 不可脫於淵⁽⁹⁾，

是谓 微明⁽⁸⁾。　柔弱 胜 刚强。鱼 不可脱于渊⁽⁹⁾，

(1)执大象：象，即"道"。道是无物之象，它产生天地，无处不在，是宇宙中最大的象。执大象，执守大道。
(2)天下往：天下，指天下的人们。往，归往的意思。
(3)往而不害：即使天下的人们向它投靠，也不会互相妨害。
(4)安平太：有的本子也作"安平泰"。安，相当于乃、于是的意思。平，和平。太，即泰，安泰。
(5)乐与饵：乐，音乐。饵，美味佳肴。
(6)过客止：(美食和音乐)能使过路的行人停住不走。
(7)道之出口："道"用嘴说出来，也即"道"的表述。
(8)用之不足既：既，尽。用它，却用不完、用不尽。

(1)将欲歙之，必固张之：歙(xī)，收敛。收拢的意思。之，相当于"者"。
(2)弱：削弱。
(3)强：形容词作动词用，使……强。
(4)废：废弃、废毁。
(5)兴：兴起、兴举。
(6)夺：通行本作"夺"，但范应元本及彭耜本作"取"。
(7)与：给。
(8)微明：幽微的征兆。
(9)鱼不可脱于渊：鱼不能离开深渊。

这就叫作隐微的征兆。柔弱胜过刚强。鱼不能离开深渊，

国之利器⁽¹⁰⁾，　　　不可以示⁽¹¹⁾人。

国之利器⁽¹⁰⁾，　　　不可以示⁽¹¹⁾人。

国家的权势禁令这些凶利的政治制度不能随便耀示于人。

(10)利器：指权势禁令等凶利的政治手段。

(11)示：显示，此主要指耀示于人民。

(三十七)

道 常 無為　　　　　而 無不為⁽¹⁾。

道 常 无为　　　　　而 无不为⁽¹⁾。

道永远是顺任自然而无所作为的，却又没有什么事情是它所不能为的。

(1)无为而无不为："无为"是指顺任自然，不妄为。"无不为"是说没有一件事是它所不能为的。

侯王 若 能 守 之⁽²⁾，

侯王 若 能 守 之⁽²⁾，

侯王　如果能按照"道"的原则为政治民，

(2)守之：即守道。之，指道。

萬物　將 自化⁽³⁾。

万物　將 自化⁽³⁾。

万事万物就会自我化育、自生自长而得以充分发展。

(3)自化：自我化育、自生自长。

化 而 欲 作⁽⁴⁾，　　吾 將 鎮之 以 無名之樸⁽⁵⁾，

化 而 欲 作⁽⁴⁾，　　吾 將 镇之 以 无名之朴⁽⁵⁾，

自生自长而产生贪欲时，我就要用"道"来镇住它。

(4)欲：指贪欲。

(5)无名之朴："无名"指"道"。"朴"形容"道"的真朴。

镇之 以 無名之樸，　　夫 將 不欲⁽⁶⁾。

镇之 以 无名之朴，　　夫 將 不欲⁽⁶⁾。

用"道"的真朴来镇服它，就不会产生贪欲之心了，

(6)不欲：一本作"无欲"。

不欲 以 靜，　　　天 下 將 自 定⁽⁷⁾。

不欲 以 静，　　　天 下 將 自 定⁽⁷⁾。

万事万物没有贪欲之心了，天下便自然而然达到稳定、安宁。

(7)自定：一本作"自正"。

(三十八)

上德　　不 德⁽¹⁾　　　　是 以 有 德；

(1)上德不德：即具有上等品德的人(因具备自然的品德)，所以不表现为形式上的品德(如仁、义、礼等)。

上德　　不德⁽¹⁾　　　　　是以有德；

具有上德的人不表现为外在形式的"德"，所以实际上是有"德"；

下德 不失德⁽²⁾，　　　　　是以 无 德。

下德 不失德⁽²⁾，　　　　　是以 无 德。

下德的人死守着形式上的"德"，因此实际上是没有"德"。

上德 無為 而 無以為⁽³⁾，　下德 為之 而 有以為⁽⁴⁾。

上德 无为 而 无以为⁽³⁾，　下德 为之 而 有以为⁽⁴⁾。

上德的人顺任自然而无心作为，下德的人在形式上表现"德"并有心作为。

上仁 為之 而 無以為，　　上義 為之 而 有以為。

上仁 为之 而 无以为，　　上义 为之 而 有以为。

上仁的人有所表现但出于无意，上义的人有所表现却出于有心。

上禮 為之 而 莫之應⁽⁵⁾，　則 攘臂 而 扔之⁽⁶⁾。

上礼 为之 而 莫之应⁽⁵⁾，　则 攘臂 而 扔之⁽⁶⁾。

上礼的人有所作为却得不到回应，于是就伸出胳臂，强掣牵拽。

故　失道　而後德⁽⁷⁾，　失德　　而後仁，

故　失道　而后德⁽⁷⁾，　失德　　而后仁，

所以，丧失了"道"而后才有"德"，丧失了"德"而后才有"仁"，

失　仁 而後義，　失　義 而後禮。

失　仁 而后义，　失　义 而后礼。

丧失了"仁"而后才有"义"，丧失了"义"而后才有"礼"。

夫 禮 者，　　　忠信 之薄，而 亂 之首⁽⁸⁾。

夫 礼 者，　　　忠信 之薄，而 乱 之首⁽⁸⁾。

"礼"这个东西，是忠信的不足，是祸乱的开端。

前識者⁽⁹⁾，　道之華⁽¹⁰⁾，　　而愚之始⁽¹¹⁾。是以

---

(2)下德不失德：下德，与上德相对，指仁、义、礼等德行，是人为的品德，含有勉强的成分，也易产生虚伪。所以下德的人自以为不离失德，实际上是没有达到"德"的境界的。

(3)上德无为而无以为：以，有心，故意。上德的人顺任自然而无心作为。

(4)下德为之而有以为：下德的人在形式上表现"德"并有心作为。

(5)上礼为之而莫之应：上礼的人有所作为却得不到别人的回应。

(6)攘臂而扔之：攘臂，伸出手臂。扔之，用手引他们、强掣拽他们。

(7)失道而后德：失掉了"道"而后才有"德"。

(8)夫礼者，忠信之薄，而乱之首：礼，是忠信的不足、祸乱的开端。

(9)前识者：有先见的人，先知。

(10)华：虚华。

(11)愚之始：愚昧的开始。

前识者(9)，　道之华(10)，　　而愚之始(11)。是以

所谓"先知"，不过是"道"的虚华，是愚昧的开始，因此

大丈夫 處其厚(12)，不 居其薄(13)；處其實，不 居其華。

大丈夫 处其厚(12)，不 居其薄(13)；处其实，不 居其华。

大丈夫立身敦厚，而不居于浅薄；存心朴实，而不居于虚华。

故　去 彼　　　　　　　　取 此(14)。

故　去 彼　　　　　　　　取 此(14)。

所以要舍弃薄华的"礼"，采取厚实的"道"和"德"。

(12)处其厚：厚，淳厚。立身于淳厚(的品德)。

(13)薄：浅薄，此指"礼"。

(14)去彼取此：去掉薄华的"礼"，采取厚实的"道"与"德"。

(三十九)

昔 之 得 一 者(1)；　　　　　天 得 一 以 清(2)；

昔 之 得 一 者(1)；　　　　　天 得 一 以 清(2)；

古来凡是得到"道"这个"一"的，天得到"一"而清明；

地 得 一 以 寧；神 得 一 以 靈；谷 得 一

地 得 一 以 宁；神 得 一 以 灵；谷 得 一

地得到"一"而宁静；神得到"一"而灵妙；河谷得到"一"

以 盈；萬 物 得 一 以 生；侯 王 得 一 以 為

以 盈；万 物 得 一 以 生；侯 王 得 一 以 为

而充盈；万物得到"一"而生长；侯王得到"一"而做了

天 下 正(3)。其 致 之 也(4)，謂(5) 天 无 以 清，

天 下 正(3)。其 致 之 也(4)，谓(5) 天 无 以 清，

天下的首领。推而言之，也就是说，天如果不能保持清明，

將 恐 裂(6)；　地 無 以 寧，　　　將 恐 廢(7)；神

将 恐 裂(6)；　地 无 以 宁，　　　将 恐 废(7)；神

恐怕就要崩裂；地如果不能保持宁静，恐怕就要陷塌；神

無 以 靈，　　　將 恐 歇(8)；谷(9) 無 以 盈(10)，

无 以 灵，　　　将 恐 歇(8)；谷(9) 无 以 盈(10)，

(1)昔之得一者：一，指"道"，是"道"的别名。昔之得一者：古来得到"道"这个"一"的。

(2)天得一以清：天得到这个"一"而清明。

(3)侯王得一以为天下正：正，首领的意思。这句的意思是侯王得到"一"因而做了天下的首领。

(4)其致之也：帛书本如是，通行本无"也"字。致，相当于"推"。

(5)谓：帛书本省作"胃"，傅奕本作"以"，今不从。

(6)天无以清，将恐裂：无以，相当于无已；已，停止、完毕。这句的意思是天不能清爽，恐怕将要破裂。

(7)废：王弼本作"发"。刘师培认为"发"应读为"废"，"发"为"废"的省形，废，陷塌。

(8)歇：消失。

(9)谷：河谷。

(10)盈：水满。

如果不能保持灵妙,恐怕就要消失;河谷如果不能保持盈满,

将 恐 竭⁽¹¹⁾; 萬 物 無 以 生, 将 恐 滅;

将 恐 竭⁽¹¹⁾; 万 物 无 以 生, 将 恐 灭;

恐怕就要涸竭;万物如果不能保持生长,恐怕就要灭绝;

(11)竭:尽,干。

侯 王 無 以 為 貞⁽¹²⁾, 将 恐 蹶⁽¹³⁾。 故 貴

侯 王 无 以 为 贞⁽¹²⁾, 将 恐 蹶⁽¹³⁾。 故 贵

侯王如果不能保持首领的地位,恐怕就会亡国。所以贵

(12)为贞:傅奕本、范应元本作"为贞",王弼本作"贵高"。贞通正,与"侯王得一为天下正"中的"正"同义。
(13)蹶:跌倒,引申为挫折,失败。

以 賤 為 本, 高 以 下 為 基, 是 以

以 贱 为 本, 高 以 下 为 基, 是 以

是以贱为根本的,高是以低下为基础的,因为这个道理,

侯 王 自 稱⁽¹⁴⁾ 孤、寡、不 穀⁽¹⁵⁾。此 非 以 賤 力 本 邪?

侯 王 自 称⁽¹⁴⁾ 孤、寡、不 谷⁽¹⁵⁾。此 非 以 贱 力 本 邪?

侯王自己谦称为"孤""寡""不谷"。这难道不是把低贱当作根本吗?

(14)自称:王弼本作"自谓",范应元本、林希逸本、焦竑本作"自称"。
(15)孤、寡、不谷:孤,孤单,一说孤德;寡,孤独,一说寡德;谷,善,不谷即不善。都是侯王对自己的谦称。

非 乎? 故 至 譽 無 譽⁽¹⁶⁾。 是 故

非 乎? 故 至 誉 无 誉⁽¹⁶⁾。 是 故

难道不是吗?所以最高的赞誉是无须夸誉的。因此

(16)至誉无誉:至誉,最高的赞誉;无誉,无须夸誉。

不 欲 琭琭 如 玉⁽¹⁷⁾, 珞珞⁽¹⁸⁾如 石。

不 欲 琭琭 如 玉⁽¹⁷⁾, 珞珞⁽¹⁸⁾如 石。

(人君应当)不愿意如玉一般华美,而宁可像石块一样坚实朴质。

(17)琭琭如玉:琭琭,形容玉的华美。像玉那样华美。
(18)珞珞:形容石块的坚实。

(四十)

反 者⁽¹⁾ 道 之 動⁽²⁾, 弱 者 道 之 用⁽³⁾。

反 者⁽¹⁾ 道 之 动⁽²⁾, 弱 者 道 之 用⁽³⁾。

"道"的运动是相反相成、循环往复的;"道"的作用是感觉不出力量的"柔弱"。

天下萬物 生 於 有, 有 生 於 無⁽⁴⁾。

(1)反者:反,有两种解释。一是相反、相对;二是同返,反复、循环的意思。
(2)道之动:"道"的运动规律。
(3)弱者道之用:弱,柔弱。柔弱是"道"的作用,形容"道"在运作时并不带有压力。

天下万物 生 于 有， 有 生 于 无⁽⁴⁾。

天下万物生于有形体的天地，天地生于无形体的"道"。

(四十一)

上 士 闻 道， 勤 而 行 之⁽¹⁾；中 士

上 士 闻 道， 勤 而 行 之⁽¹⁾；中 士

上等士人听见"道"的道理，就赶忙去实施；中等士人

闻 道， 若 存 若 亡⁽²⁾； 下 士 闻

闻 道， 若 存 若 亡⁽²⁾； 下 士 闻

听见"道"的道理，有时想起，有时忘记；下等士人听见

道， 大 笑 之⁽³⁾。 不 笑 不 足 以 为 道⁽⁴⁾。

道， 大 笑 之⁽³⁾。 不 笑 不 足 以 为 道⁽⁴⁾。

"道"的道理，就大加嘲笑。 不被嘲笑，就算不上真正的"道"了。

故 建言⁽⁵⁾ 有 之： 明 道 若 昧⁽⁶⁾；

故 建言⁽⁵⁾ 有 之： 明 道 若 昧⁽⁶⁾；

所以古来通常有这样的说法：明显的"道"，好像很暗昧；

进 道 若 退； 夷⁽⁷⁾ 道 若 纇⁽⁸⁾；

进 道 若 退； 夷⁽⁷⁾ 道 若 纇⁽⁸⁾；

前进的"道"，好似后退；平坦的"道"，好像崎岖；

上 德 若 谷⁽⁹⁾； 广 德⁽¹⁰⁾ 若 不 足；

上 德 若 谷⁽⁹⁾； 广 德⁽¹⁰⁾ 若 不 足；

崇高的"德"，好似低下的山谷；广大的"德"，好像不足；

建 德 若 偷⁽¹¹⁾； 质 真⁽¹²⁾ 若 渝⁽¹³⁾；

建 德 若 偷⁽¹¹⁾； 质 真⁽¹²⁾ 若 渝⁽¹³⁾；

刚健的"德"，好像怠惰的样子；充实的"德"，好像空虚一样；

大 白 若 辱⁽¹⁴⁾；大 方 无 隅⁽¹⁵⁾； 大 器

(4)天下万物生于有，有生于无："有"指天地，天地由无形的"道"产生，而天地是有形的，是万物之母；"无"，指"道"，"道"是无形的超验存在。

(1)勤而行之：王弼本如是，傅奕本作"而勤行之"。勤，积极。

(2)若存若亡：存，留在心里；亡，同忘；若，相当于或，"有时"的意思。

(3)大笑之：对"道"大加讥笑的意思。

(4)不笑不足以为道：不被嘲笑，那就不足以成为"道"。

(5)建言：可能是古代现成的谚语、歌谣等，或者就是立言、设言的意思。

(6)明道若昧：昧，暗昧。明显的"道"好像很暗昧而不容易看见。

(7)夷：平坦。

(8)纇：崎岖、不平坦。

(9)上德若谷：上德，崇高的"德"；谷，低下的山谷。

(10)广德：高深广大的德行。

(11)建德若偷：建德，刚健的"德"。偷，怠情、松松垮垮的样子。

(12)质真：质朴纯真，一说质为实的意思，真指"德"。

(13)渝：渝通"窬"，空虚的意思。

(14)大白若辱：辱，黑垢。大白，最白。

(15)大方无隅：大方，最方正。隅，角。

大 白 若 辱⁽¹⁴⁾；大 方 无 隅⁽¹⁵⁾； 大 器

最洁白的好像污黑；最方正的反而没有棱角；最重的器物

晚成； 大 音 希 聲；

晚成； 大 音 希 声；

总是最后才完成；最大的乐声听起来反而少有声音；

大 象 無 形⁽¹⁶⁾； 道 隱 無 名⁽¹⁷⁾。

大 象 无 形⁽¹⁶⁾； 道 隐 无 名⁽¹⁷⁾。

最大的形象反而看不见形体；"道"隐微而没有名称。

夫 唯 道，善 貸 且 成⁽¹⁸⁾。

夫 唯 道，善 贷 且 成⁽¹⁸⁾。

只有"道"，善于施予万物而且成就万物。

(四十二)

道 生 一⁽¹⁾， 一 生 二⁽²⁾，

道 生 一⁽¹⁾， 一 生 二⁽²⁾，

"道"是独一无二的统一体，这个统一体产生出阴阳二气，

二 生 三⁽³⁾， 三 生 萬 物。

二 生 三⁽³⁾， 三 生 万 物。

阴阳二气相交而成为一种调匀和谐的状态，这种适匀状态便产生出万物。

萬物 負陰 而 抱陽⁽⁴⁾，沖氣 以 为 和⁽⁵⁾。

万物 负阴 而 抱阳⁽⁴⁾，冲气 以 为 和⁽⁵⁾。

万物背阴而向阳， 阴阳二气互相激荡而成为新的和谐体。

人 之 所 恶，唯 孤、寡、不谷，而 王公

人 之 所 恶，唯 孤、寡、不谷，而 王公

人们所厌恶的， 就是"孤""寡""不谷"，但王公

以 为 稱⁽⁶⁾。 故 物 或⁽⁷⁾ 損 之

(16)大象无形：最大的形象，看起来反而不见形体。

(17)道隐无名："道"隐微而没有名称。

(18)善贷且成：贷，施予；成，成就、成全。

(1)道生一：一，指"道"，即道是独一无二的统一体。

(2)一生二：二，指阴、阳二气，也就是天、地。

(3)二生三：三，有几种说法。一说指阴、阳和气。一说指由阴、阳二气相合而形成的一种匀调和谐的状态，一说三不是实指，而是多数的意思。

(4)负阴而抱阳：负，在背后；抱，在胸前。负阴抱阳，背阴而向阳。

(5)冲气以为和：冲，涌摇、激荡、交流的意思。

(6)公以为称：以为称，用这些字眼作为自称。

(7)或：有时。

以 为 称⁽⁶⁾。　　故 物 或⁽⁷⁾ 损 之

却用这些字眼称呼自己。所以，一切事物，有时贬低它，

而 益⁽⁸⁾，　或 益 之 而 损。　人

而 益⁽⁸⁾，　或 益 之 而 损。　人

它反而得到抬高；有时抬高它，它反而遭受贬低。人们

之 所 教⁽⁹⁾，我 亦 教 之。强 梁 者⁽¹⁰⁾ 不 得 其 死⁽¹¹⁾，

之 所 教⁽⁹⁾，我 亦 教 之。强 梁 者⁽¹⁰⁾ 不 得 其 死⁽¹¹⁾，

教导人的话，我也用来教导人：强悍的人不得好死。

吾 将 以 　 为 教 父⁽¹²⁾。

吾 将 以 　 为 教 父⁽¹²⁾。

我要把这句话作为教人的头一条。

(8)损之而益：损害它，它却反而得到增益。

(9)人之所教：人们用来教人的话。
(10)强梁者：强悍的人。
(11)不得其死：不得好死的意思，
(12)教父：父，一家之首叫父；教父，即教首、教的开头，亦即教人的头一条。

(四十三)

天 下 之 至 柔⁽¹⁾，驰 骋 　 天 下 之 至 坚⁽²⁾。

天 下 之 至 柔⁽¹⁾，驰 骋 　 天 下 之 至 坚⁽²⁾。

天下最柔弱的东西，能够驾驭和征服天下最坚硬的东西。

无 有 　 入 　 无 间⁽³⁾，　 吾 是 以 知

无 有 　 入 　 无 间⁽³⁾，　 吾 是 以 知

无形的力量能穿透没有间隙的东西，我因此知道了

无 为 之 有 益⁽⁴⁾。　 不 言 之 教⁽⁵⁾，无 为 之 益，

无 为 之 有 益⁽⁴⁾。　 不 言 之 教⁽⁵⁾，无 为 之 益，

"无为"是有好处的。"不言"的教导，"无为"的益处，

天 下 希 及 之⁽⁶⁾。

天 下 希 及 之⁽⁶⁾。

天下人很少能够认识或者做到。

(1)天下之至柔：天下最柔软的东西。
(2)驰骋天下之至坚：(天下最柔软的东西能够)在天下最坚硬的东西中自由地穿来穿去。
(3)无有入无间：无有，指没有形象的东西；无间，没有间隙。
(4)吾是以知无为之有益：是以，即以是，因为这个、由于这个；无为之有益，"无为"的好处。
(5)不言之教：不说出来、不发号训诫的教导。这与"无为"是同一个意思。
(6)希及之：帛书本作"希能及之矣"，傅奕本作"希及之"，今从后者。

(四十四)

名　与　身⁽¹⁾　孰　親⁽²⁾？　身　与　货⁽³⁾　孰　　多⁽⁴⁾？

名　与　身⁽¹⁾　孰　亲⁽²⁾？　身　与　货⁽³⁾　孰　　多⁽⁴⁾？

名誉与生命，那一个更亲切？ 生命与财产，哪一个更贵重？

得　　与　亡⁽⁵⁾　孰　病⁽⁶⁾？　是　故⁽⁷⁾，甚　爱

得　　与　亡⁽⁵⁾　孰　病⁽⁶⁾？　是　故⁽⁷⁾，甚　爱

获得名利与失去生命，哪一个更有害？因此，　过分吝惜

必　大費⁽⁸⁾；　　多　藏　必　厚亡⁽⁹⁾。

必　大费⁽⁸⁾；　　多　藏　必　厚亡⁽⁹⁾。

必定招致更多的破费；丰厚的贮藏就会招致惨重的损失。

故⁽¹⁰⁾　知足　不　辱⁽¹¹⁾，　　知止

故⁽¹⁰⁾　知足　不　辱⁽¹¹⁾，　　知止

所以，知道满足就不会遭受屈辱；知道适可而止，

不　殆⁽¹²⁾，　可以　　長久。

不　殆⁽¹²⁾，　可以　　长久。

就不会遇到险情，这样才可以保长久。

(四十五)

大成　若　缺⁽¹⁾，　　其用　不　弊⁽²⁾。

大成　若　缺⁽¹⁾，　　其用　不　弊⁽²⁾。

最圆满的东西就好像有欠缺一样，但是它的作用是不会衰竭的。

大盈　若冲⁽³⁾，　其用不穷⁽⁴⁾。

大盈　若冲⁽³⁾，　其用不穷⁽⁴⁾。

最充实的东西好像空虚的一样，可是它的作用是不会穷尽的。

大直　若屈⁽⁵⁾，　大巧　若拙⁽⁶⁾，

大直　若屈⁽⁵⁾，　大巧　若拙⁽⁶⁾，

最正直的东西好像是弯曲的一样，最灵巧的东西好像是笨拙

---

(1)名与身：名，声名，荣誉，身，身体，指生命。
(2)亲：亲切。
(3)货：财货、财产。
(4)多：意思是尊重、重视。多字在此相当于"重"。
(5)得与亡：得，获得(名誉、财产)；亡，失去(生命)。
(6)病：有害。
(7)是故：因此。
(8)甚爱必大费：甚爱，过分喜爱虚名，一说爱指怜惜、吝惜；大费，很大的破费、耗费。
(9)多藏必厚亡：丰富的贮藏必定会招致惨重的损失。
(10)故：通行本无此字，帛书甲本有，据此补。
(11)知足不辱：知道满足，就不会遭受屈辱。
(12)知止不殆：止，适可而止。殆，危险。

(1)大成若缺：大成，最圆满的东西。若缺，好像有所欠缺一样。
(2)其用不弊：弊，破败的意思。它的作用不会破败。
(3)大盈若冲：冲，古字为"盅"，虚空的意思。
(4)穷：穷尽、穷竭。
(5)屈：弯曲。
(6)大巧若拙：最灵巧的看起来却好像很笨拙。

的一样，

大辩　　若　讷⑺。　　静　胜　躁，寒　胜

大辩　　若　讷⑺。　　静　胜　躁，寒　胜

最好的口才好像是不善言辞一样。清静战胜躁动，寒冷战胜

热⑻。清静　　为　　天下正⑼。

热⑻。清静　　为　　天下正⑼。

炎热。清静无为便可以成为统治天下的君长。

(7)大辩若讷：大辩，最善雄辩、最有口才。讷，说话迟钝、笨拙。

(8)静胜躁，寒胜热：通行本作"躁胜寒，静胜热"，陈鼓应据蒋锡昌、严灵峰之说改为"静胜躁，寒胜热"。

(9)清静为天下正："静"及上句"静胜躁"的"静"，帛书乙本作"靓"。正，通"贞"、"政"，首领、君长的意思。

(四十六)

天下　有　道，　　　却　走马　以　粪⑴。

天下　有　道，　　　却　走马　以　粪⑴。

天下政治正常合理，（没有战争）战马就会退还给老百姓去耕田种地。

天下　无　道，　　　戎马　生　于　郊⑵。

天下　无　道，　　　戎马　生　于　郊⑵。

天下政治秩序混乱、不合理，（战争频繁）连怀胎的母马也被用来作战，以致在战场上产仔。

祸　莫　大于　不知足⑶，　咎⑷　莫　大于　欲得⑸。

祸　莫　大于　不知足⑶，　咎⑷　莫　大于　欲得⑸。

没有比不知足更大的祸患了，没有比贪得无厌更大的罪过了。

故　　知足之足，　　常　足矣⑹。

故　　知足之足，　　常　足矣⑹。

所以，知道满足这样的满足，就会永远满足。

(1)天下有道，却走马以粪：却，退却，退回。走马，善跑的马，指战马。粪，傅奕本作"播"，古时二字相通，指耕田种地。天下有道，却走马以粪，意即天下政治正常合理(没有战争)，就把战车上的马退还给农民去耕田种地。

(2)天下无道，戎马生于郊：戎马，就是战马；生于郊，小马驹被生在战地的郊野上。

(3)祸莫大于不知足：祸，帛书本作"罪"。

(4)咎：帛书本作"罪"。过失、罪过。

(5)欲得：贪得无厌的。

(6)故知足之足，常足矣：常足，帛书乙本作"恒足"。所以知道满足这样的满足，就永远满足了。

(四十七)

不出　户，知　天下⑴。　　　　不窥⑵牖⑶，

不出　户，知　天下⑴。　　　　不窥⑵牖⑶，

不出门外，　就能够知道天下的事情。不望窗外，

(1)不出户，知天下：不用出门到外面去，就能够推知天下的事情。

(2)窥：从小孔隙里看。

(3)牖：窗户。

見 天道(4)。　　　其 出 彌遠，其 知

见 天道(4)。　　　其 出 弥远，其 知

就能够了解自然的规律。（有人）出门越远，他知道的情况

彌少(5)。是 以 聖人　　　不 行

弥少(5)。是 以 圣人　　　不 行

却越少。所以，有"道"的圣人不用亲自走出去，

而 知(6)，　　　不 見　　　而 名(7)，

而 知(6)，　　　不 见　　　而 名(7)，

就能知道（外界的情况）；不用亲自观察就能明了事物；

不 為　　　　而 成(8)。

不 为　　　　而 成(8)。

不挖空心思去做却能成就大事。

(四十八)

為學　　　　　　日　　益(1)，

为学　　　　　　日　　益(1)，

追求政教礼乐这类学问，（知识）一天比一天增加；

為道　　　　　　日　　損(2)。損之又損(3)，

为道　　　　　　日　　损(2)。损之又损(3)，

追求对"道"的体悟，（欲望）一天比一天减少。减少了再减少，

以 至於 無為。　　　無為 而 無不為(4)。

以 至于 无为。　　　无为 而 无不为(4)。

一直到返璞归真、"无为"的境地。不胡乱去做，就没有一件事做不成。

取(5) 天下 常 以 無事(6)，　　　及 其 有事(7)，

取(5) 天下 常 以 无事(6)，　　　及 其 有事(7)，

（4）天道：指自然万物发展变化的规律。

（5）其出弥远，其知弥少：出，指走出门外；弥，越、愈。有人走出去越远，他知道的东西就越少。

（6）不行而知：行，出行、出门走动，也指行动、实践。不用亲自出去经验，能知道（外界的情况）。

（7）不见而名：名，即明，古时"明"、"名"通用。不见而名，不必亲自观察事物就能明了。

（8）不为而成：不为，就是无为，即不妄为。

（1）为学日益：学，指的是政教礼乐之类的学问，范围较窄。为学，即指对仁义圣智礼法等东西的追求。日益，（知识）一天比一天增加。

（2）为道日损：为道，这里是指通过冥想或体验以领悟事物未分化状态的"道"。日损，指外界对心灵所诱引的欲望一天比一天减少。

（3）损之又损：损，帛书本均作"亡"。

（4）无为而无不为：不妄为，就没有什么事情做不成。

（5）取：治理、掌握。

（6）常以无事：常，经常；以，介词，用；无事，亦即清静无为。

（7）有事：也就是有为，指政治措施繁多严苛。

治理天下，经常要用清静无为的方法。至于政治措施繁多严苛，

不 足 以 取 天 下。

不 足 以 取 天 下。

就不足以治理天下了。

(四十九)

聖人　　　　無 常 心⁽¹⁾，以 百姓 心 為 心⁽²⁾。

圣人　　　　无 常 心⁽¹⁾，以 百姓 心 为 心⁽²⁾。

有"道"的"圣人"没有自己固定的意志，（他）以老百姓的意志作为自己的意志。

善者，　　吾 善之⁽³⁾；　　　不善者，　吾 亦 善之；

善者，　　吾 善之⁽³⁾；　　　不善者，　吾 亦 善之；

善良的人，我就以善良对待他；不善良的人，我也以善良对待他；

德　　　　　善⁽⁴⁾。　　信者⁽⁵⁾，吾 信 之；

德　　　　　善⁽⁴⁾。　　信者⁽⁵⁾，吾 信 之；

这样整个时代的品德就归于善良了。诚实的人，我以诚实对待他；

不信者，　吾 亦 信之；　　德　　　　　　信⁽⁶⁾。

不信者，　吾 亦 信之；　　德　　　　　　信⁽⁶⁾。

不诚实的人，我也以诚实对待他；于是整个时代的品德就归于诚实了。

聖人　　在 天下，　　歙歙 焉⁽⁷⁾。

圣人　　在 天下，　　歙歙 焉⁽⁷⁾。

有"道"的人在统治地位上，将收敛自己的意愿。

為 天下 渾其心⁽⁸⁾，　百姓 皆 注其耳目⁽⁹⁾，

为 天下 浑其心⁽⁸⁾，　百姓 皆 注其耳目⁽⁹⁾，

使人心归于混沌、纯朴。老百姓都专注于自己的耳目，

---

(1)无常心：常，不变，固定的意思。无常心，没有固定意志。

(2)以百姓心为心：以老百姓的意志为意志。

(3)善者，吾善之：善良的人，我以善良对待他。善者，指百姓善良的意志。

(4)德善：德，指整个时代的品德。德善即整个时代的品德归于善良。

(5)信者：诚实的人。

(6)德信：整个时代的品德归于诚实。

(7)歙歙焉：王弼本无"焉"，帛书本、傅奕本等有"焉"。歙(xī)，合、收敛的意思，一说歙歙为和谐、和顺的样子，今不从。歙歙，指统治者收敛自己的意愿。

(8)浑其心：使人的心思归于混沌、纯朴。

(9)百姓皆注其耳目：百姓都专注于他们自己的耳目。这句的意思是普通百姓都竞相用智，追求自己的欲望。

聖 人 皆 孩 之⁽¹⁰⁾。

圣 人 皆 孩 之⁽¹⁰⁾。

有"道"的人使他们都回复到婴孩般的真纯浑朴状态。

(五十)

出　　生　　入　　死⁽¹⁾。生 之 徒⁽²⁾,

出　　生　　入　　死⁽¹⁾。生 之 徒⁽²⁾,

人出现于世上就是生,入于坟墓就是死。 属于长寿这一类的人,

十 有 三⁽³⁾; 死　之 徒⁽⁴⁾,　十 有 三;

十 有 三⁽³⁾; 死　之 徒⁽⁴⁾,　十 有 三;

占十分之三;属于短命的这一类人,占十分之三;

人 之 生,　　　　動 之 於 死 地⁽⁵⁾, 亦 十 有 三。

人 之 生,　　　　动 之 于 死 地⁽⁵⁾, 亦 十 有 三。

人本来可以活得长久,却自己走向死路的,也占了十分之三。

夫 何 故?　　　　　　以 其 生 生 之 厚⁽⁶⁾。

夫 何 故?　　　　　　以 其 生 生 之 厚⁽⁶⁾。

(这后一种情况)是什么原因呢?因为奉养得太过分了。

蓋⁽⁷⁾ 聞　善 攝 生⁽⁸⁾ 者, 陸 行⁽⁹⁾　不 遇 兕⁽¹⁰⁾虎,

盖⁽⁷⁾ 闻　善 摄 生⁽⁸⁾ 者, 陆 行⁽⁹⁾　不 遇 兕⁽¹⁰⁾虎,

曾听说过,善于养护生命的人,在陆地上行走不会遇到犀牛和老虎,

入 軍⁽¹¹⁾　　不 被 甲 兵⁽¹²⁾;兕 無 所 投 其 角,

入 军⁽¹¹⁾　　不 被 甲 兵⁽¹²⁾;兕 无 所 投 其 角,

在军队中打仗不会受到杀伤; 犀牛 用不上它的角,

虎 無 所 用 其 爪,　兵 無 所 容 其 刃。 夫 何 故?

虎 无 所 用 其 爪,　兵 无 所 容 其 刃。 夫 何 故?

(1)出生入死：出,出现于世上,也就是生。入,入于地下,也就是死。出生入死,即人出现于世上就是生,入于坟墓就是死。

(2)生之徒：徒,属,类。生之徒,即属于长寿一类的人。一说,徒通"途";生之徒,指活着的途径。

(3)十有三：有几说。一说十分中占三分,即十分之三。一说指四肢与九窍,今不从。

(4)死之徒：属于夭折的那些。

(5)人之生,动之于死地：人本来可以得生,但是却走向了死路。

(6)生生之厚：为追求长生而过分地享受,酒食餍饱,奢侈淫逸,奉养过厚。

(7)盖：用于句首的语气词。

(8)摄生：摄,调摄、养护。摄生,即养生。

(9)陆行：在陆地上行走。帛书甲本作"陵行",陵是山地、丘陵的意思。

(10)兕(sì)：犀牛。

(11)入军：到军队中参战。

(12)被甲兵：被,动词,遭受;甲兵,武器、兵器。被甲兵：即指受到杀伤。

老虎用不上它的爪，兵器用不上它的刃，为什么呢？

以 其 無 死 地⁽¹³⁾。

以 其 无 死 地⁽¹³⁾。

(13)无死地：没有进入死亡的地域。

因为他没有进入死亡的范围。

(五十一)

道 生 之⁽¹⁾，　　德 畜 之⁽²⁾，　　物 形 之⁽³⁾，

道 生 之⁽¹⁾，　　德 畜 之⁽²⁾，　　物 形 之⁽³⁾，

"道"生成万物，"德"养育万物，万物呈现各种形状，

(1)道生之：之，指万物。"道"生成万物。

(2)德畜之：德，道分化于万物就成为"德"。"德"畜养万物。

(3)物形之：具体的质体使万物得到形状。

势 成 之⁽⁴⁾。　　是 以 萬 物 莫 不 尊 道 而 貴 德。

势 成 之⁽⁴⁾。　　是 以 万 物 莫 不 尊 道 而 贵 德。

具体环境使万物长成。因此万物没有不尊崇"道"并重视"德"的。

(4)势成之：势，有不同的解释。一说指环境，即各种自然物所处的地域、气候等。一说势指事物内在的势能。一说指自然力中相互对立统一的关系，如阴阳相对、四时因应等。今从第一解。势成之，即环境使各物长成。帛书本"势"作"器"。

道 之 尊，　　德 之 貴，　　夫 莫 之 命

道 之 尊，　　德 之 贵，　　夫 莫 之 命

"道"所以受尊崇，"德"所以被重视，就在于它们对万物不加干涉，

而 常 自 然⁽⁵⁾。　　故　道 生 之，　德 畜 之，

而 常 自 然⁽⁵⁾。　　故　道 生 之，　德 畜 之，

从来都让万物顺任自然。所以，"道"生成万物，"德"畜养万物，

(5)莫之命而常自然：常，帛书本作"恒"。（"道"与"德"）对万物不加以干涉，从来都是让万物顺任自然。

長 之 育 之，　　亭 之 毒 之⁽⁶⁾，　　養 之 覆⁽⁷⁾之，

长 之 育 之，　　亭 之 毒 之⁽⁶⁾，　　养 之 覆⁽⁷⁾之，

使万物成长、发展，使万物成熟结果，对万物爱养、保护。

(6)亭之毒之：亭即成，毒即熟，亭之毒之，便是使之成熟、结果的意思。

(7)覆：覆盖，保护、维护。

生 而 不 有，　　為　　而 不 恃，

生 而 不 有，　　为　　而 不 恃，

生养了万物而不据为己有，推动了万物，而不自恃有功，

長 而 不 宰：　　　是 謂 玄 德⁽⁸⁾。

(8)玄德：最深远的"德"。

长 而 不 宰： 是 谓 玄 德⁽⁸⁾。

长养了万物而不自以为主宰：这就是最深远的"德"。

(五十二)

天 下 有 始⁽¹⁾， 以 为 天 下 母⁽²⁾。

天 下 有 始⁽¹⁾， 以 为 天 下 母⁽²⁾。

天下万物都有本始，把这起始作为天下万物的根源。

既 得 其 母， 以 知 其 子⁽³⁾；

既 得 其 母， 以 知 其 子⁽³⁾；

已经掌握了万物的根源（母），就能认识万物（子）；

既 知 其 子， 复 守 其 母⁽⁴⁾，

既 知 其 子， 复 守 其 母⁽⁴⁾，

已经掌握了万物，还必须坚守住万物的根本，

没身 不 殆⁽⁵⁾。 塞 其 兑； 闭

没身 不 殆⁽⁵⁾。 塞 其 兑； 闭

这样，直到死也不会有危险了。塞住人们嗜欲的孔窍，关闭

其 门⁽⁶⁾， 终身 不 勤⁽⁷⁾。 开 其 兑，

其 门⁽⁶⁾， 终身 不 勤⁽⁷⁾。 开 其 兑，

他们嗜欲的门户，终身都不会有劳扰的事情。打开嗜欲的孔窍，

济 其 事⁽⁸⁾， 终身 不 救。 见 小

济 其 事⁽⁸⁾， 终身 不 救。 见 小

助成他们求知逞欲的事，他们终身不可救药。能察见细微的事情，

曰 明⁽⁹⁾，守 柔 曰 强。 用 其 光，

曰 明⁽⁹⁾，守 柔 曰 强。 用 其 光，

才叫做"明"；能保持柔弱，才叫做"强"。运用智慧的光，

复 归其 明⁽¹⁰⁾， 无 遗 身 殃⁽¹¹⁾； 是 为 袭 常⁽¹²⁾。

(1)始：本始、起始，指"道"。

(2)母：根源，亦指"道"。"道"生天下万物，故为天下万物之母。

(3)既得其母，以知其子：子，指天下万物。天下万物由"道"产生，故为"道"的儿子。

(4)既知其子，复守其母：已经了解了万物，还必须坚守住万物的根本。

(5)没身不殆：没身，指死亡。到死都没有危险。

(6)塞其兑，闭其门：兑、门，都指窍穴；其，指人民。塞住他们嗜欲的孔窍，关闭他们嗜欲的门径。

(7)勤：马叙伦说此"勤"借为"瘽"，病的意思。一说勤即勤劳之义，含有劳扰的意思，今从此。

(8)开其兑，济其事：打开他们嗜欲的窍穴，助成他们求知逞欲的事。

(9)见小曰明：能察见微小的事情，才叫做"明"。

(10)用其光，复归其明："光"是向外照耀，"明"是向内透亮。运用智慧的光，返照内在的"明"。

(11)无遗身殃：遗，招致；殃，灾祸。不给自己带来灾祸。

(12)袭常：袭，通行本作"习"，傅奕本、帛书甲本等均为"袭"。袭常，承袭常"道"，也就是因循永恒的自然规律。

复 归 其 明⁽¹⁰⁾，　　无 遗 身 殃⁽¹¹⁾；　是 为 袭 常⁽¹²⁾。

返照内在的"明"，不给自己带来灾祸，这就叫做因循永恒的自然规律。

(五十三)

使 我⁽¹⁾ 介然 有 知⁽²⁾，行於 大道⁽³⁾，唯施是畏⁽⁴⁾。

使 我⁽¹⁾ 介然 有 知⁽²⁾，行于 大道⁽³⁾，唯施是畏⁽⁴⁾。

假使我稍稍有点知识的话，我就在大道上行走，只害怕走入了邪路。

大道 甚 夷⁽⁵⁾，而 人⁽⁶⁾ 好 徑⁽⁷⁾。　朝 甚 除⁽⁸⁾，

大道 甚 夷⁽⁵⁾，而 人⁽⁶⁾ 好 径⁽⁷⁾。　朝 甚 除⁽⁸⁾，

大道很平坦，　但是统治者却喜欢走小路。朝廷非常腐败，

田 甚 蕪⁽⁹⁾，倉 甚 虛⁽¹⁰⁾。　　服 文彩⁽¹¹⁾，

田 甚 芜⁽⁹⁾，仓 甚 虚⁽¹⁰⁾。　　服 文彩⁽¹¹⁾，

农田荒芜之极，仓库空虚到顶点。(可他们)穿着华丽的衣裳，

带 利劍，　　厭⁽¹²⁾ 飲食，　　财 货 有餘，

带 利剑，　　厌⁽¹²⁾ 饮食，　　财 货 有余，

佩带锋利的宝剑，吃足了精美的饮食，钱财剩余很多，

是 謂 盜誇⁽¹³⁾。　非 道 也 哉⁽¹⁴⁾!

是 谓 盗夸⁽¹³⁾。　非 道 也 哉⁽¹⁴⁾!

这就叫做强盗头子。这是多么不合理呵!

(五十四)

善建⁽¹⁾ 者　　　　不 拔⁽²⁾，善抱⁽³⁾ 者

善建⁽¹⁾ 者　　　　不 拔⁽²⁾，善抱⁽³⁾ 者

善于建树的人，(其建树的东西)不可拔除；善于抱持的人，

不 脱，　　子孙 以 祭祀 不 輟⁽⁴⁾。

　　　　　　不 脱，　　子孙 以 祭祀 不 辍⁽⁴⁾。

(1)我：指有道的执政者。

(2)介然有知：介然，介是微小的意思，介然有知，即稍有知识。

(3)行于大道：走在大路上。

(4)唯施是畏：施，读为迤，邪、斜行之义。唯施是畏，只害怕走入邪路。

(5)夷：平坦。

(6)人：王弼本作"民"，景龙碑、龙兴观碑本均作"人"，指人君，即统治者。

(7)好径：径，斜径，小路。好径，喜欢走斜径。

(8)朝甚除：朝，朝廷；除，废弛、颓败。朝甚除，即朝廷非常腐败。

(9)田甚芜：农田非常荒芜。

(10)仓甚虚：仓库非常空虚。

(11)服文彩：服，动词，穿(衣服)。文彩，指华丽的衣裳。

(12)厌：饱足。

(13)是谓盗夸：是，代词，这。盗夸，相当于盗魁，强盗头子的意思。

(14)非道也哉：王弼本作"非盗也哉"，帛书甲本缺，乙本作"盗竽非道也"，龙兴观碑本作"非道也哉"，今据此。

(1)建：建树，建立。

(2)不拔：不可拔掉、不可拔除。

(3)抱：抱持，有牢固的意思。

(4)子孙以祭祀不辍：以，因……缘故；辍，停止、断绝。(如果一个人既能建树事业、又能保持事业)子孙便会因此而祭祀不绝了。这里指他的事业长盛不衰。

（他抱持的东西）不会脱落。（如果一个人既能建树事业，又能抱持事业），子孙便会因此而祭祀不绝。

修⁽⁵⁾ 之 於 身，其 德 乃 真； 修 之 於 家，其 德

修⁽⁵⁾ 之 于 身，其 德 乃 真； 修 之 于 家，其 德

修德于一身，他的"德"就可以纯真；修德于一家，他的"德"

乃 餘； 修 之 於 鄉，其 德 乃 長⁽⁶⁾； 修 之 於 邦⁽⁷⁾，

乃 余； 修 之 于 乡，其 德 乃 长⁽⁶⁾； 修 之 于 邦⁽⁷⁾，

就会有余；修德于一乡，他的"德"就会增长；修德于一国，

其 德 乃 豐⁽⁸⁾；   修 之 於 天下，其 德 乃 普⁽⁹⁾。

其 德 乃 丰⁽⁸⁾；   修 之 于 天下，其 德 乃 普⁽⁹⁾。

他的"德"就广大；修德于天下，他的"德"便会普遍。

故 以 身   觀 身，   以 家

故 以 身   观 身，   以 家

所以从自己本身的情形去观照别的人；从自己一家的情形

觀   家，   以 鄉   觀   鄉，

观   家，   以 乡   观   乡，

去观照别人家的情形；从自己一乡的情况去观照其他乡的情况；

以 邦   觀 邦⁽¹⁰⁾，   以 天下

以 邦   观 邦⁽¹⁰⁾，   以 天下

从自己一国的情形去观照别的国家的情形；从目前天下的状况

觀 天下⁽¹¹⁾。   吾 何 以 知 天下 然⁽¹²⁾ 哉？

观 天下⁽¹¹⁾。   吾 何 以 知 天下 然⁽¹²⁾ 哉？

观照将来天下的状况。我凭借什么了解天下的状况呢？

以 此⁽¹³⁾。

以 此⁽¹³⁾。

就是基于这个道理。

(5)修：修德。

(6)长：加长的意思，与上文"有余"相应。

(7)邦：王弼本作"国"，傅奕本、帛书甲本作"邦"。

(8)丰：广大的意思。

(9)普：普遍。

(10)以身观身，以家观家，以乡观乡，以邦观邦：从个人本身的情形观照(其他的)个人；从自己家的情形观照别人家的情形；从自己一乡的情形观照别的乡的情形；从自己一国的情况观照别的国家的情况。

(11)以天下观天下：从目前天下的状况观照将来天下的状况。

(12)然：这样。

(13)以此：以，用，凭。此，这些道理，指"以身观身"等。

(五十五)

含　德　之　厚，比　於　赤　子[1]。　毒　蟲　不　螫[2]，

含　德　之　厚，比　于　赤　子[1]。　毒　虫　不　螫[2]，

含"德"浓厚的人，比得上初生的婴儿。毒虫不去刺伤他，

猛　獸　不　據[3]，攫[4]鳥　不　搏[5]。骨　弱　筋　柔　而　握　固[6]。

猛　兽　不　据[3]，攫[4]鸟　不　搏[5]。骨　弱　筋　柔　而　握　固[6]。

猛兽不去伤害他，凶鸟不去搏击他。他筋骨柔弱，拳头却握得很牢固。

未　知　牝牡之　合　　而　全　作[7]，　　　　精　之　至　也。

未　知　牝牡之　合　　而　全　作[7]，　　　　精　之　至　也。

他还不懂得男女交合，但小生殖器却常常勃起，这是精气充足的缘故。

終　日　號　　而　不　嗄[8]，　　和[9]之　至　也。

终　日　号　　而　不　嗄[8]，　　和[9]之　至　也。

他整天号哭，但声音却不会沙哑，这是他身体谐和的缘故。

知　和　　　曰　常[10]，知　常　曰　明，

知　和　　　曰　常[10]，知　常　曰　明，

认识到谐和的道理叫"常"，认识到"常"叫作"明"。

益　生[11]　曰　祥[12]，心　使　氣[13]　曰　強[14]。物　壯[15]

益　生[11]　曰　祥[12]，心　使　气[13]　曰　强[14]。物　壮[15]

纵欲贪生叫作灾殃，欲望支配精气叫作逞强。过分强壮

則　老，　　謂　之　不　道，　　不　道　　早　已[16]。

则　老，　　谓　之　不　道，　　不　道　　早　已[16]。

就会趋于衰老，这叫作不合于"道"，不合于"道"，很快就会死亡。

(五十六)

(1)含德之厚，比于赤字：含有深厚的"德"的人，比得上初生的婴儿。赤子，指初生的婴儿。

(2)毒虫不螫：毒虫，是指蜂、蝎、毒蛇之类。螫，毒虫用尾端刺人。

(3)据：兽类用足爪抓物。

(4)攫鸟：用脚爪取物如鹰隼一类的鸟。"攫"字的用法与"毒虫"的"毒"的用法一样，形容凶恶的物类。上面"猛兽"的"猛"亦如此。

(5)搏：鹰隼用爪和翅击物。

(6)握固：把握得很牢固。

(7)未知牝牡之合而全作：牝牡之合，指男女的交合。全作，王弼本如是，帛书甲本作"腹怒"、乙本作"朘作"。朘，婴孩的生殖器；作，挺举、勃起。

(8)嗄：哑。河上公本作"哑"。

(9)和：指阴阳调和。人的身体，阴阳调和才能健康，阴盛则生寒疾，阳盛则生热疾。

(10)常：人类天性的自然规律。

(11)益生：纵欲贪生。

(12)祥：古时用作吉祥，有时也用作妖祥、不祥。这里即为后者，指灾祸、妖孽。

(13)心使气：欲望支配精气。

(14)强：逞强，暴。

(15)壮：强壮。

(16)已：完结、死亡。

知 者 不言，　　　　　　言 者

知 者 不言，　　　　　　言 者

智者是不随便(向人民)施加政令的，施加政令的人

不 知⁽¹⁾。　　塞其兑，　　　　闭其门⁽²⁾，

不 知⁽¹⁾。　　塞其兑，　　　　闭其门⁽²⁾，

就不是智者。塞住他们知欲的孔窍，关闭他们知欲的门户，

挫其锐，　解其纷，和其光，同其尘⁽³⁾，是谓玄同⁽⁴⁾。

挫其锐，　解其纷，和其光，同其尘⁽³⁾，是谓玄同⁽⁴⁾。

磨去锋芒，化解纠纷，涵蓄光耀，混同尘垢，这就叫作玄同的境界。

故 不可 得 而 亲，不可 得 而 疏；不可得而利，

故 不可 得 而 亲，不可 得 而 疏；不可得而利，

这样就不分亲近，　　不分疏远，　　　不分利益，

不可 得 而 害，不可 得 而 贵，不可 得 而 贱⁽⁵⁾。

不可 得 而 害，不可 得 而 贵，不可 得 而 贱⁽⁵⁾。

不分祸害，　　　不分高贵，　　　不分低贱。

故 为 天下 贵⁽⁶⁾。

故 为 天下 贵⁽⁶⁾。

所以这样的人能做天下的君王。

(五十七)

以 正⁽¹⁾　治国，以 奇⁽²⁾　用兵，

以 正⁽¹⁾　治国，以 奇⁽²⁾　用兵，

以清静无为之道治国，以出奇诡秘的计谋用兵，

以 无事⁽³⁾　取天下⁽⁴⁾。吾 何以 知其然 哉？

以 无事⁽³⁾　取天下⁽⁴⁾。吾 何以 知其然 哉？

用无为的政治统治天下。我根据什么知道是这样的呢？

---

(1)知者不言，言者不知：知"道"的人不随便说，随便说的人不知"道"。有人认为，这句话还含有更深一层意思：智者是不向人民发号施令的，发号施令的人就不是智者。

(2)塞其兑，闭其门：此二句见于五十二章，注释参看该章注释(6)。

(3)挫其锐，解其纷，和其光，同其尘：把他们的锋芒磨去，把他们的纠纷化解，涵蓄着光耀，混同着尘垢。这四句重见于本书《道德经》(四)中，疑是此处错简重复。

(4)玄同：玄妙齐同的境界，也就是"道"的境界。

(5)不可得而亲……不可得而贱：这六句表明，"玄同"的境界超出了亲疏、贵贱、利害的区别。

(6)贵：动词，尊重的意思。一说贵当作"贞"，形似而误。贞借为正，首领、君长的意思。

(1)正：正常平易的方法，也就是"清静"之道。

(2)奇：帛书本作"畸"。出奇诡秘的计谋。

(3)无事：即无为。

(4)取天下：治理天下。

535

以 此⁽⁵⁾：天下 多 忌諱⁽⁶⁾，而 民 彌⁽⁷⁾貧；民多利器⁽⁸⁾，

以 此⁽⁵⁾：天下 多 忌讳⁽⁶⁾，而 民 弥⁽⁷⁾贫；民多利器⁽⁸⁾，

根据下面这些：天下的禁忌越多，人民就越贫穷；民间武器越多，

國家滋⁽⁹⁾昏；　人多伎巧⁽¹⁰⁾，　　　奇物⁽¹¹⁾滋起；

国家滋⁽⁹⁾昏；　人多伎巧⁽¹⁰⁾，　　　奇物⁽¹¹⁾滋起；

国家就越混乱；人民的技巧智慧越多，邪恶的事情就层出不穷；

法令滋彰⁽¹²⁾，盗贼多有。 故 聖人　　　雲：

法令滋彰⁽¹²⁾，盗贼多有。 故 圣人　　　云：

法令越严明，盗贼反而越多。所以有"道"的圣人说：

"我 無為，而 民 自化⁽¹³⁾；我 好靜，而 民 自正；

"我 无为，而 民 自化⁽¹³⁾；我 好静，而 民 自正；

"我无为，人民就自我化育；我好静，人民就自然端正；

我 無事⁽¹⁴⁾，而 民 自富；我 無欲⁽¹⁵⁾，而 民 自樸。"

我 无事⁽¹⁴⁾，而 民 自富；我 无欲⁽¹⁵⁾，而 民 自朴。"

我不搅扰人民，人民自然就富裕；我不贪婪，人民自然就朴实。"

（五十八）

其 政 悶悶⁽¹⁾，其 民 淳淳⁽²⁾；其 政 察察⁽³⁾，

其 政 闷闷⁽¹⁾，其 民 淳淳⁽²⁾；其 政 察察⁽³⁾，

国家的政治宽容，人民就淳厚质朴；国家的政治严苛，

其 民 缺缺⁽⁴⁾。 禍 兮，福 之 所倚⁽⁵⁾；　　　福 兮，

其 民 缺缺⁽⁴⁾。 祸 兮，福 之 所倚⁽⁵⁾；　　　福 兮，

人民就狡黠诡诈。灾祸呵，幸福正依傍在它里面；幸福呵，

禍 之 所伏⁽⁶⁾。　　　孰 知 其 極⁽⁷⁾？ 其 無正⁽⁸⁾ 也。

祸 之 所伏⁽⁶⁾。　　　孰 知 其 极⁽⁷⁾？ 其 无正⁽⁸⁾ 也。

（5）以此：根据这些。指下面一段文字。

（6）忌讳：禁令。

（7）弥：越，更加。

（8）利器：指武器。

（9）滋：越，更加。

（10）伎巧：技巧智慧。

（11）奇物：邪恶的事。

（12）彰：明白。

（13）自化：自我化育，自然顺化。

（14）无事：无所事事，此主要指不去搅扰、干涉百姓。

（15）无欲：不贪，没有贪欲。

（1）其政闷闷：闷闷，昏昏昧昧。这里是宽容的意思。

（2）淳淳：淳厚质朴。

（3）察察：严密、苛酷。

（4）缺缺：即狡猾、狡诈的意思。

（5）祸兮，福之所倚：倚，依傍。

（6）福兮，祸之所伏：伏，潜藏。幸福呵，灾祸正潜藏在它里面。

（7）极：极限、最后。

（8）无正：即无定，没有定准。

灾祸也正隐藏在它之中。谁知道它们的终极?它们并没有一个定准。

正 復 為 奇， 善 復 為 妖⁽⁹⁾。 人 之 迷⁽¹⁰⁾，

正 复 为 奇， 善 复 为 妖⁽⁹⁾。 人 之 迷⁽¹⁰⁾，

正可能随时转变为邪,善可能随时转变为恶,人们的迷惑不解,

其 日 固 久⁽¹¹⁾! 是 以 聖 人 方 而 不 割⁽¹²⁾，

其 日 固 久⁽¹¹⁾! 是 以 圣 人 方 而 不 割⁽¹²⁾，

已经有很长的时日了! 所以有"道"的圣人方正但不伤人,

廉 而 不 劌⁽¹³⁾， 直 而 不 肆⁽¹⁴⁾，光 而 不 耀⁽¹⁵⁾。

廉 而 不 刿⁽¹³⁾， 直 而 不 肆⁽¹⁴⁾，光 而 不 耀⁽¹⁵⁾。

锐利但不至于把人刺伤,直率却不至于放肆,明亮但不显得刺眼。

(9)正复为奇,善复为妖:正再转变为邪,善再转变为恶。
(10)人之迷:人们的迷惑。
(11)其日固久:时间实在是很久了。
(12)方而不割:割,用刀刃伤害人。方正但不会伤害人。
(13)廉而不刿:廉,棱边,形容锐利。刿,用刀尖刺伤。
(14)直而不肆:直率而不放肆。
(15)光而不耀:光亮但不刺眼。耀,过分明亮。

(五十九)

治 人 事 天⁽¹⁾， 莫 若 嗇⁽²⁾。

治 人 事 天⁽¹⁾， 莫 若 啬⁽²⁾。

治理国家,养护身心,没有比爱惜精力的原则更好的。

夫 唯 嗇，是 謂 早 服⁽³⁾。 早 服

夫 唯 啬，是 谓 早 服⁽³⁾。 早 服

爱惜精力,就是尽早服从自然事理。尽早服从自然事理,

謂 之 重 積 德⁽⁴⁾； 重 積 德 則 無 不 克⁽⁵⁾；

谓 之 重 积 德⁽⁴⁾； 重 积 德 则 无 不 克⁽⁵⁾；

这就叫作不断积蓄"德";不断地积蓄"德",就没有什么不能战胜;

無 不 克 則 莫 知 其 極⁽⁶⁾；

无 不 克 则 莫 知 其 极⁽⁶⁾；

没有什么不能战胜,就没有人能估计他力量到底有多大;

莫 知 其 極， 可 以 有 國⁽⁷⁾。

(1)事天:天指身,事天即养护身心、保养天赋。
(2)啬:爱惜。
(3)早服:尽早服从自然事理。
(4)重积德:重,多、厚,含有不断的意思。重积德,不断地积蓄"德"。
(5)克:战胜。
(6)莫知其极:极,最高点、顶点。没有人知道他(力量)的最高点。
(7)有国:保有国家,即可以担负保护国家的责任。

537

莫 知 其 极，　　可以 有国(7)。

无法估计他的力量，就可以担负保护国家的重任。

有國 之 母(8)，　　　　可以 长久；是 謂 深根固柢(9)，

有国 之 母(8)，　　　　可以 长久；是 谓 深根固柢(9)，

保护国家用这个大"道"，就可以长久。这就叫作根深柢固，

長生久視(10) 之 道。

长生久视(10) 之 道。

长久存在的道理。

(8)有国之母：母，指保有国家的根本大"道"。有国之母，即有国以母，用大"道"去保护国家。

(9)深根固柢：根柢，树根向四边伸的叫做根，向下扎的叫做柢。

(10)长生久视：久视，久活、久立。长生久视，即长久存在。

(六十)

治 大國，若　烹 小鲜(1)。以 道 莅 天下(2)，

治 大国，若　烹 小鲜(1)。以 道 莅 天下(2)，

治理大国，应好像煎烹小鱼。用"道"来治理天下，

其 鬼 不 神(3)；　　　　非 其 鬼 不 神，

其 鬼 不 神(3)；　　　　非 其 鬼 不 神，

那么鬼也就不灵(不作祟兴灾)了；不是鬼不灵了，

其 神　　不傷人(4)；非 其 神　　不伤人，

其 神　　　不伤人(4)；非 其 神　　不伤人，

而是它起的作用不伤人了；不是它起的作用伤不了人，

聖人 亦　不傷人(5)。　夫 两不相傷(6)，

圣人 亦　不伤人(5)。　夫 两不相伤(6)，

而是圣人也根本不想伤人。鬼神和圣人都不伤害人，

故 德 交 歸 焉(7)。

故 德 交 归 焉(7)。

所以自然的德行都回复到人民身上了。

(1)治大国，若烹小鲜：小鲜，小鱼。治理大国，要像煎烹小鱼一样。

(2)以道莅天下：莅，面临。用"道"这个原则来对待天下。

(3)其鬼不神：神，灵，起作用。(如果用"道"去治理天下)，那么鬼也就不起作用了。

(4)非其鬼不神，其神不伤人：不是鬼不灵，而是它起的作用不伤人。

(5)圣人亦不伤人：圣人也不伤害人。这里指有"道"的统治者(圣人)采取清静无为的政治，对人民不施政令，不加干涉，更不用酷刑，使人民自然安宁，不受伤害。

(6)两不相伤：指鬼神和圣人都不侵越、伤害人。

(7)故德交归焉：交是俱、皆、都的意思。指自然的德行都回归到人民的身上了。

(六十一)

大邦 者 下流⁽¹⁾，　　　　天下 之 牝，

大邦 者 下流⁽¹⁾，　　　　天下 之 牝，

大国要像居于江河的下流一样，处于雌柔的位置，

天下 之 交 也⁽²⁾。　牝 常 以 静 胜 牡，

天下 之 交 也⁽²⁾。　牝 常 以 静 胜 牡，

这是天下交汇的地方。雌柔常常以虚静战胜雄强，

以 静 为 下。　　　　　故 大邦 以 下 小邦⁽³⁾，

以 静 为 下。　　　　　故 大邦 以 下 小邦⁽³⁾，

就是因为它安静而处于下面的缘故。所以大国用谦下的态度
对待小国，

则　取⁽⁴⁾ 小邦；　　小邦 以 下 大邦，

则　取⁽⁴⁾ 小邦；　　小邦 以 下 大邦，

就可以取得小国的信任；小国用谦下的态度对待大国，

则　取 大邦。　　故　或　　下

则　取 大邦。　　故　或　　下

也才能取得大国的信任。所以，有时大国以谦下的态度

以 取⁽⁵⁾，　　或　　下　　而 取⁽⁶⁾。

以 取⁽⁵⁾，　　或　　下　　而 取⁽⁶⁾。

取得小国的信任，有时小国以谦下的态度取得大国的信任。

大邦 不过 欲 兼畜人⁽⁷⁾，小邦 不过 欲 入事人⁽⁸⁾。夫

大邦 不过 欲 兼畜人⁽⁷⁾，小邦 不过 欲 入事人⁽⁸⁾。夫

大国不过是要聚养小国，小国不过是要侍奉大国。这样

两者 各得所欲⁽⁹⁾。　　大者 宜 为 下⁽¹⁰⁾。

两者 各得所欲⁽⁹⁾。　　大者 宜 为 下⁽¹⁰⁾。

大国小国都各自满足了愿望。大国还是应当以谦下为宜。

---

(1)大邦者下流：邦，帛书甲本如是，乙本及通行本作"国"。下流，居于下流，处于水的下游。

(2)天下之牝，天下之交也：王弼本作"天下之交，天下之牝"，今据帛书甲本改。交，一说读作"狡"，或作"佼"字，健壮的意思，即天下的雌性才是天下最强健有力的；一说交是交汇、汇合的意思，即处于天下雌柔的地位，是天下交汇的地方。今从后者。

(3)大邦以下小邦：大国用谦卑的态度对待小国。

(4)取：取得信任、取得归顺。

(5)或下以取：或，有时。有时大国以谦卑的态度取得小国的信任。

(6)或下而取：有时小国以谦卑的态度取得大国的信任。

(7)兼畜人：兼，聚拢起来；畜，饲养，含占有的意思。兼畜人，把人聚在一起加以养护。有人认为，这里指的是大国兼并、占有小国。

(8)入事人：侍奉别人，指小国侍奉大国。

(9)各得所欲：各自都满足了自己的欲望。

(10)大者宜为下：大国还是应当注意谦下。

(六十二)

道 者 萬物之奧⁽¹⁾。　　善人 之 寶，不善人

道 者 万物之奥⁽¹⁾。　　善人 之 宝，不善人

"道"是万物深藏的地方。（它是）善人的法宝，不善的人

之 所 保⁽²⁾。　　　美言 可以 市 尊⁽³⁾，

之 所 保⁽²⁾。　　　美言 可以 市 尊⁽³⁾，

也要保持的东西。（得"道"的人）美好的言辞可以取得人们
的尊敬，

美行 可以 加人⁽⁴⁾。　人之 不善，何 棄 之 有？

美行 可以 加人⁽⁴⁾。　人之 不善，何 弃 之 有？

美好的行为可以使人器重。不善的人，怎么能把"道"舍弃
呢？

故 立 天子，　置⁽⁵⁾ 三公⁽⁶⁾，雖 有 拱璧以先駟馬⁽⁷⁾，

故 立 天子，　置⁽⁵⁾ 三公⁽⁶⁾，虽 有 拱璧以先驷马⁽⁷⁾，

所以，天子即位，设置三公，即使有拱璧在先、驷马随后（这
样隆重的）礼仪，

不如 坐進此道⁽⁸⁾。　　古 之 所以 貴此道者 何？

不如 坐进此道⁽⁸⁾。　　古 之 所以 贵此道者 何？

倒不如用"道"来作为献礼。古时候重视"道"的原因是什
么呢？

不曰⁽⁹⁾：求 以 得⁽¹⁰⁾，有罪 以 免 邪⁽¹¹⁾？故 為天下貴。

不曰⁽⁹⁾：求 以 得⁽¹⁰⁾，有罪 以 免 邪⁽¹¹⁾？故 为天下贵。

岂不是说，有求就可以得到，有罪就可以免除吗？所以被天
下人所重视。

(六十三)

為 無為⁽¹⁾，　　　事 無事⁽²⁾，

为 无为⁽¹⁾，　　　事 无事⁽²⁾，

---

(1)奥：帛书本作"注"。奥，藏，含有庇荫的意思。

(2)善人之宝，不善人之所保：（"道"是）善人的法宝，（是）连不善的人也要保持的东西。

(3)美言可以市尊：市，买、取的意思；市尊，即取得（别人的）尊敬。美好的言语能换取别人的尊敬。

(4)美行可以加人：加，重的意思，加人就是见重于人，被人器重、尊重。

(5)置：设置。

(6)三公：三个辅弼国君的大官，《周礼》中记载为太师、太傅、太保，《礼记》中记载为司马、司徒、司空。

(7)拱璧以先驷马：拱璧，是古代一种玉，圆镜形，中间有圆孔，为贵重的礼品；驷马，四匹马驾的车，古代只有天子、大臣才能乘坐。

(8)不如坐进此道：进，古时地位低的人送给地位高的人东西，叫"进"。

(9)不曰：岂不是说。

(10)求以得：有求就可以获得。

(11)有罪以免邪：有罪的人（只要得到"道"）就可以免去罪吗？邪，即耶，表疑问的句末语气词。

(1)为无为：以"无为"的态度去作为。

(2)事无事：前一个"事"，动词，做事、从事的意思。无事，不创新事，含有不搅扰、不干涉的意思。

以"无为"的态度去作为，以"无事"的方式去做事，

味 無味[3]。　　大小多少[4]，　　　　報 怨 以 德[5]。

味 无味[3]。　　大小多少[4]，　　　　报 怨 以 德[5]。

以无味作为味。大生于小，多起于少，用恩德去报答怨恨。

圖難 於 其 易[6]，　　　　　　為大 於 其 細[7]；

图难 于 其 易[6]，　　　　　　为大 于 其 细[7]；

解决困难的事要从容易的地方着手，做大事情要从细小的地方入手。

天下 難事，必 作於 易，　　天下 大事，必 作於 細。

天下 难事，必 作于 易，　　天下 大事，必 作于 细。

天下的难事，一定从简易开始；天下的大事，必定由细小开始。

是 以 聖人　　　終 不為大[8]，　　故 能 成其大。

是 以 圣人　　　终 不为大[8]，　　故 能 成其大。

所以有"道"的圣人永远不认为自己在做大事情，才能成就大事。

夫 輕諾[9]　　　必 寡信[10]，　　多 易

夫 轻诺[9]　　　必 寡信[10]，　　多 易

轻易应诺别人的要求，一定很少遵守信约；把事情看得太容易，

必 多 難。　　　是 以 聖人

必 多 难。　　　是 以 圣人

遇到的困难就一定多。因此有"道"的圣人

猶[11] 難 之，　　　故 終 無難 矣。

犹[11] 难 之，　　　故 终 无难 矣。

（遇到事情）都把它看得艰难，所以才永远没有困难。

（六十四）

其 安[1] 易 持[2]，　其 未兆[3]

---

(3)味无味：前一个"味"，动词，玩味。无味，寡淡无味。味无味，把恬淡无味当作味。

(4)大小多少：大小多少，即大生于小，多起于少（因此解决问题就从小处着手）的意思。

(5)报怨以德：即以德报怨，用恩德去报答别人的仇怨。

(6)图难于其易：图难，处理、解决困难的事；于其易，于，介词，从；易，容易的地方。解决困难的事从它容易的地方入手。

(7)为大于其细：为大，做大事情；细，细微的地方、小的地方。为大于其细，就是做大事要从细小的地方入手。

(8)不为大：有两解。一说不自以为大，即不自以为在干大事情。一说不干大事，因为大已化小。两说均可通。

(9)轻诺：轻易许诺。

(10)寡信：信，守信的、守信用。寡信，很少守信用。

(11)犹：均、都。

(1)安：稳定，安定。

(2)持：维持，掌握。

(3)未兆：没有迹象时，没有征兆时。

其　安⁽¹⁾　易　持⁽²⁾，　其　未　兆⁽³⁾

事物稳定时就容易掌握,事物还没有出现变化的迹象时,

易　谋⁽⁴⁾。　其　脆　易　泮⁽⁵⁾，　其　微　　易　散，

易　谋⁽⁴⁾。　其　脆　易　泮⁽⁵⁾，　其　微　　易　散，

容易打主意。事物脆弱时容易分解,事物还微小时,容易打散。

(4)谋：图谋,谋划。
(5)泮：散,分解。
(6)为之于未有：为,做,处理；未有,没有发生、没有出现。在事情还没有发生时就把它做好。

为　之　於　未　有⁽⁶⁾，　　　　　治　之　於　未　亂。

为　之　于　未　有⁽⁶⁾，　　　　　治　之　于　未　乱。

要在事情还没有发生变化时就把它做好,要在混乱还没有产生时就把它治理好。

合　抱　之　木，生　於　毫　末⁽⁷⁾；　　　　九　層　之　臺，

合　抱　之　木，生　于　毫　末⁽⁷⁾；　　　　九　层　之　台，

合抱的大树,是从细小的萌芽生长起来的；九层的高台,

(7)毫末：指细小的萌芽。

起　於　纍土⁽⁸⁾；　　　　　千　裏　之　行，始　於　足　下。

起　于　累土⁽⁸⁾；　　　　　千　里　之　行，始　于　足　下。

是从一筐筐土开始堆积而成的；千里的远行,是从脚下第一步开始的。

(8)累土：累,帛书乙本作"虆",甲本作"蔂"。累、蔂都借为"虆"。虆,土笼,即盛土的筐子。累土,一筐筐的土。一说累是堆积的意思。今从前解。

为者　　败之，　　　　　執者

为者　　败之，　　　　　执者

(硬要去)做,就必然会遭到失败；(紧紧)抓住不放,

失　之⁽⁹⁾。　　是　以　聖　人　　無　为

失　之⁽⁹⁾。　　是　以　圣　人　　无　为

就必将会遭受损失。因此有"道"的圣人不(轻易)做,

(9)为者败之,执者失之：(硬要去)做,谨小慎微也一定会遭失败；(紧紧)抓住不放,就必将遭受损失。

故　　無　敗，　無　執　　故　無　失。　民　之　從　事，

故　　无　败，　无　执　　故　无　失。　民　之　从　事，

所以就没有失败；不抓着不放,听以没有损失。人们做事情,

(10)常于几成而败之：常,帛书本作"恒"；几,帛书甲、乙本均作"其"。几,差不多。这句是说,(人们做事情),总是在做到快要成功的时候就失败了。

常　於　幾　成　　　而　败　之⁽¹⁰⁾。　慎　終　如　始，

常　于　几　成　　　而　败　之⁽¹⁰⁾。　慎　终　如　始，

总是在快要成功的时候就失败。(如果)在事情要完成的时候也能像事情开始时那样谨慎,

| 則 | 無 | 敗事。 | 是 | 以 | 聖人 | 欲 |

| 则 | 无 | 败事。 | 是 | 以 | 圣人 | 欲 |

就不会有失败的事情了。因此有"道"的圣人所向往的事,

| 不欲⁽¹¹⁾, | | | | 不 | 貴 | 難得之貨; |

| 不欲⁽¹¹⁾, | | | | 不 | 贵 | 难得之货; |

是别人所不向往的,(他)不看重那些稀罕的财物;

| 學 | | 不學⁽¹²⁾, | | 復⁽¹³⁾ | 眾人之所過, |

| 学 | | 不学⁽¹²⁾, | | 复⁽¹³⁾ | 众人之所过, |

他的学习就是不学什么,改正众人的错误,

| 以 | 輔⁽¹⁴⁾ | 萬物之自然 | | 而 | 不敢 | 為⁽¹⁵⁾。 |

| 以 | 辅⁽¹⁴⁾ | 万物之自然 | | 而 | 不敢 | 为⁽¹⁵⁾。 |

用(上述原则)辅助万物自然发展,不敢轻率去做。

(11)欲不欲:前一个"欲",动词,向往、欲想;不欲,(别人所)不向往的。欲不欲,即向往别人所不向往的。

(12)学不学:前一个"学"是动词,学习。学不学,就是说圣人的学习就是不学什么。

(13)复:返,从错误的道路上走回来。改正错误的意思。

(14)以辅:以,帛书本作"能"。以辅,用……去辅助。

(15)不敢为:不敢妄为。

(六十五)

| 古 | 之 | 善为道者⁽¹⁾, | 非 | 以 | | 明 民⁽²⁾, |

| 古 | 之 | 善为道者⁽¹⁾, | 非 | 以 | | 明 民⁽²⁾, |

古来善于以"道"执政的人,不是用(知识)使人民狡猾明智,

| 將 | 以 | 愚 之⁽³⁾。 | 民 | 之 | 難治, | 以 | 其 |

| 将 | 以 | 愚 之⁽³⁾。 | 民 | 之 | 难治, | 以 | 其 |

而是使人民真朴自然。人民之所以难统治,就是因为他们

| 智 多⁽⁴⁾。 | | 故 | 以 | 智 | 治國, | 國 | 之 | 賊⁽⁵⁾; |

| 智 多⁽⁴⁾。 | | 故 | 以 | 智 | 治国, | 国 | 之 | 贼⁽⁵⁾; |

有太多的智巧心机。所以用智巧去治理国家,是国家的祸害;

| 不 | 以 | 智 | 治國, | 國 | 之 | 福。 | 知 | 此 | 兩者 |

| 不 | 以 | 智 | 治国, | 国 | 之 | 福。 | 知 | 此 | 两者 |

(1)古之善为道者:为,执行;道,指遵循自然的无为政治。古来善于执行有"道"的政治的人。

(2)非以明民:以,用;明民,使人民明智、聪明;此明用如动词。非以明民,不是用知识来使人民狡猾明智。

(3)愚之:使之愚,使人民真朴自然。

(4)智多:景龙碑、龙兴观碑等本作"多智",意义相同。

(5)贼:祸害。

543

不用巧智去治理国家，是国家的幸福。了解这两种方式

亦　　稽式⁽⁶⁾。　常⁽⁷⁾ 知 稽式，　　　是 謂 玄德，

亦　　稽式⁽⁶⁾。　常⁽⁷⁾ 知 稽式，　　　是 谓 玄德，

也就是一个法则。永远了解这个法则，就是深远的"德"，

玄德 深 矣，　　　　　　　遠 矣，與 物 反 矣⁽⁸⁾，

玄德 深 矣，　　　　　　　远 矣，与 物 反 矣⁽⁸⁾，

这深远的"德"是那样的深、那样的远，与万物复归到真朴，

然後 乃 至 大順⁽⁹⁾。

然后 乃 至 大顺⁽⁹⁾。

然后归于自然。

(6)知此两者亦稽式：认识这两种方式(用智和不用智)也就是一个法则。稽式，法则、法式，景龙碑、河上公本、林希逸及不少古本皆作"楷式"。

(7)常：帛书本作"恒"。

(8)与物反矣：有两种解释。一说"反"就是相反，指"德"与一般的事物性质是相反的；一说"反"是"返"的意思，指"德"与万物一起复归于真朴。

(9)大顺：自然。

(六十六)

江海 之所以 能為百谷王 者⁽¹⁾，以⁽²⁾其 善下之⁽³⁾，

江海 之所以 能为百谷王 者⁽¹⁾，以⁽²⁾其 善下之⁽³⁾，

江河大海能成为众多河流汇聚的地方，是因为它善于处在低下的地方，

故 能為百谷王。　　　　　　　是 以 聖人

故 能为百谷王。　　　　　　　是 以 圣人

所以才能成为许多河流归往的地方。因此，有"道"的圣人

欲 上 民⁽⁴⁾，　必 以 言 下 之⁽⁵⁾；　　欲 先 民⁽⁶⁾，

欲 上 民⁽⁴⁾，　必 以 言 下 之⁽⁵⁾；　　欲 先 民⁽⁶⁾，

想要统治人民，必须用言词对人民表示谦下；想要领导人民，

必 以 身 後 之。　　　　　　　是 以 聖人

必 以 身 后 之。　　　　　　　是 以 圣人

必须把自己(的利益)放在人民的利益之后。因此，圣人

處 上 而 民 不 重⁽⁷⁾，　　　處 前 而 民 不 害⁽⁸⁾。

处 上 而 民 不 重⁽⁷⁾，　　　处 前 而 民 不 害⁽⁸⁾。

(1)江海之所以能为百谷王者：为，是、成为；百谷，指百川，即众多的河流；王，指河流所归往的地方；者……的原因。这句是说，江海所以能够成为众多河流归往的地方，原因是……

(2)以：因为。

(3)善下之：善于处在低下的地方。

(4)欲上民：想要统治人民。上，这里作动词用，指地位处在……上面，即统治之意。

(5)以言下之：以，用；言，言词、言语；下之，把自己摆在人民的下边。

(6)欲先民：想站在人民的前头，即成为他们的领袖。

(7)重：压迫、负担。

(8)害：妨害、为害。

处于人民之上而人民不感到有负担，处于人民之前而人民不感到有灾害。

是 以 天 下 樂 推　而 不 厭⁽⁹⁾。以 其　不 爭，

是 以 天 下 乐 推　而 不 厌⁽⁹⁾。以 其　不 争，

因此天下人民乐于推戴他而不厌弃。正因为他不与人争，

(9)乐推而不厌：推，推崇、爱戴。乐于推崇(他)而不会厌弃。

故 天 下 莫 能 與 之 爭⁽¹⁰⁾。

故 天 下 莫 能 与 之 争⁽¹⁰⁾。

所以天下才没有人能够与他争。

(10)以其不争，故天下莫能与之争：正因为他的不争，所以天下没有人能够与他争。

(六十七)

天 下 皆 謂 我 道 大⁽¹⁾，　　似　不 肖⁽²⁾。

天 下 皆 谓 我 道 大⁽¹⁾，　　似　不 肖⁽²⁾。

天下的人都说我的"道"是很大的，好像它并不像(任何具体的事物)。

(1)天下皆谓我道大：天下人都说我的"道"很大。
(2)似不肖：肖(xiào)，像，与……相似；似不肖，好像不大像(任何具体的东西)。一说，不肖指人不贤或"道"不美，今不从此说。

夫 唯 大，　　故 似 不 肖。　　若 肖，

夫 唯 大，　　故 似 不 肖。　　若 肖，

正因为它的广大，所以不像任何具体的东西。如果它像什么具体东西的话，

久 矣 其 細 也 夫⁽³⁾! 我 有 三 寶，持 而 保 之。

久 矣 其 细 也 夫⁽³⁾! 我 有 三 宝，持 而 保 之。

它早就渺小得很了!　我有三件宝贝，我掌握并保存着它们。

(3)若肖，久矣其细也夫：如果像(什么具体的东西)，它早就渺小得很了!
(4)慈：慈爱、宽容。
(5)俭：节俭。老子的"俭"与"啬"的概念是同一个意思，指的是含藏培蓄，不奢靡、不肆为。

一 曰 慈⁽⁴⁾，　二 曰 儉⁽⁵⁾，　三 曰 不 敢 為 天 下 先⁽⁶⁾。

一 曰 慈⁽⁴⁾，　二 曰 俭⁽⁵⁾，　三 曰 不 敢 为 天 下 先⁽⁶⁾。

第一件叫作慈爱，第二件叫作节俭，第三件叫作不敢处在天下人的前边。

(6)为天下先：走在天下人的前面。

慈　　　故 能 勇⁽⁷⁾，　儉　　故 能 廣⁽⁸⁾；

慈　　　故 能 勇⁽⁷⁾，　俭　　故 能 广⁽⁸⁾；

(因为)慈爱，所以能勇敢；(因为)节俭，所以能富裕；

(7)慈故能勇：(因为)慈爱、宽容，所以才能勇敢。
(8)广：宽广，在此指富裕。

不 敢 為 天 下 先，　　　　故 能 成 器 長⁽⁹⁾。

(9)器长：帛书甲本作"事长"。器，指物；长，首长。器长，指万物的首长。

545

不敢为天下先，　　　　　故能成器长⁽⁹⁾。

(因为)不敢处在天下人的前边，所以能做万物的首长。

今　捨　慈　且　勇⁽¹⁰⁾，　舍　儉　且　廣，

今　舍　慈　且　勇⁽¹⁰⁾，　舍　俭　且　广，

现在，舍弃慈爱而求取勇敢，舍弃节俭而求取富裕，

(10)舍慈且勇：且，同，取、求的意思。舍弃慈爱而求取勇敢。

捨　後　且　先，　　死　矣！　夫　慈，　以⁽¹¹⁾　戰

舍　后　且　先，　　死　矣！　夫　慈，　以⁽¹¹⁾　战

舍弃退让而求取争先，结果只是死亡！　慈爱，用它去征战

(11)以：用，指使用慈爱。

則　勝，　以　守　則　固。天　將　救　之，以　慈　衞　之。

则　胜，　以　守　则　固。天　将　救　之，以　慈　卫　之。

**就能获胜，用它去守卫就能巩固。上天要救助谁，就用慈爱
去卫护谁。**

(六十八)

善　為　士⁽¹⁾　者，不　武⁽²⁾；　善　戰　者，

善　为　士⁽¹⁾　者，不　武⁽²⁾；　善　战　者，

善于作将帅的人，是不逞勇武的；善于作战的人，

(1)士：这里指的是领兵打仗的人，即将帅。
(2)不武：不逞勇武。

不　怒⁽³⁾；　善　勝　敵　者，不　與⁽⁴⁾；

不　怒⁽³⁾；　善　胜　敌　者，不　与⁽⁴⁾；

是不靠强悍的；善于战胜敌人的人，不在于动辄跟敌人争斗；

(3)不怒：怒，一说强悍，一说愤怒。两者皆通。
(4)不与：与，当争、斗讲。今从后解。景龙碑、傅奕本等多种古本皆作"不争"。

善　用　人　者，為　之　下⁽⁵⁾。　　是　謂　不　爭　之　德，

善　用　人　者，为　之　下⁽⁵⁾。　　是　谓　不　争　之　德，

**善于用人的人，对人态度是很谦卑的。这叫做不与人争的
"德"，**

(5)善用人者，为之下：善于用人的，对人态度谦下。

是　謂　用　人　之　力，　是　謂　配　天⁽⁶⁾，　　古　之　極⁽⁷⁾。

是　谓　用　人　之　力，　是　谓　配　天⁽⁶⁾，　　古　之　极⁽⁷⁾。

**这叫作利用别人的力量，这叫作符合自然的规律，这是古来
就有的最高准则。**

(6)配天：符合自然的道理。
(7)古之极：极，准则，标准。古之极，古来最高的准则。

(六十九)

用兵 有 言⁽¹⁾： "吾 不敢 為主⁽²⁾，而 為客⁽³⁾；

用兵 有 言⁽¹⁾： "吾 不敢 为主⁽²⁾，而 为客⁽³⁾；

用兵打仗的说过这样的话："我不敢采取攻势，而采取守势；

不敢 進寸， 而 退尺。" 是謂 行 無行⁽⁴⁾，

不敢 进寸， 而 退尺。" 是谓 行 无行⁽⁴⁾，

不敢前进一寸，而要后退一尺。"这就是说，摆阵势，像没有阵势可摆一样；

攘 無臂⁽⁵⁾， 扔無敵⁽⁶⁾，執無兵⁽⁷⁾。

攘 无臂⁽⁵⁾， 扔无敌⁽⁶⁾，执无兵⁽⁷⁾。

挥胳臂，像没有胳膊可举一样；迎敌人，像没有敌人可攻击一样；虽然有兵器，却像没有兵器可拿一样。

禍 莫大於 輕敵， 輕敵 幾 喪吾寶⁽⁸⁾，

祸 莫大于 轻敌， 轻敌 几 丧吾宝⁽⁸⁾，

灾祸没有比低估敌人力量更大的了，低估敌人的力量，就几乎丧失了我的"三宝"的原则。

故 抗兵 相若⁽⁹⁾， 哀兵 勝矣⁽¹⁰⁾。

故 抗兵 相若⁽⁹⁾， 哀兵 胜矣⁽¹⁰⁾。

所以，两军相对，力量相当时，慈悲的一方可以获胜。

(七十)

吾言甚易知，甚易行。天下 莫能 知，

吾言甚易知，甚易行。天下 莫能 知，

我的话很容易了解，很容易实行。天下却没有人能知晓，

莫能 行。 言有 宗⁽¹⁾， 事 有 君⁽²⁾。

莫能 行。 言有 宗⁽¹⁾， 事 有 君⁽²⁾。

没有人能实行。说话要有宗旨，做事要有根据。

夫 唯 無知， 是以 不我 知⁽³⁾。知我者 希，

(1)用兵有言：傅奕本作"用兵者有言"。

(2)为主：主，指战争时的主动进攻，攻势。为主，即采取攻势。

(3)为客：客，指战争时的被迫自卫。为客，即采取守势。

(4)行无行：第一个"行"，动词，排行、摆阵势的意思。第二个"行"，名词，行列、阵势。行无行：摆阵势，就像没有阵势那样。

(5)攘无臂：攘，举起手臂。攘无臂，要挥举手臂，却像没有手臂可举一样。

(6)扔无敌：扔，对抗的意思。扔无敌，指虽然面对着敌人，却像没有敌人可以攻击一样。

(7)执无兵：执，拿、持；兵，指兵器。虽然有兵器，却像没有兵器可拿一样。

(8)吾宝：指六十七章阐述过的"三宝"——"慈""俭""不敢为天下先"。

(9)抗兵相若：抗，相对抗；兵，指军队；相若，相当。

(10)哀兵胜矣：哀，慈爱、慈悲的意思。

(1)言有宗：言论有宗旨。

(2)君：主，意即根本、根据。

(3)夫唯无知，是以不我知：无知，指人们无知、不了解自己。正是因为人们的无知，因此才不了解我。

夫 唯 无 知， 是 以 不 我 知(3)。知 我 者 希，

正由于人们无知，因此他们不了解我。了解我的人稀少，

则 我 者 贵(4)。 是 以

则 我 者 贵(4)。 是 以

以我(的主张)为准则的人难得遇到。因此，

圣人 被 褐(5)

圣人 被 褐(5)

有"道"的圣人(的不被了解，恰似)外面穿着粗布衣服、

而 怀 玉(6)。

而 怀 玉(6)。

而怀内揣着美玉(的人一样)。

(4)则我者贵：则，法则，这里作动词用，意即取法，以……为准则；贵，难得，可贵。则我者贵：以我(的主张)为准则的人难得遇到。

(5)被褐：被，同"披"，穿在身上；褐，粗布衣服，穷苦人所穿。

(6)怀玉：怀，动词，怀揣的意思。玉，美玉，这里指精神上的宝物。

(七十一)

知 不知(1)， 尚 矣(2)；不知 知(3)，

知 不知(1)， 尚 矣(2)；不知 知(3)，

知道自己有所不知道，最好； 不知道却自以为知道，

病(4) 也。圣人 不 病， 以 其 病 病(5)。

病(4) 也。圣人 不 病， 以 其 病 病(5)。

这是毛病。有"道"的圣人没有这种毛病，因为他把"不知知"当成一种毛病。

夫 唯 病 病， 是 以 不 病。

夫 唯 病 病， 是 以 不 病。

正因为将毛病当成病，因此才不犯这种毛病。

(1)知不知：有多种解释。一说，知道自己(有所)不知道。一说，知道却自以为不知道。两种解释都说得通。

(2)尚矣：尚，通"上"，最好的意思。

(3)不知知：不知道却自以为知道。

(4)病：毛病、缺点。

(5)病病：前一个"病"是动词，"以……为病"、"把……当作病"的意思。后一个"病"，名词，指的是上面说的"不知知"的毛病。病病，即把这种毛病当作病。

(七十二)

民 不 畏 威， 则 大 威 至(1)。

民 不 畏 威， 则 大 威 至(1)。

(1)民不畏威，则大威至：前一个"威"，指威压、威力；大威，指威胁、祸乱。

人民不害怕(统治者的)威压,那么更大的祸乱就要发生了。

無　　　狎其所居⁽²⁾,　　無 厭其所生⁽³⁾。

无　　　狎其所居⁽²⁾,　　无 厌其所生⁽³⁾。

(统治者)不要逼得人民不得安居,不要压迫人民谋生的道路。

夫 唯 不厭,　　是 以 不厭⁽⁴⁾。　　　是 以

夫 唯 不厌,　　是 以 不厌⁽⁴⁾。　　　是 以

只有不压迫(人民),人民才不会厌恶(统治者)。因此

聖人　　　自知 不自見⁽⁵⁾;　　自愛 不自貴⁽⁶⁾。

圣人　　　自知 不自见⁽⁵⁾;　　自爱 不自贵⁽⁶⁾。

有"道"的圣人有自知而不自我表现,能自爱而不自显高贵。

故 去 彼　　　　　　　　取　　此。

故 去 彼　　　　　　　　取　　此。

所以舍弃后者(自见、自贵),而采取前者(自知、自爱)。

(七十三)

勇於敢 則 殺,勇於不敢 則 活⁽¹⁾。此 兩者,

勇于敢 则 杀,勇于不敢 则 活⁽¹⁾。此 两者,

勇于坚强就会死,勇于柔弱就可以活,这两种勇的结果,

或 利　　或 害⁽²⁾。天 之 所惡,孰 知其 故?

或 利　　或 害⁽²⁾。天 之 所恶,孰 知其 故?

有的得利,有的受害。天所厌恶的,谁知道是什么缘故?

是 以 聖人 猶 難 之⁽³⁾。　　天之道⁽⁴⁾,不爭 而 善

是 以 圣人 犹 难 之⁽³⁾。　　天之道⁽⁴⁾,不争 而 善

所以有道的圣人也难以解说明白。自然的规律是,不斗争而善于

勝,不應 而 善應,不召 而 自來,繟然⁽⁵⁾ 而 善謀。

胜,不应 而 善应,不召 而 自来,繟然⁽⁵⁾ 而 善谋。

(2)无狎其所居:狎,"狭"的假借字,胁迫、逼迫的意思。

(3)无厌其所生:厌,压迫。(统治者)不要压制人民谋生的道路。

(4)夫唯不厌,是以不厌:前一个"厌"是压迫的意思,前一句针对统治者而言;后一个"厌"是厌恶的意思,后一句针对人民而言。

(5)自知不自见:见同"现",表现。有自知之明而不自我表现。

(6)自爱不自贵:自我尊重但不自以为高贵。

(1)勇于敢则杀,勇于不敢则活:敢,勇敢、坚强;不敢,柔弱、软弱。此句意为勇于坚强就会死,勇于柔弱就可以活命。

(2)或利或害:勇于柔弱则利,勇于坚强则害。

(3)是以圣人犹难之:此句已见于六十三章。

(4)天之道:指自然的规律。

(5)繟然:安然、坦然。

取胜,不言语而善于应承,不召唤而自动到来,坦然而善于安排筹划。

天網　　　恢恢⁽⁶⁾,　　疏　而　不失⁽⁷⁾。

天网　　　恢恢⁽⁶⁾,　　疏　而　不失⁽⁷⁾。

自然的范围,宽广无边,虽然宽疏但并不漏失。

(6)天网恢恢:天网指自然的范围;恢恢,广大、宽广无边。

(7)疏而不失:虽然宽疏但并不漏失。

(七十四)

民 不畏死,　　奈 何 以死懼之。　　若 使民

民 不畏死,　　奈 何 以死惧之。　　若 使民

人民不畏惧死亡,为什么用死来吓唬他们呢?假如人民

常 畏死,　　　而 为奇⁽¹⁾ 者,吾 得 執⁽²⁾而杀之,

常 畏死,　　　而 为奇⁽¹⁾ 者,吾 得 执⁽²⁾而杀之,

真的畏惧死亡的话,对于为非作歹的人,我们就把他抓来杀掉。

(1)为奇:奇,奇诡、诡异。为奇指为邪作恶的人。
(2)执:拘押。

執 敢?　　　常 有 司殺者⁽³⁾　殺。

执 敢?　　　常 有 司杀者⁽³⁾　杀。

谁还敢为非作歹?经常有专管杀人的人去执行杀人的任务,

(3)司杀者:指专管杀人的人。

夫 代司殺者⁽⁴⁾ 殺,　是 謂 代 大 匠　　斫⁽⁵⁾,

夫 代司杀者⁽⁴⁾ 杀,　是 谓 代 大 匠　　斫⁽⁵⁾,

代替专管杀人的人去杀人,就如同代替高明的木匠去砍木头,

(4)代司杀者:代替专管杀人的人。
(5)斫:砍、削。

稀 有 不傷其手者 矣。

稀 有 不伤其手者 矣。

(那代替高明的木匠砍木头的人)很少有不砍伤自己手指头的。

(七十五)

民 之饑,　　　以 其上 食税之多,

民 之饥,　　　以 其上 食税之多,

人民所以遭受饥荒,就是由于统治者吞吃赋税太多,

是 以 饑。　　　民 之 難治，以 其 上 之 有為(1)，

是 以 饥。　　　民 之 难治，以 其 上 之 有为(1)，

所以人民才陷于饥饿。人民之所以难于统治，是由于统治者政令繁苛，喜欢有所作为，

> (1)有为：繁苛的政治，统治者强作妄为。

是 以 難治。　　　民 之 輕 死，

是 以 难治。　　　民 之 轻 死，

所以人民就难于统治。人民之所以轻生冒死，

以 　其上 　求生之厚(2)，

以 　其上 　求生之厚(2)，

是由于统治者为了奉养自己，把民脂民膏都搜刮净了，

> (2)以其上求生之厚：由于统治者奉养过于丰厚奢侈。

是 以 輕 死。　　　夫 唯 無以生為(3) 者，

是 以 轻 死。　　　夫 唯 无以生为(3) 者，

所以人民觉得死了不算什么。只有不去追求生活享受的人，

> (3)无以生为：不要使生活上的奉养过分奢侈丰厚。

是 賢(4)於貴生(5)。

是 贤(4)于贵生(5)。

才比过分看重自己生命的人高明。

> (4)贤：胜过的、超过的意思。
> (5)贵生：厚养生命。

(七十六)

人之生也 柔弱(1)，　　　其死也 堅強(2)。

人之生也 柔弱(1)，　　　其死也 坚强(2)。

　人活着的时候身体是柔软的，死了以后身体就变得僵硬。

> (1)柔弱：指人活着的时候身体是柔软的。
> (2)坚强：指人死了以后身体就变成僵硬的了。

草木(3)之生也 柔脆(4)，　　　其死也 枯槁(5)。

草木(3)之生也 柔脆(4)，　　　其死也 枯槁(5)。

草木生长时是柔软脆弱的，死了以后就变得干硬枯槁了。

> (3)草木：一本在此之前有"万物"二字。
> (4)柔脆：指草木形质的柔软脆弱。
> (5)枯槁：用以形容草木的干枯。

故 堅強者 死之徒(6)，　　　柔弱者 生之徒(7)。

故 坚强者 死之徒(6)，　　　柔弱者 生之徒(7)。

所以坚强的东西属于死亡一类，柔弱的东西属于生存一类。

> (6)死之徒：徒，类的意思。死之徒，属于死亡的一类。
> (7)生之徒：属于生存的一类。

是 以 兵 强 则 灭， 木 强 则 折⁽⁸⁾。

是 以 兵 强 则 灭， 木 强 则 折⁽⁸⁾。

因此，用兵逞强就会遭到灭亡，树木强大了就会遭到砍伐摧折。

强大 处 下， 柔弱 处 上。

强大 处 下， 柔弱 处 上。

凡是强大的，总是处于下位，凡是柔弱的，反而居于上位。

(8)兵强则灭，木强则折：一本作"兵强则不胜，木强则兵"。

(七十七)

天之道， 其 犹 张弓 与? 高者 抑 下，

天之道， 其 犹 张弓 与? 高者 抑 下，

自然的规律， 不是很像张弓射箭吗? 弦拉高了就把它压低一些，

下者 举 之， 有余者 损 之，

下者 举 之， 有余者 损 之，

低了就把它举高一些，拉得过满了就把它放松一些，

不足者 补 之。 天之道， 损 有余

不足者 补 之。 天之道， 损 有余

拉得不足了就把它补充一些。自然的规律，是减少有余的

而 补 不足。人之道⁽¹⁾，则 不然， 损 不足

而 补 不足。人之道⁽¹⁾，则 不然， 损 不足

补给不足的。可是社会的法则却不是这样，要减少不足的，

(1)人之道：指人类社会的一般法则、律例。

以 奉 有余。 孰 能 有余 以奉

以 奉 有余。 孰 能 有余 以奉

来奉献给有余的人。那么，谁能够减少有余的，以补给

天下， 唯 有道者。 是 以

天下， 唯 有道者。 是 以

天下人的不足呢？只有有道的人才可以做到。因此，

聖人　　　　　　 為　　而 不恃，功成　 而 不處，

圣人　　　　　　 为　　而 不恃，功成　 而 不处，

有"道"的圣人这才有所作为而不占有，有所成就而不居功。

其 不欲　 見　 賢[2]。

其 不欲　 见　 贤[2]。

他是不愿意显示自己的贤能。

(七十八)

天下 莫 柔弱於水，　　　　　　　　 而 攻堅強者

天下 莫 柔弱于水，　　　　　　　　 而 攻坚强者

遍天下再没有什么东西比水更柔弱了，而攻坚克强的

莫 之 能 勝，　　　　 以 其 無 以 易 之[1]。

莫 之 能 胜，　　　　 以 其 无 以 易 之[1]。

却没有什么东西可以胜过水，因为没有什么能够代替它。

弱之勝強，柔之勝剛，天下 莫 不知， 莫 能行。

弱之胜强，柔之胜刚，天下 莫 不知， 莫 能行。

弱胜过强，柔胜过刚，遍天下没有人不知道，但是没有人能实行。

是 以 聖人 云：　"受 國 之 垢[2]，　是 謂 社稷主；

是 以 圣人 云：　"受 国 之 垢[2]，　是 谓 社稷主；

所以有道的圣人这样说："承担全国的屈辱，才能成为国家的君主，

受 國 不祥[3]，是 為 天下王。"　　 正言 若 反[4]。

受 国 不祥[3]，是 为 天下王。"　　 正言 若 反[4]。

承担全国的祸灾，才能成为天下的君王。"正面的话好像在反说一样。

(2)是以圣人为而不恃，功成而不处，其不欲见贤：陈鼓应先生认为这三句与上文不连贯疑为错简复出。此处仍予保留。

(1)无以易之：易，替代、取代。意为没有什么能够代替它。

(2)受国之垢：垢，屈辱。意为承担全国的屈辱。

(3)受国不祥：不祥，灾难，祸害。意为承担全国的祸难。

(4)正言若反：正面的话好像反话一样。

(七十九)

和　大　怨，　　必　有　餘　怨；　　報　怨　以　德(1)，

和　大　怨，　　必　有　余　怨；　　报　怨　以　德(1)，

和解深重的怨恨，必然还会残留下残余的怨恨；用德来报答怨恨，

> (1)报怨以德：许多学者都以为此句原在六十三章内，但据上下文意应在本章内。

安　可　以　為　善？　　　　是　以　聖　人　執　左　契(2)，

安　可　以　为　善？　　　　是　以　圣　人　执　左　契(2)，

这怎么可以算是妥善的办法呢？因此，有道的圣人保存借据的存根，

> (2)契：契约。

而　不　責(3)於人。　　　　有　德　　　司　契，

而　不　责(3)于人。　　　　有　德　　　司　契，

但并不以此强迫别人偿还债务。有"德"之人就像持有借据的圣人那样宽容，

> (3)责：索取所欠。

無德　　司　徹(4)。　　　　　　　天　道

无德　　司　彻(4)。　　　　　　　天　道

没有"德"的人就像掌管税收的人那样苛刻刁诈。自然规律

> (4)司彻：掌管税收的官职。

無親(5)，　　　　常　與　善　人。

无亲(5)，　　　　常　与　善　人。

对任何人都没有偏爱，永远帮助有德的善人。

> (5)无亲：没有偏亲偏爱。

(八十)

小　國　　　寡民(1)。　　使(2) 有　什伯之器(3)

小　国　　　寡民(1)。　　使(2) 有　什伯之器(3)

使国家变小，使人民稀少。即使有各种各样的器具，

而　不　用；使　民　重死(4) 而　不　遠徙(5)；雖　有　舟　輿(6)，

而　不　用；使　民　重死(4) 而　不　远徙(5)；虽　有　舟　舆(6)，

却不使用；使人民重视死亡，而不向远方迁徙；虽有船只车辆，

> (1)小国寡民：小，使……变小，寡，使……变少。
> (2)使：即使。
> (3)什伯之器：各种各样的器具。什伯，意为极多，多种多样。
> (4)重死：看重死亡，即不轻易冒着生命危险去做事。
> (5)徙：迁移、远走。
> (6)舆：车子。
> (7)甲兵：武器装备。
> (8)陈：陈列。此句引申为布阵打仗。

無所乘之；　　雖 有 甲兵⁽⁷⁾，　　無所陳之⁽⁸⁾。

无所乘之；　　虽 有 甲兵⁽⁷⁾，　　无所陈之⁽⁸⁾。

却不必每次坐它；虽然有武器装备，却没有地方去布阵打仗；

使人 復 結繩⁽⁹⁾ 而用 之。　　　　至 治 之 極，

使人 复 结绳⁽⁹⁾ 而用 之。　　　　至 治 之 极，

使人民再回复到远古结绳记事的自然状态之中。国家治理得好极了，

(9)结绳：文字产生以前，人们以绳记事。

甘 美食，　　　美 其 服，安 其 居,樂 其 俗⁽¹⁰⁾,

甘 美食，　　　美 其 服，安 其 居,乐 其 俗⁽¹⁰⁾,

使人民吃得香甜，穿得漂亮，　住得安适，　过得快乐。

(10)甘其食,美其服,安其居,乐其俗：使人民吃得香甜，穿得漂亮，住得安适稳定，过得快乐。

鄰國　　　相 望，　　雞犬之聲 相 聞，

邻国　　　相 望，　　鸡犬之声 相 闻，

国与国之间互相望得见，鸡犬的叫声都可以听得见，

民 至 老死 不相往來。

民 至 老死 不相往来。

但人民从生到死，也不互相往来。

(八十一)

信言⁽¹⁾ 不 美，　美言 不 信。　善者⁽²⁾ 不 辯⁽³⁾,

信言⁽¹⁾ 不 美，　美言 不 信。　善者⁽²⁾ 不 辩⁽³⁾,

真实可信的话不漂亮，漂亮的话不真实。善良的人不巧说，

(1)信言：真实可信的话。
(2)善者：言语行为善良的人。
(3)辩：巧辩、能说会道。

辯者　不 善。知者　　　不 博⁽⁴⁾,

辩者　不 善。知者　　　不 博⁽⁴⁾,

巧说的人不善良。真正有知识的人不卖弄，

(4)博：广博、渊博。

博者　　　　不 知。　聖人不 積⁽⁵⁾

博者　　　　不 知。　圣人不 积⁽⁵⁾,

卖弄自己懂得多的人不是真有知识。圣人是不存占有之心的，

(5)圣人不积：有道的人不自私，没有占有的欲望。
(6)既以为人己愈有：已经把自己的一切用来帮助别人，自己反而更充实。

555

既 以 為人　　己　　愈 有⁽⁶⁾，既 以 與人

既 以 为人　　己　　愈 有⁽⁶⁾，既 以 与人

而是尽力照顾别人，他自己也更为充足；他尽力给予别人，

己　愈多⁽⁷⁾。　天之道，利

己　愈多⁽⁷⁾。　天之道，利

自己反而更丰富。自然的规律是让万事万物都得到好处，

而 不 害⁽⁸⁾。聖 人 之 道⁽⁹⁾，　為 而 不 爭。

而 不 害⁽⁸⁾。圣 人 之 道⁽⁹⁾，　为 而 不 争。

而不伤害它们。圣人的行为准则是，做什么事都不跟别人争夺。

(7)多：与"少"相对，此处意为"丰富"。

(8)利而不害：使万物得到好处而不伤害万物。

(9)圣人之道：圣人的行为准则。